ALBERT SCHWEITZER

Robert Arnaut

ALBERT SCHWEITZER

L'homme au-delà de la renommée internationale

Un médecin humaniste d'exception
en Afrique-Équatoriale française

De Vecchi

DU MÊME AUTEUR

Les Jardins de Priape, Tchou
Une langue : le français dans le monde, Hachette
La Mort au ralenti, Mengès
L'Afrique du jour et de la nuit, Presses de la Cité
L'Arbre à deux branches, Presse de la Cité - CNRS
Les Corneilles blanches, Cherche-Midi éditeur
Sur les traces de Stanley et Brazza, Mercure de France
La Nuit des magiciens, Éditions Trajectoire
La Folie apprivoisée : l'approche unique du professeur Collomb pour traiter la folie, Éditions De Vecchi
Dr Samuel Hahnemann, père de l'homéopathie, Éditions De Vecchi
La Course à la bombe, Nouveau Monde éditions

Remerciements

Mes remerciements vont d'abord à Sonja et Robert Poteau, gardiens vigilants des archives de la maison d'Albert Schweitzer, qui ont aimablement répondu à mes demandes et m'ont reçu amicalement à Gunsbach.

Merci aux auteurs à qui j'ai emprunté citations et commentaires pour étayer ces Chroniques, *et plus particulièrement à Jean-Paul Sorg, rédacteur en chef des* Études schweitzériennes, *à Walter Munz, à Marco Koskas, à Pierre Lassus, à Guy Le Carpentier et à André Audoynaud.*

Mes remerciements s'adressent aussi aux éditions Albin Michel, premier éditeur français des œuvres d'Albert Schweitzer, qui ont perpétué la mémoire de l'homme du « respect de la vie », et qui ont fait connaître, il y a cinquante ans, les appels d'Oslo Paix ou guerre atomique *qu'il serait peut-être bon de relire aujourd'hui.*

Conception graphique de la couverture : © Yes
Photo de couverture : © Michelle Bretland et © AKG-images
Composition : Palimpseste
Suivi éditorial : Céline Douine

L'Atlantic, 5 allée de la 2e DB, 75015 Paris

À ma femme, Catherine
À mon fils, Pierre

Avant-propos

Sur Albert Schweitzer, tout a été dit, analysé, commenté, critiqué. Le médecin, le philosophe, le théologien, le musicien et l'humaniste sont passés sous la loupe des spécialistes. Ses écrits ont été édités dans plusieurs langues. Le prix Nobel de la paix et tous les titres honorifiques lui ont été attribués.

Il semble pourtant qu'Albert Schweitzer soit mal connu de la nouvelle génération. De plus, dans les clameurs écologiques qui s'élèvent aujourd'hui, nous n'entendons pas la voix de celui qui, pendant un demi-siècle, a prêché le « respect de la vie ».

Quarante-quatre ans après sa mort, son nom est encore sujet à controverse. Chez les thuriféraires, on ne cesse de tresser des couronnes, de célébrer le culte, d'éditer livres, articles, d'organiser des colloques, pendant que les démolisseurs d'idoles sapent consciencieusement le monument.

Pour tenter de rester objectif,

pour ceux qui ne se souviennent que du nom de Schweitzer,

pour faire connaître aux jeunes la vie prodigieuse de cet aventurier de la pensée moderne,

nous avons replacé les chapitres de sa vie et ses œuvres diverses dans un ordre chronologique et dans leur contexte historique, à la manière des *Chroniques* de Froissart ou des *Mémoires* de Saint-Simon. C'est en opérant ce classement qu'est apparu

Albert Schweitzer
L'homme au-delà de la renommée internationale

Ainsi, nous regardons vivre ce fantastique personnage à facettes, au jour le jour.

Pour cela, nous avons dû nous appuyer non seulement sur son œuvre elle-même, mais aussi sur le travail des historiens et des exégètes. D'où nos fréquents emprunts pour étayer une continuité cohérente.

À tous ceux qui nous ont aidé dans cette démarche, merci.

Robert Arnaut

Première partie

L'ORGUE DANS LA FORÊT

CHAPITRE PREMIER

Comment l'enfant chétif devient un adolescent prometteur

18 mai 1871. – L'Alsace et la Lorraine sont allemandes[1] ! La France vaincue cède à l'Empire allemand les départements du Haut-Rhin, du Bas-Rhin, de la Moselle et quelques arrondissements de la Meurthe. Ces terres serviront de glacis militaire au IIe Reich. Toutefois, le traité a reconnu aux Alsaciens-Lorrains le droit d'opter individuellement pour la nationalité française. Cent cinquante-huit mille habitants ont quitté ces régions, mais Bismarck est persuadé que ceux qui restent s'adapteront vite à leur nouvelle situation. La langue française est interdite dans les écoles et dans les services publics. Le service militaire est obligatoire. Mais quand, trois ans plus tard, les Alsaciens-Lorrains sont appelés à élire quinze représentants au Reichstag, les députés élus, presque tous prêtres, quittent l'assemblée après avoir protesté contre l'annexion ; ce sont les « protestataires ». L'Administration allemande multiplie alors ses tracasseries contre les habitants.

14 janvier 1875. – Hiver terrible. Le verglas s'est incrusté dans les pavés de toutes les villes alsaciennes. Le bourg de Kaysersberg semble figé dans ses collines depuis le Moyen Âge. Les rivières transformées en chemins de glace sont muettes ; la nature se tait, frileuse.

La majorité de la localité est catholique, mais dans la petite maison à tourelle, au bout de la ville, habite la famille de Louis Schweitzer, pasteur et instituteur de la communauté évangélique.

1. L'Assemblée nationale française ratifie le traité de Francfort par 433 voix contre 98.

Si l'année 1875 est une année exceptionnelle pour le vin d'Alsace, la naissance d'Albert n'est guère triomphale : le bébé, prématuré, est chétif, souffreteux, fragile. Sa mère, Adèle, en est très affligée mais ses pleurs passent pour des larmes de joie. Louis Schweitzer, lui, très satisfait de son enfant, fait visiter son jardin aux invités ; les pommes de terre hâtives, le colza, le pavot, les fleurs, tout pousse, tout fleurit dans le jardin du presbytère : le pasteur a la main verte. On plaisante, on rit ; Adèle pleure en serrant son bébé dans ses bras.

Quelques semaines après cette naissance, Louis Schweitzer est nommé pasteur à Gunsbach dans la vallée de Munster. Pour la cérémonie d'installation pastorale, Albert est paré d'une robe blanche à fleurs roses. L'enfant est tellement malingre que pas un invité ne songe à féliciter la maman. La destinée d'Albert ne semble pas se présenter sous les meilleurs auspices, mais le bon lait et les soins maternels vont faire oublier ce calamiteux départ.

Albert n'est pas l'aîné de la famille. Les naissances s'étagent de 1873 à 1882, et la joyeuse troupe sera composée de Louise, Albert, Adèle, Margaretha, Emma (morte à l'âge de 3 ans) et Paul. Aucun conflit, aucune rivalité ne viendra troubler l'harmonie de cette famille.

De ses trois premières années, Albert ne garde que des images qu'il dit heureuses.

> *Mon premier souvenir, c'est le diable. À l'âge de trois ou quatre ans, on m'emmenait tous les dimanches à l'église. Je sens encore sur mes lèvres les gants de fil de notre servante, qui me posait la main sur la bouche quand je bâillais ou chantais trop fort. Or, chaque dimanche apparaissait, dans un cadre étincelant, en haut, près de l'orgue, un visage barbu qui s'agitait de droite et de gauche et plongeait ses regards dans l'église. Visible aussi longtemps que l'orgue jouait et que durait le chant, il s'enfuyait sitôt que mon père priait à l'autel, pour revenir dès que le jeu d'orgue et le chant reprenaient. « C'est le diable qui regarde dans l'église, me disais-je ; quand mon père commence à parler de Dieu, il s'éclipse. » Cette théologie, confirmée par une expérience de chaque dimanche, donna le ton à ma piété enfantine. Plus tard, alors que je fréquentais l'école, je compris que le visage hirsute aux apparitions bizarres était celui du père Iltis, l'organiste, que je voyais dans le miroir fixé à l'orgue*[1].

Vers l'âge de 5 ans, Albert a la permission de s'asseoir devant le piano carré pour recevoir les premières leçons de son père. Celui-ci n'a pas

1. Albert Schweitzer, *Souvenirs de mon enfance.*

beaucoup de technique, mais il improvise assez bien. Albert, lui, semble très doué.

Le sacristain fossoyeur, le père Jaeglé, entretient l'effroi du gamin en lui tâtant le front et en disant :

« Mmm ! les cornes poussent ! »

Albert a vu, en effet, dans une Bible, l'image de Moïse avec des cornes. Tous les dimanches, le sacristain prend son air le plus grave, tâte le front d'Albert et lance sa sentence. Ce n'est que beaucoup plus tard que l'enfant osant demander à son père une explication, apprend que Moïse a été le seul homme à porter des cornes, et donc qu'il n'a vraiment rien à craindre. Mais le sacristain pince-sans-rire invente aussitôt de nouvelles tortures :

« Tu sais, lui dit-il, que nous sommes Prussiens, et les Prussiens doivent faire le service militaire. Les soldats portent un habit de fer. Dans quelques années, on te fera faire un costume chez le forgeron, près de la gare. »

> *Je ne négligeais aucune occasion de m'arrêter devant la forge et d'épier si quelque soldat venait se faire prendre mesure. Mais il n'entrait jamais que des ânes et des chevaux à ferrer. Plus tard, voyant l'image d'un cuirassier, j'interrogeai ma mère. À mon grand soulagement, elle me répondit que les simples soldats portaient des habits de drap et que je serais un simple soldat*[1].

Octobre 1880. – Alors qu'en France Jules Ferry, ministre de l'Instruction publique, engage la lutte contre les congrégations religieuses en promulguant deux décrets anticléricaux, en Allemagne, le chancelier Bismarck met fin à la Kulturkampf en adoucissant la loi contre la hiérarchie catholique.

C'est le moment où l'on met une ardoise sous le bras d'Albert et où on le présente à l'institutrice de Gunsbach.

> *La perspective de fréquenter l'école ne me souriait pas du tout. Je pressentais que c'en était fini de mes heureux jours de rêves et de liberté. La première visite de l'inspecteur scolaire me fit une impression profonde; pour la première fois de ma vie je voyais de mes yeux un homme qui avait écrit un livre. Son nom (il s'appelait Steiner) était imprimé en toutes lettres sur le livre vert de lecture des classes moyennes et sur le livre jaune des classes supérieures; et voici qu'en chair et en os se dressait devant mes yeux émerveillés l'auteur de ces*

1. Albert Schweitzer, *id.*

deux livres, que je plaçais immédiatement après la Bible. Son extérieur n'avait rien d'imposant : une taille exiguë, un nez rouge, un crâne chauve, un ventre obèse; habit gris. Mais à mes yeux, il était auréolé d'une gloire : il était l'homme qui a écrit un livre. Je ne comprenais pas que l'instituteur et l'institutrice lui parlent comme à un commun mortel[1].

Un événement va marquer le jeune Albert. Il y a dans le village voisin un juif du nom de Mausché qui fait le commerce du bétail et qui traverse parfois Gunsbach avec sa charrette. Les gosses courent après lui en se moquant et en criant : « Mausché ! Mausché ! » Mais l'homme, tête baissée, comme son âne, continue sa route d'un pas tranquille. De temps à autre, il se retourne avec un sourire indulgent. Albert Schweitzer avouera, plus tard, que ce Mausché lui donna une forte leçon et lui apprit le silence dans la persécution. Ce juif, à qui il ne parla jamais, l'obligea à la patience chaque fois qu'il fut tenté de s'irriter.

Albert a une très forte personnalité, mais ne désire pas être différent des autres enfants. Un jour qu'il se bagarre avec l'un de ses camarades, Albert a le dessus et l'autre pour toute excuse dit :

« Ah ! si l'on me donnait du bouillon gras deux fois par semaine, je serais aussi fort que toi ! »

Albert en est mortifié. Son adversaire vient d'exprimer ce que tous les autres pensent tout bas : à leurs yeux, Albert n'est pas un des leurs ; c'est un favori du sort, c'est le fils du pasteur, un petit monsieur. Albert ne veut pas être un « petit monsieur ». Il ne veut jouir d'aucun privilège. Conséquence : il prend le bouillon gras en dégoût. À l'entrée de l'hiver, alors qu'on lui a arrangé à sa taille un vieux manteau de son père, il refuse de le porter. La gifle du père ne fait que le buter davantage. Sa mère veut lui acheter un beau béret à la mode, genre matelot. Albert n'en veut pas :

« Je veux une casquette comme celle des garçons du village ! »

La vendeuse cherche les vieilles casquettes invendues :

« Comme ça ? Une casquette à rabats ? c'est démodé, ça.

– C'est exactement ça que je veux ! »

Cet incident n'est pas sa seule manifestation de vouloir être « comme les autres ». Il ne veut porter que des mitaines, ses camarades ne portant pas de gants. Il ne chausse que des sabots, ses camarades ne portant des souliers que le dimanche. Dans la maison, il se prête à toutes

1. Albert Schweitzer, *Souvenirs de jeunesse.*

les concessions, mais quand il s'agit de sortir, il refuse de s'habiller en «petit monsieur», dût-il accepter les gifles et les heures passées à la cave.

Albert poursuit ses leçons de piano avec son père, mais il n'aime pas jouer d'après les notes; il préfère improviser, reproduire les chants qu'il entend à l'église avec un accompagnement de son cru. La musique le touche jusqu'à l'étourdissement. Les chants à deux voix le font frissonner, et quand il écoute, pour la première fois, une fanfare, il est sur le point de s'évanouir. À l'école, pendant la leçon de chant, l'institutrice ne joue les chorals que d'un doigt. Alors, pendant la récréation, Albert ose lui demander :

«Pourquoi, Mademoiselle, n'ajoutes-tu pas les accords à la mélodie?

– Les accords? Comment ça, les accords?

– Comme ça.»

Il se met à l'harmonium, joue de mémoire un cantique et se lance dans une harmonisation improvisée. L'institutrice le regarde avec de grands yeux. Et Albert n'est pas peu fier d'avoir montré à l'institutrice qu'il sait quelque chose de plus qu'elle. Pourtant, Albert reste un élève silencieux, rêveur, qui apprend avec peine à lire et à écrire. À toutes les règles, les problèmes, il préfère les histoires, celles de la Bible surtout, et, entre autres, celle du déluge à laquelle les hommes n'ont pas assez réfléchi :

«Voilà plus de quarante jours qu'il pleut à Gunsbach, dit-il à son père. Et l'eau ne monte même pas jusqu'aux maisons. Comment se fait-il qu'en quarante jours, pendant le déluge, la terre a été complètement submergée?»

Le père, un peu embarrassé, se retranche derrière la logique :

«À l'origine du monde, la pluie ne tombait pas par gouttes, comme à présent, mais à pleins seaux.»

Lorsque, à son tour, l'institutrice raconte l'histoire du déluge, Albert intervient :

«Tu oublies de dire qu'à cette époque, la pluie tombait à pleins seaux!»

À 8 ans, les enfants posent, en général, des questions embarrassantes. Celles d'Albert, concernant la Bible, remettent en cause involontairement des pages de l'histoire sainte :

«Qu'est-ce que les parents de Jésus ont bien pu faire de tout l'or et de toutes les pierres précieuses que les Rois mages leur ont apportés?

Comment se fait-il, après ça, qu'ils soient restés pauvres ? Et les bergers de Bethléem, pourquoi ne sont-ils pas devenus des disciples de Jésus ? »

> *C'est à ce moment-là que se répandit l'usage du vélocipède. Or, un matin que nous jouions dans le préau pendant la récréation, on vint nous dire qu'un vélocipédiste était descendu à l'auberge près de la gare. Oubliant l'école et les jeux, nous courûmes admirer la haute roue accotée près de la porte. Des adultes ne tardèrent pas à se joindre à nous, impatients de voir apparaître le « coureur » qui achevait sa chopine à l'auberge. Enfin, il parut sur le seuil. Ce fut un éclat de rire général ; on n'en revenait pas de voir un adulte en culotte courte. Mais déjà il avait enfourché son véhicule et s'éloignait en pédalant. À côté des cycles à haute roue, parurent en 1886 les machines de hauteur moyenne qu'on appelait les kangourous et auxquelles succédèrent bientôt les bicyclettes.*
>
> *J'avais vu les premiers vélos, je vis aussi les premières tomates. J'avais environ six ans lorsque notre voisin Léopold nous apporta, comme une grande nouveauté, quelques-uns de ces fruits rouges qu'il avait cultivés dans son jardin. Ce cadeau mit ma mère dans quelque embarras, car elle ne savait au juste comment les accommoder. Lorsqu'on apporta la sauce rouge sur la table, elle eut si peu de succès qu'elle fut versée en majeure partie dans la poubelle*[1].

Le cabinet de travail de son père inspire à Albert une crainte mystérieuse. Sans doute à cause de la période entre Noël et le jour de l'an où les enfants doivent, dans cet antre magique, exécuter le pensum de l'année : écrire les compliments et les remerciements.

> *Oh ! ces heures, pendant lesquelles j'étais assis avec mes sœurs dans le cabinet de travail imprégné du relent des livres, l'esprit absent, en compagnie de mes camarades qui, sur leurs traîneaux, descendaient comme des flèches la pente derrière l'église ! Et pendant ce temps il me fallait rédiger des lettres de remerciements à l'adresse de mes oncles, mes tantes, parrains et autres donateurs ! Et quelles lettres ! Et dans chacune d'elles, il s'agissait, difficulté redoutable, de passer, par une transition ingénieuse, des cadeaux aux souhaits. Je ne parlerai pas de la perplexité où me jetait le compliment final, qui devait nécessairement varier selon le destinataire. Pendant des années, j'ai ainsi salé de mes larmes les repas entre Noël et le Nouvel An. Il m'arriva même une fois de commencer à pleurer dès le jour de Noël, après la distribution des cadeaux, en pensant aux inévitables lettres. Aussi lorsque ma qualité d'oncle et de parrain m'amène à faire des cadeaux, je défends régulièrement à ceux qui les reçoivent de m'adresser des lettres de remerciements. Je ne veux pas que, comme moi, ils assaisonnent de larmes leur soupe, entre Noël et Nouvel An.*

1. Albert Schweitzer, *Souvenirs de jeunesse.*

Le père d'Albert n'est pourtant pas très sévère. Il laisse à ses enfants une relative liberté, il les emmène en vacances et suit leur scolarité avec une grande attention. Albert est fier de fréquenter l'école du village. Dans sa vieillesse, il dira :

> *Aujourd'hui, quand je rencontre, au village ou aux champs, l'un ou l'autre de mes camarades d'école, je me souviens aussitôt de telle aptitude par laquelle il m'était supérieur. Celui-ci calculait de tête mieux que moi ; celui-là faisait moins de fautes à la dictée ; tel autre encore était le premier en géographie ; enfin (et c'est à toi que je pense, Fritz Schoeppeler) il en était un qui avait une écriture presque plus belle que le maître même. Ils ont conservé à mes yeux jusqu'à ce jour leur supériorité d'antan.*

Albert vient d'avoir 8 ans lorsque son père s'aperçoit qu'il a des jambes assez longues pour atteindre les pédales de l'orgue.

« Tu veux essayer ? »

Et Albert s'installe, dans l'église, devant l'instrument monumental. Il pose ses mains sur le clavier et l'instrument pousse un cri aigu, puis un cri grave, et bientôt les petits doigts courent, jouant une mélodie avec quelques accords. Le père sourit :

« Tu pourras bientôt remplacer l'organiste au culte. »

1884. – L'Allemagne se lance dans une politique de colonisation de l'Afrique. Le 24 avril, elle fonde l'« Afrique allemande du Sud-Ouest » puis prend possession du Togo, le 5 juillet, et du Cameroun, dix jours plus tard. Le 14 novembre, le chancelier Bismarck convoque à Berlin quatorze pays européens et les États-Unis pour une conférence qui va aboutir au partage de l'Afrique entre principalement l'Allemagne, la France et la Grande-Bretagne. À la première est attribuée l'Afrique du Sud-Ouest ; à la deuxième tous les territoires au sud du Sahara ; la troisième obtient de constituer une voie royale du Cap au Caire en remontant par le Bechuanaland, la Rhodésie et le Kenya. Le Portugal se contentera des anciens territoires de l'Angola et du Mozambique. Quant au roi des Belges, il peut réaliser son rêve de colonisation au Congo. Les Européens pensent régler ainsi les litiges de l'Afrique, et le problème de l'esclavage.

Pendant ce temps, les petits Alsaciens vont à l'école allemande. Albert est entré à l'école supérieure de Munster. Matin et soir, il parcourt à pied les trois kilomètres qui le séparent de Gunsbach. Ce trajet, loin de le fatiguer, l'enchante ; la campagne entretient son rêve ; il flâne, il observe la nature évoluer au cours des saisons.

Le pasteur Schaeffer, excellent orateur, fait pleurer Albert lorsqu'il raconte ses histoires de la Bible. Il le fait rire aussi, car Albert est un rieur, tout en restant renfermé et silencieux. Il n'aime pas beaucoup exprimer ses sentiments, sauf quelques mouvements d'humeur qui lui échappent.

> *De ma mère j'ai hérité une certaine vivacité d'humeur qu'elle tenait de son père. Ce dernier avait été la bonté même, mais d'un caractère emporté. Je m'aperçus de mon tempérament passionné dans nos jeux. Je les prenais trop au sérieux et je me fâchais tout rouge lorsque mes camarades n'y mettaient pas la même ardeur. À partir de ce moment, j'eus peur de ma passion et peu à peu je renonçai à jouer à quoi que ce soit. Jamais je n'ai osé toucher à une carte.*

Albert est surtout une nature très sensible. Il souffre à la vue des maux et des labeurs auxquels sont condamnés certains animaux. Un bœuf que l'on conduit à l'abattoir, un cheval que l'on frappe pour le faire avancer, un chien qui reçoit un coup de pied, le mettent en émoi. Il ne comprend pas non plus pourquoi, le soir, dans sa prière, il ne doit intercéder que pour les êtres humains. Aussi, quand sa mère s'est retirée après l'avoir embrassé, il ajoute une petite prière supplémentaire :

« Bon Dieu, protège et bénis tout ce qui respire. »

> *Un matin de printemps, mon camarade Henri Braesch me dit : « Viens ! allons dans les vignes, tirer les oiseaux à la fronde ! » Bien que cette proposition me fasse horreur, je n'ose le contredire, de peur de ses railleries. Nous arrivons près d'un arbre encore sans feuilles et tout peuplé d'oiseaux qui, sans nous redouter, chantaient gaiement dans le matin clair. Se baissant comme un Indien en chasse, Braesch ajuste un caillou et bande les cordons. Obéissant à son regard dominateur, j'en fais autant, la conscience torturée, me promettant bien de manquer le but. Au même instant, les cloches de l'église résonnent, mêlant dans le ciel radieux leur harmonie au gazouillis des oiseaux. Pour moi, ce fut comme si le ciel me parlait. Je jette ma fronde, j'effarouche les oiseaux pour les mettre à l'abri de l'arme de Braesch, et je cours à toutes jambes à la maison. Toutes les fois que les cloches retentissent dans le ciel printanier, je pense avec une émotion reconnaissante au commandement que me rappela jadis leur voix grave : « Tu ne tueras point ! [1] »*

1. Albert Schweitzer, *Souvenirs de mon enfance.*

Comme le fait remarquer Pierre Lassus[1], Albert Schweitzer nous parle de son « enfance ensoleillée », mais dans ses écrits on relève cette phrase terrible : « je n'ai jamais connu la véritable joie de vivre, si naturelle à la jeunesse ». De fait, les anecdotes que nous venons de rapporter, loin d'être des images ensoleillées, sont plutôt associées à des sentiments de tristesse ou de peur. Mais la peur du diable, l'apitoiement en présence d'un animal maltraité, les taloches du père, ne sont-ils pas des images liées à toutes les mémoires d'enfant ? La première désobéissance, la première trahison d'un ami, la première punition, tout comme le premier amour, peuvent être des souvenirs vivaces chez chacun de nous. Pierre Lassus voit, à travers ces anecdotes rassemblées par Schweitzer lui-même, le portrait d'un enfant mélancolique, chargé d'une culpabilité pour des fautes qui ne sont même pas les siennes, angoissé par des situations anodines. Si la joie de vivre peut être considérée comme la normalité à l'âge de 7 ou 8 ans, c'est qu'il n'y a pas beaucoup de motifs capables d'induire, chez un enfant qui n'a pas été confronté à de véritables malheurs, un tel sentiment de profonde tristesse, de souffrance, de quasi-dépression. Force est de constater qu'Albert est un tempérament introverti, condamné à se fabriquer un monde bien à lui.

Octobre 1885. – Cette fois, Albert quitte non seulement son village, mais aussi le presbytère familial. Devant intégrer le lycée de Mulhouse, l'oncle Louis s'est offert à le recevoir gratuitement chez lui, pendant toute la durée de ses études. Pour la famille, c'est une chance ; pour Albert c'est un départ en exil.

> *Je versai, des heures durant, des larmes secrètes. Il me semblait qu'on me séparait de la nature.*

C'est, en effet, ce qui se produit. En allant à Mulhouse, il pense à ces chevaux qu'on mène à l'abattoir en les tirant par la longe. Adieu la riante vallée de Munster, la forêt, les vignes, les oiseaux ! Albert entre dans l'appartement sombre d'un vieux couple sans enfant. L'oncle Louis est directeur des écoles de Mulhouse. La tante Sophie impose une vie réglée comme du papier à musique dans une maison qui apparaît vite à Albert comme une sympathique prison. L'oncle et la tante ne sont pas méchants, bien au contraire, mais ils pensent sincèrement que pour un gamin de 10 ans l'existence la plus correcte n'est qu'un tissu

1. Pierre Lassus, *Albert Schweitzer.*

de travail, de règles à respecter et d'occupations sinistres ; programme auquel Albert ne peut se résoudre. Bref, Albert s'ennuie chez l'oncle Louis comme au lycée. Ses résultats sont fatalement médiocres et l'on envisage même le renvoi. La paresse, la désinvolture sont mises en cause alors que le déracinement est pour une grande part dans ce laisser-aller. Albert n'est pas un enfant maltraité, c'est un enfant délaissé, malgré un environnement qui semble favorable. Il n'en veut même pas à ses parents de l'avoir éloigné de tout ce qu'il aime. Il les comprend, mais il n'en souffre pas moins.

Heureusement il y a la musique ! Encore une déception. Chez l'oncle Louis, la musique est une affaire sérieuse. Avant d'aller au lycée... exercices. Le soir, après les devoirs... exercices. Les doigts, les poignets, le dos réclament des pauses qui sont minutées. Quand Albert rechigne, la tante Sophie sort son refrain :

« Tu ne sais pas si, un jour, la musique ne te sera pas très utile. »

Utile ? Mais Albert n'attend pas cela de la musique ! Il attend qu'elle lui donne de la joie ! Il ne conçoit pas la musique comme un travail, mais comme une passion. Tout comme la lecture. Ah ! la lecture !

> *Cette passion ne connaissait pas de bornes ; je la ressens encore aujourd'hui. Je ne puis me résoudre à quitter un livre commencé ; je préfère passer la nuit à le lire, ou du moins à le parcourir jusqu'à la fin. Si le livre me plaît, je le relis deux ou trois fois de suite.*

La tante Sophie voit d'un très mauvais œil qu'Albert lise tous les journaux :

« Ce n'est pas pour son âge ! »

Ce n'est pas de l'avis d'Albert, qui dévore aussi bien les nouvelles politiques que les feuilletons. Son oncle Louis tranche le débat en véritable Salomon :

« S'il ne retient que les choses les plus importantes, nous allons bien vite le savoir. »

Et sur-le-champ, il demande à son neveu quels sont les événements en cours. Albert répond sans hésiter :

« Un grand médecin français, Louis Pasteur, a trouvé un vaccin contre la rage. Victor Hugo est mort. Les pays européens se partagent l'Afrique. Un de nos frères alsaciens, Bartholdi, construit le statue de la Liberté. Le commissaire de police de Pagny-sur-Moselle a été convoqué par son collègue allemand et a été arrêté sous l'inculpation d'espionnage en Alsace. Le gouvernement français va lancer un ultimatum à l'Allemagne.

– Fort bien ! dit l'oncle Louis. Je vois que tu retiens l'essentiel. Tu peux donc lire les journaux après avoir fait tes devoirs. Nous reparlerons, au repas, des affaires publiques. »

À partir de ce jour, Albert est traité en grand garçon, presque en adulte. Ce qui ne l'empêche pas de poursuivre une scolarité médiocre. Il reste rêveur, incapable de faire un effort ; ses bulletins désespèrent ses parents et son oncle. Un seul professeur arrive à capter son attention : M. Wehmann. Cet homme sérieux, minutieux, ponctuel, sait se faire écouter sans élever la voix. Sa conscience professionnelle dirige toutes ses pensées et tous ses actes.

J'aurais rougi de déplaire à un tel maître. Il devint mon modèle.

Le réveil scolaire d'Albert est, sans doute, dû à ce pédagogue sans histoire.

Il n'en va pas de même avec son accompagnement spirituel, confié au pasteur Wennagel.

Cet excellent homme n'a jamais vu clair au fond de mon cœur.
Que de questions j'aurais aimé lui poser ! Mais c'était chose défendue.

Le brave pasteur pense que la « confirmation[1] » laisse Albert indifférent, alors qu'il aborde cet événement spirituel avec une grande conscience de sa sainteté et de son importance. Jusqu'au bout, le pasteur Wennagel refusera tout dialogue et végétera dans une rare incompétence. En revanche, un homme va jouer un rôle déterminant dans l'avenir musical d'Albert Schweitzer : Eugène Münch, sorti du Conservatoire de Berlin, magnifique organiste au jugement sévère :

« Au piano, ton jeu reste dur et sec. Tu n'oses pas exprimer les émotions que te donne une belle page de musique. Tu n'es pas digne de jouer cette romance de Mendelssohn. Tu vas la massacrer. C'est peine perdue de donner du sentiment à qui n'en a pas ! »

Alors, dans son for intérieur, Albert se révolte :

« Pas de sentiments, moi ? Je te montrerai bien que j'en ai ! »

Et il étudie sans relâche le morceau. À la leçon suivante, il joue la romance telle qu'il la sent, et Eugène Münch est stupéfait. Il ne peut que donner une petite tape sur l'épaule de son élève, puis lui présente une partition de Beethoven. Et, très vite, il le juge digne d'aborder Bach :

1. Étape essentielle pour les jeunes protestants, équivalent de la première communion chez les catholiques ou de la bar-mitsva chez les juifs.

« Après ta confirmation, tu pourras prendre des leçons d'orgue à l'église Saint-Étienne. »

Enfin se réalise son secret désir !

> *Un orgue à trois claviers et soixante-deux jeux, sous la direction d'un organiste de premier ordre ! Je pouvais à peine croire à mon bonheur.*

Tous les samedis soir, il est dans l'ombre, à côté de son maître, et il écoute les sons mystérieux qui sortent des tuyaux et vont se perdre dans la vaste nef.

Mais Albert garde la nostalgie de l'église de Gunsbach où chaque dimanche son père fait son sermon.

> *Les sermons de mon père faisaient sur moi une impression profonde. Je voyais combien il y mettait des événements de sa vie ; je me rendais compte combien il lui fallait d'efforts, de combats même pour livrer chaque dimanche à son auditoire son être intime. Les services religieux auxquels j'assistai dans mon enfance m'ont donné le sens de la solennité et le besoin de calme et de recueillement que j'ai gardés toute la vie et sans lesquels l'existence me paraîtrait vide. Aussi je ne saurais partager l'opinion de ceux qui veulent exclure les enfants des exercices religieux des adultes jusqu'au temps où ils en comprendront la signification. Il ne s'agit nullement de comprendre, mais de sentir ce qui est solennel. Voir le recueillement des adultes, en être ému, voilà ce qui importe à l'enfant.*

De temps en temps, l'oncle Louis et la tante Sophie emmènent Albert à Colmar. Albert aime bien Colmar. Surtout le Champ-de-Mars. C'est là, sur le monument honorant l'amiral Bruat, que se trouve le « Nègre ». C'est une sculpture de pierre impressionnante, un personnage herculéen au visage triste et méditatif. À quoi pense ce nègre ? se demande Albert. Peut-être pense-t-il au déchirement de son continent que les pays européens se partagent au nom de la civilisation et de la disparition de l'esclavage. Toutes les fois qu'Albert va à Colmar, il contemple longuement le Nègre ; une sorte de pèlerinage qu'il accomplira toute sa vie.

La nouvelle église de Mulhouse est fort belle mais un peu froide ; elle n'a pas d'abside. Les rêveries d'Albert s'envolent plutôt vers le chœur catholique de sa petite église de Gunsbach, car « son » église sert aux deux confessions. Quand l'Alsace devint française, sous Louis XIV, pour opprimer les protestants on décréta que dans les villages comptant au moins sept foyers catholiques, le chœur leur serait réservé. Tous les dimanches, l'église devait être à leur disposition à certaines heures pour célébrer la messe. De là vient que bon nombre d'églises alsaciennes étaient à la fois catholiques et protestantes. À Gunsbach, le culte alternatif reste en usage.

L'église fraternellement employée par catholiques et protestants m'a enseigné autre chose encore : la tolérance. Ce partage voulu par la volonté autocratique du Grand Roi est pour moi mieux qu'un événement historique. J'y vois le symbole de la future entente fraternelle entre les différentes confessions. Mon cœur d'enfant déjà trouvait beau que, dans notre village, catholiques et protestants célébrassent leur culte dans la même église. Et maintenant encore, je me sens pénétré de joie à chaque fois que j'en franchis le seuil. Je souhaiterais que toutes les églises d'Alsace communes aux deux confessions demeurent telles, comme un gage, pour l'avenir, de la concorde religieuse à laquelle nos espoirs doivent tendre, si nous sommes de vrais chrétiens.

Albert entre dans ce que l'on appelle « l'âge ingrat ». Il se rend insupportable à tout son entourage, il discute, il affirme, il s'attache à démasquer les erreurs, à faire triompher le vrai, ce qui le fait passer pour un raisonneur et un trouble-fête. Parmi les matières de son programme au lycée, il n'y a guère que l'histoire et les sciences naturelles qui le passionnent.

Je ne pouvais me défaire de l'idée qu'on nous disait trop peu combien les phénomènes naturels dépassent la portée de notre compréhension. J'avais en horreur les manuels de sciences naturelles. Leurs affirmations présomptueuses, rédigées pour être apprises par cœur ne me satisfaisaient nullement. Il me paraissait ridicule qu'on prétendait avoir trouvé l'explication satisfaisante du vent, de la pluie, de la grêle, de la formation des nuages, du Gulf Stream, de la foudre et du tonnerre. De tout temps, la formation de la goutte de pluie, du flocon de neige, a été pour moi une énigme. Je ressentais comme une offense qu'on se refusât à reconnaître le mystère absolu de la nature et qu'on eût la hardiesse de nommer explication ce qui n'est que description plus pénétrante, et ne fait que rendre le mystérieux plus mystérieux encore. Je voyais clairement que ce que nous appelons « force » ou « vie » restera, au fond, toujours inexplicable[1]. *Je m'enfonçai donc dans de nouvelles rêveries sur les mille prodiges qui nous environnent.*

---

1. Nous pouvons rapprocher cette préoccupation, « force » et « vie », de celle de Samuel Hahnemann (voir *Dr Samuel Hahnemann, père de l'homéopathie*, Éditions De Vecchi) et de celle d'Henri Collomb (voir *La Folie apprivoisée : l'approche unique du professeur Collomb pour traiter la folie*, Éditions De Vecchi), qui font souvent allusion à la « force vitale » des animistes.

En réalité, Albert est aussi insupportable que peut l'être un jeune homme à peu près bien élevé. Ce n'est pas le besoin d'ergoter, mais celui de réfléchir et de rechercher par la discussion la vérité et les solutions rationnelles en toutes choses.

1893. – Albert aborde le baccalauréat avec confiance, mais le réussit moins bien qu'il ne s'y attendait.

> *La faute en fut au pantalon que je portais ce jour-là. C'était la coutume de se présenter aux examens oraux en habits noirs. Je possédais bien une redingote, mais pas de pantalon noir. Alors je demandai à mon oncle Louis de me prêter le sien. Or l'oncle était petit et obèse, le neveu long et maigre. Mais nous pensions que pour une fois cela pourrait aller. Malheureusement, lorsque j'enfilai le pantalon, le matin de l'examen, il me descendait à peine aux souliers, bien que j'eusse allongé mes bretelles avec de la ficelle. Une longue bande de chemise apparaissait entre le pantalon et le gilet. Mon apparition provoqua une hilarité folle parmi mes camarades. Lorsque les professeurs assis à la table du jury aperçoivent mon pantalon, c'est à leur tour de s'amuser. Monsieur Albrecht, qui préside la séance, voit que je suis la cause de cette hilarité et, me prenant pour un mauvais plaisant, entreprend de m'examiner lui-même dans toutes les matières. Il me harcèle. Encouragé par les regards bienveillants de notre directeur, je fais aussi bonne contenance que possible. Mais maintes questions de mon redoutable juge restent sans réponse. Enfin, c'est le tour de l'histoire, spécialité de Monsieur l'inspecteur général. En dix minutes, il est complètement retourné. Sa colère tombe. Il ne m'examine plus, mais s'entretient avec moi des entreprises coloniales des Grecs et des Romains et de leurs différences. Dans l'allocution finale, après la proclamation des résultats, il redit encore la joie que lui ont causée mes réponses en histoire. Sur sa proposition, une note élogieuse à ce sujet est insérée dans mon diplôme de bachelier, assez médiocre pour le reste*[1].

1. Albert Schweitzer, *Ma vie et ma pensée*.

CHAPITRE II

Comment le collégien paresseux devient un bûcheur infatigable

Paris, 1893. – L'alliance franco-russe prend des allures délirantes. La capitale française est en fête. Les marins russes, en escale à Toulon, assistent aux revues, aux retraites aux flambeaux.

C'est au milieu de cette féerie que débarque le jeune Albert, invité par l'oncle Auguste établi à Paris.

« Paris, oui, Paris ! Mais je ne suis pas plus impressionné par Paris que par Colmar. Le Louvre, évidemment ! Mais il faut voir le musée de Colmar ! La Joconde, bien sûr ! l'école française, Watteau. Mais à Colmar, il y a Grünewald ! »

Au musée de Colmar, en effet, les tableaux de Grünewald se trouvent dans un coin très mal éclairé. Mais, contrairement aux autres visiteurs, Albert s'attarde longuement devant ces œuvres d'un grand réalisme.

> *Ce qui me fascinait surtout, c'étaient les cheveux de l'apôtre saint Jean s'occupant de Marie défaillante sous la croix. Je contemplais cette tignasse en cheveux de paille, parce qu'elle me disait quelque chose. Moi-même j'étais affligé d'une chevelure continuellement en désordre. Je découvrais en l'apôtre saint Jean un compagnon d'infortune. Étant garçon il avait donc souffert comme moi de la bonne qui le coiffait ce que j'endurais chaque matin de la mienne. Elle essayait tous les moyens pour discipliner mes cheveux. En faisant passer le peigne à travers, elle n'y allait pas de main morte. Elle avait un bâton jaune de pommade qu'on appelait « cosmétique ». Elle en enduisait mes cheveux et les faisait coller, comme on fait coller les chiffres dans une statistique ou un budget. Rien n'y faisait, une heure après il n'y avait plus de vestige de la raie qu'elle avait tracée. Lui aussi, me dis-je en contemplant saint Jean, a enduré dans sa jeunesse le supplice physique et moral qui est le mien. Et dans ces liens qui s'établissaient entre lui et moi, je trouvais une consolation.*

L'oncle Auguste, bonasse et grand bourgeois de la capitale, ne présente pas un grand intérêt pour Albert ; en revanche la tante Mathilde rayonne comme un soleil et fascine l'adolescent. C'est une très jolie femme, intelligente, vive, élégante, ornement du Tout-Paris. Très attentionnée, elle fait profiter Albert de ses relations et le présente à Charles-Marie Widor, le grand organiste de l'église Saint-Sulpice, qui dispense des cours au Conservatoire. Bien que l'audition d'Albert ne corresponde pas exactement à celle du « prodige » annoncé par la tante Mathilde, le maître accepte de le revoir régulièrement pour approfondir sa technique et perfectionner son exécution. Ce qui séduit Widor, c'est la culture musicale de ce garçon passionné qui se prive de manger pour assister à la *Tétralogie* à Bayreuth, et qui cherche à fréquenter les musiciens de l'orchestre en se faufilant dans les coulisses.

C'est à Paris qu'Albert s'épanouira, à Paris que le collégien paresseux deviendra le bûcheur infatigable, à Paris que la personnalité de l'adolescent s'affirmera, à Paris qu'il connaîtra le premier amour.

Il loge maintenant 20, rue de la Sorbonne, dans une soupente. Il aurait pu rester rue Bugeaud chez l'oncle Auguste, et économiser un loyer ; mais un sentiment nouveau l'en empêche : il est amoureux de sa tante. Cette superbe Parisienne est la première femme à la fois féminine et maternelle qu'il rencontre dans la famille. Elle lui a offert spontanément asile, elle a de longues conversations avec lui, elle l'emmène au concert, dans les musées, elle lui a même donné une photo d'elle qu'il gardera précieusement. Cette intimité durera des années sans que jamais la flamme d'Albert ne faiblisse. Mathilde a bien senti le danger, et un soir, beaucoup plus tard, elle rendra visite à son neveu dans sa soupente. Marco Koskas a relaté cet épisode :

> *Ce soir-là, le jeune séminariste a laissé les ténèbres envahir sa mansarde, créant ainsi l'atmosphère la plus romantique qui soit pour célébrer cet impossible amour. Mathilde et son neveu parlent de Kant et de Bach, tard dans la nuit, tout en flambant des petits bouts de sapin dans l'âtre et, au petit matin, Mathilde rentre chez elle, assurée qu'Albert a accepté l'amitié qu'elle est venue lui proposer. Cinq ans auront ainsi passé avant que le jeune homme se résigne à cette amitié. Il n'en gardera pas moins la photo de la tante bien-aimée sur sa table de travail, aussi longtemps que le portrait d'une autre femme ne l'en aura pas détrônée. La féminité de Mathilde, indissociable de sa condition sociale, demeurera vivace en Schweitzer tout au long de sa vie. Elle fera modèle, non pas en tant qu'épouse idéale ni même en tant qu'amante, mais comme celle qui lui aura ouvert les portes du monde, à un moment crucial de son parcours. Une longue liste de femmes*

fortunées suivra dans ses carnets du Tendre et toutes rempliront le même rôle que Mathilde dans la carrière de ce grand puritain [1].

Fin octobre 1893. – Albert revient à Strasbourg, loge au séminaire de théologie de Saint-Thomas et entre à l'université. C'est une université nouvelle orientée vers un enseignement supérieur moderne. Albert suit à la fois les cours de théologie et de philosophie. Il a 18 ans et se donne encore quelques années pour fixer son avenir. À 30 ans, il choisira lui-même son destin. Trente ans ! Coïncidence : il a en main le dernier livre de ce philosophe fou qui bouleverse l'Occident : Nietzsche, l'ami de Wagner. Sa pensée, très discutée, exaltant la volonté de puissance et l'homme supérieur, pourrait influencer les idéologues de la violence, mais son amour de la nature, sa contemplation esthétique de l'univers, séduisent Albert qui se retrouve tout entier dans le prologue de *Zarathoustra* :

> *Lorsque Zarathoustra eut atteint sa trentième année, il quitta sa patrie et le lac de sa patrie et s'en alla dans la montagne. Là il jouit de son esprit et de sa solitude et ne s'en lassa point durant dix années. Mais enfin son cœur se transforma, et un matin, se levant avec l'aurore, il s'avança devant le soleil et lui parla ainsi : « Ô grand astre ! Quel serait ton bonheur si tu n'avais pas ceux que tu éclaires ? Depuis dix ans que tu viens vers ma caverne ; tu te serais lassé de ta lumière et de ton chemin, sans moi, mon aigle et mon serpent. Mais nous t'attendions chaque matin, nous te prenions ton superflu et nous t'en bénissions. Voici ! je suis dégoûté de ma sagesse, comme l'abeille qui a amassé trop de miel. J'ai besoin de mains qui se tendent. Je voudrais donner et distribuer, jusqu'à ce que les sages parmi les hommes soient redevenus joyeux de leur folie, et les pauvres heureux de leur richesse. Voilà pourquoi je dois descendre dans les profondeurs, comme tu fais le soir quand tu vas derrière les mers, apportant ta clarté au-dessous du monde, ô astre débordant de richesse ! Je dois disparaître ainsi que toi, me coucher, comme disent les hommes vers qui je veux descendre.*

Avril 1894. – Le bel élan studieux d'Albert est freiné par l'obligation de faire son service militaire. Heureusement, son capitaine, homme cultivé et compréhensif, lui permet de se rendre tous les jours à 11 heures à l'université pour suivre ses cours de philosophie.

---

1. Marco Koskas, *Albert Schweitzer ou le démon du bien.*

Lorsque à l'automne de 1894, nous fîmes des manœuvres dans la région de Hochfelden (Bas-Rhin), je mis le texte grec du Nouveau Testament dans mon havresac. Durant tout l'été j'avais étudié à fond le commentaire de Holtzmann, mon maître admiré, et je voulais désormais acquérir la connaissance des textes. C'est alors que je fis une curieuse découverte. Holtzmann avait fait admettre par le monde savant l'hypothèse selon laquelle l'Évangile de Marc est le plus ancien, son plan ayant servi de base aux Évangiles de Matthieu et de Luc. Il semblait établi qu'il ne fallait comprendre l'activité publique de Jésus que selon l'Évangile de Marc. À mon étonnement, je fus pris de doute devant cette conclusion. Mon attention se trouva attirée sur ce qui manquait dans le texte de Marc. Matthieu 10 relate l'envoi de douze disciples. Dans son instruction, alors qu'il les délègue en mission, Jésus leur annonce qu'ils auront bientôt à subir de grandes tribulations. Cependant il ne leur est rien arrivé. Il leur annonce aussi que l'apparition du Fils de l'Homme aura lieu avant même qu'ils aient achevé de parcourir les villes d'Israël, ce qui peut signifier seulement qu'entre-temps le royaume messianique surnaturel commencera. Il n'attend donc pas leur retour. Pourquoi Jésus leur fit-il entrevoir alors des événements qui ne s'accomplissent pas dans la suite du récit ? L'explication donnée par Holtzmann, selon laquelle il ne s'agit pas d'une parole historique de Jésus, mais d'un ensemble de « paroles de Jésus, rassemblées plus tard, après sa mort », ne me satisfait pas. Des adeptes, venant après lui, ne lui auraient pas prêté des prédictions qui ne se sont pas vérifiées dans l'avenir. Le texte lapidaire m'obligeait à admettre que Jésus avait réellement fait entrevoir les persécutions des disciples et l'apparition du Fils de l'Homme surnaturel, sans que les événements par la suite lui eussent donné raison.

Matthieu 11 mentionne la question adressée par Jean-Baptiste à Jésus et la réponse que fit celui-ci.

Là encore, Holtzmann et les commentateurs ne semblent pas tenir compte suffisamment des énigmes du texte. À qui pense Jean-Baptiste lorsqu'il demande à Jésus s'il est « Celui-qui-doit-venir » ? Selon le dogme messianique du judaïsme postérieur, la venue du Messie devait être précédée par celle du Précurseur, Élie ressuscité. C'est Élie que l'on doit attendre d'abord et c'est lui que Jésus désigne par l'expression « Celui-qui-doit-venir » lorsqu'il dit au peuple rassemblé autour de lui (Matthieu 11-14) que Jean-Baptiste est lui-même Élie « qui doit venir ». Donc, Jean-Baptiste a envoyé ses disciples à Jésus, non pour lui demander s'il était le Messie, mais pour apprendre de lui s'il était le Précurseur, l'Élie attendu. Mais pourquoi Jésus ne donne-t-il pas une réponse à cette question ? Dire que Jésus a voulu éprouver la foi de Jean-Baptiste n'est qu'un expédient, responsable de beaucoup de mauvais sermons. En tout cas, la question de Jean-Baptiste prouve aussi qu'à ce moment aucun des fidèles de Jésus ne le tenait pour le Messie. S'il avait le moins du monde passé pour le Messie, Jean-Baptiste aurait formulé sa question dans ce sens.

Ainsi, dès la fin de sa première année universitaire, Albert est troublé par l'explication historique du discours et de l'attitude de Jésus envoyant ses disciples en mission. Et du même coup, il se met à douter de l'interprétation considérée alors comme historique de la vie de Jésus. Dès le retour des manœuvres, Albert est convaincu que Jésus n'a pas annoncé un royaume à créer ici-bas par lui et les croyants, mais un royaume situé dans un monde surnaturel dont l'avènement était proche. Bien entendu, Albert se garde bien de dire à son maître qu'il met en doute son interprétation de la vie de Jésus.

> *D'ailleurs je n'en aurais même pas eu l'occasion : avec sa bonté habituelle, tenant compte de ma situation de jeune étudiant empêché de travailler par le service militaire, Holtzmann me fit passer l'examen avec tant d'indulgence qu'il ne me demanda, au cours d'une interrogation de vingt minutes, qu'un résumé comparatif du contenu des trois premiers Évangiles. Pendant les années qui suivirent, je poursuivis seul l'étude des Évangiles et des problèmes de la vie de Jésus.*

Ses études musicales sont stimulées par sa rencontre avec Ernest Münch (le frère de son maître d'orgue de Mulhouse), organiste de l'église Saint-Guillaume à Strasbourg, qui l'a pris en amitié et lui demande d'accompagner la chorale, au moins pendant les répétitions, et même quelquefois les soirées de concert. Albert subit toujours l'envoûtement de Bach, mais à présent s'ajoute une admiration pour Wagner.

> *Cette musique me bouleversa à tel point que je passai plusieurs jours avant de pouvoir prêter quelque attention à mes cours.*

L'année 1896 est une année plutôt calme pour l'Europe. En lisant le journal, Albert passe rapidement sur l'ouverture des premiers jeux Olympiques de l'ère moderne, sur la mort d'Otto Lilienthal qui vient de se tuer dans sa machine volante, et sur l'élan révolutionnaire de l'Art nouveau aussi bien à Paris qu'à Munich. Il préfère s'attarder sur ce qui lui semble plus important : Henri Becquerel a découvert la radioactivité de l'uranium. Le philosophe Henri Bergson étudie la relation de l'esprit et de la matière.

Albert a 21 ans. Des amis de Paris ont eu des places pour assister à la reprise de la *Tétralogie* à Bayreuth, et ils ont invité Albert. Pour couvrir les frais du voyage, l'étudiant, pendant deux semaines, se contente d'un repas par jour.

Lorsque j'assiste aujourd'hui à la représentation d'un opéra de Wagner, où l'on multiplie les effets scéniques, je pense avec mélancolie à la mise en scène de la Tétralogie *jadis à Bayreuth, si puissamment émouvante dans sa simplicité. De même que le décor et la mise en scène, l'exécution était toute pénétrée encore de l'esprit du Maître défunt. Le chanteur et acteur qui me fit l'impression la plus profonde fut Vogl, dans le rôle de Loge. Dès son entrée, il dominait la scène, sans rien faire de spectaculaire pour attirer l'attention ; il ne portait pas de costume d'Arlequin cher à tant d'interprètes. Il ne sautillait pas non plus au rythme des motifs de Loge, comme c'est devenu la mode aujourd'hui. Le seul effet était son manteau rouge. Les mouvements qu'il faisait au rythme de la musique consistaient à jeter ce manteau, comme s'il obéissait à une contrainte intérieure, tantôt sur une épaule, tantôt sur l'autre, le regard fixé sur ce qui l'entourait, et cependant absent. Par ce simple geste, il trahissait la frémissante passion de la destruction chez les Dieux qui allaient aveuglément à leur ruine.*

1896 est l'année cruciale pour Albert. C'est le moment où il décide de ce que sera sa vie.

Aux vacances de la Pentecôte, je m'éveillai à Gunsbach par un rayonnant matin d'été et l'idée me saisit soudain que je ne devais pas accepter mon bonheur comme une chose toute naturelle, mais qu'il me fallait donner quelque chose en échange. Je réfléchis à cette idée, tandis qu'au-dehors les oiseaux chantaient, et j'en vins, dans le calme, avant de me lever, à la conclusion que j'avais le droit de vivre pour la science et pour l'art jusqu'à ma trentième année, et devais me consacrer ensuite à un service purement humain. Je m'étais demandé bien souvent ce que signifiait pour moi la parole de Jésus « Celui qui veut garder sa vie la perdra, mais celui qui perd sa vie pour moi et pour l'Évangile, la gardera ». J'en avais maintenant découvert le sens. Au bonheur extérieur s'ajoutait la joie intérieure. Je ne voyais pas encore clairement sous quelle forme se réaliserait ce projet futur : je me laisserais guider par les circonstances. Mais j'étais fermement décidé à assumer un service directement humain. D'abord je pensai naturellement à une tâche en Europe. J'envisageai de recueillir des enfants abandonnés ou maltraités, de les élever et les engager ensuite à aider à leur tour, de la même manière, des enfants dans la même situation.

À la fin de l'été 1897, Albert affronte son premier examen de théologie. Le sujet proposé est « la conception de la Sainte Cène chez Schleiermacher, comparée aux interprétations données dans le Nouveau Testament et dans les professions de foi des Réformateurs ». Les candidats ont huit semaines pour écrire leur thèse.

Ce travail me fit revenir au problème des Évangiles et de la Vie de Jésus. En étudiant toutes les interprétations dogmatiques et historiques de la Cène, je m'aperçus à quel point les explications admises de cette communion de Jésus avec ses disciples, puis de la communion des chrétiens primitifs, étaient peu satisfaisantes. Schleiermacher attire notre attention sur le fait que dans les récits de Matthieu et de Marc, Jésus n'a pas prescrit aux disciples de renouveler la célébration. Il nous faut alors peut-être admettre l'idée que le renouvellement de la célébration dans la communauté chrétienne vient des disciples, et non de Jésus lui-même. Cette idée de Schleiermacher resta dans mon esprit, après même que ma thèse de candidat fut achevée. Si la recommandation de renouveler la célébration ne figure pas dans les deux plus anciens Évangiles, me disais-je, cela signifie que les disciples ont fait cette célébration avec les fidèles de leur propre initiative et autorité.

À l'oral de cet examen, le professeur de dogmatique lui demande :

« Monsieur le Candidat, comment prouvez-vous que le christianisme est la religion absolue ?

– Je ne prouve rien du tout, monsieur le professeur. Ceci n'est pas une chose qu'il faille prouver. Il n'y a pas de religion absolue. Et on ne rend en aucune façon service au christianisme, en voulant à tout prix le faire passer pour la religion absolue. »

Là-dessus, grand silence, jusqu'à ce qu'une autre question soit posée.

Toutes ses réflexions vont s'accumuler pour réapparaître, un peu plus tard, sous la forme d'articles sur le Nouveau Testament, écrits pour le Bulletin de l'Église évangélique et protestante d'Alsace-Lorraine. Sur un ton très simple, Schweitzer pose les questions qui le tracassaient dans sa jeunesse.

Nous ne savons rien des années que Jésus passa à Nazareth comme enfant. Les évangélistes se taisent, car ils n'ont rien appris à ce sujet. Dès les premiers temps, il exista des « évangiles de l'enfance ». Mais tout de suite des chrétiens sérieux les rejetèrent et empêchèrent que ces écrits soient inclus dans le Nouveau Testament. Par exemple le récit suivant :

« Le petit enfant Jésus, alors qu'il avait cinq ans, jouait près de la rive inférieure d'un ruisseau et récoltait l'eau courante dans des trous et la purifiait en prononçant sur elle une seule parole. Il ramollit la terre glaise et en fit douze moineaux. Il fit cela un jour de sabbat, alors que de nombreux enfants jouaient avec lui. Quand un certain Juif vit ce que faisait Jésus et qu'il jouait le jour du sabbat, il s'en alla et rapporta cela à son père Joseph : "Vois, ton fils est au bord de l'eau, il a pris de la terre glaise et en a fait douze petits oiseaux et enfreint le sabbat." Et Joseph se rendit à l'endroit. Lorsqu'il vit cela, il interpella Jésus et dit : "Pourquoi fais-tu cela un jour de sabbat, quand cela n'est pas permis ?" Mais Jésus serra ses mains et cria en direction des moineaux : "Envolez-vous !" Et les moineaux étendirent

leurs ailes et s'envolèrent en criant.» Voyez à quel point la légende a déformé l'image de l'enfant Jésus en en faisant un phénomène qui fait étalage de sa force surnaturelle! Non, Jésus a été un enfant, un enfant tout simple! Du jeune homme qu'il a été, nous ne savons rien, sinon qu'il travaillait. Il n'était pas seulement le fils du charpentier, mais charpentier lui-même. Il travaillait pour sa mère, ses frères et sœurs parce que, semble-t-il, le père était mort depuis longtemps. Les gens de Nazareth n'avaient rien remarqué de spécial auprès de ce jeune homme. Il ne faisait pas parler de lui. Jamais il ne s'était distingué à la synagogue le jour du sabbat, jamais il n'avait suscité leur admiration par des explications subtiles de la Loi. Il était allé son chemin en silence. Et quand il leur était revenu du lac Tibériade en rabbi et en prophète, ils n'arrivaient pas à comprendre que c'était bien lui, alors qu'ils n'avaient rien soupçonné.

Alors que Schweitzer pense qu'il s'agit là d'une analyse objective, ces *Conversations* sur la vie de Jésus apparaissent comme une critique qui lui vaut beaucoup d'ennemis et quelques amis, dont Holtzmann qui le soutient et le fera nommer professeur à la faculté de Strasbourg.

6 mai 1898. – Albert passe son diplôme d'État de théologie et obtient, à la demande de son maître, la bourse Goll, attribuée par la faculté et le chapitre de Saint-Thomas. Cette bourse s'élève à douze cents marks par an, pendant six ans. Le bénéficiaire doit, évidemment, obtenir son diplôme, sinon il rembourse les subsides reçus.

Albert travaille sur deux chantiers en même temps, car il a décidé de passer aussi sa thèse de doctorat en philosophie. Sur les conseils de Théobald Ziegler, son professeur, il choisit comme sujet : «la philosophie de la religion de Kant».

Kant! Sans doute l'un des plus grands esprits de ce siècle des Lumières. Sa lumière à lui éclabousse la morale, la politique et la religion. Son *Projet de paix perpétuelle* et *La Religion dans les limites de la simple raison* font de ce libre-penseur un écrivain redouté et critiqué. Albert ne connaît son œuvre que depuis peu de temps, mais il a tout de suite senti la nécessité de se lancer dans une étude sur «la philosophie de la religion de Kant». Il y travaille avec autant de méthode et de rigueur que Kant lui-même.

Vers la fin octobre, Albert revient à Paris pour suivre des cours à la Sorbonne et à la faculté de théologie protestante, boulevard Arago. Mais il consacre beaucoup plus de temps à sa thèse de doctorat et à son étude de l'orgue avec Widor. Il devient, aussi, l'élève de Marie Jaël-Trautmann, disciple géniale et amie de Liszt, qui a renoncé à sa brillante carrière de pianiste pour se consacrer à l'étude du rôle de la physiologie dans le jeu pianistique. Albert lui sert souvent de cobaye et participe ainsi à ses expériences. Marie Jaël est avant tout alsacienne. Elle a voué un attachement passionné à la France, mais, comme Liszt, elle a été « européenne occidentale ». La méthode allemande est celle de la beauté et du rendement dans laquelle l'individu est asservi à l'organisation ; la plus noble tâche de la France, c'est de faire des indidivus.

Selon sa théorie, le doigt doit avoir une notion claire de la manière dont il faut attaquer la touche. L'exécutant doit être conscient de la tension et de la détente des muscles depuis l'épaule jusqu'au bout des doigts, et diriger les mouvements d'attaque de la touche. Il faut qu'il apprenne à supprimer les mouvements involontaires ou inconscients. Les exercices de pure vélocité doivent être supprimés. Il faut que dans les mouvements prévus, le doigt se représente la qualité de son voulue. Le son plein s'obtient en pressant sur la touche le plus vite et le plus légèrement possible. Mais le doigt doit savoir aussi comment laisser se relever la touche abaissée. Tandis qu'il appuie sur la touche ou la laisse remonter, le doigt se trouve dans un mouvement de rotation insensible, soit en dedans (vers le pouce) soit en dehors (vers le petit doigt). Lorsqu'il abaisse plusieurs touches l'une après l'autre dans un même sens de rotation, les sons et accords qui se succèdent sont liés d'une manière organique.

Grâce aux enseignements de Marie Jaël[1]*, j'ai transformé complètement ma main. Je lui dois d'avoir pu, par un exercice réfléchi qui exige peu de temps, devenir toujours plus maître de mes doigts, ce qui m'a été d'un grand secours pour l'orgue.*

---

1. Marie Jaël, *Le Toucher*, 3 vol., 1895 ; *Le Mécanisme du toucher*, 1897 ; *La Résonance du toucher*, 1912.

CHAPITRE III

Hélène, Bach et Jésus

6 août 1898. – Lina Haas, une amie d'enfance d'Albert, originaire de Kaysersberg, se marie avec Willibald Conrad, un ami d'Ernst Bresslau. Celui-ci est venu à la cérémonie avec sa sœur Hélène, qui a 19 ans. Le hasard a placé Hélène et Albert à la même table, l'un à côté de l'autre. Ils engagent la conversation, et très simplement Hélène se présente la première :

« Mon père est professeur d'histoire médiévale à la Kaiser-Wilhelm-Universität de Strasbourg. J'ai moi-même une formation pédagogique et un certificat d'aptitude à l'enseignement, mais j'estime que je suis encore trop jeune, et je crains de favoriser les élèves les plus intelligents en lésant les moins doués. Je préfère donc attendre et étudier encore moi-même, le piano et le chant. D'ailleurs, je vous ai vu souvent à Saint-Guillaume.

– Vraiment ?

– Oui. J'appartiens au chœur Ernest Münch, et je vous vois lorsque vous êtes à l'orgue.

– Moi, je ne peux voir personne.

– Bien sûr. Vous êtes bien trop occupé, derrière vos tuyaux. Je donne parfois aussi des cours de catéchisme aux petits.

– Moi, aux grands. Nous aurions pu nous croiser. »

Albert et Hélène ne se quittent plus de la journée. Ils dansent ensemble, rient ensemble, échangent leurs points de vue sur la musique, la littérature française et allemande. Hélène promet à Albert de lui envoyer *Huttens letzte Tage* de l'écrivain suisse Conrad Ferdinand Meyer.

« C'est une nouvelle historique écrite en vers. Elle vous plaira. »

Elle tient sa promesse, mais Albert mettra deux ans à lui répondre[1] :

Chère Mademoiselle,

Voudrez-vous bien m'excusez d'avoir attendu si longtemps avant de vous répondre, alors que vous avez si aimablement tenu votre promesse d'il y a deux ans. Ce livre m'a enchanté, j'en avais commencé la lecture dimanche dernier, le soir, et je l'ai terminé lundi après-midi, dans la forêt hivernale de Gunsbach. C'est tout à fait de mon goût. Aussi je vous dis ma plus vive reconnaissance non seulement d'avoir si aimablement et consciencieusement rempli vos engagements, mais encore de m'avoir fait connaître une œuvre qui m'a causé une grande joie.

Avec tous mes remerciements, veuillez agréer mes salutations cordiales.

Albert Schweitzer.

Lettre bien conventionnelle sortie tout droit du séminaire Saint-Thomas.

Vers le milieu de mars 1899, Albert rentre à Strasbourg et montre son travail à son maître Ziegler qui lui donne son aval. La soutenance de thèse est fixée à la fin juillet. En attendant, Albert part pour Berlin, où il suit les conférences de plusieurs philosophes éminents et les expériences de Karl Stumpf sur la sensibilité auditive. Cela lui permet de constater que le son des orgues nouvelles de Berlin est à la fois bruyant et sec comparé aux instruments de Saint-Sulpice et de Notre-Dame, à Paris.

Le professeur Heinrich Reichmann, organiste de la Kaiser-Wilhelm-Gedächtnis-Kirche, auquel Widor l'a recommandé, autorise Albert à jouer sur son orgue. Bientôt, il devient son suppléant, et grâce à lui entre en relation avec des musiciens, des peintres, des sculpteurs de la capitale. Le monde s'ouvre pour Albert Schweitzer.

Aux derniers jours de juillet, il retourne à Strasbourg pour soutenir sa thèse de doctorat en philosophie. Le professeur Ziegler semble très satisfait.

« Vous devriez, sur cette bonne impression, demander à être admis à la faculté des lettres en qualité de maître de conférences.

– J'en serais flatté, mais je crois qu'on ne verrait pas d'un bon œil qu'un maître de conférences en philosophie fût en même temps un

1. La lettre est datée du 2 mars 1901.

prédicateur. Or, pour moi, la prédication est un besoin inné. Je trouve merveilleux de pouvoir parler à une assemblée, tous les dimanches, des grands problèmes que pose notre existence.

– Allez-vous rester à Strasbourg ?

– Si l'on me permet d'occuper ma chambre à Saint-Thomas. C'est une pièce agréable qui donne sur le jardin, et l'endroit le plus propice pour mon travail futur.

– Votre thèse de théologie ?

– Oui. Je passerai cet examen le plus tôt possible afin que la bourse de la dotation Goll soit disponible pour un autre étudiant. »

Sa thèse obtenue devant un parterre de dignes pasteurs, Albert Schweitzer est nommé vicaire adjoint à l'église Saint-Nicolas à Strasbourg. À partir du 15 juillet 1900, il déchargera les deux vicaires du culte de l'après-midi, de l'école du dimanche et du catéchisme.

> *Bien souvent, au cours de ces années, lorsque j'étais libre le dimanche, je me rendais à Gunsbach pour y remplacer mon père au culte. Trois fois par semaine, de onze heures à midi, j'enseignais le catéchisme aux garçons. Je m'efforçai de leur donner le moins de devoirs possible, afin que ces heures de leçon leur fussent une vraie détente pour le cœur et l'esprit. Mon traitement à Saint-Nicolas était de cent marks par mois ; comme j'avais vivres et logement à peu de frais au Séminaire, cela suffisait à mon entretien.*

Un des grands avantages de cette situation est qu'elle lui laisse beaucoup de temps pour son travail scientifique et artistique. Grâce à la bienveillance des deux pasteurs, il a trois mois de congé par an : un mois à Pâques et deux à l'automne. Il passe généralement ses vacances de printemps à Paris afin d'y continuer ses études auprès de Widor. La Société des langues étrangères de Paris lui demande aussi quelques conférences sur Nietzsche, Schopenhauer ou le *Faust* de Goethe.

> *Tandis que je travaillais à la conférence sur Nietzsche, au mois d'août, nous parvint la nouvelle que la mort l'avait enfin délivré de ses souffrances*[1].

Revenu à la théologie, Albert reprend ses études concernant la vie de Jésus et compose une dissertation de licence. Son champ de recherche

1. Les onze dernières années de la vie de Nietzsche, passées dans la démence, ne furent qu'une longue souffrance.

déborde sur le christianisme primitif. Il lui apparaît que la Cène est pour nous une énigme parce que nous n'en comprenons pas la véritable signification dans le christianisme primitif.

> *La Cène était tout autre chose que la répétition sacramentelle ou la représentation symbolique de la mort expiatoire de Jésus. La parole de Jésus selon laquelle le pain et le vin figurent son corps et son sang n'a pas – si étrange que cela puisse paraître – déterminé pour ses disciples ni pour les premiers chrétiens, la nature de la célébration. Ces paroles doivent être interprétées comme des actions de grâces qui signifient l'attente du repas messianique, lors de l'avènement du Royaume de Dieu. À la dernière Cène qu'il partage avec ses disciples, Jésus leur distribue le pain et le vin qu'il a bénis par les prières d'actions de grâces, et leur annonce qu'il ne boira plus du produit de la vigne jusqu'au jour où il le boira de nouveau avec eux dans le Royaume de son Père, c'est-à-dire au jour du repas messianique.* [...] *Il annonce à ses juges qu'ils le verront Fils de l'Homme, assis à la droite de la puissance de Dieu et venant sur les nuées du ciel. Or, comme les disciples trouvent le sépulcre vide le lendemain matin du Sabbat, et que dans leur attente fervente de la gloire où leur Maître se manifestera à eux, ils ont des visions où ils l'aperçoivent ressuscité, ils sont certains qu'il est au ciel auprès de Dieu, qu'il apparaîtra bientôt comme le Messie, et que s'accomplira l'avènement du Royaume de Dieu.*
>
> *Ce que les deux premiers évangélistes rapportent de l'actitivté publique de Jésus se passe au cours d'une année. Au printemps, Jésus commence, avec la parabole du semeur, à annoncer le mystère du Royaume de Dieu. Au temps de la moisson, il s'attend à ce que la moisson céleste, elle aussi, ait lieu et il envoie ses disciples en mission répandre le dernier avertissement de l'instauration imminente du Royaume de Dieu (Matthieu 9, 37-38). Peu après, il abandonne sa prédication et se retire seul parmi ses disciples dans la région païenne de Césarée de Philippe. À l'époque de la Pâque il se met en route avec la foule des pèlerins galiléens vers Jérusalem.*
>
> *Il est donc à présumer que son activité publique n'a duré que cinq ou six mois.*

À partir de 1901, Albert écrit régulièrement pour le Bulletin de l'Église évangélique et protestante d'Alsace-Lorraine une série d'articles sur le Nouveau Testament. Ces articles, en forme d'entretiens, sont dans un style très simple de conversation. On a l'impression qu'il répond à ses propres questions, aux doutes de son enfance. Souvenons-nous de ces interrogations à propos du « trésor » des Rois mages, ou du comportement des premiers disciples. Schweitzer ne se veut ni théologien, ni mystique aveugle, ni athée. Il pose les problèmes en toute logique, en toute innocence. Ces articles se lisent comme un feuilleton, comme un livre d'histoire populaire. Il raconte les tribulations des vieux manuscrits de la Bible, la façon dont ils étaient écrits, par qui, comment les copistes se permettaient quelques petits changements. Les lecteurs du Bulletin attendent la suite impatiemment. Mais ces articles provoquent aussi des réactions très vives dans les milieux protestants. Son analyse apparaît comme une critique et lui vaut plusieurs inimitiés et quelques amitiés. La franchise est souvent payante, mais l'on doit s'en méfier. Lors de sa leçon inaugurale, le 1er mars 1902, à la faculté de théologie de Strasbourg, quelques membres de cette faculté font la grimace. Ils n'approuvent pas cette critique historique et craignent que ces idées ne troublent les étudiants.

> *L'idée d'étudier l'histoire des recherches sur la vie de Jésus me vint d'une conversation avec des étudiants qui avaient suivi un cours du professeur Spitta et ne savaient presque rien des recherches antérieures sur le sujet. Je me décidai donc, d'accord avec le professeur Holtzmann, à consacrer pendant le semestre d'été deux heures par semaine à l'histoire de toutes les recherches consacrées à la vie de Jésus. Je me mis au travail avec ardeur. Le sujet me captiva au point que, mon cours achevé, je poursuivis ma recherche.*

Tandis qu'il se livre à ce travail, on lui confie, provisoirement, la fonction de directeur du séminaire théologique, à la suite du décès du titulaire du poste. Deux ans plus tard, il sera lui-même titularisé et occupera le bel appartement ensoleillé du quai Saint-Thomas, avec un traitement annuel de deux mille marks. Dans le travail colossal qu'il s'impose, les premières difficultés apparaissent lorsqu'il veut grouper toute la matière rassemblée en chapitres. Après avoir vainement essayé de le faire par écrit, il finit par entasser toutes les vies de Jésus en un monceau au milieu de sa chambre, puis attribue une place à chacun des chapitres prévus, celui-ci dans un coin, cet autre entre les meubles. Pendant des mois, les amis qui viennent lui rendre visite sont obligés de suivre des sentiers entre les piles de livres.

Sur ces chemins, on ne rencontre pas souvent Hélène Bresslau, la fidèle amie. Pourtant, Albert s'accorde quelques journées de loisir puisqu'on le retrouve à bicyclette, le 22 mars 1902, en compagnie d'Hélène, dans la forêt du Rhin, du côté de Neudorf. Ils se sont arrêtés au bord du fleuve, à un endroit qu'ils appelleront toujours « notre place ». C'est là qu'ils ont scellé leur amitié, puisque pour Albert le mariage n'est pas prévu dans son « plan de vie ». Hélène accepte plus douloureusement cette règle du jeu. Elle lui écrit le 5 mai 1902 :

Mon ami,

Vous m'avez fait du bien et en même temps du mal. J'aimerais revenir un peu sur ce que nous avions dit et, de fait, vous remercier, car grâce à vous j'ai pu progresser de quelques pas. Certes je ne connais pas encore mon chemin – c'est plus facile pour un homme de le connaître, car sa profession lui ouvre la voie. M'aiderez-vous à le chercher? « Pourquoi aurions-nous des amis, si nous n'avions pas besoin d'eux? » – je n'ai jamais pu supporter le cynisme de ce mot, mais il contient une part de vérité. Lorsqu'une femme ne possède pas de talents particuliers, il lui est difficile de tracer un chemin qui soit vraiment le sien. Mais peut-être que là aussi quelqu'un va me donner un élan, comme c'est arrivé hier? Mon ami, ne m'en veuillez pas de vous confesser tout cela aussi franchement. J'ai l'impression qu'il existe entre nous un mystérieux courant de sympathie, jusqu'ici inconscient, mais qui se manifeste maintenant dans ce renoncement même. Si vous avez quelque chose à me dire, avant que nous ayons la possibilité de nous revoir, faites-le simplement par écrit. Mes parents sont au courant de notre amitié. Ils en savent juste assez pour ne pas en tirer de conclusions erronées. Je n'ai pas trahi votre confiance ni la leur, car nous seuls mesurons ce qui est réellement notre amitié et le sens que nous lui donnons. Mais une jeune fille doit toujours justifier ce qu'elle fait, contrairement à un homme qui n'a de comptes à rendre qu'à lui-même. Vous me comprenez, n'est-ce pas, mon ami. Et puis, le fait de notre amitié demeure un secret bien gardé, même par mes parents.

Encore une fois, tous mes remerciements. En bonne amitié, toujours.

H. B.

Moins délicatement, on peut traduire : « Si vous ressentez autre chose que de l'amitié, il est peut-être temps de vous déclarer ! »

Cette « amitié » dont on parle un peu trop pour ne pas en attendre autre chose couvera lentement au cours d'une correspondance de plus en plus rapprochée. Mais ce n'est que dans la lettre du dimanche 26 octobre que l'on sent un léger frémissement dans les sentiments d'Albert. Il vient d'assister à une soirée musicale, à Paris :

J'étais avec des connaissances au Châtelet, pour entendre le concert Colonne. On jouait la 2e symphonie de Brahms. Je m'étais mis au fond de la loge et j'ai fermé les yeux : je voyais la mer, je me trouvais assis sur la plage et les vagues venaient et fuyaient – et dans le lointain il y avait une traînée de lumière. Ce n'était plus de la musique, mais un rêve! Un rêve accroché à une petite feuille reçue le matin, votre lettre, que je sais presque par cœur et que je me récitais. Quand la musique s'arrêta, mon rêve s'évanouit au bruit des applaudissements, mais le soleil était resté et il éclairait mon visage, car la personne qui m'accompagnait me demanda : « Qu'est-ce que vous avez vu en fermant les yeux ? Vous aviez un air si étrange et si loin de tout… » Je n'ai pas répondu. La suite du concert ne comptait plus : on tapait du piano ! Je suis rentré seul à pied, pensif.

Bonsoir.

Il y a là, sous la cendre, une braise qui ne demande qu'à briller, mais Hélène se garde bien de souffler dessus de peur d'éteindre cette relation si rare. Elle respecte, elle admire, elle vénère, en souhaitant qu'un tel sentiment puisse, un jour, prendre une autre forme. Mais les lettres d'Albert restent admirablement tièdes et prudentes. Ce sont de belles pages de pensées, de réflexions, de description de paysages : les bords du Rhin, le calme de la forêt, l'évocation de souvenirs personnels où apparaît souvent la tante Mathilde, le compte rendu des travaux qu'il mène de front. Il faut attendre le 3 mars 1903, alors qu'il vient d'être nommé directeur titulaire du séminaire de théologie, et a intégré son appartement de fonction, pour trouver un réel épanchement :

Vous seule vous comprenez donc tout. Je n'ai pu me parler à moi-même ces dernières semaines et rédiger des feuillets, car j'avais l'âme trop inquiète et trop remplie de lutter pour rester « noble ». C'était dur, parce que j'ai dû porter cela tout seul. Que c'est bon de pouvoir tout dire à quelqu'un qui vous comprend et qui sait vous engager et vous encourager pour le bien. Pourquoi en êtes-vous arrivée à choisir un tel ami ? Je ne vous donne presque rien et vous demande tant. Je ne suis pas un ami gai, comme il vous en faudrait un, mais un ami grave, d'une certaine tristesse heureuse, si je puis dire. À vous de l'égayer, de le faire marcher droit, comme il doit !

Il se fait tard et la tête me bourdonne. Vous êtes la première personne à qui j'ai parlé du bonheur ressenti ce soir, car vous y avez droit et moi j'en éprouvais le besoin. C'était bon de causer. Bonne nuit. A. S.

Deux mois plus tard, le 12 mai, vers 4 heures du matin, après avoir achevé le premier chapitre du troisième fascicule de la Sainte Cène, Albert éprouve le besoin d'écrire à Hélène. On attend un élan nouveau, mais :

Voulez-vous que je vous associe à la joie de ce premier chapitre ? Je le fais en vous envoyant ces feuillets. Restez pour moi ce que vous êtes, car pour bien marcher, il faut être guidé et encouragé et même admiré ou grondé. Pourquoi n'êtes-vous pas venue au monde comme ma tante ou pourquoi ne vous ai-je pas rencontrée comme une jeune fille, dont je serais l'aîné et dont j'aurais fait la connaissance par hasard à un dîner ? Pourquoi n'avez-vous pas vingt ans de plus que moi ? Ça irait mieux avec vos cheveux gris, qui me font du souci. Voulez-vous que je vous copie quelques mots que ma tante m'avait adressés à Berlin ? C'est un bout de journal : « ainsi le hasard n'entre pour rien dans la rencontre de deux esprits sympathiques qui, éloignés par la distance géographique, étaient encore des inconnus l'un pour l'autre ; c'est leur parenté, leur affinité morale qui les a rapprochés. »

Comme c'est vrai également pour vous ! Bonsoir, non bonjour. Il ne faut pas reculer, il faut aller de l'avant.

C'est peut-être trop demander à une jeune fille qui n'a d'autre envie que celle de se rapprocher de celui qui la tient à distance si tendrement. Albert analyse parfaitement la situation dans sa lettre du 4 juillet :

Je rentre du cours et je voudrais me mettre à rédiger mon petit sermon pour demain après-midi. Mais je ne suis pas dans la note : je suis trop triste, trop indifférent pour avoir des idées élevées. Venez, prenez le fauteuil, mettez-le contre la table et causons un peu. Ça ne vous fait rien que je porte une vieille veste ? Elle est un peu usée aux manches et il manque un bouton. J'ai beaucoup pensé à nous deux ces jours-ci. Toujours cette question : n'est-ce pas moi qui vous gâte la vie ? Votre chemin serait tellement aplani si je ne vous connaissais pas ou si j'avais affiché vis-à-vis de vous dès le début une indifférence toute mondaine. Certainement, vous auriez trouvé un foyer et tout, alors que maintenant j'ai dans l'idée que je vous ai sortie de votre chemin et que tout ce que j'accepte de vous est volé à votre bonheur. Cela me désole. Je vous vois partir pour la Russie. Je sais le chagrin que ça fait à vos parents. Or, s'il n'y avait pas moi, vous resteriez tranquillement ici, je le sais, parce que vous n'êtes pas faite pour vous débrouiller dans le monde, mais pour être une vraie femme au foyer. Quelquefois, je pourrais en pleurer. Quelle issue ? Et puis, de nouveau, je me dis : ne t'a-t-elle pas dit qu'elle est heureuse ? Crois-le donc – et je me force à le croire, tout en me demandant si ce feu ne retombera pas et alors ne restera dans votre cœur qu'un souvenir sombre et votre vie sera froide. Si vous saviez combien je vous admire ! Je n'ai encore jamais pu vous le dire. Si vous saviez quel effort je fais pour ne pas laisser déborder le besoin que j'ai de vous prouver toute mon affection et ma reconnaissance infinie pour l'estime que vous me témoignez et qui m'aide à marcher. Toute votre affection m'élève. C'est une force pour moi, tout votre amour. Je veux que ma vie entière, aussi celle de la pensée, puisse être grande ouverte devant vous et que vous n'ayez aucune désillusion. Et pourtant, vous payez tout cela trop cher. Vous m'idéalisez, je le sais, ça me grandit, votre affection me réchauffe, mais vous qu'en avez-vous ? Des lettres, quelques belles victoires, des instants de bonheur qui sont suivis d'un grand vide. Ne protestez pas. C'est ainsi. Ne parlons pas. Donnez-moi vos deux mains – il me semble que nous nous retrouvons au bord du Rhin, à « notre place », et que nous respirons l'odeur des foins, comme lorsque je vous avais ouvert le secret de ma vie. Vous étiez si heureuse d'être la sœur de ma pensée à moi, j'avais mal de m'être livré entièrement. Mais je ne l'ai pas regretté par la suite – et aujourd'hui l'idée que vous, une âme si droite et si élevée, connaissez mes pensées intimes, cette idée me soulage et davantage : rien que de pouvoir en parler à quelqu'un, c'est pour moi du bonheur. Même les soucis que je me fais pour vous ne sont pas que de la tristesse. À la garde de Dieu ! Chacun suivra son chemin et vous trouverez le bonheur. Lequel ? Qu'importe ! Mais dites-le-moi souvent que vous êtes heureuse. J'ai besoin de l'entendre.

Midi. Il y a plus d'une heure et demie que je vous cause. J'ai l'impression de me réveiller. Mais ça va mieux. Merci.

A. S.

Je vais écrire mon sermon.

À chacun de ses séjours parisiens, Albert apporte à son maître Charles-Marie Widor les chapitres écrits sur Bach. Les leçons deviennent très vite des discussions de spécialistes.

À l'automne 1904, Albert annonce à son maître que le livre est enfin prêt. Il ne reste plus qu'à écrire la préface, ce que Widor fait aussitôt :

Il y a quelques années, je recevais assez souvent la visite d'un jeune Strasbourgeois, docteur en philosophie et maître de conférences à la faculté de théologie, en même temps que musicien passionné, exécutant habile. Il venait me demander conseil sur l'interprétation des maîtres, se mettait à l'orgue, et je l'écoutais; puis, nous discutions. Comme il connaissais très bien les vieux textes luthériens, je lui faisais part de mon inquiétude en face de quelques œuvres, de mon incompréhension de certains chorals passant brusquement d'un ordre d'idées à un autre, du chromatisme au diatonisme, du grave à l'aigu, sans raison apparente ni déduction logique :

« Que peut être ici la pensée de l'auteur, qu'a-t-il voulu dire ? S'il rompt ainsi le fil de son discours, c'est donc qu'il a un autre objectif que celui de la musique pure, et que sans doute il tient à mettre en relief une idée littéraire… mais cette idée, comment la connaître ?

– Tout simplement par les paroles du cantique », me répondait Schweitzer; et alors il me récitait les vers du choral en question, lesquels justifiaient pleinement le musicien, et montraient la souplesse de son génie descriptif aux prises avec le mot à mot du texte; je venais de constater qu'il était impossible d'apprécier l'œuvre en ignorant le sens des paroles sous-entendues. Musique et poésie s'étreignaient étroitement, chaque dessin musical correspondant à une idée littéraire. Et c'est ainsi que ce recueil, admiré jusqu'alors comme un modèle de contrepoint pur, m'apparaissait comme une suite de poèmes d'une éloquence, d'une intensité d'émotion sans pareilles.

La première conséquence de notre analyse fut que la nécessité s'imposait d'une édition des chorals portant le texte littéraire inscrit au-dessus de la musique qui le commente. La seconde, c'est qu'une étude sur le symbolisme de ces trois livres ne s'imposait pas moins ; et que s'il était un critique tout indiqué pour l'entreprendre, c'était certainement Schweitzer, grâce à ses aptitudes à la fois théologiques, philosophiques et musicales.

Il se mit au travail, commençant par assembler les textes dont Bach s'était servi, recherche délicate, beaucoup d'entre eux n'étant plus en usage dans la liturgie luthérienne, et par cela même assez difficiles à retrouver. Mais bientôt il s'apercevait qu'à diverses époques Bach ayant traité les mêmes sujets soit instrumentalement soit vocalement, l'analyse des chorals entraînait celle des cantates. Bref, la petite étude que je lui avais demandée devenait un gros travail d'ensemble. Il fallait écrire tout un chapitre sur l'histoire de la musique religieuse en Allemagne afin de faire comprendre dans quel esprit Bach a travaillé, distinguer ses thèmes à lui des mélodies qu'il a prises à droite et à gauche dans un passé qui remonte quelquefois jusqu'au Moyen Âge. Il fallait, de plus, laisser entrevoir l'invasion de la musique dramatique dans la liturgie des églises allemandes de cette époque. Il fallait réserver enfin tout un long chapitre aux notes et aux documents biographiques indispensables…

« Tant mieux, lui disais-je, votre œuvre n'en sera que plus intéressante, écrivez autant de chapitres qu'il faudra, rien ne presse. »

Et lui, alors, de m'objecter ses terreurs en face d'un sujet aux proportions sans cesse grandissantes…

« D'accord, mais avec de l'ordre et de la méthode, que ne fait-on pas ? »

Un matin de ce même automne 1904, Albert trouve sur son bureau, au séminaire Saint-Thomas, une de ces brochures vertes où la Société des missions évangéliques de Paris rend compte, chaque mois, de son activité.

Il feuillette la brochure et s'arrête sur un article intitulé « Les besoins de la mission du Congo ». L'auteur de l'article déplore que la mission manque de personnel pour poursuivre son œuvre au Gabon. Et l'article se termine ainsi : « C'est de tels hommes qui répondent simplement sur un signe du Maître "Seigneur, me voici !" que l'Église a besoin. »

L'article lu, Albert se remet tranquillement à son travail sur Bach. Mais le soir, avant de se coucher, il reprend la brochure. Il réfléchit sur sa condition. Trente ans ! c'est l'âge qu'il s'est fixé pour en finir avec la théologie et l'art et pour se consacrer à un service purement humain. Si tout semble lui avoir réussi dans sa vie intellectuelle et artistique, ses tentatives humanitaires n'ont pas eu beaucoup de succès. Il songe, depuis un certain temps, à ouvrir un hospice ou un orphelinat. Il a envisagé d'élever lui-même un orphelin. D'ailleurs, il n'a pas cherché à dissimuler son projet à son amie, sa confidente. Il lui écrit le 13 juin 1904 :

> *J'ai trouvé un garçon de six ans, un pauvre petit, fils d'une veuve qui se remarie. C'est une sœur de charité à Paris qui m'en avertit. Je demande des renseignements.*
>
> *Je me rends assez souvent au bord du Rhin. On va bientôt faucher. Allongé sur le talus, j'appelle : Lene, Lene, mais il n'y a que les oiseaux moqueurs qui répondent.*

L'écho répond de Hambourg, le 22 juillet :

> *C'est un tel bonheur de se sentir soutenu rien qu'en pensant à une âme qui, n'importe où elle se trouve dans le monde, est toute proche et toujours prête à vous comprendre. De ce bonheur nous ne saurions assez remercier celui qui nous l'a donné et qui l'a protégé à travers toutes les tempêtes.*
>
> *H. B.*

Albert et Hélène se retrouvent en novembre. Au milieu d'autres amis, il ne voit plus qu'elle :

> *Quelle idée charmante de m'avoir placé de telle manière que je n'ai pu vous regarder de la soirée ! Pendant que vous faisiez la conversation avec vos voisins, je me disais : c'est saisissant tout de même de penser que je la connais mieux que tous ceux qui sont là, et qu'elle aussi me connaît comme je suis, avec mes luttes, mes aspirations, avec cette idée qui me fait vivre. Je sais bien, moi, qu'elle est une noble et grande femme, une âme d'élite, qui cherche et lutte. Je t'entendais comme tu me causais sur la route, je te voyais assise sur un rocher. Oh ! mais pourquoi avez-vous un ami si rêveur ? Oui, nous nous parlerons une fois pour de bon et je te raconterai beaucoup de choses. Je suis tellement fier de te connaître et de partager tes pensées. Tu m'aides et tu me fais marcher ! Mais je veux que tu te maries ! Avec un homme droit, vous entendez ? C'est votre sort d'être femme et mère. Vous savez que mon bonheur ne sera pas parfait autrement. Souvent, lorsque je vois un homme que j'estime, je me dis : s'il l'épousait ? Allons, à plus tard !*
>
> *A. S.*

Quel coup pour Hélène qui attendait autre chose !

À travers la correspondance de ces deux êtres de 30 ans, irrésistiblement attirés l'un vers l'autre et dans l'impossibilité de s'atteindre, comme dans les mauvais rêves, perce l'évolution des sentiments que l'on veut dissimuler, la familiarité qui échappe ; mais, peu à peu, l'armure se fissure, la chair à nu est presque visible.

1er juillet

Je me dis que j'ai tort de regretter que tu ne puisses pas davantage partager ma vie et mes émotions, que tu ne puisses pas être avec moi, à mes côtés, pour entendre comme passent, fugitives, les mélodies qui naissent parfois de mon âme, quand je m'assieds au piano. Tu partages néanmoins mes toutes grandes émotions. J'ai en commun avec toi ce que je porte de meilleur. Je pense à toi comme à quelqu'un, comme à la seule personne qui a le droit de me juger. La force de ta pensée qui m'englobe me garde et me préserve, je le sens. Il m'est arrivé d'agir autrement que je ne l'aurais fait, pour ne pas blesser ta pensée qui m'accompagnait. C'est bon de ne plus se défendre contre toi ! Je m'abandonne entièrement. Vois-tu cette liberté que nous avons l'un vis-à-vis de l'autre, ce respect, aucun ne voulant prendre de l'empire sur l'autre, c'est une des plus belles choses qui existent. Chacun est une part de la vie de l'autre et demeure pourtant libre, formant sa personnalité au contact de l'autre. C'est si étrange. Qui pourrait le comprendre ?

Au cours de la fête des Missions à laquelle il participe, Albert prononce un sermon musclé dont se souviendront les fidèles de l'église Saint-Nicolas de Strasbourg :

« Ah ! la belle civilisation qui sait parler en termes édifiants de dignité humaine et des droits de l'homme et qui, en même temps, bafoue et foule aux pieds la dignité humaine et les droits de l'homme chez des millions d'êtres dont le seul tort est de vivre au-delà des mers, d'avoir une autre couleur de peau et de ne pas pouvoir sortir eux-mêmes de leur État !... On me rétorque toujours : Que voulez-vous ? on ne peut pas faire autrement ! Dans le monde, c'est la loi du plus fort qui l'emporte ! Oui, mais quand cette violence, quand toutes ces fautes, les péchés, les scandales s'accomplissent sous l'égide du Dieu allemand, du Dieu américain ou du Dieu anglais et que nos États ne se sentent pas moralement obligés de renoncer auparavant à leur titre de "chrétien" – alors, c'est le nom de Jésus lui-même qui en est profané et couvert d'opprobre aux yeux de ces pauvres gens ! »

Dans ses prêches en l'église Saint-Nicolas de Strasbourg, Albert prend plaisir à secouer l'entendement de son auditoire. Même son sermon du 25 décembre est inattendu, bien que parlant du Christ :

« Noël est la fête de l'Enfant Jésus. N'y a-t-il pas là quelque chose de singulier, une religion qui célèbre un enfant ? Entré dans la vie publique,

Jésus n'a jamais parlé de son enfance à ses disciples ; nous savons moins sur son enfance que nous ne savons sur celle de n'importe quel sage ou héros de l'histoire. Comment se fait-il que l'Enfant Jésus nous soit si familier et si cher, cet enfant dont nous ne savons rien ? Peut-être parce que Jésus est resté un enfant jusque dans sa trentaine, jusqu'à l'âge où il mourut ?

...

« Nous ne savons rien de sa jeunesse, pourtant, d'une certaine façon, nous en savons plus de son enfance et de sa jeunesse que ce que pourraient nous en rapporter quantité de récits : nous savons qu'il n'a pas perdu les vertus de l'enfance, mais qu'elles ont grandi avec lui.

...

« Lorsque aujourd'hui nous nous asseyons devant la crèche, nous ne voyons pas seulement le petit enfant emmailloté au centre, nous voyons aussi du monde autour, les bergers venus de leurs champs, les Rois mages venus d'Orient, et nous remarquons à leurs visages qu'ils sont touchés tous par la présence de l'enfant, que sa grâce se répand sur eux et que du coup ils se sentent plus sages et plus heureux que tous les savants de l'univers, tout simplement parce qu'ils ont trouvé le chemin qui conduit vers cet enfant et qu'ils redécouvrent en lui l'état d'enfance. Ce qui s'est passé là de cette manière n'est qu'un symbole, une image de ce qui se répète partout dans le monde, quand un enfant naît et qu'à sa vue le cœur des adultes se remplit de promesses et d'espérance. Ce chemin qui nous conduit vers l'enfant nous conduit vers Jésus et il est pour moi un des chemins du salut, un de ceux que je distingue le mieux, celui dont j'ai l'expérience la plus claire. »

3 juillet 1905. – Césure historique capitale, en France, qui met fin à un siècle de régime concordataire. La loi marquant la séparation de l'Église et de l'État vient d'être votée. L'article 2 stipule : « La République ne reconnaît, ne salarie ni ne subventionne aucun culte. À partir du 1er janvier qui suivra la promulgation de la loi, seront supprimés des budgets de l'État, des départements et des communes, toutes les dépenses relatives à l'exercice des cultes. »

La loi se heurte aussitôt à la condamnation du pape et à la résistance catholique.

Albert Schweitzer termine son ouvrage sur Bach. Il le dédie à Mathilde Schweitzer.

« Si elle ne m'avait pas fait connaître Widor, je n'aurais jamais écrit sur Bach », écrit-il. Il oublie de dire que cette femme, maintenant disparue, fut son premier amour platonique, secret.

C'est en écrivant ce livre qu'il découvre combien cette entreprise est hardie. Son érudition musicale n'a pas fait encore de lui un musicologue de métier. Son intention d'ailleurs n'est pas de produire de nouveaux documents historiques sur Bach ; il veut seulement parler de la musique de Bach en musicien s'adressant à des musiciens. Il veut parler de la véritable nature de la musique de Bach et de la manière de l'interpréter.

Le fait d'écrire en français, alors qu'il fait en même temps des cours et des prédications en allemand, lui coûte un grand effort. Il ressent la différence entre les deux langues comme si, en français, il suivait les allées bien soignées d'un beau parc, et en allemand, comme s'il se promenait dans une magnifique forêt.

> *La perfection du français consiste à pouvoir exprimer une pensée de la manière la plus claire et la plus concise, celle de la langue allemande à présenter cette pensée sous ses multiples aspects.*
>
> *Comme tous ceux qui écrivent sur l'art, j'avais à lutter contre la difficulté de traduire en mots des opinions et impressions artistiques. Tout écrit sur l'art ne s'exprime en réalité qu'au moyen d'images*[1].

Lorsque l'ouvrage sort, Albert est surpris de l'accueil qui est réservé à son œuvre. Il ne pensait pas intéresser les spécialistes. Peut-être est-il arrivé à formuler pour la première fois clairement ce que les musiciens et les interprètes de Bach ont plus ou moins dans l'esprit ; peut-être ce livre arrive-t-il au bon moment :

> *Au Bach de la musique pure, j'opposais dans mon livre le Bach qui est aussi peintre et poète en musique, l'artiste qui cherche à rendre de la manière la plus claire et la plus vivante dans le langage des sons la valeur affective et descriptive des paroles du texte. Sa constante préoccupation est de traduire les images en lignes sonores. Par ce goût de la description, son art s'avère plus proche de celui de Berlioz que de celui de Wagner. Que le texte parle de brumes qui se lèvent ou descendent, de tempêtes rugissantes, de fleuves tumultueux, de vagues sur la mer, de feuilles tombant de l'arbre, de glas qui sonne pour les morts, de foi confiante qui vacille dans l'incertitude, d'orgueilleux qui seront abaissés, de Satan qui se dresse, ou d'anges qui se bercent sur les nuées : tout est reflété dans son œuvre, tout cela, on le voit et l'entend dans sa musique. Le désir d'exprimer des idées poétiques ou picturales*

1. Albert Schweitzer, *Ma vie et ma pensée.*

est de l'essence même de la musique. Celle-ci s'adresse à l'imagination créatrice de l'auditeur et cherche à éveiller en lui les sentiments et les visions qui l'ont fait naître. Mais elle n'y parvient que lorsque celui qui s'exprime dans le langage des sons possède le pouvoir mystérieux de rendre les pensées avec une clarté et une précision supérieures. C'est là que Bach est le maître parmi les maîtres.

Schweitzer ne se contente pas d'émettre ses idées sur la nature de la musique de Bach, il explique la manière la plus appropriée de la rendre.

Nous commettons déjà une première faute envers le style de la musique de Bach lorsque nous l'exécutons avec un énorme orchestre et des chœurs massifs. Les cantates et les Passions ont été écrites pour environ 30 à 40 voix et autant d'instruments. L'orchestre de Bach ne se borne pas à accompagner les chœurs, il tient une place égale. Or, il n'existe pas d'orchestre équivalent à un chœur de 150 voix...

On joue toujours Bach trop vite. Une musique qui suppose la perception visuelle de lignes de sons progressant simultanément devient un chaos pour l'auditeur si un mouvement trop rapide rend cette perception impossible. Ce n'est pas tant le mouvement, c'est le phrasé qui, en faisant surgir devant l'auditeur les lignes de son en leur vivant relief, met en valeur toute la vie contenue dans la musique de Bach.

9 juillet 1905. – Sans doute la journée la plus importante de la vie d'Albert Schweitzer :

Strasbourg, dimanche. Minuit.

Mein treuer Kamerad.

Ma main tremble un peu. Je viens de poster la lettre dans laquelle j'offre mes services au directeur de la Mission de Paris, me déclarant prêt à partir au printemps 1907.

Ce fut une journée curieuse. J'ai d'abord prêté mon concours à un concert d'orgue et tout en jouant je me disais : pourras-tu jamais laisser cela ? Il me semblait que jamais je n'avais si bien joué et que pourtant je pourrais m'arrêter et renoncer.

Mais comment pourrais-je continuer à vivre ici en sentant le devoir d'aller là-bas ? J'irai. Mais quel sera mon sort ? Quelle sera ma mort ? Quelles seront mes souffrances ? J'y vais pour être avec Jésus. Qu'il fasse de moi ce qu'il voudra. Je le trouverai, je le sais.

Maintenant, en cet instant, personne d'autre que toi au monde n'a le droit de connaître ma pensée. Les autres, dont ma mère, ont eu leur part de mes pensées, mais la dernière est pour toi seule.

Nous séparerons-nous pour nous retrouver ?

A. S.

Albert se voit déjà en train de faire ses malles. Il devra pourtant attendre… longtemps.

En même temps que sa demande de candidature, Albert a jeté dans la boîte aux lettres de l'avenue de la Grande-Armée à Paris plusieurs autres lettres adressées à ses parents et à ses amis intimes. Il les informe de son intention de commencer des études de médecine pour pouvoir aller ensuite en Afrique soigner les malheureux. Dans l'une de ces lettres, il donne sa démission du poste de directeur du séminaire de théologie de Saint-Thomas.

Pour répondre à la parole de Jésus « Celui qui veut garder sa vie la perdra, mais celui qui perd sa vie pour moi et pour l'Évangile la gardera », Albert n'en est pas à sa première expérience. Il a envisagé de recueillir des enfants abandonnés ou maltraités. Il a songé à s'occuper d'anciens vagabonds ou prisonniers libérés. Il a visité des familles pauvres pour leur apporter des secours et faire connaître leur situation. Il est allé quêter chez les grandes familles strasbourgeoises, ce qui est pour lui un supplice. Il a affronté l'indifférence, l'égoïsme, l'incompréhension, la raillerie.

Les lettres qu'il a envoyées à ses amis provoquent des réactions inattendues. Ses parents sont accablés : abandonner des études brillantes pour aller enterrer ce talent en Afrique, quelle absurdité ! Il faut laisser cette besogne à ceux qui en partant ne gaspillent pas des dons artistiques et scientifiques aussi précieux !

Widor même, le cher maître Widor, si proche d'Albert, trouve des reproches à lui faire :

« C'est comme un général qui partirait sur la ligne de feu le fusil à la main. »

De bons amis font valoir à Albert qu'en faisant des conférences sur l'assistance médicale il apporterait aux indigènes bien davantage qu'en étant sur le terrain, perdu dans la jungle. Albert avance l'aphorisme de Faust : « Au commencement était l'action » !

« Pas du tout ! rétorque-t-on. Au commencement était le verbe ! c'est la propagande qui fait naître les réalisations. »

Albert n'est pas compris, alors à quoi bon dévoiler les pensées d'où est née cette décision ? Ces gens ne peuvent croire qu'à une raison cachée : déception dans sa carrière, peine de cœur, ou expression d'un garçon déraisonnable attardé dans des imaginations puériles.

Ce que mes amis trouvaient de plus déraisonnable dans mon projet, c'est qu'au lieu de partir pour l'Afrique en qualité de missionnaire, je voulais y aller comme médecin; c'est-à-dire m'imposer à l'âge de trente ans de longues et laborieuses études. Je ne doutais pas un instant que ces études exigeraient de ma part un immense effort, et je contemplais les années à venir avec anxiété. Mais les raisons qui m'avaient déterminé à suivre la voie que je m'étais tracée en qualité de médecin, pesaient d'un tel poids dans la balance que les autres considérations ne comptaient pas. Je voulais devenir médecin pour pouvoir travailler sans parler. Pendant des années je m'étais dépensé en paroles. J'avais exercé avec joie mon rôle de professeur de théologie et de prédicateur. Cependant cette nouvelle activité consisterait non à parler de la religion d'amour, mais à la pratiquer. Des connaissances médicales me donneraient le moyen de réaliser mon intention de la manière la meilleure et la plus complète, en quelque endroit que le service me conduirait.

Le comité de l'Union générale des missions évangéliques de Suisse m'eût volontiers accueilli tout de suite en qualité de médecin et de pasteur. Mais puisque je m'étais senti appelé en Afrique équatoriale par l'article publié par la revue des Missions de Paris, c'est par elle au premier chef que je voulais me faire agréer. En outre, j'étais curieux de voir si une Société des missions pouvait se reconnaître le droit de refuser un médecin aux indigènes malheureux de son territoire, parce qu'à son sens il n'était pas suffisamment orthodoxe.

Là-dessus, au début de mes études de médecine, le travail et les soucis quotidiens m'absorbèrent à tel point que je n'eus plus ni le temps ni la force de m'occuper de ce qui se passerait plus tard.

La longue et laborieuse attente commence. Albert s'abîme dans ses nouvelles études.

20 octobre 1905. – Une commission d'études se réunit au siège des Missions évangéliques, 102, boulevard Arago à Paris. L'objet est l'examen de la candidature d'Albert Schweitzer. Les membres du comité se montrent très prudents :

« N'oublions pas, Messieurs, que le candidat appartient à la nouvelle école du protestantisme.

– Oui, mais l'intensité de sa foi ne peut être mise en doute.

– Nous devons mieux connaître ce candidat. Laissons-nous le temps de recueillir des renseignements. Réunissons-nous dans trois mois. »

Rien n'est encore décidé au cours de la réunion de janvier 1906 :

« Les renseignements sur Albert Schweitzer sont tout à fait satisfaisants.

– Quelques correspondants s'inquiètent pourtant des intentions réelles de cette forte personnalité et de l'influence qu'elle pourrait avoir dans une station missionnaire.

– Il n'est pas encore médecin, loin de là.
– Attendons qu'il le devienne. Nous réexaminerons sa candidature.
– Candidature provisoirement rejetée ! » conclut le président.

Lorsqu'Albert se présente à la faculté de médecine en disant qu'il souhaite faire « un peu » de médecine, le doyen, abasourdi, lui conseille plutôt d'aller consulter un psychiatre. L'Administration va aussi se dresser devant lui de toute sa grandeur. Étant maître de conférences à l'université, il ne peut en même temps être immatriculé comme étudiant. Mais une décision bienveillante lui permettra, muni de l'attestation des professeurs certifiant qu'il a subi les cours, de se présenter à l'examen.

Ainsi commence une période harassante de plusieurs années au cours desquelles, tout en étudiant la médecine, Albert va continuer de donner ses cours de théologie, de philosophie, ses concerts d'orgue et ses prêches tous les dimanches. Inlassablement, bien que résidant en Alsace, Albert apporte sa contribution au comité Jean-Sébastien Bach en rédigeant les textes des programmes, en traduisant des œuvres nécessaires par manque de matériel français. Il assiste aux concerts, aide Gustave Bret par ses conseils judicieux. Sa signature figure souvent sur les notices des concerts, celui d'inauguration notamment, le 11 mars 1905.

> *Comme Gustave Bret, directeur de la Société Bach de Paris, insistait pour que je tinsse la partie d'orgue de leurs concerts, il me fallait pendant des années venir plusieurs fois à Paris au cours de l'hiver. Que de sermons pour l'église Saint-Nicolas ai-je ainsi préparés dans le train de nuit qui me ramenait à Strasbourg ! À Barcelone aussi, aux concerts de Bach, j'étais appelé à tenir l'orgue. Je jouais très souvent parce que j'étais devenu un organiste connu, et parce n'ayant plus mon traitement de directeur du séminaire de théologie, il me fallait me procurer des ressources complémentaires.*

Ses retours fréquents à Paris donnent à Schweitzer l'occasion de revoir les amis qu'il a connus au cours des années. En Espagne, il fait la connaissance du chef d'orchestre Luis Millet et du célèbre architecte catalan Gaudí qui lui montre les premiers travaux de son étrange église de la Sagrada Familia. Comme Albert admire, dans le bas-relief de pierre du portail représentant la fuite en Égypte, l'âne qui avance péniblement, Gaudí lui explique que cet âne n'a pas été créé d'imagination mais d'après les moulages d'un âne réel rencontré sur le chemin.

Albert est d'autant plus touché qu'il est plongé dans l'étude des vies de Jésus.

Au cours des premiers mois de mes études de médecine, j'écrivis le mémoire sur la construction des orgues et les premiers chapitres de l'Histoire des Vies de Jésus. Je donnai ma démission de directeur du séminaire de théologie où je logeais depuis mes années d'étudiant. L'adieu aux magnifiques arbres du jardin avec lesquels je m'étais entretenu de mon travail pendant tant de saisons me fut pénible. Néanmoins, je pus, à ma grande joie, rester dans la vaste maison du chapitre Saint-Thomas.

Ce ne fut qu'au printemps de 1906, après avoir terminé l'Histoire des Vies de Jésus et quitté la direction du séminaire, que je pus consacrer le temps nécessaire à mes nouvelles études. J'abordai avec ardeur les sciences naturelles. Enfin je pouvais acquérir des connaissances dont j'avais besoin en philosophie pour sentir sous mes pas la terre ferme de la réalité. J'étais loin cependant de mépriser les sciences spéculatives, comme d'autres le faisaient autour de moi. Au contraire. Tandis que j'étudiais la chimie, la physique, la zoologie, la botanique et la physiologie, je réalisai plus fortement que jamais à quel point la vérité de la pensée est justifiée et nécessaire auprès de la vérité d'expérience. Sans doute demeure-t-il toujours quelque chose de subjectif dans toute connaissance née d'un acte créateur de notre esprit. Mais en même temps, cette connaissance réside sur un plan supérieur au savoir uniquement fondé sur les faits. Le savoir qui résulte de l'observation des diverses manifestations de l'Être reste toujours incomplet et peu satisfaisant tant qu'il ne peut nous donner de réponse définitive à la grande question : que sommes-nous dans l'univers ? et pourquoi y sommes-nous ? Nous ne pouvons trouver notre place véritable parmi l'Étant qui nous environne que lorsque nous prenons conscience dans nos vies individuelles de la vie universelle qui agit et règne en lui. Je ne puis comprendre la nature de l'Être vivant en dehors de moi que par l'Être qui est vivant en moi.

Même s'il prétend ne rien comprendre à l'art italien, Albert ne peut s'empêcher d'aller en Italie. Mais…

28 avril 1906.

Je n'aime pas les églises d'Italie. Ce que j'ai dû rire en voyant le Duomo de Milan ! Un chef-d'œuvre sorti tout frais de la main d'un pâtissier ! Le chichi dans la grandeur ! C'est là tout l'esprit de la Renaissance. Et je n'aime pas la Renaissance. Nous l'idéalisons, nous la surestimons, comme le romantisme surestimait le Moyen Âge. Partout s'impose ici le catholicisme triomphant, triomphant de tous les efforts de l'esprit nouveau, de l'esprit libre, qui sans doute n'était pas assez moral et profond pour vaincre, pour maintenir son existence. Seul Michel-Ange… Il faudra que vous me racontiez sa vie. Et tous ces saints et martyrs sur les tourelles du Dôme de Milan ! Grotesque. On voudrait s'arrêter et leur parler pour les sortir de leur ennui manifeste.

L'intérieur est supportable. Mais dès que l'on aperçoit l'ornementation du plafond (comme le travail d'une scie à chantourner), c'en est fait de l'enchantement. Je vous l'avoue, je déteste le marbre. Je n'aime que le granit.

Au milieu de l'été 1906, ayant achevé l'*Histoire des recherches sur la vie de Jésus*, Albert se met à la traduction du livre sur Bach. Mais il en est très mécontent et estime qu'il doit tout reprendre à la base et pousser plus loin ses investigations. Il ferme alors le volume et décide de rédiger un ouvrage nouveau et plus complet en allemand.

*Le début fut écrit à l'*Hôtel du Cheval noir, *à Bayreuth, au sortir d'une merveilleuse représentation de* Tristan. *Dans la rumeur confuse qui montait de la caverne jusqu'à ma chambre étouffante, je me mis à écrire et ne m'arrêtai que longtemps après le lever du soleil. À partir de ce moment, je m'adonnai à ce travail avec tant de joie qu'il fut achevé en deux ans.*

Strasbourg, septembre 1906. – En rencontrant Cosima Wagner, la veuve du grand compositeur, Albert réalise l'un de ses rêves. Au cours d'une promenade le long de l'Ill, le jeune homme semble intéresser beaucoup cette femme vieillissante. Elle l'interroge sur le bien, le mal, la justice, la sainte Trinité et surtout sur les persécutions dont l'accablent ses hypothétiques ennemis, car cette grande dame perd un peu la tête. Albert la rassure, Albert l'enchante.

Sans être un séducteur, Albert séduit les femmes. Des comtesses, des princesses se laisseraient bien aller dans les bras de ce solide et talentueux Alsacien qui reste outrageusement chaste. Est-ce parce qu'il y a Hélène ? Sans doute. Sa photo est là, sur le bureau d'Albert, dans son portefeuille ; Hélène est présente partout. Depuis bientôt six ans, elle est « l'ami fidèle » et coopératif qui copie ses textes, établit ses index, ses bibliographies, corrige ses épreuves, proposant des allègements pour améliorer le style un peu rigide d'Albert. Les discussions, les divergences sont fréquentes, mais toujours positives et ne font que renforcer cette amitié amoureuse dont les deux familles n'ignorent plus rien et qui ne peuvent déboucher que sur des fiançailles.

1er janvier 1907. – Hélène est invitée au presbytère de Gunsbach. Toute la famille attend la nouvelle, mais rien ne se produit. Trois mois plus tard, nouvelle invitation, et nouveau silence courtois. Lorsque l'invitée est partie, Louis Schweitzer se contente de dire à son fils :

« Le jour où tu m'annonceras qu'Hélène devient ta femme, ce sera le plus beau jour de ma vie. »

Mais Albert ne bronche pas.

Fin août, les parents d'Hélène sont invités à leur tour au presbytère, en l'absence d'Albert. Les familles sont d'accord, mais les intéressés ne se prononcent toujours pas.

« Sacré imbécile ! s'écrie le père. Si tu venais me dire enfin : Je suis fiancé à Mlle Bresslau...

– Mais je ne l'ai pas dit. J'en suis à ma troisième année de médecine et ce n'est pas le moment de me laisser distraire. D'ailleurs, Hélène elle-même n'aspire pas au mariage ; elle se sent beaucoup plus assistante sociale qu'épouse ; elle vient de créer une maison d'accueil pour les filles-mères, et elle a entamé des études d'infirmière. Le métier d'épouse est assez loin de ses pensées. »

Albert veut-il s'en persuader ou est-il réellement aveugle ? En réalité, Hélène a aussi son plan. Si elle a entamé des études d'infirmière, c'est parce que le futur docteur Schweitzer aura besoin d'une infirmière dans sa mission, une collaboratrice de confiance qui connaît parfaitement sa démarche, son œuvre, son passé. Qui mieux qu'elle pourrait le seconder dans la tâche immense qui l'attend en Afrique ? Lorsque Albert sera sur le point de partir, la question se posera, et alors le mariage deviendra une nécessité. Telle est la réflexion de cette délicieuse jeune fille qui semble prendre ses distances vis-à-vis de celui qu'elle aime plus que tout. Pour l'instant, il ne faut rien bousculer, et laisser croire à Albert que le mariage s'éloigne. Il a écrit dans sa lettre de candidature, en juillet 1905 :

> *Je ne suis pas marié pour être libre de me mettre au service des missions et ne pas être obligé de changer mon plan contre ma conviction. Si je supporte le climat, je me marierai ; avant, je ne voudrais pas lier le sort d'une femme au mien pour être entièrement libre de servir notre maître.*

27 novembre 1907. – À Paris, sortant enfin d'une salle exiguë, la Société Jean-Sébastien Bach se trouve dans la nouvelle salle Gaveau pour donner *La Passion selon saint Jean*, avec d'excellents solistes comme George Walter et Albert Schweitzer. La soirée est un triomphe, l'orgue une révélation pour les auditeurs parisiens qui n'imaginaient pas que cet instrument pût être aussi vivant, aussi émouvant, aussi éloquent. À partir de ce jour, la Société Jean-Sébastien Bach est reconnue, classée, estampillée; sa fonction est claire : servir l'œuvre de Bach. Quant à Albert, quatre, cinq, six fois par saison, il interrompt ses études, ses travaux, prend le train et se rend à Paris pour être avec ses amis, avec l'orchestre, les choristes, le chef. Chaque dimanche, la nef de Saint-Sulpice se remplit de notabilités, de célébrités, de personnalités artistiques et scientifiques, d'élégantes, pour écouter la *Symphonie gothique* ou la *Symphonie romane*. Widor et Schweitzer sont là, côte à côte; l'élève ne quitte pas le maître. Il partage aussi très souvent ses repas chez Foyot, et fréquente assidûment ses « soirées », rue de l'Abbaye, où les familiers ont tous la passion de l'orgue et le culte de Bach. Widor voit en Schweitzer un musicien et un homme d'exception. Le maître a, en outre, à Saint-Sulpice, un suppléant devant lequel s'ouvre un bel avenir de chef d'orchestre : Gustave Bret. Celui-ci a en tête la création d'une société Jean-Sébastien Bach qui aurait un programme net et méthodique. Il s'en ouvre à Albert Schweitzer :

« Accepteriez-vous de faire partie du comité de cette société? J'ai déjà réuni les noms de Dukas, Fauré, d'Indy et Widor.

– Dans ce cas, comment pourrais-je refuser ? »

Mai 1909. – Albert doit passer l'examen qui donne accès aux études médicales dans les cliniques. Bien que toutes les connaissances en anatomie, physique, chimie, botanique, zoologie, lui aient coûté un effort considérable, il franchit le cap de cette épreuve assez facilement. Sa situation matérielle s'est améliorée après la publication de son livre sur Bach et sa traduction en allemand. Albert est maintenant un organiste connu et recherché. Son cachet du Festival de musique française donné à Munich lui permet de préparer paisiblement son diplôme d'État de médecine.

1911. – Le IIe Reich a 40 ans! Dans l'empire de Guillaume II, l'atmosphère est moins à la liesse qu'à la réflexion. On peut lire dans le *Bayerischen Vaterland* : « Le peuple a perdu la foi dans les vertus de la politique. On ne croit plus qu'il s'agisse d'éviter à tout prix la catastrophe, mais bien de faire en sorte qu'elle soit retardée, autant que faire se peut. »

De quelle catastrophe parle-t-on? De celle qu'appréhendent les autres pays d'Europe. Une course aux armements navals s'est engagée entre la Grande-Bretagne et l'Allemagne. Le ministère des Affaires étrangères britannique propose la création d'un Tribunal international devant lequel les puissances pourraient porter leurs différends. La France et la Grande-Bretagne, sans avoir signé de traité militaire, se sont mises d'accord sur une riposte commune en cas d'attaque allemande sur le territoire français. Depuis quarante ans, l'Alsace-Lorraine est considérée comme Reichsland (« terre d'empire ») placé sous l'autorité directe du gouvernement allemand. Mais la population, qui a vu son pays gouverné comme une colonie prussienne, n'a cessé de protester et a obtenu la création d'une nouvelle Constitution qui doterait l'Alsace d'un gouvernement autonome, avec un gouverneur nommé, bien sûr, par l'empereur.

En outre, les Alsaciens-Lorrains ne peuvent modifier cette Constitution, dont l'accueil est très mitigé.

En juillet, l'intervention d'une canonnière allemande dans le port d'Agadir, au Maroc, aggrave encore la situation :

« L'intervention allemande est comme un éclair dans le ciel serein », écrit le *Times*.

La presse française voit en cet incident « l'intention de l'Allemagne de s'implanter sur les rives de l'Atlantique et donc de se donner les moyens de nous causer perpétuellement des difficultés et de réduire notre influence ». L'initiative allemande apparaît donc clairement comme une menace pour la paix.

C'est dans ce climat délétère qu'Albert Schweitzer, candidat allemand, renouvelle sa demande aux Missions françaises. Bien entendu, les choses n'ont guère évolué, au contraire. Les autorités coloniales du Gabon ont informé le Boulevard Arago que, vu les circonstances, la présence de Schweitzer en tant que citoyen allemand paraît indésirable. À moins qu'Albert n'accepte de changer de nationalité et ne demande la « petite nationalisation » comme l'ont fait plus de cent mille Alsaciens en 1871. Mais le père d'Albert a opté pour la nationalité allemande et cette démarche administrative, même si elle ne représente qu'une formalité pour Albert, serait une injure pour son père. Albert est allemand, il en assume la responsabilité. Alors, pourquoi ne pas tenter plutôt une démarche auprès des Missions allemandes implantées en Afrique, au Cameroun par exemple ? Parce que les convictions d'Albert se rapprochent beaucoup plus des Missions françaises et que le Congo a de très gros besoins.

Il ne part pas pour servir un pays, il part pour sauver des hommes. Mais la nationalité du candidat reste un obstacle majeur, au moment même où les relations sont de plus en plus tendues avec l'Allemagne. En

France, Raymond Poincaré, devenu président du Conseil, accélère les réformes : statut des fonctionnaires, création d'un impôt sur le revenu, renforcement de l'armée et de la marine. Les négociations anglo-germaniques pour tenter de réduire les armements navals viennent encore une fois d'échouer. Visiblement, le IIe Reich prépare la guerre. Aucune chance qu'un sujet allemand puisse être accepté dans une mission française, fût-elle au Congo. À moins que le nouveau ministre des Colonies, Albert Lebrun...

« Qu'à cela ne tienne. J'irai voir Albert Lebrun ! »

L'entrevue est plutôt cordiale et Schweitzer repart avec la garantie du ministre que sa présence en Afrique française sera parfaitement tolérée, grâce à une lettre d'accréditation qu'Albert Lebrun écrira de sa main.

Résumons : les autorités coloniales ne veulent pas de Schweitzer, le ministre est favorable, les moyens pour lancer cette mission sont plutôt médiocres... bref, ne vaut-il pas mieux laisser évoluer la situation ? Mais il y a sept ans qu'Albert prépare cette aventure. Pour vaincre les réticences du comité français, il utilise un ultime argument : il déclare avoir les ressources pour financer lui-même son voyage, acheter un stock de médicaments ainsi que le matériel pour créer un embryon d'hôpital en forêt équatoriale, et assurer son fonctionnement pendant un an. Il est prêt à rassembler les recettes de plusieurs concerts et à partir, s'il le faut, avec son bâton de pèlerin, pour quêter dans les riches familles alsaciennes, au risque de ne pas toujours être très bien accueilli.

Du coup, tous les obstacles semblent levés. Albert Schweitzer partira en Afrique et résidera à la mission de Lambaréné, au Gabon. Il sera médecin, et seulement médecin. Il ne prêchera pas.

Cette fois, les préparatifs s'accélèrent. Quant aux bruits de bottes, au-delà du Rhin, on fait semblant de ne pas les entendre.

Les liens qui unissent Albert à Hélène se sont encore resserrés durant cette longue attente. La pensée d'Albert a évolué ; il est maintenant persuadé que s'il doit envisager sa vie aux côtés d'une femme, c'est Hélène qui sera près de lui. Prisonnier de son idée, il est bien obligé d'en faire part à la principale intéressée, qui attend toujours. Il lui écrit :

> *La Mission serait heureuse si je trouvais un garde-malade, une personne qui veuille s'unir à moi de façon à porter mon nom.*

Curieuse demande en mariage !

Le 11 février 1911, dans une lettre aux Missions de Paris, il précise : « Ne cherchez pas une infirmière, je crois en avoir déjà une. Mlle Bresslau sera une admirable aide. »

Quelques mois plus tard, il écrira à son amie Anna Schaeffer : « Je ne pars pas seul au Congo, ma fidèle amie et collaboratrice, Hélène Bresslau, m'y accompagne comme épouse et aide médicale. »

Curieux faire-part, sachant que rien n'est encore sûr, que les familles ne sont pas au courant, et qu'Hélène elle-même n'a pas reçu de demande officielle. C'est que la situation n'est pas des plus limpides. Hélène est d'origine juive. Albert, fils de pasteur protestant, pasteur lui-même, épousant une juive... cela ne passera pas inaperçu dans la communauté protestante alsacienne. Certes, il y a beaucoup de juifs en Alsace, des synagogues dans les villages, mais de là à ce qu'un pasteur se marie avec une juive...

12 février 1911. – En l'église Saint-Nicolas, Albert Schweitzer se lance dans un sermon audacieux :

« ... Le savoir moderne a ceci d'effrayant qu'il est inachevé et que sans doute il ne pourra jamais constituer un système fermé. Dans la représentation antique du cosmos, au contraire, le commencement et la fin du monde étaient clairement indiqués, de même que son but, sa raison d'être, qui était l'accomplissement de l'humanité et la félicité dernière de chaque âme. Tous ces points étaient reliés de façon cohérente les uns aux autres. L'homme en quête de réponses était comme un navigateur qui avance sur une mer bordée de rivages attirants, qu'il était sûr d'atteindre un jour, lui et tout l'équipage.

« Mais dans les temps modernes, la mer est devenue océan. Pas de rivage en vue, rien que l'infini des vagues. Comment s'orienter? Vers où avance-t-on? Là où l'ancienne science répondait d'un mot simple ou d'une parabole aux interrogations des hommes, la science moderne ne fait qu'ouvrir question sur question. L'individu a le sentiment oppressant de l'insaisissable et de sombrer dans un univers infini. Nul ne peut suivre les progrès de la science moderne sans éprouver à la fois de l'angoisse et du découragement. Comme ce savoir moderne n'est pas achevé et que rien de clair n'y est énoncé sur les fins ultimes de l'existence ni même sur les finalités de telle ou telle existence particulière, il peut paraître stérile. Vous aurez souvent cette impression en lisant des ouvrages qui exposent d'une manière grandiose toutes les nouvelles connaissances qui ont été acquises ces dernières décennies, mais là précisément où l'on attendrait une synthèse avec des conséquences morales pratiques, on s'aperçoit vite qu'il y a échec : ou les auteurs renoncent à chercher un sens et à fonder sur leur savoir une espérance, ou ils se lancent dans une phraséologie et un discours convenu qui ne convainc personne. Voilà pourquoi notre génération a singulièrement rétréci le champ de ses idéaux, malgré toutes les conquêtes de la science et de la technique, et pourquoi le progrès spirituel est arrêté. »

Après la dernière épreuve de son examen, Albert pense qu'il a accompli la mission qu'il s'était assignée six ans auparavant : il est médecin. Il ne lui reste qu'à rédiger sa thèse de doctorat. Il choisit pour sujet la critique des travaux parus sur la maladie mentale dont aurait souffert Jésus.

> *J'avais montré dans mes études sur la vie de Jésus qu'il vivait dans le monde des idées répandues parmi ses contemporains juifs : l'attente de la fin du monde, puis l'apparition d'un royaume messianique surnaturel. Là-dessus on m'avait reproché de faire de Jésus un visionnaire sinon une personnalité atteinte d'hallucinations. Il s'agissait maintenant de déterminer si la conscience qu'eut Jésus de son rôle messianique était liée d'une manière quelconque à un trouble psychique.*
>
> *De Loosten, Williman Hirsch et Binet-Sanglé avaient supposé chez Jésus des troubles mentaux paranoïaques, décelé des idées morbides de grandeur et de persécution. Afin de pouvoir discuter leurs travaux, en réalité fort insignifiants, je dus me plonger dans le problème immense de la paranoïa.*

1er janvier 1912. – Hélène signe enfin le livre d'or du presbytère de Gunsbach ! Sa signature est suivie de celle d'Albert qui ajoute : « l'amitié est devenue officielle ». On peut donc prendre cette journée comme date de fiançailles.

22 mars 1912. – Albert Schweitzer participe à *La Passion selon saint Matthieu*, et revient le mois suivant à Paris pour un concert organisé par la Société Jean-Sébastien Bach, et dont l'annonce est ainsi libellée : « Récital d'orgue, au profit de l'œuvre médicale de l'Ogooué, par Albert Schweitzer ».

Ce sera la dernière fois qu'il paraîtra en public à Paris comme organiste.

Mardi 2 avril 1912 – 2 heures et demie, l'après-midi.

J'ai écrit les trois premières pages de ma thèse et me suis ainsi libéré de l'état de tension et d'abattement qui précède toujours inévitablement le début d'un nouveau travail. Vite, ces quelques mots, avant que je ne poursuive, car je crois que mon élan va durer. J'aimerais avoir terminé le premier chapitre demain soir.

Albert est persuadé que la rédaction de sa thèse n'est qu'une formalité qu'il accomplira en quelques jours. En fait, la semaine suivante, il présente une première mouture à l'un de ses professeurs qui n'est guère satisfait.

14 avril 1912 – (dans le train vers Paris).

Il faudra que je remanie mon travail de fond en comble. Pfersdorff l'a trouvé trop littéraire et trop peu médical. Mais nous avons refait ensemble des esquisses détaillées. Il tient à ce que ce soit beaucoup plus simple que je ne l'aurais voulu. J'ai eu quelques jours de tristesse car je croyais en avoir presque fini. Mais le Bery [1] *ne reste jamais longtemps triste et il recommence tout par le début. Voilà aussi pourquoi le Bery est ce qu'il est et l'ami de son amie.*

Mais d'abord, pourquoi cette étude psychiatrique sur Jésus alors qu'il n'a nullement l'intention de s'enfoncer dans cette discipline ? Pourquoi pas plutôt un sujet de médecine tropicale répondant à son entreprise engagée de longue date ? Apparemment, l'un n'empêche pas l'autre ; Albert suit en même temps des cours à l'Institut des maladies coloniales de Paris, et à l'Institut de pathologie tropicale de Hambourg. Il écrit à Hélène le 17 avril :

J'étais attendu à l'Institut des maladies tropicales où je travaille maintenant tous les jours, et toutes ces choses nouvelles me pèsent. J'espère terminer demain la mise au net du premier chapitre de la thèse, pour que mon amie ait quelque chose à corriger en arrivant.

On sait qu'Hélène est, depuis un certain temps, son « lecteur-correcteur-critique ».

Cette thèse ne semble pas être le souci majeur d'Albert, dont l'objectif est la préparation de son prochain départ en Afrique. Mais le comité des Missions de Paris émet encore quelques réserves. Si certains

1. C'est ainsi qu'il se nomme lui-même familièrement.

membres ne veulent pas laisser passer l'occasion de se procurer, sans frais, le médecin si ardemment désiré au Gabon, d'autres sont encore très réticents, et décident de convoquer Albert à Paris pour se rendre compte de ses convictions théologiques.

> *Je m'y refusai, en faisant remarquer que Jésus, lorsqu'il avait appelé ses disciples, ne leur avait rien demandé d'autre que de le suivre. Et je rappelai aussi au Comité la parole de Jésus : « Quiconque n'est pas contre moi, est pour moi. » Une société de missions, leur disais-je, aurait tort d'écarter fût-ce un musulman, s'il s'offrait à soigner des malades noirs. Peu de temps auparavant, la Société n'avait pas accepté les services d'un pasteur qui voulait partir en mission, parce que sa conviction historique ne lui permettait pas d'affirmer sans réserve que le quatrième Évangile était bien l'œuvre de l'apôtre Jean.*

Albert Schweitzer refuse donc de comparaître devant le conseil, mais propose de rendre une visite personnelle à chacun des membres afin qu'il puisse se rendre compte, au cours d'un entretien privé, s'il présentait réellement un danger pour les âmes des Noirs, et la réputation de la mission. Quelques membres du comité le reçoivent assez froidement, d'autres avec bienveillance :

« Comprenez-nous, monsieur Schweitzer. Ce qui nous inquiète, c'est que votre point de vue théologique risque de perturber les missionnaires. Votre immense culture et votre talent de prédicateur peuvent les mettre mal à l'aise.

– Mettons-nous bien d'accord. Je pars en Afrique pour être médecin et non prédicateur. Je vous donne ma parole qu'en dehors de mon action médicale, je serai muet comme une carpe.

– Dans ce cas, nous ne voyons plus d'objection à votre départ. Après tous les efforts physiques et intellectuels que vous avez fournis ces dernières années, vous avez besoin d'un peu de repos avant d'aborder la grande aventure. De notre côté, nous avons encore à régler quelques formalités. Vous avez un diplôme de doctorat allemand, n'est-ce pas ?

– Oui.

– Nous devons obtenir du ministre des Colonies une dérogation vous accordant le droit d'exercer au Gabon. Mais nous avons des amis influents et nous espérons que cette difficulté sera levée. Prenez quelques mois pour vous préparer et prévenez-nous lorsque vous aurez réglé tous les détails. »

Parmi tous ces *détails*, il y en a deux de taille. D'abord Albert est physiquement et moralement épuisé. Il a trop demandé à son corps et à son cerveau. Les voyages, les concerts, ses cours, sa thèse, ses livres, ses sermons… il est au bord de la dépression. Et puis, il a fixé la date de son mariage.

18 juin 1912. – Le mariage est célébré à Gunsbach. Albert a 37 ans, Hélène 33. La cérémonie est vite expédiée. Les parents ont perdu leur enthousiasme. Le père note simplement dans son journal : « Aujourd'hui, Albert et Hélène ». La mère ne desserre pas les dents. Elle espérait au moins que ce mariage ferait renoncer son fils à cette histoire insensée d'Afrique ; mais pas du tout. Albert est donc perdu pour elle :

« J'aurais eu plus de lui s'il avait été moins remarquable. Il appartient à la science et à l'art, mais pas à moi. »

Pour Hélène et Albert l'événement inéluctable est arrivé, et cette formalité les rapproche encore du départ. La traversée de Bordeaux à Port-Gentil tiendra lieu de voyage de noces. En attendant, il faut mettre les bouchées doubles. Albert ne vit pratiquement plus en Alsace. Il achève à Paris sa spécialité de médecine tropicale. Il commande du matériel, des médicaments, doit emballer, stocker tout ce qui arrive, faire des comptes. Et comme si cela n'était pas suffisant, il réserve encore un peu de temps à l'étude de la pensée de l'apôtre saint Paul, car il estime que les explications données à ce sujet par la théologie historique ne sont pas satisfaisantes. Mais, son travail, commencé en 1911 et interrompu par ses études, doit être terminé avant son départ.

> *À l'automne de 1912, alors que j'étais déjà absorbé par les achats et les emballages, je repris l'Histoire des Vies de Jésus afin de discuter les œuvres de John M. Robertson, William Benjamin Smith, George Frazer, Arthur Drews et autres, qui contestaient l'existence historique de Jésus.*
>
> *Il n'est pas difficile de prétendre que Jésus n'a pas existé. Mais la preuve qu'on essaie d'en donner produit infailliblement l'effet contraire.*
>
> *Dans la littérature juive du Ier siècle, l'existence de Jésus n'est pas attestée avec certitude, et dans les littératures grecque et latine de la même époque, tout témoignage fait défaut. Le premier témoin profane de l'existence de Jésus est Tacite, qui rapporte que le fondateur de la secte des chrétiens, accusés par Néron d'avoir causé l'incendie de Rome, a été exécuté sous le règne de Tibère, sur l'ordre du procurateur Ponce Pilate. Si donc l'histoire romaine ne mentionne l'existence de Jésus qu'en raison de la persistance du mouvement chrétien, et pour la première fois quatre-vingts ans après la mort de Jésus, et si le critique*

est prêt à soutenir la thèse que ni les Évangiles ni les Épîtres ne sont authentiques, il peut se croire autorisé à douter de l'existence historique de Jésus. Mais la question n'est pas résolue pour autant. Il s'agit alors de montrer quand, où et comment le christianisme est né sans Jésus ni Paul. Pour prouver que les Évangiles et les Épîtres de Paul sont inauthentiques, il faut expliquer d'abord comment ces ouvrages ont été écrits s'ils ne sont pas authentiques. Les défenseurs de la thèse du Jésus non historique ne se rendent pas compte des difficultés que présente leur tâche. La tâche la plus ardue consiste à expliquer dans les détails comment le contenu des Évangiles est un mythe devenu histoire. En fait, il ressort clairement des travaux contestant l'historicité de Jésus que l'hypothèse de son existence est mille fois plus facile à prouver que celle de sa non-existence.

À tous ces travaux, ces démarches, s'ajoute une nouvelle obligation. L'éditeur américain de Widor a demandé à celui-ci de préparer une édition des œuvres pour orgue de Bach, accompagnée de notices sur l'interprétation. Widor a accepté, à condition que Schweitzer soit son collaborateur. Comment refuser ce qui est un honneur et un service qu'il peut rendre à son maître ? Bah ! tout cela ne prendra que quelques semaines !

Très vite après la mort du grand compositeur, ses œuvres pour orgue qu'il n'avait jamais publiées furent pratiquement oubliées pour longtemps. Lorsque au milieu du XIXe siècle, l'édition Peters les fit connaître, le sentiment musical avait changé et les orgues aussi. On connaissait encore à cette époque la tradition du XVIIIe siècle en ce qui concerne le jeu, mais on jugeait cette manière correcte d'interpréter les œuvres de Bach trop simple et dépouillée. L'on croyait agir selon l'intention du Cantor en lui prêtant dans la plus large mesure le changement continuel d'intensité et de coloris sonore, réalisable sur l'orgue contemporain. C'est ainsi qu'à la fin du XIXe siècle, l'interprétation moderne des pièces d'orgue avait si complètement remplacé l'exécution traditionnelle, qu'on n'accordait plus aucune attention à celle-ci, à supposer même qu'on la connût encore. La France faisait exception. Widor, Guilmant et d'autres maîtres restaient fermement attachés à l'ancienne tradition allemande.

Pour la nouvelle édition que nous préparions, Widor et moi pensions que notre tâche consisterait à indiquer aux organistes qui ne connaissaient que les orgues modernes et ignoraient le style d'orgue de Bach, ce qu'il y avait lieu de considérer pour chacune des pièces quant à la registration et aux changements de clavier, compte tenu des instruments dont Bach disposait.

Depuis le succès de son livre sur le cantor et de ses traductions en plusieurs langues, Schweitzer est considéré, outre-Atlantique, en

Allemagne, en Hollande, en Belgique, en France, en Scandinavie, comme un spécialiste de Bach. Il a visité toutes les églises équipées d'orgues anciennes, a étudié leur fabrication, leur manipulation, et a plaidé pour leur maintien. Ses concerts attirent de plus en plus de monde. Le cercle de ses amitiés intellectuelles et artistiques s'agrandit considérablement. Son éclectisme éblouit. On peut dire que, dans un certain milieu, Albert Schweitzer est célèbre à 38 ans. Aucun médecin colonial ne sera coiffé d'une telle auréole.

Nous ne pûmes terminer avant mon départ pour l'Afrique que les cinq premiers tomes de l'édition : sonates, concertos, préludes et fugues. Trois autres volumes devaient suivre à mon premier congé en Europe avec les commentaires que j'aurais esquissés en Afrique. À la demande de l'éditeur, notre ouvrage fut publié en trois langues.

17 février 1913. – Pour faire face à l'armement allemand, le gouvernement français réclame l'allongement du service militaire. À Berlin, on remet sur la table le vieux plan du maréchal von Schlieffen qui vient de mourir. Ce plan, élaboré en 1905, envisage la guerre sur un double front : en France et en Russie. Il prévoit d'abord l'attaque éclair de la France par un gigantesque mouvement de tenaille contraignant les Français à la capitulation, afin de pouvoir disposer après de toutes les troupes pour se retourner contre la Russie.

21 février 1913. – Albert Schweitzer cloue les caisses qui doivent partir pour Bordeaux.

Lorsque nous préparâmes nos bagages, ma femme s'étonna de me voir insister pour emporter 2 000 marks-or, au lieu de billets. Je lui dis qu'il fallait compter sur l'éventualité d'une guerre, et que dans ce cas, l'or garderait sa valeur dans le monde entier, tandis que le sort du papier-monnaie était incertain et que les crédits en banque pourraient être bloqués. Je tenais compte de l'éventualité d'une guerre, tout en étant persuadé que ni le peuple français ni le peuple allemand ne la voulaient, et en sachant que les parlementaires des deux pays avaient recherché l'occasion de se connaître et de s'expliquer mutuellement. Étant moi-même l'un de ceux qui, depuis des années, travaillaient à un rapprochement entre la France et l'Allemagne, je savais combien l'on faisait d'efforts pour le maintien de la paix, et je voulais conserver quelque espoir. Toutefois, je ne me faisais pas d'illusion et je pensais que le destin de l'Europe ne dépendait plus seulement des relations franco-allemandes.

21 mars 1913 (vendredi saint). – Dans l'après-midi, les cloches annoncent la fin du service divin, quand le train apparaît au détour de la forêt. Il faut prendre congé ; le voyage en Afrique commence. De la plate-forme de la dernière voiture, Albert aperçoit la pointe du clocher qui diminue puis disparaît. Quand le reverra-il ?

Jusqu'au bout, la mère d'Albert a espéré que ce projet capoterait. Son fils avait un si grand avenir en France ! Jusqu'au bout elle a montré son mécontentement ; elle a refusé de faire le kouglof traditionnel. Et pour bien marquer sa désapprobation... elle n'a pas pleuré ! enfin, pas devant le couple.

Dimanche de Pâques. – Paris brille de tous ses feux. Les tensions politiques se perdent dans une explosive création intellectuelle et artistique. La nouvelle littérature met en scène Proust avec À la recherche du temps perdu et André Gide avec Les Caves du Vatican. On inaugure le théâtre des Champs-Élysées avec les Ballets russes et l'elfique Nijinski. Jacques Copeau fonde le Vieux Colombier. Le théâtre Réjane présente L'Alsace, une pièce patriotique. Paris est le centre créateur de l'art moderne. Le cubisme tient le haut du pavé avec Picasso, Matisse, Braque, Gris, Delaunay, Derain, de La Fresnaye. D'autres mouvements se dessinent et glissent vers l'abstraction pure.

Albert et Hélène n'ont pas le temps d'apprécier tout cela ; ils n'ont même pas le temps de visiter l'exposition des « arts nègres » organisée par les surréalistes. Albert n'a pas eu de temps à consacrer à l'étude du pays où il va vivre, aux traditions, à la religion des hommes qu'il va côtoyer, soigner. Faut-il voir là une manifestation d'ethno-centrisme, un oubli, ou un souci de respecter ses priorités ? Il va, avant tout, soigner des hommes ; il apprendra à les connaître et à les soigner, quels qu'ils soient.

Toutefois, le couple prend le temps d'écouter les orgues de Saint-Sulpice, magistralement tenues par l'ami Widor, et de filer vers la gare d'Orsay.

Les paquebots à destination du Congo ne partent pas de Bordeaux, mais de Pauillac, à une heure et demie de chemin de fer en aval de Bordeaux.

> *Je devais retirer de la douane à Bordeaux mes gros bagages expédiés en transit par petite vitesse. Or la douane était fermée le lundi de Pâques. Le mardi matin, nous n'aurions pas eu le temps de régler cette affaire, si un fonctionnaire n'avait eu la pitié de notre embarras et ne nous eût dispensés des formalités prescrites. Je parvins ainsi à rentrer en possession de mes caisses.*

11 heures. – Le train qui emporte les soldats coloniaux et les passagers du paquebot s'arrête à une dizaine de mètres de celui-ci, au milieu d'un amoncellement de caisses, de cantines, de fûts, de ballots de toutes sortes : l'*Europe* est à quai et attend en se balançant doucement. Les passagers n'ont que quelques pas à faire pour quitter le train et atteindre la passerelle. Chacun dit son nom et se voit attribuer un numéro de cabine.

> *La nôtre, spacieuse, est à l'avant, loin des machines, ce qui est très avantageux. À peine a-t-on le temps de faire un brin de toilette que retentit la cloche du déjeuner. Nous occupons une table avec quelques officiers, le médecin du navire, un médecin militaire et deux femmes de fonctionnaires coloniaux qui vont rejoindre leurs maris après un congé de convalescence.*

Parmi les trois cents passagers du navire, il y a beaucoup de planteurs, de fonctionnaires, de militaires, de commerçants, de missionnaires.

Sous un ciel brumeux, l'*Europe* quitte le quai et descend lentement la Gironde. Le crépuscule commence lorsque de longues lames indiquent que le navire a atteint l'océan. Les derniers phares de la côte disparaissent.

> *Les passagers disent beaucoup de mal du golfe de Gascogne. Nous devions faire l'expérience de sa perfidie. Le second jour après notre départ, la tempête commença. Notre navire se balançait et tanguait à plaisir sur les flots. Novice en matière de traversée, j'avais négligé de fixer solidement avec des cordes mes malles de cabine. Pendant la nuit, elles commencèrent à se pourchasser. Quand je voulus capturer mes colis, je faillis avoir le pied broyé contre la paroi de la cabine.*

Trois jours de tempête. Trois jours durant lesquels les passagers sont dans l'impossibilité de se tenir debout ou même assis ; ils sont projetés d'un coin à l'autre et certains récoltent de sérieuses blessures. On ne sert que des repas froids car les cuisiniers ne peuvent pas se tenir devant leurs fourneaux.

Tout redevient à peu près normal à proximité des Canaries. La vision du pic enneigé du Teide au centre de l'île de Ténérife rassure les habitués de cette traversée qui sortent des cabines. L'escale est la bienvenue.

Après avoir fait du charbon pour les machines, le navire s'éloigne de la côte vers le sud, et la pointe du Teide disparaît dans le soir.

Le lendemain matin, les troupes coloniales reçoivent l'ordre de porter constamment le casque colonial en dehors des locaux couverts.

Comme cette mesure paraît singulière à Schweitzer, un vieux colonial qui tire sur sa bouffarde lui explique :

« Je vous conseille d'en faire autant, mon jeune ami. Vous devez considérer le soleil comme votre pire ennemi, même lorsqu'il n'est pas brûlant, que ce soit à son lever, au milieu du jour ou à son coucher, que le ciel soit clair ou couvert. Je ne saurais vous expliquer pourquoi, mais vous pouvez m'en croire : les insolations les plus dangereuses se produisent même avant qu'on ait atteint l'équateur, et le soleil du matin, comme celui du soir, si doux en apparence, est plus perfide encore que celui de midi. Croyez-moi, habillez-vous de blanc et coiffez-vous de votre casque.

– J'ai du mal à me regarder ainsi dans une glace ; j'ai l'impression d'être travesti.

– Préférez-vous tomber d'insolation ? »

Dakar. – Pour la première fois, Albert et Hélène peuvent mettre le pied sur cette terre d'Afrique à laquelle ils pensent depuis si longtemps.

Le port est en surchauffe : agitation, efforts, cris, ordres, rires, chocs, grincements, ça court, ça débarde, ça charge, ça décharge, ça porte, ça roule, ça traîne, ça tire, ça pousse, ça hisse, ça gesticule, ça frétille, ça trime, ça coupe, ça attache, ça détache, ça souffle, ça renâcle, ça gueule en wolof, ça interpelle en sérère, ça chante en mandingue, ça tourbillonne, ça bouillonne, ça transpire, les mendiants bredouillent leurs litanies, les gosses se faufilent comme des cloportes, les vendeurs d'arachides, de cigarettes au détail aboient, les ânes braient, s'épuisent, encaissent les coups.

Deux Noirs, installés sur un chariot chargé de bois, frappent leur pauvre animal en vociférant. Schweitzer ne peut accepter cette brutalité. Il intervient, demande sévèrement aux Noirs de descendre et de pousser avec lui la carriole.

Un officier de bord, témoin de la scène, sourit et dit à Albert :

« Si vous ne pouvez supporter de voir maltraiter les animaux, ne venez pas en Afrique, car vous y verrez d'horribles choses. »

L'*Europe* embarque un contingent de tirailleurs sénégalais, et une flopée de mamas enveloppées dans leurs pagnes multicolores, écrasées par la charge qu'elles portent sur la tête : bassines d'arachides, de manioc, de fruits, canaris de vin de palme, avec en prime un bébé dans le dos, et volaille à la main. Où vont donc tous ces gens ? Côte d'Ivoire,

Côte-de-l'Or, Côte du Poivre, Côte des Esclaves, Congo peut-être. Ils dormiront à la belle étoile, sur le pont. Chacun choisit son endroit et aménage son petit territoire avec des sacs, des cartons. Quelques mères ont déjà leur enfant accroché à la mamelle. L'ambiance à bord devient nettement plus folklorique.

Albert s'est toujours représenté le rivage africain comme aride et désert. Il est surpris, en longeant la côte de Dakar à Conakry, de voir partout des forêts d'un beau vert, baignées par les vagues. À la jumelle, il aperçoit les toits des villages indigènes. La poussière d'eau produite par la barre monte comme une fumée sur la mer assez calme. Mais soudain :

« Les requins ! les requins ! »

Quelqu'un désigne un triangle noir qui émerge et se dirige vers le navire.

« C'est bien un requin ?

– Que voulez-vous que ce soit? un sous-marin? Tous les ports d'Afrique occidentale fourmillent de requins. À Cotonou, attirés par les déchets des cambuses, ils sont à dix mètres du bateau. Regardez! regardez !

– On dirait qu'il veut se retourner sur le dos.

– Il est sur le dos. Pour que sa bouche, placée à la partie inférieure de sa tête, soit en posture de saisir plus commodément ce qu'on va lui jeter.

– Ils viennent si près ?

– Jusque dans le port. Et les petits négrillons qui plongent pour attraper les pièces de monnaie qu'on leur jette, nagent au milieu des monstres.

– Il n'y a jamais d'accidents ?

– Si. Mais on n'en parle pas. »

À partir de Conakry, le paquebot longe la côte. Si ces rives pouvaient parler, elles raconteraient l'histoire tragique d'un commerce à peine oublié. Ici, les négriers embarquaient leur marchandise humaine à destination de l'Amérique.

« Dieu merci, les choses ont changé ! soupire Schweitzer.

– Oui, répond son voisin, cynique, on apporte aux Noirs de l'eau-de-vie et des maladies qui leur étaient inconnues. Vous êtes médecin, je crois.

– Oui.

– Et aussi un peu missionnaire sur les bords ; je vous ai vu avec la Bible.

– Je suis pasteur, en effet, mais je viens en Afrique en docteur, rien de plus.

– Quoi qu'il en soit, vous aurez du boulot pour racheter tout le mal qu'on a fait ici.

– Vous êtes vous-même missionnaire ?

– Pas du tout. Je vends des pots de chambre, des bassines, du savon et de la vaisselle. Je suis employé d'une grande maison de commerce qui… c'est sans intérêt. Je m'emmerde au Congo, mais j'en ai repris pour trois ans. En France, il va sûrement y avoir la guerre. Vous n'êtes pas français, vous, avec votre accent.

– Alsacien.

– Allemand, quoi ! On sera peut-être appelés à se casser la gueule. »

Les deux hommes restent pensifs, appuyés au bastingage.

« Regardez tous ces gens qui s'affairent sur le pont, qui lient des relations, qui font des mondanités. Dans trois semaines, ils seront tous dans leur coin de brousse, au Niger, au Tchad, au Congo, ils auront repris leur poste et ils auront tout oublié. Il ne restera plus que le soleil, le boulot, les maladies et l'alcool. Si tous pouvaient nous raconter leur vie, je me demande si cela ferait un gros volume ou au contraire un petit livret de quelques pages sans intérêt. Demain, ceux qui nous quitteront nous diront des paroles chaleureuses. "Portez-vous bien !" Qu'est-ce que ça veut dire, docteur, "portez-vous bien" ? Comment se portent-ils, eux, en arrivant dans leur case ? et comment serons-nous, nous, dans notre brousse ? "Portez-vous bien ! Bonne santé !" Tu parles ! Avec toutes ces merdes qui nous attendent : le palu, les amibes, les filaires, la chiasse. »

Il agite son bras pour saluer en souriant ceux qui débarquent :

« Au revoir ! Portez-vous bien ! »

Son sourire reste figé sur ses lèvres :

« Parfois, à Grand-Bassam, à Tabou, à Cotonou, la barre est si forte que les passagers ne peuvent pas descendre par l'escalier de la coupée. On les descend par la grue, dans des caisses, comme les balançoires des foires. Le mécanicien doit bien viser pour les larguer dans le canot. C'est du sport. Quelquefois, certains vont au jus. »

Le navire embarque une cinquantaine d'athlètes noirs, torse nu, en rang, comme prêts pour la traite.

« Ce sont les débardeurs. Ils nous accompagnent jusqu'au Congo pour aider au débarquement de Douala, de Libreville, de Port-Gentil et de Matadi. Au retour, le bateau les ramène ici.

– Pourquoi emmener ce personnel ? Il n'y a pas de dockers à Libreville ?

– Si. Mais tellement fainéants que si on compte sur eux pour le déchargement, les escales se prolongent. Ces hommes-là sont des professionnels, mieux que ceux de Pauillac. »

Dans la nuit, l'*Europe* trace son sillon. Dans l'écume phosphorescente, les méduses lumineuses s'élèvent comme des boules incandescentes. Un orage venu de la terre frappe le navire en deux violentes tornades.

13 avril 1913. – L'estuaire du Gabon est un magnifique plan d'eau à l'abri des houles atlantiques. Les marins européens du XIXe siècle l'avaient bien remarqué, et le capitaine Bouët-Willaumez, en 1837, s'était empressé de signer un traité avec le roi Denis Rapontchombo, de la rive gauche du *rio de Gabâo*. Quelques années plus tard, il fit construire sur la rive droite le fort d'Aumale. Sous ce nom impressionnant se cache un petit blockhaus en bois qui fut très vite bouffé par les termites. Et à deux kilomètres, au sud, il créa un village avec les esclaves libérés du navire *Elizia* ; ainsi naquit Libreville. Très vite, les commerçants installèrent des factoreries, les missionnaires, catholiques et protestants, fondèrent des églises et des écoles, des rues furent tracées, des ponts construits, les cases en paille furent remplacées par des édifices en bois, puis en dur. Le village devenait une ville. Savorgnan de Brazza, qui est parti d'ici pour ouvrir l'Afrique centrale à la France, n'était pas le premier à fouler ces « terres inconnues ». Mais c'est grâce à lui que, depuis trois ans, l'ancien Congo porte le nom d'Afrique-Équatoriale française[1]. Les Allemands, installés au Cameroun, lorgnaient la zone du Woleu-Ntem, qu'ils grignotaient d'ailleurs gentiment grâce à quelques factoreries et quelques missions. Ce n'est qu'en 1911, après l'affaire d'Agadir, que la France, pour montrer sa volonté de paix, a accepté de céder le Woleu-Ntem à l'Allemagne. Elle lui a offert ainsi ce qu'elle appelle le « bec de canard », soit 275 000 kilomètres carrés de l'A-ÉF et un accès à l'océan : Cocobeach.

> *Nous arrivons à Libreville. Nous y recevons la visite de M. Ford, un missionnaire américain resté à son poste parce que sachant enseigner en français. Il nous apporte des fleurs et des fruits de son jardin, premiers présents de l'Afrique. Nous acceptons avec gratitude son*

1. L'A-ÉF compte quatre territoires : le Gabon, le Moyen-Congo, l'Oubangui-Chari et le Tchad.

invitation à nous rendre à la station missionnaire de Baraka, située sur une colline, à trois kilomètres de Libreville, au bord de la mer.

Le nom de Baraka évoque de douloureux souvenirs. Il vient, en effet, du portugais *barraçao* qui signifie « entrepôt d'esclaves ». Cet endroit fut longtemps un des points de regroupement où les négriers parquaient leurs captures avant de les expédier vers les Amériques. Les missionnaires protestants américains installés sur ce terrain offert par le roi Glass en 1842 y ont édifié un temple et une école pour s'efforcer d'effacer les traces d'un odieux passé.

Lorsque Du Chaillu séjournait dans ces régions, au XIXe siècle, le commerce des esclaves battait encore son plein, malgré les croiseurs français, anglais et américains qui montaient la garde depuis des années devant la côte occidentale de l'Afrique et qui donnaient la chasse aux bateaux négriers. Cap Lopez était un des principaux marché d'esclaves. Du Chaillu y vit les grandes cases entourées de palissades où on logeait des centaines et des centaines de Noirs, enchaînés six par six, en attendant les bateaux qui devaient les emmener. Il vit des monceaux d'ossements blanchis, restes des milliers d'esclaves qui avaient péri de chagrin et de privations dans ces *baracons*, comme on les appelait en portugais. C'est des *baracons* que la mission protestante de Libreville a tiré son nom de Baraka. Du Chaillu vit embarquer, en deux heures, six cents esclaves qu'on amenait par bandes de quatre-vingts dans des pirogues. Les pauvres Noirs angoissés croyaient qu'en Amérique on les massacrerait, car les salaisons des Blancs provenaient d'esclaves bouchoyés : les vieilles gens, voyant les premières boîtes de conserve, pensaient qu'elles contenaient de la viande d'esclave.

Au moment où nous montons la colline entre les rangées de maisonnettes en bambous qu'habitent les indigènes, l'assemblée sort justement de la chapelle. On nous présente et nous serrons plusieurs douzaines de mains noires. Quelle différence entre ces gens décents, proprement vêtus, et les Noirs que nous avions vus jusqu'alors dans les ports ! Ce ne sont d'ailleurs plus les mêmes physionomies ; celles-ci ont quelque chose de libre et de modeste, qui contraste avec l'expression hardie, servile et inquiète à la fois que j'ai notée dans les yeux de tant de Noirs, et me donne une véritable impression de soulagement.

Au début de 1904, lorsque le gouverneur-général de l'Afrique-Équatoriale française s'établit à Brazzaville, Libreville perdit aussitôt tout son prestige. Depuis huit ou neuf ans, cette belle ville n'a plus qu'une fonction administrative. Elle se trouve même supplantée économiquement par Cap Lopez, qui est plus au sud, à l'entrée du fleuve Ogooué.

Cap Lopez porte le nom du navigateur du XVe siècle qui a reconnu ces côtes d'Afrique, Lopo Gonçalvès. Le commerce du bois a fait de ce petit village une ville importante, mais ce n'est pas la seule activité maritime de la région. Depuis un an, environ, une société norvégienne pratique la chasse à la baleine dans les eaux gabonaises. Les cétacés sont ensuite traités dans une usine de Cap Lopez pour obtenir de l'huile de lampe et des fanons pour les corsets des femmes.

La ville s'est appelée tour à tour Cap Lopez, Ouroungo[1], puis Mandji[2]. Mais, peu à peu, un autre nom semble s'imposer ; on n'attend plus que l'arrêté officiel pour donner à la ville le nom d'Émile Gentil, qui fut commissaire général du Congo en 1904 et ne laissa ici que de bons souvenirs. Dans quelque temps, Cap Lopez pourrait donc devenir Port-Gentil[3].

Le Gabon ouvre très grand sa bouche grâce au delta du fleuve, et Port-Gentil, posé sur sa lèvre, contrôle tout en tant que port de transit. La ville est en chantier permanent. Sur les meilleurs emplacements se pressent les factoreries, les établissements des sociétés, les bâtiments administratifs, le marché, l'hôpital, la poste, la prison et même la douane !

« La douane ! Mon Dieu, la douane ! »

Schweitzer se réveille en sursaut.

Pendant le voyage, il a entendu des histoires effrayantes sur la douane coloniale :

« Vous serez obligé de payer dix pour cent de la valeur de vos objets.

– Pour qui ?

– Pour leur poche. C'est la dîme. C'est ça, ou vous ne sortez pas vos caisses.

– Mais c'est du matériel médical. Parfois même usagé.

– Ils s'en foutent : dix pour cent. Neuf ou vieux.

– Je peux toujours expliquer mon cas…

– À qui ? Au gouverneur, à Brazzaville ? Vous commencerez votre travail dans un an.

– Ce n'est pas possible. Il doit y avoir un moyen.

– Essayez toujours. »

Dès lors, ce matin, l'angoisse : la douane !

---

1. Nom de l'ethnie orungu.
2. Du nom de l'île sur laquelle elle est construite.
3. Décret du 3 avril 1915.

Albert s'habille à la hâte, sort, arrive au plateau, regarde distraitement les bâtiments de la mission, l'église Saint-Pierre, le télégraphe, le « palais », ancienne résidence du haut-commissaire, les factoreries, les hangars à bateaux, les deux jetées en maçonnerie encombrées de treuils, de rails, de wagonnets Decauville, tout ce qui permet de manipuler le gros matériel.

Il passe rapidement devant le commissariat de police, puis devant le bâtiment qu'on appelle « le filtre » parce que, depuis sa construction, la pluie inonde régulièrement les locaux du secrétariat général et de la mairie. Albert arrive au bâtiment de la douane.

Les taxes douanières sont avec les impôts les deux ressources propres de la colonie. Ce qui explique que les services des douanes s'installent le plus près possible des agglomérations et que, à l'inverse, les nouvelles factoreries s'éloignent le plus possible des regards douaniers.

Schweitzer entre précipitamment dans le bureau. Un fonctionnaire gras et suintant, l'œil bovin, se penche sur le devis estimatif des marchandises, prend sa plume, ajoute un nombre au bas de la page et tend le papier à Schweitzer.

« Dix pour cent ! s'écrie celui-ci. Mais je ne pourrai jamais mettre en marche mon hôpital ! »

Le fonctionnaire, habitué à ce genre de récrimination, parfaitement blindé contre toute supplique, menace, ou marchandage, regarde sans la moindre émotion le médecin blanc s'agiter devant lui.

« Dix pour cent ! bredouille-t-il, l'œil éteint. Mais enfin, ne puis-je être exonéré de ce… de cette… taxe, en tant que médecin ne transportant que du matériel et des médicaments pour soigner les Gabonais ?

– Dix pour cent, ponctue le fonctionnaire hermétique.

– C'est insensé ! Je viens pour sauver des vies humaines et vous me réclamez…

– Dix pour cent ! »

Schweitzer est désemparé, dépassé par l'événement. À bout d'arguments, il laisse tomber :

« Vous avez du palu ? »

L'autre soulève difficilement ses paupières :

« Oui. Pourquoi ?

– Vous avez la dysenterie amibienne ?

– Mes enfants, oui.

– Une hernie ?

– Ma femme.

– Bon. Si je soigne votre palu…

– Cinq pour cent! fait le fonctionnaire, soudain ravivé et mathématique.

– Si je guéris votre fils?

– Trois pour cent!

– Si j'opère et si je sauve votre femme?

– Deux pour cent!

– Si je m'engage à vous soigner gratis et pour toujours, vous, votre famille…

– Un pour cent!

– … et vos copains.

– D'accord! dit le fonctionnaire vaincu. Exonéré de douane : matériel d'utilité publique. »

Le tampon tombe sur le récépissé comme un coup de marteau.

« Je vais prévenir pour qu'on embarque vos caisses ce soir.

Quartier libre jusqu'à demain matin. Visite de Cap Lopez.

Les Travaux publics ont bien du mal à réparer les dégâts causés par les tornades qui arrachent les poteaux, les toitures, défoncent les rues, comblent les drains d'évacuation des eaux. Heureusement il y a la latérite, cette terre miracle rouge brique qui bouche les trous et fait illusion pour un temps.

Au départ, la ville était coupée en trois parties séparées par des marécages. L'assèchement de ces marais fut réalisé par des centaines d'anciens pirates du Tonkin, condamnés à vie et expédiés à Libreville entre 1885 et 1890. Dans ce bagne équatorial, la moitié des hommes y laissa la vie. Il fallait arracher à la main les racines de mangrove, combler la boue des marais avec de la latérite transportée à dos d'homme dans des paniers.

Au début du XXe siècle, tout cela était oublié et la ville prenait un aspect riant et verdoyant. Les premiers résidents européens avaient planté des cocotiers le long des allées du comptoir; les administrateurs, les commerçants, les missionnaires, complétèrent en plantant des arbres fruitiers et des fleurs.

Le marché, en bordure de mer, n'a pas dû changer beaucoup depuis un demi-siècle, et reçoit les pirogues qui apportent les produits de l'arrière-pays ou qui sortent des gros bateaux restant en eau profonde, un peu au large. Depuis vingt-cinq ans, à la demande de Savorgnan de Brazza, la compagnie des Chargeurs réunis a ouvert une ligne maritime française régulière, imitée par la Compagnie Frayssinet. Et aussitôt, les négociants français et anglais sont arrivés. Les concessionnaires d'exploitations forestières se sont vu attribuer des territoires immenses, et se sont intéressés aux bois précieux qui font florès en Europe.

La première visite d'Albert et d'Hélène est pour l'église Sainte-Marie, construite avec des matériaux locaux : latérite, calcaire et mortier de chaux fait de coquillages broyés. Le clocher métallique, qui repose sur des mâts de navire, offert par les Chargeurs réunis, a été ajouté en 1907.

« Et l'hôpital ? demande Schweitzer.

– L'hôpital est sur le plateau. Mais, au début, on soignait les malades sur un navire amarré dans l'estuaire, car le vent du large chassait les moustiques. »

Dès les premières heures, Albert Schweitzer est confronté aux réalités :

> *Le voyage l'a souvent exaspéré. Déçu par les Blancs et choqué par les Noirs, sa conception angélique du monde primitif et de l'œuvre coloniale en ressort plutôt malmenée. Il n'avait prévu ni la cruauté ni la grossièreté de cet univers ; n'avait pas imaginé ses vices, ses tourments et son terrible matérialisme. Au contact de l'Afrique, un vieux fond de mélancolie refait surface en lui. Mais les premiers pas de cet homme dans l'inconnu ne se sont-ils pas toujours soldés par une méchante bouderie ? N'est-ce pas le même désenchantement qui le poursuit depuis son entrée au collège ? Seulement, la vie matérielle est si difficile en Afrique équatoriale que Schweitzer devra bien renoncer à sa mélancolie s'il veut survivre. Or, à l'heure où il débarque au Gabon, il ne sait ni planter un clou ni scier une planche et n'a jamais eu le moindre patient entre les mains. L'œuvre matérielle et médicale qui l'attend n'en paraît que plus insoupçonnable. C'est que dans les semaines, dans les mois qui vont suivre, une spectaculaire conversion de l'intellectuel Schweitzer en travailleur de force va avoir lieu*[1].

1. Marco Koskas, *op. cit.*

CHAPITRE IV

Où l'on fait la connaissance de la forêt vierge, et de la manière de s'en servir

16 avril 1913. – L'*Alembé*, le vapeur fluvial qui remonte l'Ogooué de Cap Lopez à N'Djolé, lance son premier coup de sirène. Les passagers sont invités à monter à bord au plus vite. Toute la cargaison est chargée. On attache en hâte les pirogues des indigènes qui ont amené par le fleuve les radeaux de billes de bois, et vont maintenant remonter les 250 kilomètres en se laissant tirer.

À l'avant, le capitaine, fébrile, ne cesse de crier *Négisa ! Négisa !* (« Vite ! Vite ! »). Il veut profiter de la marée haute pour franchir la barre.

L'*Alembé* hurle pour la deuxième fois. Les gosses, à bord, poussent des cris d'orfraie, s'esclaffent en cascades de rires, et se jettent à l'eau pour rejoindre la rive, leurs pirogues, ou seulement pour le plaisir de plonger.

Troisième et dernier avertissement de l'*Alembé*. Cette fois, le vapeur a bougé. La passerelle est enlevée. Plus personne ne monte à bord.

« Capitaine ! Il y a deux passagers qui ne sont pas encore revenus du bureau. Ils sont allés chercher leur permis d'introduction d'armes à feu.

– Tant pis pour eux ! Je ne peux plus attendre. Ils nous rejoindront ce soir par le bateau à moteur. Où est le docteur ?

– Dans sa cabine avec sa femme.

– Alors, on y va ! »

L'*Alembé* pivote lentement comme une araignée d'eau, et se dirige vers le milieu du fleuve. Il est 9 heures. Le soleil cogne déjà très fort.

De l'eau ! et la forêt vierge ! Nous avons l'impression de rêver. Des paysages antédiluviens, tels que nous les avons vus peints, d'après la fantaisie d'un artiste, se dressent devant nos yeux. On ne peut

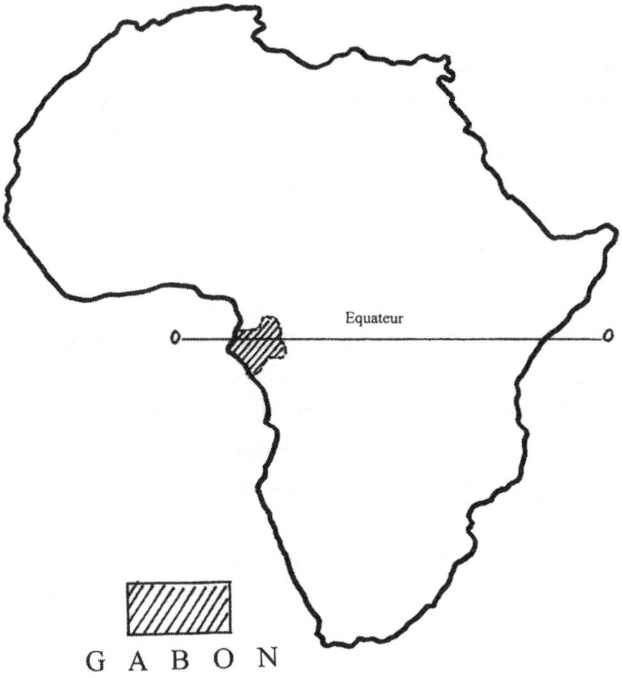
Equateur
0
0
G A B O N

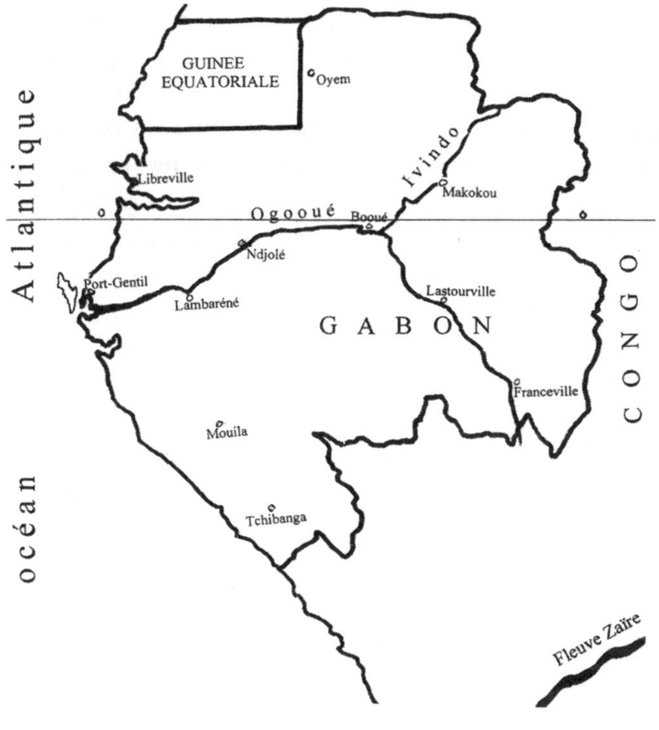
GUINEE
EQUATORIALE
Oyem
océan Atlantique
Libreville
Ivindo
Makokou
Ogooué
Booué
Ndjolé
Port-Gentil
Lambaréné
Lastourville
G A B O N
C O N G O
Franceville
Mouila
Tchibanga
Fleuve Zaïre

distinguer où s'arrête l'eau et où commence la forêt, car un tissu de racines énormes s'avance jusque dans le fleuve. À chaque tournant, de nouveaux bras du fleuve s'ouvrent devant nous. La monotonie de ce paysage ajoute encore à sa grandeur. Chaque coin ressemble à celui qu'on vient de voir. On ferme les yeux pour les ouvrir une heure après : ce sont toujours les mêmes rives. Le courant n'est pas très rapide dans la partie inférieure. Mais les bancs de sable et les troncs d'arbres qui nagent sous l'eau rendent la navigation dangereuse. J'évalue la marche du bateau de dix à quinze kilomètres à l'heure[1].

À bord, deux commerçants de N'Djolé et un forestier occupent les cabines. Les passagers noirs annexent les coins du bateau pour se fabriquer un petit dortoir avec leurs baluchons. Le voyage durera deux jours, si tout va bien. Une grosse mama s'apprête à faire du feu sur une plaque de fer; d'un geste brusque, un homme d'équipage interrompt cette périlleuse entreprise. La vie s'organise sur le petit vapeur. De temps en temps, un ordre du capitaine et un cri de l'aide-pilote qui, à la proue, scrute le fleuve. Ce fleuve, si large qu'on n'en voit pas les rives lorsqu'on navigue en son milieu, prend sa source au Congo et traverse le Gabon de part en part, sur 800 kilomètres, avant de se jeter dans l'Atlantique. Il charrie autant d'eau que le Rhône ou le Rhin. Ses crues sont redoutées; le niveau d'eau peut monter de plusieurs mètres en quelques heures. Le fleuve est navigable mais exige des pilotes expérimentés connaissant les bancs de sable qui se déplacent, les tapis de papyrus qui bloquent les roues à aubes, les billes de bois échappées des radeaux qui foncent comme de véritables torpilles.

Vers 16 heures, le vapeur accoste dans un village riverain animé par les enfants qui se jettent à l'eau pour aller chercher quelques pièces.

« On s'arrête longtemps ? » demande Schweitzer.

Le forestier s'est rapproché du docteur, en tirant sur sa pipe.

« Il faut faire du bois. Le vapeur marche au bois. On doit charger tout le tas de bûches qui attend là sur la rive.

– Ce sont les villageois qui vendent le bois ?

– Oui. À la compagnie des Chargeurs réunis. Mais le capitaine paie à chaque livraison : quatre ou cinq francs les cent bûches.

– C'est beaucoup, non ? Ils ont tout le bois qu'ils veulent à portée de la main.

– Il faut le couper à la longueur.

– Comment sont-ils payés ?

1. Albert Schweitzer, *Journal*, avril 1913.

– Ils préféreraient que ce soit en liquide, c'est-à-dire en alcool. Ils croient que les Blancs ont la "boisson de feu" pour rien. Ils se trompent. Nous payons deux francs par litre de droit d'entrée dans la colonie. »

Sur la rive, un palabre très animé s'est engagé entre le capitaine et le chef du village. Le capitaine mécontent reproche au chef de ne pas avoir livré toutes les bûches qui étaient promises. L'autre se défend avec force aboiements, accusant une main-d'œuvre défaillante, la chaleur, la maladie, les esprits. L'empoignade et le chargement s'achèvent une heure plus tard, et le vapeur se remet en marche.

« Nous n'arrivons peut-être pas à la meilleure saison, dit Hélène pour entretenir la conversation.

– Non, fait le forestier en tirant sur sa pipe. Mais ici, il n'y a pas de "meilleure saison". Nous avons quatre saisons par an : la grande saison sèche où il fait 30 degrés, la grande saison des pluies où il fait 30 degrés, puis une petite saison sèche et une petite saison des pluies où il fait 30 degrés. Parfois, on a envie de voir le thermomètre descendre au-dessous de zéro et on rêve d'un manteau de fourrure. Mais, non ! 30 degrés !

– Nous sommes en ce moment dans la petite saison des pluies ?

– Oui. Il pleuvra dans… (il regarde sa montre) dans deux heures et demie.

– Vous pensez que nous arriverons à Lambaréné…

– Demain soir, vers 16 heures, si les trains de bois sur le fleuve ne nous freinent pas, s'il n'y a pas d'avarie de moteur et si l'on n'est pas pris par la tornade.

– Nous sommes attendus à la mission protestante.

– Je sais. Tout se sait très vite ici avec le tam-tam africain. On vous espère depuis un certain temps dans la région.

– Vous résidez aussi à Lambaréné ?

– À une quarantaine de kilomètres, vers le village de Salanié. Nous avons un chantier important. Magnifique panorama sur la N'Gounié, des massifs forestiers superbes, un éden ! mais qu'est-ce qu'on s'emmerde ! Que voulez-vous ! je suis d'une famille de forestiers. Mon père marquait l'okoumé et lançait des trains de bois sur le fleuve avant le début du siècle. Et j'aime mieux vous dire que le travail de ces pionniers n'était pas de tout repos. Mon père a eu des tas de copains qui ont laissé leur peau dans la forêt. Avec les Noirs, faut donner l'exemple sinon on est tout de suite classé dans les "petits Blancs" et on n'a pas sa place dans la forêt. Tout ce que vous voyez là sur les rives, ces cases, ces pistes, c'est un embryon de ville, une création entièrement européenne. Il y a vingt ans, c'était un campement de chasse et de pêche que les Africains appelaient Mandji, du nom d'un arbre isolé gigantesque qui était là, sur l'emplacement de la maison du directeur de la Société du Haut-Ogooué (SHO). Les marchands d'esclaves venaient faire leur marché ici ; les Galoas ramenaient des familles entières de l'intérieur pour les vendre aux Portugais ou aux Français. Mon père a connu ces marchés, mais c'était plutôt le bois qui l'intéressait. Il faisait fabriquer d'immenses radeaux, des trains de billes d'okoumé, des milliers de tonnes de billes qui attendaient la saison des hautes eaux et qui étaient remorquées depuis N'Djolé ou Booué. Les forestiers vivaient à crédit en attendant la saison du flottage. Quand le bois arrivait ici, ils pouvaient payer leurs dettes et c'était la fiesta, les beuveries, les excès de tous ceux qui crèvent en forêt à longueur d'année, quoi ! Cette petite ville avait une réputation sulfureuse ; fallait pas y laisser sa fille en pension. Maintenant, ça va : c'est une ville qui se prend au sérieux avec son bureau de douanes et toutes les maisons de commerce, la SHO, CECA, les comptoirs Raoux, Pringault, Neuenschwander, Billot, Faula, et puis les missions françaises, anglaises, allemandes, américaines. On ne se sent plus seul. »

Sa pipe s'est encore éteinte.

Le vapeur, lui aussi, fume sa pipe doucement. Une fumée blanche sort de la haute cheminée. Le long du rivage, quelques cases d'indigènes d'où partent des signes amicaux.

« Lorsque je suis arrivé ici, il y a quinze ans, reprend le forestier, les bords du fleuve étaient garnis de nombreux villages. Ça s'est beaucoup éclairci.

– Pourquoi ? »

Il hausse les épaules :

« L'alcool ! toujours l'alcool ! Les jours de paie, faut voir les gens ! Des villages entiers ivres morts ; hommes, femmes, enfants, tout le monde est allongé. Plus personne ne travaille, les plantations sont abandonnées. Tous les hommes viennent chez nous, dans les chantiers, pour couper des arbres et avoir la paie… pour pouvoir se soûler.

– Vous ne noircissez pas un peu le tableau ?

– Vous verrez vous-même. Vous savez, j'ai parcouru une grande partie de l'Afrique, et je peux vous affirmer que l'alcool est le plus grand ennemi de toutes les colonies. Plus que la lèpre ou la maladie du sommeil. »

Il se tait. Son regard s'enfonce au-delà des immenses arbres qui cachent à moitié le soleil couchant.

« À propos, ajoute-t-il, vous connaissez les sept plaies d'Afrique équatoriale, docteur ?

– Non.

– Premièrement, les moustiques. Il faudrait pouvoir se couvrir de la moustiquaire nuit et jour.

« Deuxièmement, les fourous. Des moucherons presque invisibles qui se cachent partout, au lever et au coucher du soleil, sans qu'il soit possible de les entendre et de les voir. Leur piqûre rend presque fou.

« Troisièmement, la teigne et les poux. Impossible à éviter lorsque vous êtes en contact avec les Noirs.

« Quatrièmement, la chique. Un des pires fléaux, aussi bien pour le Blanc que pour le Noir. Portez toujours des chaussettes, docteur.

« Cinquièmement, les crocos.

– Les crocodiles ?

– Non, non, les crocos, ce sont des petites cloques qui se forment sur les jambes ou sur les reins, puis les cloques deviennent des plaies et des croûtes qui finissent par sécher. Très désagréable.

« Sixièmement, les serpents venimeux, les mille-pattes, les scorpions, les araignées, enfin toutes ces bestioles sympathiques, sans oublier les fourmis qui, lorsqu'elles envahissent votre case, la nuit, vous obligent à déménager.

« Septièmement, la fièvre. C'est peut-être ce qu'il y a de moins ennuyeux. Elle suit son cours, puis vous laisse tranquille un certain temps. On s'y habitue. Ce sont les sept plaies d'Afrique équatoriale. Je ne parle pas de toutes les autres maladies ; ça, c'est votre affaire.

– Et l'ivoire ? demande innocemment Hélène.

– Quoi l'ivoire ? Il n'y a plus d'ivoire, madame, enfin presque plus, depuis que le commerce est contrôlé. Et puis, nous n'avons que des petits porteurs[1] ici, en forêt. Londres et Anvers, qui sont les principaux acheteurs, veulent des pointes de plus de 20 kilos ; ils ne veulent pas l'escravelle[2]. Pour avoir une valeur marchande, une pointe doit permettre d'obtenir au moins trois boules de billard de 61 millimètres. Vous le saviez ?

– Non. Mais l'ivoire gabonais est très beau ?

– Le plus beau du monde, madame. Très supérieur à celui de l'Asie. Savez-vous pourquoi ? Parce que nous avions de l'"ivoire vert", pris sur la bête qu'on vient de tuer : le plus blanc, le plus cher. Maintenant, les

1. Éléphants portant de petites défenses.
2. Pointe de moins de 5 kilos.

chasseurs ont peur de se faire prendre par l'Administration. Alors ils ne prélèvent que l'"ivoire mort", sur les bêtes mortes depuis un certain temps. Et les acheteurs n'en veulent pas. C'est la faillite. »

Le forestier a rallumé sa pipe et tire en rythme avec la cheminée du vapeur.

« Nous n'aurons peut-être pas de pluie cette nuit, dit-il, mais il vaut mieux que vous regagniez votre cabine, docteur.

– Vous avez aussi une cabine ?

– Non, une couchette ; ça me suffit. La nuit sera courte. N'oubliez pas la moustiquaire. Le moustique est l'animal le plus féroce d'Afrique. Je préfère dix buffles ou dix éléphants à un moustique entêté. Bonne nuit. Moi, je finis ma pipe. »

> *Un énorme enchevêtrement de racines recouvertes de lianes s'avance dans le fleuve. Des palmiers petits et grands, entremêlés de bois touffus aux rameaux verts et aux feuilles immenses. Çà et là des arbres de haute futaie isolés ; de vastes champs de papyrus, des arbres morts, desséchés sur pied, qui se dressent vers le ciel dans cette verdure exubérante... Dans chaque éclaircie, des nappes d'eau miroitent ; à chaque tournant apparaissent de nouveaux bras du fleuve. Un héron s'envole lourdement et va se poser sur un arbre mort. De petits oiseaux blancs volettent sur l'eau. Très haut, un aigle pêcheur décrit des orbes. Ici, impossible de se tromper. Quelque chose est suspendu à un palmier et remue : ce sont bien deux queues de singe... et voici leurs propriétaires. Décidément, nous sommes en Afrique.*
>
> *Toujours et toujours la même forêt, la même eau jaunâtre, monotonie qui accroît infiniment l'impression de puissance que dégage cette nature. L'Ogooué est ici, non un fleuve, mais un système de cours d'eau. Trois ou quatre bras s'entrecroisent. Entre eux apparaissent des lacs, grands et petits. Comment notre pilote noir se retrouve-t-il dans ce labyrinthe ? C'est pour moi une énigme. Les rayons de sa grande roue en mains, il dirige le bateau sans carte, passant du grand courant dans un canal étroit, de là dans un lac, pour revenir ensuite dans le grand fleuve. Voilà seize ans qu'il fait ce trajet, et il s'y retrouve même la nuit.*
>
> *Le cours du fleuve est assez lent dans sa partie inférieure, mais s'accélère sensiblement vers l'amont. D'invisibles bancs de sable et des troncs d'arbres flottant entre deux eaux exigent une grande prudence dans la navigation*[1].

La nuit s'est installée depuis quatre bonnes heures. L'*Alembé* glisse à la lueur d'une lune favorable. Obligé de s'arrêter à minuit car la navigation devient dangereuse, il jette l'ancre dans une crique tranquille.

---

1. Albert Schweitzer, *À l'orée de la forêt vierge.*

Les passagers sont réveillés vers 5 heures du matin par les machines qui se remettent en marche et les premières manœuvres. L'*Alembé* repart lentement.

Au fur et à mesure qu'il remonte le fleuve, la forêt devient de plus en plus grandiose.

Bientôt, sur une colline boisée percent quelques toits rouges : c'est la station missionnaire de N'Gomo. Comme on doit y embarquer des bûches pendant deux heures, les passagers auront le temps de visiter la station et la scierie.

La Société agricole et industrielle du Gabon (SAIO) a créé une scierie et une briqueterie à N'Gomo pour l'intégration des nouveaux convertis. Depuis février 1913, elle emploie trente ouvriers mécaniciens dont la plupart deviennent des spécialistes recherchés par les forestiers.

Dans cette scierie, on met un point d'honneur à ne travailler que les bois durs. Grâce à la formation de la scierie et de la briqueterie, de nombreux Galoas apprennent à fabriquer leur propre maison en bois ou en brique. Cette promotion répond aux objectifs du « christianisme social ». Albert Schweitzer, dans sa « future entreprise », emploiera pas mal d'ouvriers galoas venant de N'Gomo.

Vers 3 heures de l'après-midi, on aperçoit les collines de Lambaréné. La sirène du vapeur pousse son cri.

« Nous sommes arrivés ? demande Schweitzer au forestier appuyé au bastingage.

– Pas encore. Dans une demi-heure. Mais le capitaine prévient les planteurs, les négociants, sur les rives, qu'ils peuvent venir prendre leurs marchandises. Les factoreries de Lambaréné sont très disséminées. »

L'histoire de cette petite ville plantée en pleine forêt équatoriale mérite d'être évoquée. Lambaréné est née de l'exploration et du commerce. Au XIXe siècle, N'Kombé, le « roi Soleil », et Rénoké, le « roi aveugle », cherchaient à attirer les factoreries, sans les laisser pénétrer trop loin sur le fleuve, pour ne pas laisser échapper le bénéfice des échanges. Les premiers commerçants, explorateurs et missionnaires étaient arrivés en 1866, mais Savorgnan de Brazza, qui voulait créer un poste administratif, choisit un lieu un peu plus élevé, facilement défendable et proche du confluent de la N'Gounié. Les autochtones lui déconseillèrent vivement ce lieu réservé au « fétiche ». Et comme Brazza ne se laissait pas influencer, les vieux dirent : « Vas-y donc ! tu verras bien ! » Lambaréné (Lémbaréni) signifie « Allez-y donc ». Et il y alla.

C'était le 24 octobre 1875. Il écrivit dans son journal :

À Lambaréné, nous pûmes constater que les indigènes se montraient sinon hostiles, du moins peu empressés à nous être agréables. Nous ne pouvions nous passer de leur travail pour conduire nos pirogues, en raison de la grande quantité de marchandises que nous étions forcés d'emporter. Partout, il est impossible de se procurer à prix d'or ou d'argent les objets et les aliments les plus indispensables, et tout se paye avec des étoffes, des verroteries, de la poudre, des armes ou autres produits d'échange auxquels les Noirs attachent une valeur arbitraire. Nous avions aussi à surmonter des difficultés d'un autre ordre. Les rives de l'Ogooué sont peuplées de tribus différentes dont chacune a ses exigences et prétend rançonner les Blancs que la Providence lui envoie. En outre, ces tribus sont le plus souvent en querelle, sinon en guerre, les unes avec les autres. Ce ne fut donc pas sans peine que nous réussîmes à entrer en relation avec les premières peuplades sur le territoire desquelles nous allions passer.

Dix ans plus tard, en 1885, Lambaréné possédait son poste administratif, sa mission catholique, un marché, des factoreries et des hangars. Mais l'épuisement des ressources locales d'ivoire et de caoutchouc ainsi que la fondation de la ville de N'Djolé mirent la situation de Lambaréné en péril.

Au début du XXe siècle, seules les coupes de bois et quelques missions permettaient à Lambaréné de garder une petite activité. La mission catholique, fondée en 1880 par le R. P. Delorme, domine l'Ogooué. Ses fêtes attirent toute la population autochtone. Des centaines de pirogues accostent au débarcadère, qui fait plus de cent mètres de long. Cette mission a non seulement fondé la plus importante briqueterie du Gabon, mais également un atelier de construction de pinasses et de réparation d'embarcations. De son côté, le pasteur américain Nassau a remonté l'Ogooué entre 1874 et 1880, et créé deux missions : l'une à Lambaréné et l'autre à Talogouga. Combinant religion et éducation, ces missionnaires américains travaillaient à la fois dans la langue locale, le mpongwé, et en anglais. En 1883, sous l'administration française, un décret les obligea à enseigner en français, ce qui amorça leur départ.

Schweitzer n'arrive pas en explorateur. En 1886, une société anglaise a installé plus de 2 000 kilomètres de câbles entre Libreville et N'Djolé, desservant les différents postes. Lambaréné est donc reliée à Libreville par le télégraphe.

Même sur le plan sanitaire, le Gabon, au XIXe siècle, n'est pas un désert. On parle encore de sœur Saint-Charles, appartenant aux Sœurs bleues de Castres, arrivée en 1860 et surnommée « la sœur aux remèdes », qui se dévoua durant cinquante ans pour soigner les malades. Elle fonda en 1872 un centre religieux pour traiter les malades indigents ou les incurables qui faisaient peur.

Mais en 1905, la politique anticléricale en France chassa les religieuses des hopitaux civils. Au Gabon, les militaires remplacèrent alors les Sœurs bleues de Castres au chevet des malades. Et pendant des années, les officiers du corps de santé se retrouvèrent seuls pour se livrer à un travail gigantesque, qu'ils accomplirent souvent magnifiquement dans l'anonymat le plus total.

En dehors de ces quelques lieux de travail qui bourdonnent, on peut dire que tout somnole, tout s'étiole, tout se laisse sauvagement bouffer par la forêt qui avance plus vite que le coupe-coupe des débroussailleurs, plus vite que la daba du cultivateur ; la forêt enserre tout, étrangle tout, engloutit tout, sans bruit, comme le boa constrictor.

L'arrivée de l'*Alembé* est la grande attraction de la semaine. Toute la population est là pour accueillir « son » docteur. La marmaille en joie piaille, gesticule. Les pauvres, les infirmes tendent déjà la main.

Première déception pour les Schweitzer : personne de la station missionnaire ne les attend.

« Ne vous inquiétez pas, dit le forestier, ils ont entendu la sirène, mais ils sont à trois quarts d'heure de pirogue ; ils vont arriver. Surveillez plutôt vos bagages. Voulez-vous que je règle le problème ? »

Sans attendre la réponse, il apostrophe deux superbes athlètes noirs avachis :

« Toi et toi ! Occupez-vous des bagages du docteur, compris ? Personne d'autre que vous n'y touche. Vous êtes responsables.

– Oui, patron. »

> *Ma femme s'est abritée contre le soleil brûlant dans la maison de l'administrateur. Voici qu'une pirogue arrive à toute vitesse. Elle est conduite par de petits garçons qui chantent. Je reconnais monsieur Christol. Les petits pagayeurs tournent si vite autour du vapeur amarré que le missionnaire n'a que juste le temps de se jeter en arrière pour ne pas se cogner contre la grande corde qui retient le bateau au débarcadère. Quelques minutes après arrive une autre pirogue avec monsieur Ellenberger. Les « grands » et les « petits » de l'école de la Station ont fait la course pour venir nous chercher et les petits sont vainqueurs. Ils sont donc désignés pour conduire la dame et le docteur. Les grands se chargent des bagages*[1].

1. Journal d'Albert Schweitzer (arrivée à Lambaréné, avril 1913).

Les premières minutes en pirogue ne sont jamais très plaisantes. Il faut s'habituer au mouvement de ces frêles embarcations et vaincre la peur de les voir chavirer à chaque coup de pagaie. Les jeunes piroguiers ne s'encombrent pas de ces soucis ; ils plongent leurs pagaies dans le fleuve avec ardeur et accélèrent pour tenter de suivre le vapeur qui poursuit sa route vers le haut du fleuve. Dans la fureur de la course, la pirogue des bagages entre en collision avec une pirogue conduite par deux vieilles femmes qui manquent de chavirer et insultent les imprudents rieurs.

Après une demi-heure de navigation, les deux pirogues quittent le grand fleuve pour s'engager dans le bras sur lequel est située la station missionnaire. Albert Schweitzer est sous le charme du chant des pagayeurs.

« Que disent ces chants ? » demande-t-il à M. Christol. Celui-ci secoue la tête :

« Qui peut le dire ? Ce sont des chants si anciens que les indigènes eux-mêmes n'en comprennent plus les paroles. Ils savent seulement que ces chants sont les supports de leur tradition orale. Ici, tout est chanté : la joie, la douleur, la mort, le travail, les croyances. On ne peut dissocier le chant, la musique, de l'humain et du divin. Ces garçons chantent la vie, la force de leurs muscles, la façon dont ils arrivent à vaincre le fleuve. Aucune influence islamique ou asiatique dans ces chants ; c'est la musique de la forêt à l'état pur. »

Lorsque les chants des piroguiers cessent, la nature prend le relais : les singes, les oiseaux lancent leurs cris d'alerte, de menace, de défense. Des pélicans, en vol plané, frôlent des pirogues. M. Christol, bras tendu, montre quelques points blancs sur la colline :

« La station !

– Nous sommes arrivés ?

– Pas encore. Il faut traverser un courant d'eau ; n'ayez pas peur, madame. »

Les piroguiers attaquent le courant en redoublant d'efforts et de chants ; le crescendo accroît leur force et leur vitesse. Dès la passe rapide franchie, un cri d'ensemble jaillit des deux pirogues. À ce cri répondent les cris des enfants sur la rive.

Les peuples de l'Ogooué ont porté l'art de la pirogue à son apogée. La création d'une pirogue commence par le choix d'un okoumé répondant aux dimensions souhaitées. L'arbre abattu, débarrassé des branchages, le tronc est taillé selon une forme grossière et évidé à l'herminette. Des tiges de bois écartent les bords et les empêchent de se resserrer. Puis, livrée à l'eau pour l'imprégner et à la fumée du feu pour éviter au bois de se fissurer, la pirogue est enduite de matière imperméable et, au bout de deux mois et d'innombrables manœuvres, elle peut enfin servir. Certaines de ces pirogues peuvent transporter des chargements de mille kilos. Mais dans les familles, on utilise plutôt la pirogue « moustique », un modèle individuel destiné au transport d'une ou deux personnes et employée pour les liaisons rapides, courrier, visite, transport d'un malade[1].

17 avril 1913. – Le docteur Albert Schweitzer arrive à destination. Il est 17 heures.

Le Tout-Lambaréné est là, à l'embarcadère, avec les personnalités au premier rang : M. Kast, l'artisan-missionnaire, les Morel, amis alsaciens d'Albert, en poste à Samkita, Mlle Humbert l'institutrice, et Mme Christol, ainsi que les filles des écoles. Et tout cela frétille, tend les bras, rit à pleine gorge, les petits négrillons piaillent, se bagarrent pour accompagner « Madame Docteur ». Les porteurs, grands et petits, s'arrachent les bagages. La foule entoure, escorte, précède, suit, saute en marchant, bat des mains, lance des youyous, les filles offrent des présents en avançant à reculons, les tam-tams battent, les vieux, les infirmes se traînent... le docteur est arrivé !

La case réservée aux Schweitzer est posée sur la bosse de la colline. Les enfants l'ont décorée de fleurs et de branches de palmier. C'est une grande maison en bois exhaussée par des pilotis de fer de 50 centimètres pour éviter l'attaque des termites. Le toit est fait de tiges de bambou et de feuilles cousues. Une véranda court autour des quatre chambres.

Hélène et Albert s'arrêtent sur la plus haute marche du perron et se retournent pour jouir du paysage : en bas, le bras du fleuve s'élargit comme un lac. Tout autour, la forêt océane, ondulante, vert, noir et bleu.

Ici, la nuit commence vers 6 heures. Monsieur et Madame Docteur ont à peine le temps de déballer quelques objets indispensables que la cloche retentit pour le culte du soir. Aussitôt s'élève un choral dominé par les voix féminines et l'accompagnement d'une myriade de grillons.

Albert, assis sur une malle, écoute, saisi par l'émotion. Mais Hélène, dans la pièce à côté, pousse un cri. Albert accourt et découvre sa femme pétrifiée devant une énorme araignée qui avance sur le mur blanc.

---

1. Guy Le Carpentier et Raphaëlle Walker, *Facettes d'histoire du Gabon.*

Albert déclenche une « chasse à la godasse » mais l'aranéide ventrue trouve refuge derrière les caisses.

Au dîner chez les Christol, Hélène raconte sa première aventure.

« Permettez-moi de vous dire que vous auriez eu tort de tuer cette araignée, docteur, dit Christol. Non pas que je sois un adorateur de cette espèce, mais ces bestioles ont une vertu : elles bouffent les moustiques. Et les moustiques, croyez-moi, ce sont eux nos véritables ennemis. »

Le repas est original, succulent et animé. Les Schweitzer apportent des nouvelles un peu rassises mais tout ce qui arrive de France a une saveur nouvelle. De leur côté, les arrivants ont hâte de découvrir les mystères de l'Afrique.

« Oh ! dit Ellenberger, ici les mystères s'expliquent d'autant mieux qu'on ne cherche pas à comprendre. En faisant abstraction de tout rationalisme, on arrive à tout accepter sans difficulté. » Il ajoute malicieusement : « Sauf peut-être le mokélé-mbembé. »

Coup d'œil complice dans l'assistance.

« C'est une légende ? demande Hélène.

– On l'a cru longtemps. Mais le capitaine Freiherr von Stein qui a dirigé, l'an dernier, l'expédition Likouala-Congo vient d'écrire un rapport étonnant qu'il a transmis à son administration allemande et à nos autorités de Brazzaville. Ce n'est pas un rapport de farfelu, mais de militaire. L'équipe von Stein est partie à la recherche d'un animal fabuleux plus gros qu'un éléphant, qui vit dans l'eau et dans les cavernes des rivières, et sort la nuit pour manger.

– Comment l'appelez-vous ?

– Le mokélé-mbembé.

– C'est nouveau, ça ! murmure Schweitzer.

– Pas du tout : on parle de cet animal dans les archives d'Impfondo depuis le XVIIIe siècle. Un certain Alfred Schmidt qui commerçait sur l'Ogooué signale dans ses notes que les Pygmées lui ont beaucoup parlé de cet animal. Ils le décrivent comme un monstre dont les pattes laissent des empreintes de 90 centimètres de circonférence. Il aurait un long cou de serpent et une très longue queue comme celle d'un lézard qui, en battant, ouvre des brèches de quatre mètres de large. Il a une crête au sommet de la tête et une corne sur le museau. Il mange surtout les fruits du malombo, une plante arbustive qui pousse le long du fleuve.

– C'est un dinosaure que vous décrivez là.

– Le fait est que les habitants de ces régions qui l'ont vu dessinent un dinosaure, mais sans savoir que les dinosaures ont existé.

– Et le capitaine Stein aurait vu le mokélé-mbembé ?

– Il ne le dit pas dans son rapport, mais lorsqu'il parcourait certaines rives de la Likouala, ses pirogues volaient en l'air, et les occupants, à peine dans l'eau, étaient happés et entraînés au fond. Un scientifique allemand, von Boxberger, a produit un rapport similaire. Les Pygmées racontent, aujourd'hui encore, qu'au temps de leurs pères, un groupe d'hommes avait tué le mokélé-mbembé. Tous ceux qui mangèrent de cette viande moururent. Seuls deux Pygmées qui n'avaient pas consommé restèrent vivants. Alors, ils décidèrent avec les habitants de la Likouala de construire un barrage de pieux sur la Moliba. Mais ils refusent d'en dire plus, car les esprits de leurs ancêtres les en empêchent.

– Ouais ! fait Schweitzer, en essuyant ses moustaches. Ce sont des histoires de militaires.

– Il y a aussi le témoignage des prêtres. L'abbé Proyat mentionne qu'au cours d'une de ses traversées de la forêt, il s'est trouvé en présence de traces d'un animal monstrueux. »

Albert Schweitzer fait la moue :

« Ne nous dites pas que vous croyez qu'il existe encore des dinosaures en forêt équatoriale !

– Des dinosaures certainement pas, mais un animal inconnu ou que l'on croit disparu depuis longtemps, pourquoi pas ? N'a-t-on pas retrouvé l'okapi en forêt congolaise ? On le croyait disparu depuis des siècles. Et le cœlacanthe, ce poisson mythique du tertiaire ! Nous pouvons sourire à propos du mokélé-mbembé, mais peut-être que les zoologistes nous surprendront un jour[1]. »

Après le dîner, les enfants des écoles viennent chanter sur une mélodie suisse, un texte que M. Ellenberger a composé pour l'arrivée du docteur.

Puis on raccompagne les nouveaux arrivants sur le sentier, en procession aux lanternes.

La première nuit a été relativement courte. Dès 6 heures, la cloche et le chœur des enfants appellent les Schweitzer à leur nouvelle activité, dans leur nouvelle patrie.

---

1. Dans les années 1970, plusieurs missions scientifiques américaines sont venues dans cette zone et ont entrepris des recherches sur les bases de la tradition orale. En 1979, le professeur Mackall de l'Université de Chicago a exploré la zone du lac Télé. Il avait pour guide le pasteur américain Thomas, qui résidait à Impfondo et soignait les populations isolées de ces régions immergées. Selon lui, aucun scientifique n'a pu voir le mokélé-mbembé, mais l'existence possible de cet animal le troublait beaucoup.

M. Ellenberger a fait savoir à la population que le docteur ne pourrait prendre son service que dans trois semaines. Mais, dès 7 heures du matin, les pirogues ont accosté, et une queue de malades s'est formée devant la case du sauveur.

> *À toute heure du jour, des malades se présentaient devant ma maison. Il m'était difficile de les soigner, car je devais me contenter des services d'un interprète de fortune et je ne possédais encore que quelques médicaments, instruments et articles de pansements que j'avais amenés dans mes malles de cabine.*
>
> *Un an avant mon arrivée, un instituteur de l'école de la mission de Samkita, nommé N'Zeng, s'était offert à me servir d'interprète et d'infirmier. Je l'avais fait prier de se mettre à ma disposition dès mon arrivée à Lambaréné. Mais il ne vint pas, prétextant un palabre à liquider : une affaire d'héritage dans son village natal, à plus de cent kilomètres d'ici. Il me fallut donc lui envoyer une pirogue et le sommer d'arriver aussi vite que possible. Il se déclara d'accord… mais des semaines s'écoulèrent sans qu'il parût.*

M. Ellenberger regarde Albert en souriant :

« Docteur, dit-il, votre apprentissage d'Afrique commence. Vous constatez pour la première fois un fait qu'il faut accepter chaque jour comme une épreuve permanente : le manque de bonne foi des indigènes. Ils ne le font pas exprès, c'est comme ça ; n'est important que ce qui les touche directement et immédiatement. N'Zeng reviendra, soyez-en sûr, mais ne lui demandez pas d'être là le jour dit et à l'heure précise, ça n'est pas dans leurs mœurs. Après tout, comme m'a dit un jour un Pahouin à qui je reprochais son retard, "ce n'est pas nous qui avons inventé la montre". »

M. Christol et sa femme, Renée, ne sont là que depuis sept mois. Ils se trouvent donc à peine installés, mais sont heureux d'accueillir un nouveau ménage européen. Le missionnaire notera dans son journal, trois semaines plus tard : « Des liens de confiance et d'amitié se sont vite formés entre les Schweitzer et nous. Les premiers quinze jours, ils ont été à notre table, vu que nous sommes le seul ménage blanc à Lambaréné. Le gros des bagages de nos amis n'arrivera que par le bateau suivant. »

Dans la nuit du 26 au 27 avril, la sirène du vapeur a fait sursauter Schweitzer dans son lit : les caisses sont arrivées ! Il faut aller les chercher à la mission catholique, sur le cours principal de l'Ogooué, car le capitaine a fait savoir qu'il refusait de les transporter jusqu'à la station, sur un bras du fleuve toujours encombré de troncs d'arbre nageant entre deux eaux et les bancs de sable. Il faut donc transporter les soixante-dix caisses en pirogue. Soixante-dix caisses et un piano à pédalier d'orgue, spécialement construit pour les tropiques, que la Société Jean-Sébastien Bach de Paris a offert à Albert pour entretenir sa technique. Comment convoyer tout ce matériel jusqu'à la station ? Heureusement une factorerie a prêté une énorme pirogue capable de porter plus de 3 000 kilos. Mais lorsque tout arrive à l'embarcadère, le travail le plus ingrat commence : il s'agit de monter les colis de la rive jusqu'à la maison. Tous les hommes valides sont mobilisés.

> *Les enfants se signalèrent par leur zèle. C'était amusant de voir une caisse subitement pourvue d'une multitude de jambes noires, tandis qu'en même temps lui poussaient deux rangées de têtes crépues ; le tout grimpant le flanc du côteau, criant et menant grand tapage. En trois jours, tout fut à sa place, et nos aides de N'Gomo purent rentrer chez eux.*

La station missionnaire de Lambaréné est bâtie sur trois collines. La colline située en amont porte à son sommet les bâtiments de l'école des garçons et, sur la pente, le magasin de la mission ainsi que la plus grande maison missionnaire. Sur la colline du milieu se trouve la maisonnette du docteur. La colline située en aval est réservée à l'école des filles et à la seconde maison missionnaire. La forêt commence à vingt mètres des habitations. Les gens vivent entre l'eau et la forêt vierge, dans une clairière qu'il faut défendre contre la brousse qui cherche sans cesse à reprendre ce qu'on lui a enlevé. Autour des maisons, on a planté des caféiers, des cacaoyers, des citronniers, des orangers, des mandariniers et des manguiers, des palmiers à huile et des papayers. Les Noirs ont nommé cet endroit Andende. La station occupe un espace d'environ 600 mètres de longueur sur 200 de largeur. Le soir, on s'y promène de long en large, sans en sortir. Les sentiers qui conduisent aux villages voisins sont des couloirs où la chaleur est intolérable. Des deux côtés du chemin se dresse un mur végétal impénétrable de trente mètres ; pas le moindre souffle d'air. Pendant la saison sèche, les gens se rendent sur les bancs de sable du fleuve qui émergent pour y aspirer la brise légère remontant la vallée.

Le déballage des caisses et l'aménagement chez Monsieur et Madame Docteur sont assez laborieux et décourageants. Les Schweitzer ont emporté beaucoup trop de choses, pourtant indispensables. Les quatre pièces et la véranda sont déjà encombrées. Il avait été prévu une case avec un toit en tôle ondulée comme premier dispensaire. Mais la mission n'a pas réussi à trouver d'ouvriers en cette saison des pluies ; les forestiers attirent toute la main-d'œuvre pour la coupe et l'acheminement des billes de bois, et offrent des salaires que la mission ne saurait concurrencer. Alors, c'est M. Kast qui a scié, raboté le bois nécessaire, et posé les premières étagères dans les chambres. Il faut connaître l'Afrique pour se rendre compte de ce que représente une étagère fixée contre une paroi.

> *Je n'avais aucun local pour l'examen et le traitement des malades, et cela m'embarrassait fort. Les risques d'infection m'interdisaient de les recevoir dans ma chambre. En Afrique, me dirent les missionnaires, dès le début, on fait en sorte que les Noirs pénètrent le moins possible dans les habitations des Blancs ; c'est une mesure de conservation personnelle. Je faisais donc mes traitements et pansements en plein air, devant la maison. Mais quand la tornade du soir arrivait, il fallait en toute hâte rentrer le matériel sur la véranda. Le travail en plein soleil était excessivement fatigant.*

L'ancien locataire des lieux, le missionnaire Morel, avait fait construire une cabane qui lui servait de poulailler.

« Ce sera le premier bâtiment de l'hôpital ! a déclaré Schweitzer en désespoir de cause. Il suffit de... »

Il suffit, en effet, d'enlever toute la saleté, de recouvrir les murs d'un lait de chaux, d'aménager quelques rayons et d'apporter un vieux lit de camp.

Le docteur n'est pas mécontent de cette initiative : un poulailler devenu infirmerie ! Le local n'a pas de fenêtre, l'atmosphère est étouffante, la toiture est percée, mais quand la tornade arrive, on n'est plus obligé de partir en courant. Ce qui manque maintenant, c'est le personnel médical, car l'énigmatique N'Zeng ne se manifeste toujours pas. Schweitzer croit avoir repéré parmi les malades en convalescence un indigène à la physionomie intelligente et qui parle parfaitement le français. Il le convoque sous la véranda :

« Comment t'appelles-tu ?

– Joseph.

– Tu es galoa ?

– Oui, docteur.

– Tu as quel âge ?

– 34. Peut-être 35, ou 36.

– Tu as un métier ?

– Je suis cuisinier. Mais j'ai quitté la cuisine à cause de ma santé ; je peux plus rester devant le feu.

– Ça t'intéresserait de devenir mon infirmier-interprète ?

– Oh ! oui, docteur. Trop. J'ai déjà fait un peu l'infirmier dans le chantier. Je sais quand le type il a mal dans le gigot et la femme des douleurs dans les côtelettes. Mais ça plus grave quand c'est là, dans le filet. »

Schweitzer reste interloqué :

« La terminologie est un peu culinaire, mais ça ira, en attendant N'Zeng qui est toujours en palabre.

– N'Zeng, c'est un Pahouin, quoi ! Tu payes combien ?

– Soixante-dix francs par mois.

– Aux cuisines, à Port-Gentil, j'avais cent vingt.

– Oui, mais ici, tu es auxiliaire médical !

– C'est comme un chef ?

– Presque.

– Ça va.

– Tu commences ton service demain matin. Tu mettras cette blouse blanche. La consultation commence à 8 heures et demie. Tu aligneras les malades, là, sur les bancs à l'ombre, et devant le poulailler. Chaque matin, avant de commencer, tu répéteras aux malades le règlement de l'hôpital. Ce règlement, le voici. Tu sais lire ?

– Non. Mais j'ai la mémoire. Tu me lis, et je retiens tout. »

Le docteur prend la feuille, et annonce comme un tambour de ville :

« Premièrement : il est défendu de cracher sur le sol dans le voisinage de la maison du docteur.

« Deuxièmement : il est interdit de parler à haute voix en attendant son tour.

« Troisièmement : les malades et ceux qui les accompagnent doivent apporter leur nourriture pour un jour, car ils ne peuvent tous être traités pendant la matinée.

« Quatrièmement : ceux qui passent la nuit sur le terrain de la station sans l'autorisation du docteur seront renvoyés sans médicaments.

« Cinquièmement : les flacons et les boîtes en fer-blanc dans lesquelles on reçoit les médicaments doivent être rapportés.

« Sixièmement : sauf pour les cas d'urgence, on ne doit pas recourir au docteur à partir du moment où le vapeur remonte le fleuve, au milieu du mois, jusqu'à ce qu'il redescende ; pendant ces jours-là le docteur écrit en Europe pour se procurer de bons remèdes.

« C'est compris, Joseph ?

– C'est compris, docteur.

– Tu annonceras ça tous les matins, en galoa et en pahouin.

– Bien compris. »

Impossible de savoir ce que dit exactement Joseph chaque matin, mais le règlement prend des allures de long discours qui laisse croire qu'il doit en rajouter un peu. Les malades approuvent par des hochements de tête et des petits bruits de bouche. L'orateur prend son rôle très au sérieux, et exhibe sur sa blouse blanche, comme une décoration, un superbe gri-gri.

À midi, il annonce à grands cris que le médecin s'arrête pour prendre son repas. Les malades se lèvent et se dispersent pour aller manger leurs bananes à l'ombre. Ils reviennent calmement à 2 heures et reprennent leur place sur les bancs. Quand la nuit tombe, certains n'ont toujours pas passé la visite. Joseph annonce alors :

« C'est fini pour aujourd'hui ! Demain, toi, toi et toi, vous serez les premiers, là, au bout du banc ! »

Et tout le monde repart, sans regimber.

Schweitzer poursuivrait volontiers les consultations encore quelques heures, à la lueur des lampes, mais ces lampes attirent les moustiques et les moustiques apportent le palu.

Chaque malade reçoit en partant un disque en carton traversé par une ficelle de raphia et portant un numéro auquel correspond l'inscription dans un registre de son nom, de sa maladie et des remèdes qu'il a reçus. Le livre indique aussi le nombre de flacons, boîtes en fer et pansements remis au malade. Ce contrôle permet de réclamer les objets à restituer.

Albert Schweitzer précise dans ses souvenirs :

> *L'humidité atmosphérique est si forte que les médicaments délivrés en Europe dans une boîte en carton ne se conservent ici que dans un flacon bouché ou dans une boîte métallique fermant bien. Je n'y avais pas songé lors de mes préparatifs de départ ; c'est pourquoi je suis obligé de me quereller avec mes malades pour une boîte en fer-blanc qu'ils prétendent avoir oubliée ou perdue. Je prie à chaque courrier mes amis d'Europe de recueillir pour moi, chez leurs connaissances, des bouteilles, des flacons, des tubes de verre fermés d'un bouchon, et des boîtes en fer-blanc de toutes grandeurs. Comme je serais heureux, si je pouvais avoir, un jour, une réserve suffisante de ces objets !*

Bien qu'il ne sache ni lire ni écrire, Joseph ne se trompe jamais lorsqu'il doit prendre un flacon étiqueté ou une boîte à la pharmacie. Il se souvient de la forme du mot et le lit ainsi sans connaître les lettres. Sa mémoire est phénoménale. Il était marié, mais sa femme est partie pour aller vivre avec un Blanc. Il voudrait bien se remarier. Il a deux ou trois partis en vue, mais le prix d'achat est trop élevé. Ces derniers temps, les femmes ont considérablement augmenté de valeur. Joseph estime que pour avoir une bonne compagne, il faut bien compter sept à huit cents francs. Et il ne gagne que soixante-dix francs par mois. Il en dépense plus de la moitié en habits, chaussures, riz, sucre, sans parler des cadeaux qu'il est obligé de faire à sa famille parce qu'il est le seul à avoir des « revenus ». Il faudra parler de tout cela au Grand Docteur. Il trouvera bien une solution, lui.

Un jeune homme assez arrogant se présente à la consultation et dit à Schweitzer :

« Je viens pour me faire arracher la dent. Tu me donnes quoi, cadeau ?

– Mon pied au cul ! Ouvre la bouche ! »

22 mai 1913. – Alors que la nuit tombe sur l'hôpital, et que les animaux nocturnes prennent le relais vocal des animaux diurnes, alors que les singes poussent leurs derniers cris déchirants avant de s'endormir, un son étrange, grave, prolongé, sort de la maison du docteur et perce les ténèbres. Toute la forêt se tait. Le village ne respire plus. Les hommes interrompent leur repas, les femmes leur vaisselle, les enfants leurs jeux. Au son grave répond un son aigu, vrillant, magique... et les premières notes d'une fugue s'enchaînent, et s'élancent dans la voûte de la canopée comme dans la nef d'une cathédrale.

Bach ! Jean-Sébastien Bach envahit la forêt vierge ! Il s'insinue, coule, perfore la masse végétale, rebondit sur les arbres géants, pénètre dans les broussailles, pétrifie les prédateurs en chasse, allume des myriades d'yeux à ras de terre et sur les branches.

Le piano à pédalier d'orgue d'Albert Schweitzer pousse ses étranges cris qui s'envolent en volutes frissonnantes.

Les premiers instants de frayeur passés, les hommes du village se sont rapprochés prudemment de la maison d'où part la voix du monstre « qui chante si fort ». La mélodie qu'ils entendent les rassure à moitié : si ce n'est pas une bête, qu'est-ce que c'est ? Les plus hardis arrivent à la véranda, et collent leur visage au grillage des moustiquaires.

À l'intérieur, assis devant une sorte de caisse, le docteur pédale et agite ses mains sur des touches blanches ! Et le monstre gémit, murmure, soupire, bourdonne, trompette, se lamente… L'homme maîtrise la bête en pédalant ferme et en caressant l'ivoire.

Les habitants sont restés collés aux fenêtres une heure, peut-être plus, et lorsque la bête épuisée a jeté son dernier râle, le dresseur de notes a laissé tomber ses bras le long de son corps ; il s'est lentement retourné vers ses auditeurs : il transpirait, et son visage était rayonnant.

Si la forêt pouvait écrire son histoire cent fois millénaire, elle dirait assurément : Ce soir-là, une voix inconnue s'est élevée dans la canopée.

Qu'est devenue Hélène durant ces premières semaines surchargées ? Le voyage l'a beaucoup fatiguée, et le premier contact avec la forêt équatoriale a été rude. Elle dort mal, n'a pas d'appétit. Néanmoins, elle s'efforce de remplir à la fois son rôle de maîtresse de maison.

Dès les premières semaines, l'hôpital reçoit de trente à quarante malades par jours. Les maladies les plus fréquentes sont les ulcères de différentes espèces. Il s'agit de destructions du tissu comme nous n'avons plus l'occasion d'en voir en Europe, même si elles sont produites par des maladies importées par les Blancs. Beaucoup d'ulcères sont occasionnés par la chique. C'est une sorte de puce dont la femelle s'introduit sous le derme des extrémités pour y déposer ses œufs. L'ulcère initial est assez petit. Il devient dangereux par le fait que les chiques se logent en grand nombre dans le pied, et que le trou creusé par la puce s'infecte dans la boue. Pour arrêter le pus, les indigènes mettent sur les plaies une certaine écorce pulvérisée qui, avec la sécrétion, forme une sorte de pâte solide. Naturellement l'ulcère ne fait qu'empirer.

La fièvre paludéenne avec ses suites – dilatation du foie et de la rate et douleurs rhumatismales – se rencontre très fréquemment parmi les malades. Parfois quelques grammes de quinine amènent en une semaine une amélioration considérable. Presque tous les enfants ont la rate dilatée.

La maladie du sommeil fait aussi des progrès rapides. Il s'agit ordinairement d'ouvriers qui ont passé des mois à couper des arbres au bord des lacs. En rentrant dans leur village, ils contaminent leur entourage. La maladie du sommeil a deux phases. Dans la première, ce sont des accès de fièvre qui surviennent toujours le soir, et des douleurs dans la tête et dans les membres, des troubles visuels, souvent aussi de la diarrhée. Presque toujours, il se produit un gonflement des ganglions de la nuque. Il paraît que cet indice était déjà connu des marchands d'esclaves. Au marché, ils refusaient les Noirs présentant des protubérances, ou les leur extirpaient dans l'espoir de conserver cette « marchandise » en bon état. Dans la seconde phase de la maladie, les maux de tête et les insomnies se font tellement intolérables qu'ils peuvent dégénérer en aliénation mentale. Certains « sommeilleux » commettent des actes de violence ou se suicident. Et puis, au bout d'un certain temps, le malade ne s'intéresse plus à rien ; son expression devient hébétée ; il laisse pendre la lèvre inférieure ; au milieu du travail ou des repas, ses paupières se ferment.

C'est au début du XIXe siècle que la maladie fut décrite pour la première fois. En 1901, les médecins anglais Ford et Dutton découvrirent au microscope des microbes très sémillants auxquels ils donnèrent le nom de trypanosomes. Mais c'est Albert Calmette, médecin de la marine, qui, le premier sans doute, comprit l'urgence de la lutte contre ce fléau. Au début du XXe siècle, une mission scientifique[1] permit d'étudier la maladie et de lancer une campagne dirigée par le médecin colonial Jamot, qui fit sur le terrain un travail considérable, non seulement en soignant, mais en formant des équipes mobiles d'infirmiers très efficaces.

Les recherches faites prouvèrent que la sphère de sa propagation coïncidait avec celle de la *Glossina palpalis*, espèce particulière de tsé-tsé. Lorsqu'une *Glossina* en piquant un malade atteint de la maladie du sommeil lui a sucé du sang et qu'elle s'attaque aussitôt après à un homme sain, elle lui introduit dans le sang les trypanosomes. C'est ce qui rend si dangereuses les régions où la *Glossina* a son habitat, d'autant plus qu'elle est très avide de sang et réussit à piquer à travers les vêtements les plus épais. On la rencontre surtout dans les plaines marécageuses ou près des rivières, dont elle ne s'éloigne guère de plus de cent ou deux cents mètres. Les ravages que fait la maladie du sommeil sont effrayants. Dans l'Ouganda, une population de 300 000 âmes fut réduite à 100 000 en six ans. Des villages entiers ont été anéantis en aval de Lambaréné. Actuellement, le cours supérieur de l'Ogooué se trouve constamment menacé par les bûcherons contaminés que l'on recrute dans la région infectée de la N'Gounié.

> *L'examen de tous les malades en vue des trypanosomes me prend beaucoup de temps. Bien que Joseph et moi ayons acquis une grande expérience, il faut tout de même compter quinze à vingt minutes pour chacun. Si les ganglions lymphatiques de la nuque sont apparents, on y introduit une petite seringue de Pravas et la ponction amène une*

---

1. Mission formée de trois médecins coloniaux : Martin, Lebœuf et Roubaud.

goutte du liquide qu'ils contiennent. On mélange cette goutte sur la lame de verre du microscope et on peut faire l'examen.

Le principal remède contre les trypanosomes est l'arsenic; sa meilleure solution est l'Atoxyl, une poudre blanche facilement soluble dans l'eau. Malheureusement, il est très cher; il coûte 435 francs par kilo. On injecte l'Atoxyl sous la peau; tous les cinq jours, 50 centigrammes. L'Atoxyl passe pour un remède très dangereux, ayant causé des cas de cécité et même de mort. Il faut le manier avec prudence. La solution doit être fraîche, préparée avec une propreté méticuleuse, à l'abri de la lumière qui la décompose et la rend toxique.

Le salicylate de soude, le bromure et d'autres calmants peuvent apporter beaucoup de soulagement. Pour la lèpre, je traite par des onguents et des gouttes de chaulmoogra. On n'arrive pas à la véritable guérison, mais le mieux est sensible et durable.

Le nombre des maladies du cœur et du poumon est tel que ces organes en bon état apparaissent comme des exceptions. Les poumons ont à souffrir des bronchites et des pneumonies que les indigènes prennent régulièrement au commencement de la saison sèche; à cette époque, en juin, les nuits sont un peu fraîches et les indigènes, privés de couvertures, grelottent dans leurs cases. Si la pneumonie se complique de paludisme, l'issue est funeste. L'éléphantiasis – la maladie qui cause la difformité des membres inférieurs – est très répandue dans ces contrées. Parfois les pieds et les jambes des indigènes ont pris un tel volume qu'ils ne peuvent presque plus les soulever.

J'ai pu constater que l'alcool diminue d'une façon effrayante les forces de résistance des indigènes. Si l'introduction de cette boisson n'est pas interdite bientôt, le sort de la population est décidé : elle disparaîtra.

Dans les premiers temps je ne savais que penser de certaines graves constipations chroniques jusqu'au jour où je constatai en même temps des intoxications de nicotine. À tous les constipés, je posais désormais la question : « Combien de pipes par jour ? » Et le plus souvent, je constate qu'il s'agit d'abus de tabac. Le tabac se vend ici en feuilles et remplace la menue monnaie qui fait complètement défaut. Pour une feuille de tabac on achète deux ananas. Tous les petits services sont rémunérés par du tabac. Le nombre de femmes intoxiquées dépasse de beaucoup celui des hommes. Joseph m'explique que toute femme indigène qui souffre d'insomnie passe la nuit à fumer pour s'étourdir. Les pagayeurs se passent la pipe de bouche à bouche. Le Blanc qui veut avancer vite, promet une prime d'une ou deux feuilles de tabac par tête, et grâce à cette méthode, il traînera une ou deux heures de moins sur le fleuve.

Parmi toutes ces maladies, il convient de ne pas oublier la gale, dont les Noirs souffrent cruellement. Certains n'ont pas pu dormir depuis des semaines tant ils sont tourmentés par les démangeaisons ; ils se grattent jusqu'à ce qu'ils aient tout le corps en plaie, et la gale se complique alors d'ulcères purulents.

Le traitement est fort simple : le malade se baigne dans le fleuve, puis il est enduit sur tout le corps avec une pommade que je prépare au moyen de fleur de soufre, d'huile de palme brute, de restes d'huile provenant des boîtes de sardines, et de savon vert. En outre, je lui mets une provision dans une boîte de fer-blanc qui a contenu du lait stérilisé. Le malade s'en enduira lui-même quand il sera rentré chez lui. Le résultat est excellent. Les démangeaisons cessent déjà le second jour. Ma pommade anti-gale m'a rendu célèbre en quelques semaines, bien loin à la ronde.

Le tam-tam s'est fait entendre jusqu'au plus profond de la forêt. À présent, tous les matins, les pirogues arrivent de quarante à cinquante kilomètres, en amont et en aval du fleuve. Comme, après le traitement, Schweitzer tient à garder quelques jours les malades en observation pour étudier la maladie et ses effets, il s'ensuit une surpopulation qui pose au docteur-administrateur un problème de responsabilité.

C'était moins le travail – si considérable fût-il – qui me pesait, que l'anxiété et la responsabilité. J'appartiens malheureusement à cette sorte de médecins qui ne possèdent pas la robustesse d'âme qu'exige le métier, mais s'inquiètent sans cesse de l'état de leurs grands malades. J'ai vainement essayé d'acquérir le sang-froid qui permet au médecin, tout en compatissant aux souffrances de ses patients, de ménager comme il est nécessaire ses propres forces.

Les journées de Schweitzer sont harassantes. Sa disponibilité, sa patience, sa conscience professionnelle forcent l'admiration de son infirmier-interprète :

« Je peux dire quéque chose, docteur ?

– Parle, Joseph, dis-moi ce que tu penses.

– Je pense qu'y faut pas garder ici les malades qui peuvent pas guérir ; faut les renvoyer au village. C'est pas bon pour toi de les garder jusqu'au bout de la vie.

– Tu crois ?

– Les n'gangas, chez nous, y soignent pas les malades trop graves. Y disent "Je peux rien pour toi". Toi, tu dis toujours "Ça ira, ça ira".

– Et alors ?

– Tu donnes l'espoir au malade quand tu sais qu'il est foutu. Alors s'il meurt, on dit que t'as pas reconnu la maladie. Faut toujours dire la vérité au Noir ; le Noir, il a pas peur de la mort ; la mort c'est naturel. Si le malade guérit, ta réputation grandit parce que tu guéris les maladies mortelles. Tu as vu, les malades t'appellent n'ganga. Le n'ganga est en même temps guérisseur et féticheur. S'il t'enlève la maladie, il peut aussi te la donner ; c'est pour ça qu'on le redoute mais qu'on va le voir. »

Il ne viendrait pas à l'idée de mes patients que leurs maladies aient une cause naturelle. Ils les croient dues aux mauvais esprits, à la magie malfaisante des hommes et au « ver ». Le « ver » est pour eux l'incarnation de la douleur. Lorsque je leur demande de décrire leur état, ils racontent l'histoire du ver qui s'est fait sentir d'abord dans les jambes, est monté ensuite dans la tête, d'où il a passé au cœur et de là dans le poumon, puis s'est fixé dans le ventre. Tous les médicaments doivent être dirigés contre lui. Si je calme ses coliques par la teinture d'opium, le malade revient le jour suivant radieux, m'annoncer que le « ver » est chassé du ventre, mais qu'il se trouve maintenant dans la tête et lui dévore le cerveau, ajoutant que je devrais lui donner encore le remède contre le « ver » de la tête. Je perds beaucoup de temps à leur faire comprendre comment ils doivent faire usage des médicaments. L'interprète le leur dit sans cesse. Ils doivent le répéter à leur tour. On le leur inscrit sur le flacon de la boîte, pour que, dans leur village, quelqu'un qui sait lire le leur rappelle. Mais je ne suis cependant pas certain qu'ils n'avalent pas tout le contenu du flacon en une fois, ou ne mangent les pommades et ne se frictionnent avec les poudres.

Joseph profite d'une pause et de l'oreille indulgente du patron pour prodiguer tous ses conseils :

« Faut que je te dise autre chose, docteur.

– Quoi donc, Joseph ?

– Si tu continues à soigner les malades sans les faire payer, tu seras un mauvais docteur.

– Ah bon, pourquoi ?

– Parce qu'ici, tout se paie. La connaissance que tu apportes ne vaut rien si celui qui la reçoit ne te donne rien en échange.

– Tu es sûr, Joseph ?

– Certain. Jamais un n'ganga ne te soignera pour rien. Tu donnes ce que tu peux, une chèvre, un poulet, un œuf, une noix de cola, mais tu donnes quelque chose.

– Tu penses que je devrais faire payer les consultations, les médicaments, les opérations ?

– Oui. L'hôpital guérit, et le malade remercie en payant un peu. Voilà.

– Je croyais que c'était un raisonnement de Blanc. »

Schweitzer réfléchit un instant, puis :

« Bon. Si tu le dis, je te crois. Nous allons faire payer les consultations.

– C'est mieux. »

> *Je demandais à mes malades de me témoigner leur reconnaissance par un acte. C'est ainsi que j'obtins peu à peu, en échange de médicaments, des dons en argent, des bananes, des poulets et des œufs. Bien entendu, cela ne correspondait nullement à la valeur véritable des médicaments. Néanmoins c'était un apport à l'entretien de l'hôpital. Je pouvais nourrir les malades dont les provisions s'étaient épuisées avec les bananes apportées par d'autres. Avec l'argent, j'achetais du riz. Je pensais aussi que les indigènes apprécieraient mieux la valeur de l'hôpital s'ils contribuaient à son entretien selon leurs moyens, plutôt que s'ils bénéficiaient de tout gratuitement. L'expérience ne fit que confirmer cette idée de la valeur éducative du don réclamé. Bien entendu, nous ne demandions rien aux très pauvres ni aux vieux. Quant aux indigènes tout à fait primitifs, ils avaient une autre conception du don. Lorsqu'ils quittaient l'hôpital guéris, c'était à moi qu'ils demandaient un cadeau, parce que j'étais maintenant devenu leur ami.*

Durant quelques jours, M. Champel, venu de N'Gomo pour faire soigner une otite, a aidé Schweitzer à monter son autoclave, ce qui lui permet de préparer enfin des pansements antiseptiques. Malheureusement, il n'a pas pu placer tout le matériel dans le poulailler, et, pour chaque soin, il doit retourner dans sa chambre pour aller chercher les ustensiles et les pansements. Lorsque Hélène est disponible, c'est elle qui fait le va-et-vient. Dans quelque temps, pendant la saison sèche, il sera impossible de travailler dans le poulailler. Schweitzer rêve toutes les nuits d'un futur dispensaire : une grande construction en bas, près du fleuve, avec toit en tôle ondulée, et armoires de rangement partout, lit d'auscultation correct et eau potable.

En réalité, le pasteur Ellenberger, lui, n'est guère enthousiasmé par cette idée. Il pense que la présence des malades contagieux trop près de l'école des filles peut être dangereuse, comme elle le serait tout autant sur l'autre colline, trop près de l'école des garçons. Alors, où peut-on envisager ce dispensaire ?

« Ailleurs ! »

M. Ellenberger perd patience. La façon dont le docteur cherche à imposer sa volonté devient pesante pour le pasteur. Les conversations entre les deux hommes restent courtoises sans affabilité. Le pasteur exprime son opinion dans une lettre adressée à la Mission évangélique de Paris le 13 juin. Il précise : « Nos rapports avec le docteur sont aussi bons qu'on peut le désirer. » Il ajoute : « Ces temps derniers, nous avons eu une discussion peu importante par elle-même mais qui s'est échauffée du fait que l'avenir de notre station semble être envisagé par le docteur comme trop exclusivement orienté vers son installation médicale au détriment des bâtiments scolaires. »

Ce refroidissement des relations ne trouble guère Schweitzer. Il a décidé de consacrer sa vie à son œuvre médicale et rien ne pourra y faire obstacle. Il n'empêche que la construction de ce dispensaire fait l'objet de toutes les discussions. La direction de la mission a promis de prendre une décision qui devra être confirmée par la conférence des missionnaires convoquée à Samkita pour la fin juillet. Schweitzer devra donc s'y rendre pour exposer son point de vue.

Par un matin brumeux, ils sont partis avant le jour. À l'avant de la pirogue il y a MM. Ellenberger, Christol et le docteur ; au milieu, les cantines, les lits de camp pliés, et les bananes qui constituent les provisions de voyage des Noirs ; à l'arrière, en deux rangs, se tiennent les pagayeurs, dont le chant rythmé célèbre le but du voyage et les passagers de la pirogue. S'y entremêlent aussi quelques plaintes sur le travail trop matinal et la journée qui s'annonce pénible.

Il faut compter une douzaine d'heures pour remonter les soixante-dix kilomètres qui séparent Lambaréné de Samkita. Les indigènes naviguent toujours très près de la rive, parce que le courant y est plus faible. Il y a même un contre-courant qui circule d'aval en amont. On glisse ainsi le long du rivage, en demeurant le plus possible à l'ombre des arbres qui surplombent l'eau. La pirogue n'a pas de gouvernail. Le pagayeur posté à la poupe la dirige, d'accord avec celui qui est à la proue et qui a l'œil ouvert sur les bas-fonds, les écueils et les troncs d'arbre.

Les mouches tsé-tsé apparaissent dès le lever du soleil. La tsé-tsé a environ une fois et demie la taille de notre mouche commune, à laquelle elle ressemble. Son vol est silencieux. Elle est bien trop avisée pour se poser sur un fond clair où on la découvrirait aussitôt. La meilleure manière de s'en préserver consiste donc à porter des vêtements blancs.

La conférence, qui dura une semaine, me fit très grande impression. J'éprouvai un sentiment de puissant réconfort dans la compagnie d'hommes qui avaient accepté les plus durs sacrifices pour obéir à leur conscience et se consacrer à leurs frères noirs.

Ma proposition de construire un dispensaire fut favorablement accueillie. L'emplacement désigné recevra donc la baraque en tôle ondulée et les autres bâtiments.

Il s'agit d'abord d'aplanir l'emplacement destiné à ce bâtiment et d'enlever un bon nombre de mètres cubes de terre. Mais la mission n'arrive à recruter qu'une demi-douzaine d'ouvriers, et encore, pas de premier choix. L'un d'eux s'appelle de son vrai nom « Je ne travaille pas » ; et il lui fait honneur. Les ouvriers se plaignent que la mission paie moins bien que les factoreries. Alors les hommes palabrent, traînent les pieds, s'assoient.

Schweitzer est dans une impasse, mais le fidèle Joseph murmure près de lui :

« Souviens-toi, patron ? Tu donnes rien sans rien ! »

Et c'est l'illumination. Schweitzer s'approche du groupe des regimbeurs :

« Vous ne voulez pas travailler si vous n'êtes pas bien payés. Je vous comprends. Mais vous voulez être soignés sans payer ; vous voulez les médicaments sans payer ; vous voulez la nourriture sans payer, vous voulez la case sans payer ! Eh bien moi je vais vous dire une chose. Si je ne trouve pas d'ouvriers pour faire les travaux de construction, ma femme et moi nous retournons chez les Blancs, dans la ville avec la grande église, pour nous "asseoir[1]". »

L'argument est magique : le meneur de la troupe, un hercule pahouin, s'avance, sans consulter ses camarades :

« C'est bon, dit-il. Tu soignes nos malades, tu donnes le médicament, tu nourris la famille, et on t'aide à construire. Nous ne laisserons pas notre Grand Docteur dans la détresse. »

Mais une autre difficulté surgit aussitôt. Comment se procurer les « pailles », c'est-à-dire les feuilles fixées sur des tiges de bambou pour couvrir les toitures ? Schweitzer a calculé qu'il lui en faut plus de 7 000, dont 2 000 pour recouvrir le toit de sa propre maison. Le docteur offre le prix d'usage : un franc pour trente pailles. Mais personne n'en apporte.

Alors Schweitzer utilise le même argument :

« Chaque malade soigné devra apporter vingt pailles. Vous pouvez coudre sans peine ce nombre en un jour. C'est le petit effort que je demande aux familles des malades : vingt pailles. Et je ne réclame rien aux pauvres et aux vieux. D'accord ? Faites connaître ma décision dans les villages. Que les pagayeurs chantent ce que je viens de dire. »

Les chants de pagayage, en effet, sont plus sûrs que le télégraphe. Il arrive fréquemment que Joseph apprenne au docteur une nouvelle,

---

1. Expression gabonaise qui signifie « se reposer pendant un temps indéterminé ».

parce qu'il vient de l'entendre chanter par les pagayeurs qui passent sur le fleuve ; c'est toute une histoire qu'ils chantent, mais le Blanc n'a saisi qu'un chant monotone.

Non seulement Joseph est un garçon habile, mais ses conseils pour pénétrer l'âme africaine sont précieux :

« Toi, dit-il au docteur, tu peux tout leur demander. À toi, ils t'obéiront toujours.

– Pourquoi ?

– Parce que tu es n'ganga. Tu peux faire guérir. Tu peux même réveiller les morts.

– Vraiment ?

– Oui. Avec la chose, là, pour les opérations...

– La narcose ?

– Oui. Tu les fais mourir et puis tu ressuscites. Tu es n'ganga. La chose que tu donnes, là, pour l'opération, c'est le poison ?

– Non. Enfin, oui... si tu veux.

– Le poison, ici sur le fleuve, c'est très mauvais. Les Galoas, et surtout les Loangos, savent très bien préparer le poison. C'est le secret. Et celui qui trahit secret, il échappe pas au poison. Les Galoas, ils disent que tu connais le secret du poison, alors toi, tu es trop fort. Ils disent que tu peux "poisonner" même à distance. Et tu peux "blinder[1]" aussi, contre le poison. C'est pour ça qu'ils viennent te voir : ils te donnent leur ventre et te disent : "Vas-y ! ouvre ! fouille !" »

Dans le journal d'Albert Schweitzer, on trouve à la date de juillet 1913 :

> *L'idée qu'il existe des moyens de se procurer un pouvoir surnaturel est encore très répandue parmi les indigènes. Ils croient qu'il suffit de se procurer le fétiche efficace. Quelques fragments de crâne d'un homme assassiné suffisent à cet effet, voilà d'ordinaire le talisman. Le mois dernier, un homme a été tué en pirogue, sur le petit fleuve, à quelques heures de la station. L'assassin qui a été découvert a commis ce crime pour se procurer un fétiche. Quelques hommes qui cherchent à se procurer des fétiches rôdent autour du lac, prêts à tuer le premier venu. Les femmes de la station de Lambaréné prétendent les avoir aperçus non loin de chez nous. Toute la contrée est en émoi.*
>
> *Moi-même, je possède un fétiche. Il se compose de deux morceaux elliptiques, ayant appartenu à un crâne humain, et teintés de couleur rouge. Ils étaient enfermés avec d'autres objets, dans une boîte. Le possesseur et sa femme souffraient d'insomnies. Dans ses rêves, l'homme*

1. Le féticheur qui veut protéger son client d'un sortilège le « blinde ».

entendit une voix lui ordonnant d'aller porter son fétiche à N'Gomo, pour le remettre à M. Haug et faire ce que le missionnaire dirait. Celui-ci m'adressa le couple et me fit cadeau du fétiche. L'homme et sa femme restèrent trois semaines en traitement et s'en allèrent, à peu près guéris.

J'ai lu, ces jours-ci, dans une revue de chirurgie que les trépanations pratiquées sur les vivants dans les temps préhistoriques furent entreprises uniquement dans le but d'obtenir des fétiches et ne doivent pas être considérées comme des opérations faites sur l'indication de maladies et de tumeurs, comme on l'a supposé longtemps.

Un nouveau souci vient s'ajouter aux autres : les médicaments commencent à manquer. Schweitzer n'avait pas prévu une telle affluence de malades. Il vient de faire une commande considérable, mais il faudra attendre la livraison trois ou quatre mois, au mieux.

Qu'importe ! Même avec les faibles moyens dont je dispose, je puis aider beaucoup et soulager bien des malheureux. Et si je ne pouvais que bander les plaies, cela vaudrait déjà la peine d'être sur place. Je voudrais que mes donateurs puissent voir les lundis et les jeudis – jours de pansements – les figures heureuses des indigènes qui descendent la colline, les pieds et les mains proprement bandés, ou qu'ils puissent déchiffrer les gestes par lesquels une femme cardiaque ayant été traitée à la digitaline, décrit comment le cœur a cessé de « battre fort » parce que le ver a été chassé par le médicament, tout en bas, dans le grand orteil.

Au cours des premiers mois, à Lambaréné, Schweitzer a déjà accompli un travail considérable.

Je tiens à préciser mes rapports avec la Société des missions évangéliques de Paris. Je suis son hôte. Elle me donne une maisonnette avec cuisine et des cases pour mes boys et infirmiers. De plus, elle me construit une baraque en tôle où se feront mes consultations. Je pourrai y installer une petite salle d'opération et y loger un ou deux malades. De mon côté, je m'engage à soigner gratuitement le personnel blanc et noir des stations missionnaires sur l'Ogooué. La Mission de Paris a rempli ses engagements dans la plus large mesure. Ses représentants dans la station de Lambaréné, messieurs Ellenberger, Christol, Kast et Ottmann, ont été vis-à-vis de nous d'une bonté et d'une prévenance que nous ne saurions assez louer. Sous le soleil ardent, monsieur Ellenberger, alors qu'il était impossible de trouver les journaliers nécessaires, a, de ses propres mains, terminé les travaux de terrassement pour la baraque en tôle.

Il y a donc un réchauffement des relations entre le pasteur et le docteur !

Les moyens pour soutenir l'œuvre médicale à Lambaréné proviennent uniquement des dons que les amis et connaissances des nationalités et des confessions diverses veulent bien me remettre. Ils permettent qu'une entreprise qui est pensée humanitaire, internationale et interconfessionnelle, ce qui veut dire « religieuse » dans le sens le plus large et le plus profond du mot, soit réalisée ainsi qu'elle fut imaginée.

Schweitzer se pose souvent la question de savoir si ces êtres primitifs avec lesquels il est en contact permanent sont des êtres seulement prisonniers de leurs traditions, ou s'ils sont capables de penser par eux-mêmes. Il constate, au cours de ses conversations avec eux, qu'ils s'occupent beaucoup plus des problèmes fondamentaux de la signification de la vie et de la nature, du bien et du mal, qu'il ne l'avait cru tout d'abord. Il constate aussi que les questions du dogme auxquelles le conseil des Missions évangéliques de Paris attache tant d'importance ne tiennent aucune place dans les prédications des missionnaires. S'ils veulent être compris de leurs auditeurs, ils ne peuvent leur prêcher que le simple évangile d'une libération du monde par l'esprit de Jésus. Ils présentent le christianisme comme une religion morale. Lorsque les missionnaires se rencontrent à leurs réunions, deux fois par an, leurs discussions portent sur l'application pratique de l'Évangile, et non sur des problèmes de dogme. Comme Schweitzer n'a jamais fait la moindre tentative de les troubler par ses vues théologiques, ils ont perdu toute méfiance à son égard et se réjouissent d'être unis dans la piété, l'obéissance à Jésus et la volonté de la simple pratique chrétienne.

Peu de mois après mon arrivée, ils me demandèrent même de prêcher, et me délièrent de la promesse que j'avais faite à Paris « d'être muet comme une carpe ». Je fus invité à titre d'auditeur aux réunions du synode tenu en commun avec les prédicateurs noirs. Mais lorsqu'un jour, à la demande des missionnaires, je donnai mon avis, un prédicateur noir estima que le médecin n'avait pas à se prononcer, n'étant pas un théologien.

J'éprouvai une grande joie à prêcher. Pouvoir apporter les paroles de Jésus et de Paul à ceux qui les ignoraient me semblait quelque chose de magnifique. Mes interprètes étaient les deux instituteurs indigènes de la Mission qui traduisaient aussitôt chacune de mes phrases, l'un en dialecte galoa, l'autre en pahouin.

Ils sont debout et attentifs, assis et distraits, occupés à leurs petits travaux, les femmes font la cuisine, les gosses jouent, et sur un petit monticule, Schweitzer prêche :

« Je voudrais vous parler de la foi. Qu'est-ce que la foi ? C'est ce que vous croyez, au plus profond de vous, et que personne ne peut vous enlever. Vous croyez en Dieu et personne ne peut vous en empêcher, parce que c'est votre foi.

« Maintenant, je vais vous raconter l'histoire que je racontais, il y a dix ans, à mes amis les paysans alsaciens qui, comme vous, cultivent la terre.

« Chaque année, le paysan retourne son champ avec sa daba. Il sait qu'il faut enterrer les mauvaises herbes et faire remonter la terre fraîche pour que le champ puisse porter ses fruits.

« Eh bien la foi, c'est comme le champ qu'il faut retourner de temps en temps pour que les mauvaises herbes, les mauvaises pensées, les mauvaises croyances, les mauvaises influences, puissent être enterrées et ne plus revenir... »

Le pasteur accroche ainsi ses fidèles en leur racontant des histoires. Il leur fait vivre les scènes les plus spectaculaires des Évangiles, la jeunesse de Jésus, comme des contes, des légendes de la forêt.

Appelé à l'aide dans un village, le docteur se trouve en présence d'une famille autour d'un feu. À quelques mètres, à l'écart, une vieille femme attachée à un palmier s'égosille.

« C'est la folle, docteur. Elle est comme une panthère.

– Détachez-la !

– Jaa...mais !

– Détachez-la ! »

Les parents effrayés s'exécutent et prennent la fuite. Schweitzer s'approche et dénoue les liens de la pauvre femme qui, à peine libérée, se jette sur lui toutes griffes dehors. Le docteur a du mal à la maîtriser. Finalement, épuisée, la vieille se rend, et Schweitzer parvient à lui faire une injection de morphine. La folle s'apaise et ne bouge plus. Les villageois qui observent de loin reviennent prudemment ; ils regardent le miracle, puis le faiseur de miracle :

« Tu guéris aussi les fous ?

– Non. Je l'ai calmée, c'est tout. »

Mais la conviction des villageois est faite : le docteur est un grand n'ganga : il guérit les maladies magiques. À quoi bon essayer d'expliquer ? La réputation de Schweitzer est en marche !

En quelques mois, Joseph s'est rendu indispensable en tant qu'infirmier-interprète, et informateur de la tradition. En service, outre sa blouse blanche, il porte toujours des gants, de peur d'être contaminé, et son casque colonial qui renforce sa notoriété de factotum. Mais ce n'est pas avec ce qu'il gagne qu'il va pouvoir acheter une femme.

« Combien vaut une Pahouine, Joseph ? demande le docteur.

– Ça dépend des régions. Chez moi, sept à huit cents francs.

– Tu peux la payer par mensualités. Tu donnes vingt francs par mois, et on te donne la femme tout de suite.

– Non. Ça c'est une mauvaise affaire. Parce que si, un jour, je donne pas les vingt francs, la femme ne m'obéit plus et me répète que je n'ai rien à dire parce que j'ai pas payé.

– Bon. Si tu économises dix francs par mois, tu peux te marier dans... cinq ou six ans.

– Six ans ? Jaaa...mais ! Dans six ans, je suis vieux.

– J'ai une idée. On va te fabriquer une tirelire. Toutes tes économies, les pourboires des malades blancs, les gratifications que tu reçois pour les veillées ou les services extraordinaires que tu rends, on met tout dans la tirelire. Je suis sûr qu'en deux ans, on casse la tirelire et on trouve tes sept cents francs pour acheter la femme.

– Et si on me vole la tirelire ? »

Schweitzer, à court d'arguments, conclut :

« Joseph... est-ce que tu as vraiment envie de te remarier ?

– Je sais pas.

– Alors réfléchis encore. En attendant, il paraît qu'il y a encore un fou au poulailler ?

– Il est fou parce qu'on l'a poisonné.

– Qui l'a empoisonné ?

– Le sorcier.

– Explique-moi ça. »

Schweitzer sait bien que, même si Joseph connaît les secrets de la tradition, ce n'est pas à un Blanc qui vient d'arriver qu'il va les confier. Un jour, peut-être, le docteur ouvrira la porte de ce panthéon extraordinaire, comme il a ouvert celle de la philosophie, de la théologie et de la musique : en étudiant, en accumulant de l'expérience, avec beaucoup, beaucoup de patience. En posant cette question, il n'estime pas sortir du cadre de ses compétences : la mystique, le fétichisme, la pharmacopée traditionnelle, posent au missionnaire qu'il est devenu des questions troublantes. Comment pourrait-il convertir au christianisme des gens qui possèdent déjà de si fortes croyances ? Comment pourra-t-il seulement dialoguer avec ces hommes s'il ne connaît rien de leur religion, de leurs rites ?

« Ceux d'entre vous qui sont chrétiens ne croient pas à toutes ces choses ?

– Non. Mais celui qui dit un mot contre la coutume, ou qui sourit pendant qu'on sacrifie aux esprits, est poisonné tôt ou tard. Tu as vu la femme, là, qu'on a amenée ce matin et que tu n'as pas pu calmer avec ta piqûre...

– La folle ?

– Elle n'est pas folle. Elle est poisonnée. Elle deviendra tous les jours plus faible, et à la fin de la semaine, elle mourra. »

C'est ce qui est arrivé.

> *Les poisons sont beaucoup utilisés dans ce pays. Les tribus qui vivent entre l'Ogooué et le Congo ont très mauvaise réputation dans ce domaine. Les plantes poisons sont des armes terribles pour ceux qui en connaissent les secrets. Certaines drogues toxiques peuvent tuer en un laps de temps plus ou moins long, sans laisser la moindre trace. La plupart sont inconnues des Européens et même des Africains non initiés. Il y a celles qui tuent lentement. D'autres provoquent les symptômes d'une affection à virus. Il y a aussi les poisons-retard qui ne font effet que plusieurs mois après avoir été ingérés. Ils peuvent être administrés par voie buccale, par piqûre ou simple contact. L'empoisonnement par piqûre est le plus sûr. On enduit de substance toxique un éclat pointu de bambou de raphia qu'on place sur le chemin de la victime ; la moindre égratignure est fatale. Mais tous les poisons ne sont pas fabriqués à des fins nuisibles. La plupart sont destinés à enduire les flèches pour tuer le gibier. L'animal frappé est paralysé*[1].

« Parle-moi de la mort, Joseph.

– La mort ? La mort étend sa natte ; tous les hommes couchent dessus. Nous entretenons avec la mort des relations que les Blancs ne peuvent pas comprendre. Tu sais, docteur, qu'il y a des morts-vivants ?

– Non.

– Tu ne me crois pas. Demande au pasteur, il te racontera ce qu'il lui est arrivé chez les Eshira. »

Schweitzer découvre que Joseph devient un auxiliaire de plus en plus précieux, car il est l'image de cette vie traditionnelle qu'il faut connaître et respecter avant de s'imposer. Mais il faut aussi savoir se préserver des croyances qui peuvent entraîner très loin.

Un soir, Joseph dit au docteur :

« Je peux prendre la journée de demain, pour cause de pêche traditionnelle ?

– D'accord. À condition que tu nous rapportes quelques poissons.

---

1. Robert Arnaut, *L'Arbre à deux branches*, Presses de la Cité - CNRS.

– Ah! demain je peux pas : on pêche pas le poisson vraiment.

– Alors que faites-vous?

– On va rendre visite aux esprits du fleuve; on leur apporte de l'eau-de-vie et du tabac pour qu'ils nous laissent pêcher le lendemain.

– Donc, il te faut deux jours de congé.

– Oui.

– Mais tu peux y aller seulement le deuxième jour, le jour de la pêche?

– Jaa...mais! Une fois, dans ma famille, on n'a pas sacrifié aux esprits, et une femme s'est noyée.»

Les Schweitzer ont invité Ellenberger, Christol et Ottmann. La soirée a été agréable. Albert a joué quelques pages de Bach. Puis il a exhibé un étrange objet : un panier en écorce surmonté d'une statuette, d'une vingtaine de centimètres de haut, de forme plate et recouverte de fil de cuivre. À une large bande de métal verticale sont accrochés deux cabochons représentant des yeux. Le cou qui supporte la figure est cylindre sur la moitié de sa hauteur, puis s'évase en deux branches pour se terminer à la base par un petit socle polygonal.

«Mon Dieu! s'exclame Ellenberger, qui vous a donné ça?

– Les parents d'un type que j'ai opéré d'un éléphantiasis. Il ne savait pas comment me remercier. Vous trouvez que c'est un beau cadeau?

– Vous plaisantez. C'est une figure funéraire avec son panier contenant les reliques des ancêtres. C'est ce qu'il y a de plus étonnant dans l'art kota. On n'en connaît que quelques-uns comme ça en Europe. C'est une pièce rare, mais je vous conseille de la rendre à ses propriétaires, car, sortie de sa région et de sa fonction, cette figure de reliquaire peut avoir des effets néfastes.

– Vraiment?

– Écoutez, docteur. Nous touchons là à un monde qui nous est inconnu : au monde des morts. Ce sont des objets qui ne doivent pas quitter les familles.

– Pourquoi me l'ont-ils donné alors?

– Il n'est sûrement pas à eux. Mais ils n'ont pas pu vous donner les restes de leurs propres ancêtres. Impossible. Les missionnaires catholiques ne cessent de faire la chasse à ces reliques qui servent au rite du Bwiti. Ceux qui possèdent ces masques les cachent; ils les enterrent en forêt dans des lieux qui sont pour eux des nécropoles.

– Pourquoi les missionnaires s'en prennent-ils à ces reliques?

– Parce qu'elles représentent toutes les superstitions de l'Afrique. Ces paniers servent aussi à la conservation des médicaments secrets entrant dans les pratiques de sorcellerie. Regardez avec quel soin, avec quel respect cela est fait.

– À quand remontent ces sculptures ? »

Ellenberger a un geste vague :

« On ne sait pas. Elles n'ont pas plus de 200 ans puisque les Mahongwé sont arrivés avec les Fang, vers le XVIIIe siècle. Mais on est à peu près sûr que cette fabrication des reliques a disparu il y a une centaine d'années. Les vieux d'aujourd'hui les ont vu fabriquer par leurs grands-pères. Les fabricants de ces objets étaient à la fois sculpteurs et forgerons.

– D'où sortaient-ils le cuivre ?

– On trouve encore aujourd'hui dans le pays kota de grands chaudrons en cuivre qui ont été importés par les Portugais à l'époque de la troque. »

Schweitzer tourne et retourne l'objet, admiratif.

« Que me conseillez-vous de faire de cette sculpture ?

– La rendre à ceux qui vous l'ont apportée. Je ne crois pas être superstitieux, mais je n'aimerais pas avoir ça chez moi.

– Si je rends leur cadeau, c'est une injure.

– Dites-leur que vos ancêtres n'acceptent pas que les ancêtres de la forêt quittent leur région. Ils sont là pour protéger leurs enfants.

– Décidément, Ellenberger, vous auriez dû être missionnaire catholique. À propos d'ancêtres ! Joseph m'a dit que vous avez connu un mort-vivant. »

Ellenberger se renfrogne :

« Je n'aime pas beaucoup cette histoire. Mais si elle peut vous éclairer sur leurs croyances… »

Et il raconte :

« Dans un village eshira, à quatre jours de pirogue d'ici, je vis arriver un jour un type déguenillé, hirsute, avec des yeux hagards allumés par l'iboga. Il semblait inspirer une certaine crainte aux habitants. Pourtant, le soir, dans la clairière, ils formèrent un cercle éclairé par de petites flaques de résine enflammée. Ils avaient planté au milieu du cercle deux branches d'otounga, préparé une couronne de plumes et des graines pour les poignets et les chevilles. Ils attendaient, sans enthousiasme.

« Alors arriva l'étranger. Il s'approcha de moi et me dit : "Veux-tu savoir pourquoi ces gens me supportent sans m'aimer ? Il y a quelques années, je me rendais aux plantations de mon village. Soudain, un vent violent se leva, et apparut un homme en qui je reconnus mon frère

Nguia, mort depuis longtemps. Il me tendit la branche d'otounga qu'il tenait à la main. Je la pris par l'une des extrémités et aussitôt mes yeux se mirent à tourner, et mon frère disparut. En me voyant rentrer tout tremblant, mes parents crurent qu'on m'avait jeté un sort. Et dès que je pénétrai dans ma case, je vis le fantôme de Nguia. Il me fit signe de le suivre et je lui obéis.

« "À la sortie du village, nous rencontrâmes une immense assemblée d'hommes et de femmes ; c'était tous les morts de la régions. Parmi eux, je reconnus plusieurs défunts de mon village. Quand je fus au milieu d'eux, ils se mirent en marche et m'entraînèrent en forêt pendant quatre jours. Quand nous nous sommes arrêtés, les morts se sont mis à danser. Mon frère m'a dit : 'Tu ne retourneras au village que lorsque tu connaîtras nos danses.'

« "Il s'est approché de moi et d'un revers de ses deux mains qui tenaient un objet ressemblant à un grand papillon aux ailes étalées, il m'a coupé en deux par le milieu du ventre. Le bas de mon corps est resté à terre, pendant que la partie supérieure s'élevait dans le ciel. Nguia m'a dit : 'Je t'ai coupé en deux pour extraire de ton corps un mauvais médicament qui s'y trouvait. Désormais, il t'est interdit de manger du sel et tu ne devras avoir aucun rapport sexuel pendant quatre mois. Tu ne devras ni tuer, ni voler, mais au contraire donner à manger à celui qui a faim et secourir les malades.'

« "Quand Nguia eut fini de parler, je m'aperçus que je connaissais les danses des morts. Nguia ajouta : 'Tu montreras ces danses à ceux de ton pays.'

« "Et tous les morts disparurent. Depuis mon séjour au pays des morts, je passe dans les villages et je danse, je danse sans m'arrêter. J'attends l'ordre de Nguia." »

Un long et lourd silence suit le récit du pasteur.

« N'allez pas conclure, docteur, que l'Africain préfère la mort à la vie. Mais la fin de la vie n'est pas, comme pour l'Occidental, une destruction, ou une absence. La mort n'est qu'une transition, un passage, et, en aucun cas, le dialogue avec les vivants n'est interrompu. La mort est la grande peur des hommes, et aussi la suprême justice. Mais en Afrique traditionnelle, la mort n'est jamais naturelle. C'est soit une punition, soit une vengeance, soit un maléfice, soit un sacrifice. Si après l'interrogatoire du mort, ces doutes sont levés, la mort naturelle est acceptée.

– Et nous, dans tout ça, que faisons-nous ?

– Moi j'accompagne la mort, je prépare sa visite. Vous, vous la retardez, c'est tout. »

En vain j'avais espéré que je n'aurais pas de sérieuses opérations à faire avant l'achèvement de ma baraque médicale. Le 15 août, je fus obligé d'opérer d'une hernie étranglée un indigène arrivé la veille au soir. Cet homme, nommé Aïnda, me supplia d'intervenir, parce que, comme tous les indigènes, il connaissait bien les dangers de son état. Et il n'y avait vraiment pas de temps à perdre. On rassembla en hâte les instruments dispersés dans plusieurs caisses. M. Christol mit à ma disposition, comme salle d'opération, le dortoir de ses boys. Ma femme fut chargée de la narcose ; un missionnaire fonctionna comme assistant. Je fus profondément ému par la confiance avec laquelle Aïnda se plaça sur la table d'opération.

Dans son journal, Noël Christol note : « Avant de couper dans le vif, le docteur a un peu baissé la tête et a prononcé une courte prière. »

Schweitzer ajoute :

Tout alla bien, au-delà de ce que j'aurais osé espérer.

À peine avais-je eu le temps de me satisfaire que l'on m'amena un jeune homme dont la cuisse droite avait été affreusement déchiquetée par un hippopotame, dans le lac de Sonangué. Il revenait tranquillement de la pêche quand un hippopotame émergea subitement et projeta la pirogue en l'air. Poursuivi dans l'eau par l'animal furieux, il parvint enfin à atteindre la rive. Je craignais une forte infection traumatique, car, pour ce voyage de douze heures en pirogue, on lui avait enveloppé la jambe avec des linges malpropres.

1er novembre 1913. – Le docteur est appelé à N'Gomo. Mme Faure, une missionnaire, ayant circulé par mégarde en plein air sans porter son casque de liège, est atteinte de fièvre et d'autres symptômes inquiétants. Le passager de l'*Europe* qui a appris à Schweitzer que le soleil en Afrique équatoriale est le pire de nos ennemis disait vrai. Les insolations du Gabon sont réputées particulièrement graves. Le Blanc d'une factorerie faisait sa sieste ; dans le toit, un petit trou de la grandeur d'une pièce de deux francs permettait aux rayons du soleil de frapper sa tête pendant quelques minutes à peine ; l'insolation se déclara. Un Européen chavira avec sa pirogue et perdit son casque. Après s'être hissé sur l'embarcation retournée, il ôta aussitôt sa veste et sa chemise pour protéger sa tête. Mais déjà il était trop tard : la fièvre et le délire éclatèrent.

Suivant le conseil d'un médecin colonial expérimenté, je traitai l'insolation comme s'il s'agissait en même temps d'un cas de malaria et je fis une injection intramusculaire de quinine. Il est démontré que l'insolation est surtout dangereuse pour les personnes infectées de paludisme. En outre, dans les cas de ce genre, le malade, qui ne peut rien avaler ou qui rejette tout, doit cependant prendre du liquide, afin de prévenir le danger d'une lésion des reins pouvant entraîner la mort. La meilleure manière d'y parvenir consiste à lui administrer par injection hypodermique 300 centimètres cubes de sérum physiologique, c'est-à-dire d'une solution de chlorure de sodium à sept pour mille stérilisée.

En rentrant de N'Gomo, Schweitzer apprend que la baraque en tôle de l'hôpital est terminée. Quinze jours plus tard, son aménagement intérieur est également achevé dans ses parties essentielles.

La baraque, extrêmement pratique, comporte deux pièces de quatre mètres sur quatre. La première sert de chambre de consultation, la seconde de salle d'opération. Il y a en outre deux petits locaux accessoires placés sous le large avant-toit ; l'un sert de pharmacie, l'autre de laboratoire pour les stérilisations. Le plancher est en ciment ; les fenêtres, très grandes, atteignent presque le toit. Cette disposition permet à l'air chaud de s'échapper, au lieu de rester emprisonné sous la toiture. Sous le toit, en guise de plafond, un tissu blanc, fortement tendu, empêche les moustiques entrés par les fissures du toit de pénétrer dans les chambres.

Une salle d'attente et une baraque destinée à hospitaliser les malades les plus graves sont prévues pour le mois prochain. Schweitzer se voit déjà dans ce dortoir. Il fait venir les malades qui, en attendant, sont logés sous le hangar à pirogues. Sur le sol argileux, il dessine avec un bâton pointu de grands rectangles :

« Ça, c'est ton lit !... Ça... c'est le tien !... Le tien sera là ! Vous avez compris ? Maintenant, voici des haches. Vous allez couper le bois pour faire votre lit : quatre pieux solides terminés en fourche, des rondins de bois entrecroisés, des lianes et de l'herbe sèche. Le tout à cinquante centimètres du sol pour qu'on puisse mettre les caisses, les bananes et les ustensiles de cuisine de vos parents.

« Allez-y tout de suite ! La baraque n'est pas faite, mais je veux que les lits soient prêts. »

Le soir même, Albert écrit dans son journal :

La besogne ne manque pas en plus de la médecine. Je ne puis pas hospitaliser les malades de sommeil de façon permanente. Ils constituent un danger pour la station missionnaire. Plus tard on construira pour eux une case sur l'autre rive du fleuve, sur un emplacement isolé.

C'est l'une des grandes idées de Schweitzer : en quelques mois, il a compris le système social africain. Un Africain malade sorti de son village, privé des siens, a peu de chance de guérir ; on lui ôte une partie de sa force vitale qui est sa communauté. Pour que la médecine ne vienne pas briser ce mode de vie traditionnel pendant la période d'hospitalisation, Albert Schweitzer veut faire de Lambaréné non pas un hôpital à l'occidentale, mais un village où le malade est soigné, tout en continuant à vivre dans son environnement. Un ou plusieurs représentants de la famille sont donc invités à venir près de lui et, vaquant à leurs occupations, maintiennent le lien social. Il s'ensuit, évidemment, un aspect villageois de cet hôpital qui n'a rien à voir avec les bâtiments rutilants, les couloirs ripolinés, les chambres aseptisées de nos hôpitaux de ville, ce qui choque le visiteur occidental. Mais Schweitzer n'a plus de temps à perdre à expliquer ou à se justifier. Même au courrier de la mission de Paris, il répond assez sèchement. Ici, en forêt équatoriale, on n'a ni le temps ni les moyens de finasser, de composer, de faire des ronds de jambe, des politesses ; on avance ou l'on se fait bouffer par la forêt. La forêt est une mangeuse d'hommes ; seuls les plus forts survivent.

En cet hiver 1913, Albert Schweitzer vient d'avoir 38 ans. Il est dans la force de l'âge et n'a pas l'intention de gaspiller ses capacités. Il a une mission à accomplir, une mission dont il a tracé le cadre, fixé l'objectif. Pour l'atteindre, un seul moyen : travailler, et pas seulement physiquement. En Afrique, le piège est de se laisser aller à la paresse intellectuelle, de laisser pourrir lentement ses neurones. Notre esprit est comme la forêt vierge, si on ne le cultive pas en permanence, la brousse gagne très vite et on est asphyxié.

L'achèvement du « dispensaire » permet enfin à Hélène de prendre ses véritables fonctions. La « madame du docteur », comme disent les indigènes, se charge de l'entretien des instruments, ce qui n'est pas rien dans un pays où la rouille s'installe en quelques jours. C'est elle aussi qui se charge des préparatifs pour les opérations et de la narcose. Elle dirige le département de la lingerie. Les lessives pour l'hôpital sont très importantes car les bandes souillées ou infectées doivent être nettoyées à temps et suffisamment bouillies. Enfin, Hélène initie Joseph à ces travaux. Ce sont tous ces préparatifs qui limitent les opérations à trois par semaine.

> *Dans certaines régions de l'Afrique équatoriale, il est difficile d'amener les Noirs à se laisser opérer. J'ignore comment il se fait que ceux de l'Ogooué se précipitent littéralement sur la table d'opération.*

Cela vient sans doute de ce qu'un médecin militaire, nommé Jorryguibert, qui avait séjourné pendant un certain temps chez l'administrateur de Lambaréné, il y a quelques années, a fait ici avec succès bon nombre d'opérations. Je récolte ce qu'il a semé.

La confiance des indigènes m'effraye un peu.

Les opérés manifestent leur reconnaissance de différentes manières. Un homme délivré d'une hernie étranglée a donné vingt francs au docteur pour « payer le fil qui lui a recousu le ventre ». L'oncle d'un jeune garçon opéré d'ostéomyélite, menuisier de profession, est venu travailler quinze jours à l'hôpital gratuitement, et a fabriqué des armoires avec de vieilles caisses.

Le courrier de décembre m'a apporté la nouvelle de plusieurs dons en faveur de mon œuvre. Quel soulagement ! Comment remercier assez ces chers amis et tous ceux qui s'intéressent à notre entreprise ?

Un objet me revient à Lambaréné à peu près au triple de son prix d'achat en Europe. Cela tient au coût de l'emballage, aux frais du transport, de l'embarquement, du fret maritime, de la douane coloniale, et aux fortes pertes dues à la grande chaleur et à l'humidité ou au traitement brutal du chargement et du déchargement.

Décembre 1913. – Cependant, dans toute l'Afrique, émerge un mouvement dont on ne perçoit encore que les premiers frémissements : les Églises missionnaires qui ont profité de la puissance occidentale pour s'implanter connaissent une sorte de crise de croissance cachée par les admirables efforts des missionnaires.

Quelle est la situation exacte de l'Église chrétienne en Afrique, à la veille de la Première Guerre mondiale ? La colonisation place les peuples africains sous le joug du christianisme, mais les Blancs se déchirent entre eux. L'homme noir aperçoit alors un ultime recours : le prophète africain. Celui-ci dit à son peuple : « Prenons ce qu'il y a de meilleur dans nos croyances, ajoutons-y ce qu'il y a de meilleur dans la religion des Blancs, et bâtissons une religion idéale pour les Noirs. » D'où l'émergence de prophètes à cette période.

En Afrique du sud, Mgijlina Énoch, membre de l'Église méthodiste, s'en détache en 1912, se sentant appelé par Dieu. Sa secte des « israélites » annonce l'imminente fin du monde et exige la préparation du jugement.

Shembe Isaiah est un prophète zoulou qui n'obéit qu'aux ordres de Jéhovah. Il s'est détaché de l'Église baptiste et se présente comme le nouveau Moïse. Son Église de Nazareth, où voisinent les éléments traditionnels zoulous et les apports chrétiens, offre un exemple remarquable de syncrétisme.

En Afrique de l'Ouest apparaît un homme issu de l'Église méthodiste. Emprisonné pour avoir soutenu les revendications autonomistes de son pays, le Liberia, il sort de prison en 1913 où il a eu sa « révélation ». Le Seigneur lui a prescrit de prêcher le baptême chrétien et de lutter contre le fétichisme. Une bible sous le bras, il circule en Côte d'Ivoire dans la région du Grand-Lahou. Son nom est William Harris. Il parle à la foule. Il dit qu'il est l'envoyé de Dieu, que le prophète Gabriel l'a chargé de répandre la vraie foi. Pas celle des missionnaires blancs qui demandent de répudier les femmes et de n'en garder qu'une, ou qui parlent de péché originel, ce que personne ne comprend. Lui, William Harris, apporte une religion qui ne bouleverse pas les coutumes et ne remet pas en cause la tradition :

« Que ceux qui veulent me suivre renoncent au vol, au mensonge et à la trahison. Le Dieu qui m'envoie les protégera contre les mauvais sorts et les fétiches. Il n'y a qu'un seul Dieu, c'est celui dont je vous parle. »

La foule écoute cette parole nouvelle, car ce n'est plus un Blanc qui prêche, mais un Africain comme eux. Chacun pressent que ce langage lui est destiné. Harris opère de nombreuses conversions. Son influence est telle que l'administration coloniale s'en émeut. Bientôt, il sera expulsé de Côte d'Ivoire et rendu à son pays d'origine : le Liberia. Mais la religion harriste continuera de se répandre par l'intermédiaire de disciples qui poursuivront l'enseignement prophétique.

Pourtant, les missions catholiques et protestantes de l'Afrique ne s'attardent pas à considérer ces mouvements comme une concurrence possible. Schweitzer, lui-même, n'a jamais prêté beaucoup d'attention à ces mouvements.

Pendant sa première année à Lambaréné, il a employé le peu de loisir qui lui restait à préparer les trois derniers volumes de l'édition américaine des œuvres pour orgue de Bach. Il entretient son jeu grâce au piano à pédalier d'orgue qu'il a pu miraculeusement amener jusqu'ici sans dégât.

> *Au début, je manquais de courage pour travailler. Je m'étais familiarisé avec l'idée que mon œuvre en Afrique signifiait la fin de ma carrière d'artiste en Europe, et je croyais qu'il me serait facile d'y renoncer si je laissais mes doigts se rouiller. Mais un soir que je jouais avec mélancolie une fugue de Bach, l'idée me vint que je pourrais, au contraire, utiliser mes heures libres en Afrique à perfectionner mon interprétation et la rendre plus profonde. Aussitôt, je formai le projet*

de choisir l'une après l'autre des œuvres de Bach, Mendelssohn, Widor, César Franck et Max Reger, de les travailler jusque dans les plus petits détails et de les apprendre par cœur, même s'il fallait passer des semaines ou des mois sur un seul morceau. Combien j'appréciais de pouvoir m'exercer à loisir, sans être harcelé par le temps et l'échéance d'un concert à date fixe !

Février 1914. – Albert et sa femme passent une quinzaine de jours à Talagouga pour y soigner un missionnaire atteint de furonculose généralisée avec forte fièvre. Bien entendu, l'arrivée du docteur a attiré toute la population de la région et ce qui devait être un séjour de semi-repos s'est transformé en service de soins mobile.

Parmi ces pauvres gens se trouve un enfant de 5 ou 6 ans qui se met à hurler en entrant dans la salle de consultation. Ses parents le traînent de vive force en riant. Le garçon croit que le docteur est là pour l'égorger et le manger. L'enfant connaît probablement l'anthropophagie non par les contes, mais par l'horrible réalité, car cette coutume n'a pas encore entièrement disparu chez les Pahouins. Il est difficile de faire des constatations sur la fréquence actuelle de cette pratique qui appartient au rituel secret. Cependant, de temps en temps, on constate la disparition d'un individu, et lorsqu'on dit « il a disparu » on veut dire qu'il a été mangé. De même que les indigènes de ces régions n'ont pas complètement supprimé l'esclavage, malgré les efforts du gouvernement et de la mission. Bien sûr, il ne se pratique pas ouvertement. Ces esclaves, que l'on appelle d'ailleurs ici « serviteurs », ne sont pas maltraités. Ils vivent en général avec la tribu et, au bout d'un certain temps, font presque partie de la famille. La persistance de l'esclavage clandestin sur le bas Ogooué résulte probablement de la famine qui règne à l'intérieur du pays. Pour que leurs enfants aient assez à manger, les indigènes de ces régions les vendent aux habitants du bas Ogooué. La plupart de ces esclaves domestiques viennent de la région du cours supérieur de la N'Gounié.

En revenant de Talagouga, les Schweitzer s'arrêtent deux jours à Samkita, chez le missionnaire alsacien Léon Morel et sa femme.

Samkita est la station des léopards. Un de ces fauves avait fait irruption, une nuit, dans le poulailler de Mme Morel. Réveillé par les cris des volailles, son mari et ses boys se précipitèrent et ouvrirent la porte pour surprendre l'intrus. Mais d'un bond puissant, celui-ci disparut. Vingt-deux poules gisaient mortes sur le sol, entièrement déchirées. Seul le léopard tue ses victimes de cette façon, pour se repaître de leur sang.

Quelques jours auparavant, un autre léopard, ou peut-être le même, avait fait son apparition à Samkita et déchiré plusieurs chèvres.

Invitation aussi chez le missionnaire Cadier, qui est un grand chasseur ; ce qui n'est pas le cas de Schweitzer.

> *Les Noirs sont mécontents de moi, parce que je ne fais guère usage de mon fusil. Un jour, pendant une tournée en pirogue, nous passâmes près d'un caïman qui dormait sur un tronc d'arbre émergeant de l'eau ; je le contemplais au lieu de tirer.*
>
> *« Tu n'es bon à rien ! me dirent les pagayeurs. Si nous étions avec M. Cadier, il nous aurait tiré depuis longtemps un ou deux gros singes et quelques oiseaux, pour que nous ayons de la viande. Mais toi, tu passes à côté d'un caïman et tu ne saisis même pas ton fusil. » C'est vrai. Les singes n'ont rien à redouter de mon fusil. On peut en blesser trois au quatre qui restent suspendus dans les arbres ; et si l'on découvre le cadavre, il n'est pas rare de trouver avec lui un malheureux petit singe qui se cramponne en gémissant au corps encore chaud de la mère. Je n'utilise mon fusil que pour tirer les serpents qui abondent autour de ma maison.*

30 juin 1914. – Une incroyable nouvelle parvient à Lambaréné par le télégraphe : « L'archiduc François-Ferdinand, héritier du trône austro-hongrois, en visite officielle à Sarajevo, capitale de la Bosnie, vient d'être assassiné. » L'attentat suscite une profonde émotion dans le monde. À Rome, le pape s'est évanoui. À Londres, les journaux titrent : « L'assassinat du prince héritier austro-hongrois tombe comme un coup de foudre sur l'Europe ». L'empereur d'Allemagne, en voyage, rentre en hâte à Berlin. Le gouvernement français avoue qu'un conflit, de possible devient probable.

Port-Gentil, 25-29 juillet 1914.

> *Un abcès, pour l'incision duquel je croyais avoir besoin du médecin de Port-Gentil, m'a obligé subitement à descendre dans cette localité. Heureusement l'abcès s'est ouvert de lui-même dès notre arrivée. Il n'y a donc plus de complications à prévoir. M. Fourier, agent d'une maison d'exploitation forestière, dont la femme a passé deux mois chez nous, à Lambaréné, pour y faire ses couches, a l'amabilité de nous héberger, ma femme et moi, dans sa maison.*
>
> *Je ne puis encore me mouvoir, et, sur la véranda, je passe toute la journée sur une chaise longue, en compagnie de ma femme. Nous contemplons la mer et respirons avec délice la brise fraîche de l'océan. Cet air en mouvement nous paraît, à lui seul, quelque chose d'exquis.*

Avec ses jumelles, Schweitzer regarde les billes de bois s'accumuler dans la crique en attendant leur embarquement pour l'Europe.

Quand la traite disparut, au cours du XIXe siècle, le commerce se concentra longtemps sur la « troque » des produits. Mais, après avoir écrémé le littoral et le bord des rivières, il fallut s'enfoncer vers les terrains moins accessibles. Les produits étaient transportés à dos d'homme ou en pirogue jusqu'aux factoreries. L'ivoire, le produit le plus recherché, ne représentait qu'une quarantaine de tonnes par an. Le caoutchouc, les bois précieux, le bois rouge utilisé pour la teinture, l'ébène pour la marqueterie, formaient l'essentiel d'une exportation qui ne dépassait pas 2 000 tonnes par an. L'huile de palme, la gomme copal, complétaient ce commerce de troque. Mais l'arrivée des commerçants européens, vers 1870, et de personnalités comme de Brazza, offrirent d'autres possibilités, et l'on put nourrir pour le Gabon de grandioses projets de mise en valeur des immenses territoires acquis par la France. À la fin du XIXe siècle, les grandes sociétés obtinrent des concessions de plusieurs centaines de milliers d'hectares pour l'exploitation de ces territoires. Ainsi naquit la Société du Haut-Ogooué (SHO). Mais ces grandes compagnies furent bientôt confrontées au manque d'hommes dans ces régions sous-peuplées. En 1913, trois ou quatre grandes compagnies se lancent d'abord dans l'exploitation agricole, puis, après un semi-échec, dans l'exploitation forestière. Et cette exploitation prend très vite l'aspect d'un pillage des ressources naturelles. Il semble que cette richesse de la forêt gabonaise soit inépuisable : 22 millions d'hectares boisés ; 82 % de la superficie totale du pays ! Dès 1889, l'expertise des billes d'okoumé expédiées à Hambourg par le consul d'Allemagne à Libreville avait révélé les excellentes qualités de déroulage d'un bois facilement exploitable car abondant en bordure de rivière. Des débouchés furent facilement trouvés dans la fabrication de boîtes de cigares, puis dans l'industrie du meuble et dans l'aéronautique naissante. Les Africains se firent alors « coupeurs de bois ». L'exportation passa de 5 000 à 135 000 tonnes, entre 1900 et 1913.

C'est maintenant la voie Decauville qui rend possible l'extension de l'espace forestier. La tâche n'en est pas pour autant aisée. Seuls ont de la valeur les bois qui se trouvent à proximité de l'eau. À quoi bon abattre un arbre si on ne peut pas le transporter. Dans la forêt vierge, on se rend compte à quel point l'homme est impuissant face à la nature.

Tout d'abord, il s'agit de découvrir un emplacement favorable. Les arbres des espèces les plus diverses croissent pêle-mêle. Lorsqu'un emplacement favorable a été découvert, les hommes d'un village, ou le Blanc avec ses travailleurs, s'y installent. On établit un campement. C'est le ravitaillement qui cause le plus de difficultés. Où se procurer de quoi nourrir pendant des semaines ou des mois soixante à cent hommes ? Les villages les plus proches sont parfois à cinquante kilomètres. Les aliments usuels, les bananes et le manioc, sont difficiles à transporter et ne se conservent que quelques jours.

L'abattage du bois est fort pénible, à cause de l'épaisseur des troncs. Les géants de la forêt vierge ne sont pas ronds et lisses à leur base, mais ancrés au sol par un certain nombre de puissantes saillies à arêtes vives, sortes de contreforts qui relient le tronc aux racines principales. Impossible d'abattre un arbre au ras du sol. La cognée n'attaque le bois qu'à hauteur d'homme. Parfois même, il faut construire un échafaudage sur lequel les indigènes se juchent pour travailler.

Une fois le tronc à bas, on commence le tronçonnage. On le scie ou on le coupe à la hache en billes de quatre à cinq mètres de long. Lorsqu'on arrive au point où le tronc n'a plus que cinquante centimètres de diamètre, on abandonne le reste sur place et on le laisse pourrir. De même, on épargne les arbres dont l'épaisseur est excessive, parce que les billes trop volumineuses sont difficiles à manier. Généralement les marchands n'acceptent que les billes de 60 à 180 centimètres de diamètre.

L'abattage et le tronçonnage des arbres se font pendant la saison sèche, entre juin et octobre. Puis, on ouvre le chemin par lequel les énorme billes, pesant souvent quatre tonnes, seront roulées jusqu'à l'eau la plus proche. Trente hommes poussent et s'acharnent sur chaque tronc, avec des cris rythmés, et l'amènent à tourner lentement autour de son axe. Si le tronc est très grand, les forces humaines ne suffisent plus. Il faut alors avoir recours à des crics. Ou bien c'est une pente à gravir ! On encore le bois tombe dans une fondrière. En un après-midi, parfois, les trente hommes ne réussissent pas à faire avancer une bille de plus de cent mètres. Et le temps presse ! En prévision des hautes eaux, tous les bois devront avoir été roulés dans le lac ou la crique pour fin novembre ou début décembre, car leurs niveaux ne communiquent avec le fleuve que pendant cette période. Les bois qui ne seront pas à temps dans l'eau resteront dans la forêt et seront la proie des parasites, qui les rendront impropres à la vente.

Enfin les bois flottent dans l'eau libre, amarrés par des lianes aux arbres du rivage. Le Blanc arrive pour cuber et acheter. La prudence est de rigueur. Sont-ce vraiment des bois de l'espèce voulue ? Les indigènes n'ont-ils pas glissé en contrebande des billes semblables par leur écorce et leur fibre ? Tous les bois sont-ils frais, ou n'y a-t-il pas dans le nombre des billes de l'année précédente, ou plus anciennes encore ? L'ingéniosité des indigènes en matière de fraude dans le commerce du bois atteint un degré incroyable. Malheur au débutant !

Le cubage est une besogne malaisée, car il faut se maintenir constamment en équilibre sur les troncs mouvants qui tournent dans l'eau. Le commerçant paie alors la moitié du prix d'achat. Le reste sera versé lorsque le bois, que l'on frappe de la marque de l'acheteur, aura été amené sans encombre à la mer.

Ensuite, on lie les billes pour former des radeaux ou trains de bois. On n'utilise ni cordes ni filins. Les lianes flexibles sont meilleures et moins chères. La forêt en fournit de tout calibre, de l'épaisseur du doigt à celle du bras. Soixante à cent billes de quatre à cinq mètres de long sont disposées l'une derrière l'autre, sur deux lignes, et liées ensemble. Le radeau aura donc de huit à dix mètres de largeur sur quarante environ de longueur. Parfois, son poids atteint plus de deux cents tonnes. On assujettit d'énormes rames dans de puissantes fourches, à l'avant et à l'arrière pour pouvoir diriger, dans une certaine mesure, le train de bois. L'équipage d'un radeau compte de quinze à vingt flotteurs. Les hommes doivent connaître exactement la position des bancs de sable, qui se déplacent continuellement et sont difficiles à distinguer à distance. Quand le radeau échoue sur un banc de sable, il n'y a pas d'autre moyen de le remettre à flot que de détacher du train, l'une après l'autre, les billes qui se sont enfoncées dans le sable, de les dégager, puis de les réintégrer dans le radeau.

Dans des conditions normales, le flottage sur les 280 kilomètres qui séparent Lambaréné de Port-Gentil demande une quinzaine de jours. La navigation, rapide au début, se ralentit vers la fin, en amont de l'embouchure, car les marées commencent à se faire sentir. Dès lors, on n'avance plus qu'à marée descendante.

Il s'agit de diriger le radeau dans le N'Dougou, un bras du fleuve étroit, tortueux, long d'environ vingt kilomètres, qui débouche sur la rive sud de la baie du cap Lopez. Si les bois arrivent à la mer par un autre bras, ils sont perdus. La violence du courant les emporte à la vitesse de neuf kilomètres à l'heure jusqu'en haute mer. Mais si le train est amené par le bras débouchant du côté sud, il arrive dans une zone d'eau calme qui se prolonge le long de la grève, et parvient à Port-Gentil, où les billes sont logées dans le parc. Il arrive, les jours de tornade, qu'elles gambadent, pareilles à des marsouins folâtres, et, que, d'un bond, elles franchissent élégamment la clôture et se perdent en haute mer. Chaque journée d'entrepôt dans la baie du cap Lopez peut donc être fatale aux bois qui s'y trouvent; aussi attend-on avec impatience le bateau sur lequel ils seront embarqués.

Quand le tronc détaché du radeau doit être embarqué, des ouvriers circulent sur le train de bois ballotté par les vagues et arrachent les crampons, puis passent autour de la bille un filin au moyen duquel on la hissera à bord. Ce travail exige une habileté prodigieuse. Si les indigènes glissent sur les billes mouillées qui pivotent dans l'eau, ils ont les jambes broyées entre ces monstres de bois de trois à quatre tonnes, qui s'entrechoquent constamment.

Lorsqu'un train de bois a pu enfin être livré sans trop de dommages, l'équipage qui l'a amené se hâte de remonter le fleuve, soit en pirogue, soit sur un vapeur. Ces hommes, après avoir reçu leur salaire de l'acheteur, font dans une factorerie des achats considérables de tabac, de vin, d'eau-de-vie et de marchandises de tout genre. Ils rentrent chez eux riches, selon la notion indigène, et, en quelques semaines, tout leur gain a filé entre leurs doigts.

L'exportation des bois par Port-Gentil va sans cesse en augmentant. On expédie surtout de l'okoumé, qui est plus tendre que l'acajou et qui est un bois de grand avenir. Il existe encore d'autres essences précieuses dans la région de l'Ogooué : l'ékéwasengo ou « bois de rose », et le « bois de corail », qui ont une superbe couleur rouge; le « bois de fer », si dur qu'on en fabrique des roues dentées pour les machines des scieries; on trouve également un bois qui, raboté, a l'aspect du satin blanc moiré. Les plus beaux bois ne sont pas encore exportés, parce qu'on ne les connaît pas sur les marchés d'Europe.

Au début, je ne m'expliquais pas pourquoi tous les gens d'ici s'intéressent aux diverses qualités de bois de la région. Mais les relations constantes avec les exploitants forestiers ont fait de moi, dans l'espace de quelques mois, au dire de ma femme, un maniaque du bois.

30 juillet 1914. – Le petit vapeur fluvial d'une société commerciale de N'Djolé ramène les Schweitzer à Lambaréné. Le bateau transporte un lourd chargement de pétrole et n'avance que très lentement.

En l'absence du patron, les choses n'ont guère avancé à l'hôpital. Joseph a fait ce qu'il a pu, mais la construction de la baraque des contagieux est au point mort. Schweitzer est très en colère et s'en prend aux ouvriers qui n'ont rien fait. L'un d'eux réplique :

« Ne crie pas ! Tu es responsable. Tu n'avais qu'à être là avec nous. Quand tu es là, on travaille.

– Ah bon ! Il faut que je sois là pour que vous travailliez ?

– Bien sûr.

– Soit. Allons-y ! »

Schweitzer prend la pelle et attaque avec frénésie ; les hommes se mettent au travail.

Il consacre une partie de ses journées à écrire des lettres, d'innombrables lettres, deux à trois cents lettres par mois, tout en avouant que cette correspondance est pour lui une corvée. À la fin de la journée, il a d'horribles crampes dans la main, mais il s'en amuse en pensant que sa mère souffrait du même mal.

Il est toujours débordé de travail parce qu'il s'occupe de tout, ne laisse personne décider à sa place. Il est à la pharmacie, à la salle de consultation, sur les chantiers, sur le fleuve pour aller chercher du bois, du ravitaillement, des ouvriers. Il pousse la brouette, redresse les clous tordus pour les réutiliser.

Il sait que la guerre est proche. Qu'importe. Ici, on est loin des conflits et des affaires des Blancs ! Et puis, qu'y a-t-il de plus urgent que la construction de cette baraque pour les contagieux, sur l'autre rive ? Sa guerre à lui, elle est là, impitoyable, sauvage. Ses ennemis s'appellent malaria, trypanosomiase, tuberculose, ulcères, amibiase, filariose, paludisme, lèpre. Ses armes sont dérisoires pour tenir en respect les bataillons de moribonds, d'infirmes, de déchiquetés, de pourris qui arrivent jusqu'à lui. Pour quoi vont-ils se battre, là-bas, en Europe ? Le savent-ils ? Lui, sait pourquoi il est là, en armes, au point du jour. Il se sent responsable de chaque mort, et vainqueur à chaque guérison.

> *Comment décrire ce que je ressens lorsqu'on m'amène un de ces malheureux ? je suis le seul à des centaines de kilomètres à la ronde qui puisse le soulager. Pouvoir le délivrer de ses horribles souffrances m'apparaît comme une grâce toujours renouvelée. La douleur est un despote plus terrible que la mort. Je place ma main sur le front du malheureux qui gémit et lui dis :*
>
> *« Sois tranquille. Dans une heure, tu dormiras, et quand tu te réveilleras, tu n'auras plus mal. »*
>
> *Dans le dortoir sombre, je surveille le réveil du malade. Sa main cherche la mienne et ne veut plus la quitter. Alors je commence à lui raconter que c'est le Seigneur Jésus qui a ordonné au docteur et à sa femme de venir dans l'Ogooué. Les rayons du soleil éclairent la case à travers les buissons de caféiers. Et, Noirs et Blancs, nous réalisons la parole du Christ :*
>
> *« Vous êtes tous frères. »*

Il n'y a là aucune vanité professionnelle, seulement une compassion qui s'exprime avec simplicité, presque avec naïveté. Sa fonction médicale n'est pas un titre de gloire; elle lui sert à tendre la main. Albert Schweitzer peut être satisfait : en quinze mois, il a soigné plus de trois mille personnes. Les Blancs et les Noirs font des centaines de kilomètres en pirogue pour venir à son hôpital. N'est-ce pas là la plus belle victoire?

Paris, 31 juillet 1914. – Le grand orateur Jean Jaurès est assassiné. L'Europe est une poudrière. Tous les pays participent à une course aux armements ruineuse. L'Empire allemand redoute une attaque de la Russie, et le Kaiser envisage une attaque préventive. Mais la Russie est alliée à la France et à la Grande-Bretagne, et l'un des buts de la politique française est de recouvrer l'Alsace-Lorraine.

1er août 1914. – Ordre de mobilisation générale en France. L'Allemagne déclare la guerre à la Russie.

2 août 1914. – L'Allemagne envahit le Luxembourg et adresse un ultimatum à la Belgique.

CHAPITRE V

Comment le docteur de la forêt devient suspect

3 août 1914. – L'Allemagne déclare la guerre à la France.

Lambaréné ne peut recevoir les nouvelles à cause des éléphants : les grandes tranchées qui traversent la forêt vierge pour laisser passer la ligne télégraphique sont bien tentantes pour ces animaux. Les poteaux droits et lisses sont d'un attrait irrésistible pour se frotter ; mais, dès qu'ils s'appuient un peu fort, les poteaux cèdent. Les pachydermes peuvent ainsi renverser une ligne télégraphique sur une grande distance, en une seule nuit, et les équipes de réparation n'interviennent que plusieurs jours, plusieurs semaines plus tard. Les éléphants ne s'en prennent pas qu'à la ligne télégraphique : ils ravagent consciencieusement les plantations de bananiers, et si les bananes viennent à manquer, comme le riz n'arrive plus d'Europe, c'est la famine assurée. Les éléphants sont de plus en plus nombreux, car les indigènes chassent de moins en moins ; ils gagnent plus d'argent dans les entreprises des Blancs que comme chasseurs. Ils en oublient leur art primitif de la chasse au piège, en préférant le fusil, mais les autorités d'Afrique équatoriale ne délivrent que peu de poudre pour éviter les révoltes éventuelles. Tout cela contribue à la multiplication des éléphants et aux saccages des plantations.

5 août 1914. – Les Schweitzer voient arriver l'administrateur français encadré par quatre miliciens armés, baïonnette au canon.

« Docteur, dit le fonctionnaire d'un ton solennel, j'ai le regret de vous faire savoir qu'en tant que ressortissant allemand, vous êtes en état d'arrestation. À partir d'aujourd'hui, interdiction vous est faite de quitter votre domicile, de communiquer avec l'extérieur et d'exercer la médecine.

– D'exercer la médecine ? Mais l'hôpital...

– Ce sont les ordres de Paris. Si vous étiez en France, vous seriez placé dans un camp.

– Je ne suis pas allemand ; je suis alsacien.

– L'Alsace est rattachée à l'Allemagne... jusqu'à nouvel ordre. Vous êtes donc allemand, et le Gabon est un territoire français.

– Ma femme est-elle frappée de la même mesure ?

– Bien entendu. J'espère que vous ne mettrez pas nos soldats dans l'obligation de faire respecter ces ordres.

– Parce que nous sommes gardés militairement ?

– Je ne sais pas si vous êtes au courant, docteur, mais l'Allemagne a déclaré la guerre à la France. Et je dois répondre de votre conduite.

– Que va devenir l'hôpital ? »

L'administrateur hausse les épaules.

« Permettez-moi, au moins, de tenir au courant de notre situation quelques amis à Port-Gentil et à Libreville.

– Libreville ne se sent pas en totale sécurité. Les Allemands du Woleu-Ntem et du Cameroun sont tout près. Les autorités de Libreville font revenir la troupe en poste à Cap Lopez pour renforcer la garde. On se souvient du coup de la canonnière d'Agadir. »

Les deux miliciens appliquent la consigne : « On ne passe pas ! »

Monsieur et Madame Docteur ne mettent plus le nez dehors. Le personnel de l'hôpital et les malades ne peuvent pas croire à cette arrestation. Les familles viennent aux nouvelles. La mission tente d'intervenir pour lever cette mesure stupide. Albert écrit au lieutenant-gouverneur du Gabon pour protester contre le régime indigne qui lui est imposé. Rien n'y fait. Le missionnaire Morel de Samkita a, lui aussi, été arrêté et consigné à l'école des filles de Lambaréné.

À l'hôpital, le pauvre Joseph fait ce qu'il peut : les pansements et quelques soins de base. Il s'emploie surtout à veiller à ce que l'absence du docteur n'incite pas les malades au pillage. Il a bien tenté de s'approcher de la maison du docteur, ne serait-ce que pour l'apercevoir, mais les sentinelles l'ont mis en joue.

Pourtant, les gens ne cessent d'arriver à l'hôpital, car aux malades s'ajoutent les curieux, ceux qui veulent témoigner leur gratitude. Dans la forêt, le tam-tam a transmis la nouvelle : « le docteur blanc ne peut plus soigner ».

Après deux semaines, on autorise Albert à écrire en France, sachant que, de toute façon, les lettres ne partiront pas, puisque aucun bateau français ne rallie plus le Gabon depuis le mois de juin. Voilà donc Schweitzer condamné à l'inactivité physique, enfermé dans sa case au milieu de la forêt, comme une bête sauvage captive. Seul son cerveau fonctionne en toute liberté.

> *Dès mes premières années à l'université, j'avais commencé à douter de l'idée que l'humanité s'orientait irrésistiblement vers le progrès. J'avais l'impression que l'idéal brûlait plus faiblement, sans qu'on le remarquât ou s'en souciât. Que de fois j'avais constaté que l'opinion, loin de blâmer l'expression publique de thèses barbares, les acceptait au contraire, et jugeait opportune la conduite inhumaine des États et des peuples.* [...]
>
> *Lorsque nous jetions un regard en arrière dans tous les domaines pour mesurer les progrès accomplis, nous y apportions un optimisme qui me paraissait inconcevable. Partout on semblait admettre que non seulement nous avions avancé du point de vue de la technique et des sciences, mais que, dans le domaine spirituel et moral, nous étions parvenus à un niveau plus élevé et qui ne serait plus jamais mis en question. Or il me semblait à moi que dans la vie spirituelle, non seulement nous n'avions pas dépassé les générations précédentes, mais que sur beaucoup de points, nous vivions de leurs conquêtes, et qu'une bonne part de ces biens commençait à fondre entre nos doigts.*
>
> *J'avais médité alors d'écrire une œuvre intitulée :* Nous autres, les épigones.
>
> *Quelque importance que nous attachions à la science et aux pouvoirs humains, il est évident que seule une humanité poursuivant des fins morales peut bénéficier dans une pleine mesure des progrès matériels et triompher en même temps des dangers qui les accompagnent. À la génération qui a cru au progrès immanent s'accomplissant en quelque sorte de soi-même, automatiquement, et qui a pensé pouvoir se passer des idéaux moraux en progressant uniquement par le savoir et le pouvoir, la situation où elle se trouve aujourd'hui a donné la preuve terrible qu'elle s'était trompée.*
>
> *Le seul moyen de sortir du chaos actuel est d'adopter une conception du monde qui nous ramène sous la domination des idéaux de vraie civilisation qu'elle comporte.*

Telle est la pensée d'Albert Schweitzer lorsque, prisonnier dans sa maison, il peut consacrer tout son temps à cette réflexion. Il en est arrivé à considérer la décadence de la civilisation comme une conséquence de l'affaiblissement continu de l'affirmation de la vie morale dans la conception moderne du monde. Il est persuadé que l'affirmation de la vie et l'éthique, en s'interpénétrant, sont les conditions de toute vraie civilisation. Une démarche première s'impose pour sortir de l'impasse : atteindre, par une méditation nouvelle, sincère, simple et directe, cette vérité seulement pressentie et crue, jusqu'ici, bien que maintes fois déclarée évidente. Tout ce qu'il a trouvé dans la tradition philosophique sur l'éthique le laisse à mi-chemin. Les notions du bien qu'elle a conçues sont si peu vivantes, si peu naturelles, si vides de substance qu'on ne peut les rapporter à l'affirmation de la vie. Il découvre que la région centrale de la philosophie où l'a conduit sa méditation sur la civilisation et la conception du monde est une terre inexplorée. Il voit bien la notion qu'il s'agit d'atteindre, mais il ne peut la saisir ni la formuler.

Novembre 1914. – Le ministre des Colonies ordonne qu'on lève la mesure d'assignation à résidence. Albert peut reprendre du service à l'hôpital, sous surveillance des miliciens. Il est tout de même satisfait, et s'efforce d'oublier la mesure infamante dont il vient d'être victime. Il va pouvoir sauver des vies pendant que d'autres donnent si facilement la mort. Mais il se trouve dans une situation embarrassante vis-à-vis des Noirs, car il a honte de la guerre des Blancs et ne peut l'expliquer en tant que chrétien. Son embarras est tel qu'il dissimule les journaux illustrés pour que les boys ne voient pas les photos d'atrocités.

> *Curieuse réaction de censeur,* écrit Marco Koskas. *En prenant cette précaution dérisoire ou hypocrite, il pare au plus pressé, car il est persuadé que la guerre va sérieusement entamer, voire ruiner, le crédit du christianisme aux yeux des Noirs. Rien n'est plus surprenant que cette attitude de la part d'un homme qui a toujours clamé haut et fort que le christianisme n'avait rien à craindre de la vérité, d'un homme qui a lu les Évangiles avec un souci maniaque de la vérité historique, un homme qui doit sa réputation de théologien à ce même souci de vérité.*

On peut imaginer Albert Schweitzer un peu déboussolé dans ce chaos qui remet sa philosophie en question.

1915. – Année difficile. Il pleut beaucoup. Les baraques de l'hôpital souffrent énormément. Il a fallu élargir et paver les rigoles pour l'écoulement de l'eau qui descend de la colline. Pour cela, les hommes et Schweitzer lui-même sont allés chercher de grosses pierres, parfois très loin, en pirogue. Quatre mois pendant lesquels Schweitzer est beaucoup plus maçon que médecin. Mais alors qu'il croit avoir réglé son problème majeur, il découvre que les termites ont pénétré dans les caisses de réserve des médicaments et de matériel de pansement. Il faut sortir au plus vite les choses à sauver. C'est l'odeur spéciale des termites qui a attiré l'attention du docteur. Les insectes sont passés par un trou minuscule et ont tout envahi. Ils ont probablement été attirés par un flacon de sirop dont le bouchon de liège ne fermait plus bien.

Oh! la lutte contre la gent rampante, en Afrique! Quel temps on perd à se mettre en garde contre elle! Et quelle rage impuissante, quand il faut sans cesse constater que l'on a quand même été vaincu!

Ma femme a appris à souder pour pouvoir fermer hermétiquement les boîtes en fer-blanc contenant de la farine ou le maïs. On craint beaucoup ici certains petits scorpions et d'autres insectes piqueurs. Leur présence rend si prudent que l'on ne se risque jamais à introduire la main à l'aveuglette dans un tiroir ou dans une caisse, comme en Europe. Les doigts ne s'aventurent que sous le contrôle des yeux.

Les célèbres fourmis guerrières sont aussi des ennemis redoutables. Dans leurs grandes migrations elles marchent en colonnes par cinq ou six en ordre exemplaire. J'eus l'occasion d'observer une fois, non loin de notre maison, une colonne dont le défilé dura trente-six heures. Si dans leur marche elle traversent un terrain découvert ou un sentier, les « soldats », armés de puissantes mandibules, forment une haie de plusieurs rangs sur les flancs de la colonne et protègent les ouvriers qui transportent le couvain. En formant la haie, les soldats tournent le dos à la troupe, comme naguère les cosaques qui gardaient le tsar. À un certain moment, les colonnes se déploient. On ignore la façon dont se transmet le commandement, mais en un clin d'œil une grande surface se couvre d'un grouillement noir. Tout ce qui s'y trouve en fait d'animaux de petite taille est perdu. Mêmes les grandes araignées sur les arbres ne peuvent se sauver. La tragédie est effroyable.

Notre maison se trouve sur une importante voie stratégique de ces fourmis. C'est de nuit qu'elles se mettent ordinairement en campagne. Un piétinement et un gloussement particuliers des poules nous avertissent du danger.

Il s'agit alors de ne pas perdre un instant. Je saute hors du lit, je cours au poulailler et je l'ouvre. Si les poules restaient enfermées, elle deviendraient la proie des fourmis. Celles-ci se glissent dans les narines et dans le bec des volailles et les étouffent; puis, elle les dévorent en peu de temps et ne laissent que les os proprement nettoyés. Pendant ce temps, ma femme a saisi le clairon suspendu à la paroi du poulailler et a sonné trois coups. C'est le signal enjoignant aux hommes valides de l'hôpital de courir au fleuve et d'en remonter des seaux pleins d'eau. On mélange du lysol à l'eau, puis on arrose le sol autour de la maison et sous la maison. Durant cette opération, nous sommes copieusement maltraités par les soldats. Ils grimpent le long de nos jambes et nous enfoncent les mandibules dans la peau. Ces bestioles mordent si fort que l'on n'arrive pas à les faire lâcher prise. Quand on veut les ôter, leur corps se partage et leurs mandibules restent dans la chair.

Heureusement, les fourmis ne peuvent pas supporter l'odeur du lysol, et elles se remettent en route. Les principales migrations de ces fourmis ont lieu au début et à la fin de la saison des pluies.

Juin 1915. – La guerre sous-marine isole complètement les colonies africaines. Le torpillage du paquebot *Lusitania*, qui a fait 1 200 victimes, interdit tout espoir de regagner la France.

Lambaréné s'assoupit. Le vapeur n'arrive plus qu'une fois par semaine, et vide. L'hôpital ressent cruellement ces changements. Schweitzer doit envisager une autre politique économique, peut-être une autoproduction plus intense. Mais il vit actuellement dans une sorte de torpeur qu'il n'ose pas appeler découragement. Comme tout le monde, il attend de cette guerre lointaine un dénouement qui tarde beaucoup ; bientôt un an que l'Europe s'est enflammée. Schweitzer réfléchit à cette civilisation que l'on se borne à analyser comme héritière du passé. Certes, il a écrit *Nous autres, les épigones*. Mais a-t-il clairement aperçu le rapport entre la civilisation et notre conception du monde ? La catastrophe de cette civilisation ne provient-elle pas d'une défaite de la pensée ?

La volonté de civilisation est une volonté universelle de progrès qui reconnaît l'éthique comme la plus haute des valeurs. Quelque importance que nous attachions à la science et à la technique, seule une humanité poursuivant des fins morales peut bénéficier des progrès matériels et vaincre les périls qui les accompagnent. La civilisation est progrès : progrès matériel et spirituel, tant de l'individu que des collectivités. La civilisation est double en son essence : elle se réalise par la domination de la raison à la fois sur les forces de la nature et des tendances de l'être humain. Lequel de ces deux progrès est le plus essentiel ? Le moins évident : celui qui assure la domination de la raison, car la maîtrise des forces de la nature par la science ne représente pas un progrès pur si, à côté de ses bienfaits, il produit aussi des dégâts qui mettent en cause la civilisation même. Les conditions économiques actuelles qui menacent la civilisation proviennent de ce que nous nous servons des forces de la nature comme de machines. Une conscience saine de la civilisation ne se forme que là où l'on sait faire la distinction entre ce qui est essentiel à la civilisation et ce qui n'est que superfétatoire.

Cédant à son intérêt mystérieux pour l'univers, l'homme cherche constamment à élargir le champ de ses connaissances et de son activité. Il désire que les biens qui procurent le bien-être deviennent le partage de tous, que la sagesse et la justice règnent, que l'on trouve le moyen de diminuer la misère et la souffrance, que l'on développe les arts et les lettres, que l'on affine les sentiments et que les forces de la nature soient domptées pour être mises au service du progrès.

> *L'humanité doit donc parvenir à une vraie civilisation. Mais celle-ci, dit Rabindranath Tagore, n'existe que là où règne un noble et profond sentiment humanitaire. Les conquêtes matérielles sont chose toute relative. Elles n'ont d'effet bienfaisant que si l'humanité accomplit également des progrès spirituels et moraux. Or, là où le spirituel aurait été plus que jamais nécessaire, au sein d'une civilisation aussi fortement entraînée par le matériel, nous l'avons laissé dépérir. Mais comment avons-nous pu négliger à ce point la composante spirituelle de la civilisation ?*
>
> *La force qui pousse les hommes vers le progrès lui vient d'une conception du monde optimiste, affirmant la valeur en soi de la vie et du monde et en conséquence impliquant l'obligation d'élever l'existence à son plus haut degré de valeur. C'est de là que naissent la volonté même, l'espérance et déjà les réalisations en vue d'améliorer les conditions de vie de l'individu et de la société, des peuples et de toute l'humanité. Ces dispositions elles-mêmes doivent entraîner une suprématie de l'esprit sur les forces de la nature, un progrès dans le rapprochement des hommes entre eux, sur les plans religieux, social, économique ou pratique, ainsi qu'un perfectionnement spirituel de l'individu et de la collectivité.*
>
> [...]
>
> *Le droit et l'éthique proviennent ensemble de la même idée. Le droit représente ce qui dans le respect pour la vie se laisse objectivement codifier; l'éthique même échappe à la codification. Le fondement du droit est le sens humanitaire. C'est une folie que de vouloir ignorer les liens qui existent entre droit et conception du monde.*
>
> *C'est ainsi qu'une conception du monde constitue la cellule reproductrice où germent toutes les idées et tous les sentiments qui déterminent le comportement de l'individu et de la société.*
>
> *Le progrès ne deviendra équitable qu'avec la naissance et le développement d'une mentalité nouvelle capable par l'éthique de remettre de l'ordre dans ce chaos. En définitive, il s'avérera que seule l'éthique pourra inspirer les actions nécessaires pour sortir de la décadence*[1].

Au moment même où Albert Schweitzer, au fond de sa forêt, se laisse bercer par ce rêve, sur les fronts de Champagne, en Russie, aux Dardanelles, les offensives reprennent. Joffre lance un appel général :

« Soldats de la République ! après des mois d'attente, l'heure est venue d'attaquer pour vaincre. Allez-y de plein cœur pour la délivrance du sol de la patrie ! »

Les quelques mois de calme relatif ont permis, de part et d'autre, d'améliorer l'armement, de le rendre plus efficace, c'est-à-dire plus meurtrier. Nous sommes loin de l'éthique d'Albert Schweitzer.

---

1. Albert Schweitzer, *La Civilisation et l'éthique*. (À noter la surprenante actualité de ce texte, en 2009.)

Août 1915. – La santé d'Hélène donne des inquiétudes à Albert. Elle est très fatiguée, ne mange presque pas, et ses nuits sont agitées. Fort heureusement, le couple à été invité à Cap Lopez chez des amis. L'air de la mer semble redonner des forces à Hélène.

Début septembre, un message apprend à Schweitzer que Mme Pelot, la femme du missionnaire de N'Gomo, est très malade et que l'on souhaite la présence du docteur. N'Gomo est à 200 kilomètres en amont.

Le seul moyen de transport disponible est un petit vapeur qui traîne deux remorques surchargées. Albert n'a pas eu le temps de prévoir son ravitaillement de voyage et il partage ses repas avec les Noirs du convoyage.

Le vapeur navigue prudemment entre les bancs de sable ; c'est la saison sèche.

Assis sur le pont d'une des remorques, indifférent à ce qui l'entoure, Albert se perd dans cette notion universelle de l'éthique que ne nous livre aucune philosophie. Le problème se dérobe sans cesse à son esprit.

Au soir du troisième jour de voyage, alors que le convoi avance dans la lumière du soleil couchant et dérange une bande d'hippopotames, surgissent dans l'esprit d'Albert quatre mots qu'il n'a pas cherchés : *respect de la vie*. C'est l'illumination :

> *La porte d'airain avait cédé. La piste s'était montrée à travers le fourré. Enfin je m'étais ouvert une voie vers le centre où l'affirmation du monde et de la vie se rejoignent dans l'éthique. Je tenais la racine du problème. Je savais que cet ensemble qui détermine une civilisation digne de ce nom, trouve son fondement dans la pensée.*

Pour Albert Schweitzer, si l'homme veut avoir une idée claire de lui-même et de sa relation avec l'univers, il faut qu'il se détourne des multiples notions créées par sa pensée et son savoir, pour réfléchir au fait de sa propre conscience. Quand l'homme affirme sa volonté de vivre, il se comporte d'une manière naturelle et sincère. Il confirme un acte déjà accompli dans son inconscient en le renouvelant dans sa pensée consciente. Après ce premier constat, Schweitzer peut faire avancer sa réflexion :

> *L'homme qui pense éprouve le besoin de témoigner le même respect de la vie à toute volonté de vivre autre que la sienne. Il considère comme mauvais : de détruire la vie, de nuire à la vie, d'empêcher de croître une vie susceptible de se développer. Tel est le principe absolu, fondamental de l'éthique, ainsi que le postulat fondamental de la*

pensée. La grande lacune de l'éthique jusqu'à présent est qu'elle croyait n'avoir affaire qu'à la relation de l'homme à l'égard des humains. Mais en réalité, il s'agit de son attitude à l'égard de l'univers et de toute créature qui est à sa portée. L'homme n'est moral que lorsque la vie en soi, celle de la plante et de l'animal aussi bien que celle des humains, lui est sacrée, et qu'il s'efforce d'aider dans la mesure du possible toute vie se trouvant en détresse. L'éthique du respect de la vie contient donc en soi tout ce qui peut se révéler comme amour, dévouement, compassion à la douleur, sympathie dans la joie et le commun effort.

Le monde toutefois présente le spectacle effroyable de la volonté de vivre divisée contre elle-même. Toute existence vit aux dépens d'une autre, en détruit une autre. L'homme est contraint de vivre aux dépens d'autres vies, de commettre continuellement des destructions et des actes nuisibles à la vie. En sa qualité d'être moral, il lutte pour échapper autant que possible à cette nécessité ; il aspire à faire preuve d'humanité et à soulager la souffrance. [...]

Par l'affirmation éthique du monde et de la vie, nous arrivons à une compréhension supérieure qui nous fait discerner ce qui est essentiel dans la civilisation de ce qui ne l'est pas. La prétention absurde de nous croire civilisés perd son pouvoir sur nous. [...]

C'est donc une volonté de progrès plus profonde et plus morale jaillie de la pensée qui nous tirera de notre pauvre civilisation et de ses errements pour nous ramener à la civilisation véritable. Ainsi surgira, tôt ou tard, la Renaissance définitive qui apportera la paix au monde.

Son repos forcé et son séjour au bord de la mer ont permis à Albert de réfléchir à la relation qu'il entretient avec les travailleurs et les malades noirs. Certes, sa vision du colonialisme reste la même :

Là où les Européens, parés du nom de Jésus, sont parvenus, un grand nombre de peuples a déjà disparu, tandis que d'autres sont en train de disparaître. Qui décrira les injustices et les cruautés commises au cours des siècles par les peuples d'Europe ? Qui pourra évaluer les maux causés par l'eau-de-vie et les maladies que nous leur avons apportées ? Le bien que nous leur faisons est un acte, non de charité, mais de réparation. Pour chaque homme qui a fait souffrir, il en faut un qui parte et porte secours...

Les Nations sont incapables de s'acquitter de leurs devoirs humanitaires. Seule la société des individus peut y faire face.

La guerre renforce sa conviction qu'il ne faut rien attendre des sociétés, mais que l'on peut espérer humaniser l'individu. Son jugement envers la société noire dans laquelle il est plongé est moins manichéen qu'au début de son séjour, et son attitude vis-à-vis du personnel s'en trouve quelque peu modifiée. Moins de paternalisme. Désormais, lorsqu'il paie un ouvrier, il veut que le travail soit exécuté. Il ne prend plus la pelle pour remplacer un tire-au-flanc, il le congédie. Il exige que le travail soit bien fait, dans un délai normal, comme il l'exigerait s'il était à Gunsbach. Il n'est pas là pour payer sa dette à l'Afrique, il est là pour l'aider. Parfois, le patron s'énerve un peu et secoue l'indolence de ces gens que le goût du labeur n'étouffe pas, sauf quand leur intérêt personnel est en jeu. Il commence même à comprendre le système de « travail obligé » imposé avant lui.

> *Dois-je traiter l'homme de couleur comme un égal ou comme un inférieur ? Je dois lui montrer que je respecte la dignité de tout être humain. L'essentiel est qu'il existe un esprit de fraternité. Jusqu'à quel point cet esprit se manifestera-t-il dans les rapports quotidiens ? C'est là une question d'opportunité. Le primitif est comme un enfant. Sans autorité on n'obtient rien de l'enfant. Par conséquent, j'établirai les formules de nos relations de manière à ce que mon autorité naturelle y soit exprimée. Mon attitude vis-à-vis du primitif, je la définis de la façon suivante : « Je suis ton frère, mais ton frère aîné. »*

Noël 1915. – Encore un Noël de guerre ! Encore un Noël en forêt vierge ! Chez les Schweitzer, l'arbre de Noël est un petit palmier, et les bougies de l'an dernier sont aux trois quarts consumées.

C'est le moment qu'a trouvé Joseph pour annoncer qu'il va quitter l'hôpital :

« Je comprends, docteur, que tu sois obligé de réduire mon traitement de moitié. C'est la guerre chez toi. D'ailleurs, pourquoi elle dure si longtemps ? Ils ne peuvent pas faire un palabre pour en finir ? Qui va payer tous ces morts aux familles ? Pourquoi le pape, le grand chef de tous les chrétiens, il ne dit pas "Arrêtez" ? En tout cas, moi, je dois nourrir mes parents et je ne peux pas rester ici à trente-cinq francs par mois, non vraiment je ne peux pas.

– Tu veux toujours te marier ?

– Oui. J'ai deux cents dans la tirelire. Il en manque encore beaucoup, alors tu vois.

– Je suis désolé, Joseph, mais je ne reçois plus rien d'Europe. Tu sais que tu me mets dans un drôle de pétrin. Tu connais tout à l'hôpital : les piqûres, les pansements, tout. Comment je vais faire sans toi ?

– Tu as Madame Docteur. Et puis, tu as N'Kendjou.

– N'Kendjou, oui, il est bien, mais il ne sait pas tout ce que tu sais. »

Joseph est presque attendri. Puis :

« Trente-cinq francs, docteur, c'est pas possible, vraiment !

– Je vais te regretter, Joseph. Tout le monde ici va te regretter.
– Moi aussi je va regretter l'hôpital. Mais trente-cinq francs, non, vraiment! »

Février 1916. – Les nouvelles de la guerre parviennent maintenant assez régulièrement. Tous les quinze jours environ, on apporte de N'Djolé ou de Port-Gentil les télégrammes qui résument les communiqués quotidiens. L'administration du district les fait porter par un milicien noir dans les factoreries et aux deux stations missionnaires. On les lit tandis que le messager attend qu'on les lui rende.

21 février 1916. – Communiqué : les fantassins allemands sont sortis de leurs tranchées et se sont lancés à l'assaut de Verdun. Verdun est le pilier nord du système fortifié de la frontière française de l'Est.

Le 23, les Allemands se sont emparés des premières positions de la rive sud de la Meuse, et le 25, ont pris le fort de Douaumont. Le général Pétain, à la tête de la 2e armée française, a pour mission de « tenir par tous les moyens ».

À Lambaréné, une nouvelle se répand : parmi les Blancs qui ont quitté l'Ogooué pour aller à la guerre, dix sont déjà tombés.

Les Schweitzer sont toujours surveillés de près, car le lieutenant-gouverneur du Gabon a officialisé la surveillance, dans le cas où le docteur alsacien serait un espion. La popularité de Schweitzer est telle chez les autochtones qu'il vaut mieux aller chercher les renseignements négatifs chez les ressortissants français. Certains colons, tout en profitant de l'accueil et des soins du médecin de Lambaréné, osent dire qu'ils préféreraient ne pas avoir affaire à un « Boche ». Mais lorsque ces broussards viennent « en réparation », comme on dit ici, chez le docteur suspect, et que celui-ci leur prête sa propre chambre, ils acceptent sans arrière-pensée. Il n'empêche que l'hôpital fait l'objet de rapports permanents. Un câble du lieutenant-gouverneur du Gabon à l'administrateur du district indique : « M. Barberet, ayant sa femme malade à la mission protestante, se serait laissé aller à prendre ses repas chez les Schweitzer. Je vous prie de me fournir d'urgence un rapport à ce sujet. »

Notre santé, sans être positivement mauvaise, laisse à désirer. Il va sans dire que nous avons déjà l'anémie des tropiques. Elle se manifeste par une grande lassitude. Quand j'ai remonté le raidillon conduisant de l'hôpital à notre maison, je n'en puis plus. Il n'y a pourtant que quatre minutes de marche. En outre, nos dents sont en mauvais état. Ma femme et moi, nous nous appliquons réciproquement des obturations provisoires. Je puis faire pour elle à peu près ce qu'il faut ; mais il n'y a personne ici qui puisse me donner les soins dont j'aurais besoin, car il s'agirait d'extraire deux dents cariées irrémédiablement[1].

Pour compléter le tableau de tous ces tourments, Albert apprend la mort dramatique de sa mère : Adèle a été renversée par un cheval. Impossible d'en savoir plus.

24 octobre 1916. – Communiqué : le régiment colonial du Maroc, après une préparation d'artillerie, est monté à l'assaut et a repris le fort de Douaumont. Les pertes de part et d'autre sont importantes.

Novembre 1916. – Albert et Hélène, à bout de force, vont se reposer au bord de la mer chez le forestier Émile Ongoumah, qui leur a prêté sa maison de N'Tienghe près de Cap Lopez, à l'estuaire d'un des bras de l'Ogooué. Ils ont emporté leurs soixante-dix poules, le chien Caramba, leurs deux perroquets et l'antilope qu'Albert a adoptée.

Émile Ongoumah se montre très hospitalier et très aimable envers les Schweitzer, contrairement à pas mal de Français de Port-Gentil qu'Albert a soignés et qui se détournent maintenant lorsqu'ils le croisent dans les rues.

Pour remercier son hôte, Albert ne trouve rien de mieux à faire que d'aider les ouvriers noirs à rouler sur la rive des troncs d'okoumé liés en trains de bois flottants. Il faut les préserver du risque d'être rongés par les tarets pendant la longue période où ils devront attendre leur envoi en Europe. Ce travail, horriblement pénible, est habituellement réservé à des hommes très forts habitués à cette manutention dangereuse. Mais le chantier manque de main-d'œuvre et l'aide de Schweitzer n'est pas négligeable. Tous les jours, il s'épuise à hisser ces troncs pesant jusqu'à trois tonnes.

Le soir, il rédige la *Philosophie de la civilisation.*

Tout près de la maison de N'Tienghe, les cases d'ouvriers du bois sont abandonnées. Les hommes sans travail sont rentrés aux villages.

1. Albert Schweitzer, *À l'orée de la forêt vierge.*

Dans l'une de ces baraques, Schweitzer découvre un Noir gisant sur le sol, la tête enfouie dans le sable, le corps couvert de fourmis : une victime de la maladie du sommeil abandonnée par les siens. L'homme respire encore, mais il n'y a plus d'espoir de le tirer d'affaire. Albert s'agenouille près de lui et le veille jusqu'au dernier soupir, alors que le soleil décline sur l'océan, dans un flamboiement crépusculaire.

> *C'était une vision poignante d'embrasser d'un même regard cette image paradisiaque et l'horrible misère de cet être humain*[1].

23 mars 1917. – L'empereur Charles Ier d'Autriche-Hongrie vient de faire une proposition de paix au président français Raymond Poincaré. Il indique qu'il pourrait convaincre son allié allemand d'accepter le retour de l'Alsace-Lorraine à la France. Poincaré a répondu en offrant à l'Autriche-Hongrie une paix séparée, à condition qu'elle cède des territoires à la Roumanie et à l'Italie. L'Autriche a refusé. La guerre continue.

Les Schweitzer sont rentrés à Lambaréné. Albert doit désormais se débrouiller seul avec N'Kendjou, qui est très habile, excepté dans ses jours de mauvaise humeur, où l'on ne peut rien obtenir de lui. Il se montre surtout efficace dans les soins des ulcères.

> *J'utilise le violet de méthyle pur. C'est au docteur Stilling de Strasbourg que revient le mérite d'avoir fait des expériences décisives sur le pouvoir désinfectant de cette matière colorante à l'état concentré. Il a mis à ma disposition une certaine quantité préparée sous sa surveillance, pour que j'en fasse l'essai ici. J'ai tenté l'expérience, non sans prévention. Or, les effets en sont tels qu'ils rachètent largement les inconvénients dus à l'emploi d'une matière tachant les pansements. Le violet de méthyle a la propriété de tuer les bactéries sans attaquer les tissus, ni les irriter, et de n'être absolument pas toxique. Au médecin pratiquant en brousse, il rend des services comme nulle autre matière bactéricide. D'après ce que j'ai constaté jusqu'ici, il favorise également d'une manière remarquable la régénération de l'épiderme, dans la guérison des ulcères.*

6 avril 1917. – Communiqué : les États-Unis entrent en guerre. Le président Wilson déclare : « L'Allemagne a jeté un défi à l'humanité. Cette guerre a été décidée par un petit groupe d'ambitieux, mais pas

---

1. Albert Schweitzer, *À l'orée de la forêt vierge.*

par la volonté du peuple. Seuls les peuples libres peuvent préférer les intérêts de l'humanité à leurs propres intérêts. »

La guerre est majoritairement refusée par les peuples, même par les combattants. La flotte allemande se révolte. Des unités françaises refusent de regagner leurs positions. Un vent de mutinerie souffle sur 45 divisions. Des mesures draconiennes sont prises par le général Pétain. Les mutins passent devant le tribunal militaire : 412 condamnations à mort. Malgré cela, dans maints endroits du front où la guerre s'enlise, soldats français et soldats allemands fraternisent. Certains bataillons veulent même marcher sur leur propre capitale.

Lambaréné, juin 1917.

Fait qui m'étonne : malgré mes fatigues et l'anémie, j'ai conservé presque intacte ma vigueur intellectuelle. Quand la journée n'a pas été trop pénible, je puis encore, après le repas du soir, travailler pendant une ou deux heures à mon ouvrage sur la notion de la civilisation et sur l'idée fondamentale de l'éthique dans l'histoire de la pensée humaine. Ma table est placée contre la porte grillagée qui ouvre sur la véranda. Je puis ainsi respirer la brise légère du soir. Les palmiers accompagnent de leur bruissement doux la musique aiguë des grillons. Des cris cacophoniques et inquiétants me parviennent de la forêt vierge. Caramba, mon chien fidèle, couché sur la véranda, grogne doucement pour me rappeler sa présence. Une petite antilope naine est étendue à mes pieds sous la table. Dans cette solitude, je cherche à formuler les pensées qui me préoccupent depuis 1900 pour contribuer à la reconstruction de la civilisation.

Entre le repas de midi et la reprise du travail à l'hôpital, je consacre une heure à la musique; les après-midi du dimanche lui appartiennent aussi. Je bénéficie des avantages du travail dans la solitude. J'arrive à une compréhension simple et plus profonde des œuvres pour orgue de J.-S. Bach.

En Afrique, il est de toute nécessité d'avoir un travail intellectuel qui soutienne le moral. Si paradoxal que cela paraisse, l'homme cultivé supporte mieux la vie dans la forêt vierge que tout autre, parce qu'il possède un réconfort que les autres ne connaissent pas. Il cesse d'être celui qui s'use à lutter contre la négligence des indigènes et toutes les difficultés de la vie ici. Il redevient un être humain. Malheur à celui qui ne parvient pas à se recueillir ainsi et à reprendre des forces! Tôt ou tard il sera usé par l'effroyable prosaïsme de la vie africaine.

20 août 1917. – Communiqué : à 2 heures de l'après-midi, en Champagne, les batteries françaises ont effectué des tirs sur les positions allemandes. Les troupes françaises ont enlevé les deux côtés de la Meuse. Les Allemands ont contre-attaqué au bois d'Avocourt, au Mort d'Homme et à la cote 344.

25 août 1917.

Il faut que je dise quelques mots de l'école en forêt. À cause des distances, il est impossible d'avoir ici une école où les enfants se rendent chaque jour en classe tout en habitant chez leurs parents. Certains villages sont à une centaine de kilomètres de Lambaréné. Aussi les enfants doivent-ils habiter à la station. Leurs parents les amènent en octobre et viennent les reprendre en juillet, au moment où commencent les grandes campagnes de pêche. Pour payer leur nourriture, les enfants, garçons et filles, doivent quelque travail à la station. Leur journée se déroule de la façon suivante : le matin de sept à neuf heures, ils sont occupés à la plantation et font du débroussaillage. Ce sont eux qui mènent la lutte contre la forêt vierge qui menace constamment d'envahir la station. De neuf à dix heures, repos. Abrités sous un grand toit, les élèves font cuire leurs bananes à la mode indigène. Après le repas, leçons de dix heures à midi. La récréation, de midi à deux heures, se passe surtout au bain et à la pêche. Quand les classes de l'après-midi – de deux à quatre – sont terminées, les élèves ont encore une heure et demie de travail manuel. Ils aident à la plantation de cacaoyers ; les garçons préparent des briques, transportent du matériel de construction ou font des travaux de terrassement. Puis, on leur distribue les vivres pour le jour suivant. Un peu après six heures a lieu le culte. Ensuite, on prépare et on prend le repas du soir. À neuf heures on va au lit, c'est-à-dire sur des couchettes de bois abritées de moustiquaires. Le dimanche après-midi, on organise des parties de pirogue, ou on joue sur les bancs de sable.

18 septembre 1917. – Communiqué : le gouvernement français Painlevé réclame à l'Allemagne la restitution de l'Alsace-Lorraine et le remboursement des dommages de guerre. Le gouvernement allemand repousse cette demande. La bataille continue. En attendant, les ressortissants alsaciens sont considérés comme des sujets allemands. En conséquence, tous les Alsaciens-Lorrains concernés seront, en France, en résidence surveillée.

20 septembre 1917. – Le ministre français des Colonies écrit au lieutenant-gouverneur du Gabon qu'en raison de « l'attitude suspecte du ménage Schweitzer établie par des relations avec des correspondants allemands» il rejette la mesure de bienveillance prise à leur égard en novembre 1914. Ordre est donné de les faire embarquer sur le premier bateau en partance.

Albert dispose de vingt-quatre heures avant le départ pour régler sa succession. Il veut léguer tout son patrimoine à la mission. En quatre ans, il a construit un hôpital avec ses propres deniers et de ses propres mains. Il lègue tout : les instruments de chirurgie, la pharmacie, ses objets personnels. Il a rédigé cette donation afin que ses biens ne soient pas mis sous séquestre; il n'a oublié qu'une chose, c'est de signer le document, si bien que toutes ces précautions seront inutiles. Quant à son manuscrit sur la philosophie de la civilisation, il n'est pas question de l'emporter; à la première fouille, il serait confisqué. Il va donc le confier à une personne de confiance, au missionnaire américain Ford, qui exerce son ministère à Lambaréné :

«En venant vous demander un service, j'accomplis une démarche assez peu orthodoxe, j'en conviens, dit-il au religieux.

– Pourquoi donc, cher ami?

– Parce que vous êtes américain et que je suis allemand. Les États-Unis sont entrés en guerre contre l'Allemagne et les troupes américaines ont débarqué en France. Nous sommes donc officiellement ennemis.

– Docteur! s'offusque le missionnaire. D'abord vous n'êtes pas allemand, on vous a "fait" allemand. Et vous retrouverez votre véritable nationalité après la guerre.

– Il est vrai que la Chambre des députés français a demandé le retour de l'Alsace-Lorraine à la mère patrie.

– Ce sera fait.

– Dieu vous entende. En attendant, je suis sujet allemand, et après m'avoir interdit d'exercer ici, le gouvernement français nous a fait parvenir l'ordre de prendre le premier bateau pour nous rendre en France dans un camp de prisonniers.

– Est-ce possible? Vous?

– Pourquoi pas moi? Pour l'Administration française, je suis un Allemand.

– Et alors, que comptez-vous faire?

– Il n'est pas question de se dérober, de se cacher. Nous allons nous livrer. Nous faisons nos bagages, mais je mets des instruments, des médicaments à l'abri, en attendant la fin des hostilités. Et c'est là l'objet de ma visite. Parmi les quelques petites choses que je dois laisser, il y a les ébauches de mon livre sur la philosophie de la civilisation. À la première occasion, on me le confisquerait. Si je le laisse à l'hôpital, je risque de ne plus le retrouver. Il serait peut-être préférable que je vous le confie ; je sais que ces documents seront en sécurité ici. Qu'en pensez-vous ?

– Je pense qu'il serait plus opportun de jeter ce paquet dans le fleuve, parce que la philosophie, en ce moment, est inutile et même dangereuse. »

Comme le missionnaire semble perplexe, Schweitzer ne sait plus quoi conclure. Mais le sourire du pasteur le rassure :

« Bien entendu que je la garderai, votre *Philosophie* ; je la garderai comme le Graal. Et vous la retrouverez bientôt. Car cette guerre va finir. Une grande offensive se prépare à Verdun. Tout sera réglé avant que vous n'arriviez en France.

– Je préfère vous laisser ma *Philosophie*. »

Par précaution, en deux nuits, Albert Schweitzer rédige un résumé de son œuvre en français, contenant les idées fondamentales de l'ouvrage et l'ordre des chapitres déjà écrits. Ce résumé, il l'emportera. Mais pour laisser croire aux censeurs que l'œuvre traite de questions anciennes et inoffensives, il invente un titre et des sous-titres adéquats donnant à l'ensemble l'apparence d'une étude historique sur la Renaissance.

Pendant deux jours, Albert et Hélène n'arrêtent pas de trier, de ranger, de mettre en caisses. C'est en plein déménagement que l'infirmier entre dans la case :

« Docteur, c'est pour une hernie étranglée ! Un Galoa.

– J'arrive. »

Et en quelques minutes, le déménageur se transforme en chirurgien.

Le vapeur est à l'embarcadère. Un milicien empêche les non-voyageurs de monter à bord. Sur les rives, les indigènes crient des paroles d'amitié, de prompt retour, de remerciements. Le père supérieur de la mission catholique a franchi rapidement la passerelle, a rompu le cordon de milice, et se précipite sur Albert les mains tendues :

« Vous ne pouvez pas quitter ce pays sans que je vous ai remercié tous les deux de tout le bien que vous avez fait. Je suis fier d'avoir travaillé avec vous et prié sur le même terrain que vous. À bientôt, mes amis. »

Ils ne se reverront jamais. Un peu après la guerre, le bateau ramenant le missionnaire en France sombra dans le golfe de Gascogne.

À Cap Lopez, les Schweitzer embarquent à bord de l'*Afrique*. Sur ce navire, ils sont déjà considérés comme résidents surveillés. Pourtant, un Blanc réussit à se glisser jusqu'à eux et leur dit à voix basse :

« Vous avez sauvé ma femme et je suis prêt à vous aider de toutes les manières. Avez-vous besoin d'argent ? »

Albert regarde cet étranger généreux :

« Non, merci, monsieur. »

Albert et son épouse ont eu en effet la bonne idée, en 1913, d'emporter de l'or, dans l'éventualité d'une guerre. Et, quelques jours avant ce retour, Schweitzer a échangé cet or contre des billets de banque français à l'un de ses amis anglais négociant en bois. Hélène et Albert sentent peser les paquets de billets dans les doublures de leurs vêtements.

Sur l'*Afrique*, en route pour la France, les Schweitzer ont été confiés à un sous-officier blanc chargé de veiller à ce qu'ils n'aient affaire qu'au steward désigné qui les conduit sur le pont à heures fixes. Interdiction d'écrire. Alors, Albert apprend par chœur des fugues de Bach et la 6e symphonie pour orgue de Widor. La surveillance est sévère, mais allégée par l'amabilité du steward, un nommé Gaillard, fort prévenant. La veille de l'arrivée, Gaillard se présente à la cabine des prisonniers :

« Madame et monsieur Schweitzer, dit-il, lorsque nous nous séparerons à Bordeaux, nous ne nous reverrons certainement jamais. Aussi, il faut que je vous dise quelque chose. J'ai servi vos repas aussi proprement que j'ai pu et votre cabine a été correctement tenue. Pourquoi croyez-vous que j'ai agi ainsi ? Certainement pas pour obtenir un pourboire ; on n'en attend pas de la part des prisonniers.

– Alors pourquoi, monsieur Gaillard ?

– Parce qu'il y a quelques mois voyageait dans une cabine de mon service un monsieur Gaucher qui rentrait au pays et qui avait été soigné à votre hôpital. M. Gaucher m'a dit : "Il se peut qu'on renvoie bientôt en Europe, comme prisonnier, le médecin de Lambaréné. Si jamais il voyage à bord de votre bateau et que vous puissiez lui rendre service, faites-le pour moi." »

Albert et Hélène sont quelque peu surpris :

« Gaucher. Tu connais un Gaucher, toi ?

– Non.

– Qu'importe. Il existe des gens qui nous veulent du bien. »

À Bordeaux, le lieu de rassemblement des internés étrangers est une caserne dite « de passage ». L'accueil, l'hygiène, la discipline sont ceux d'une caserne en temps de guerre.

Dès son arrivée, Albert ressent les symptômes de la dysenterie. Il a trop soigné de cas plus ou moins graves pour ne pas savoir ce qui l'attend :

« Il ne manquait plus que ça ! La turista !

– Quoi donc ?

– La dysenterie du voyageur. Des bactéries étrangères ont trouvé le chemin de mes intestins. Heureusement que j'ai emporté de l'émétine dans nos bagages.

– Tu devras boire beaucoup.

– Oui. De l'eau bouillie ; ça va être pratique. »

Albert Schweitzer souffrira longtemps de cette maladie.

Vers la fin de la troisième semaine, les Schweitzer voient arriver deux gendarmes :

« Nous avons ordre de vous conduire dans un camp d'internement.

– Où ça ?

– À Garaison, dans les Pyrénées.

– Quand devons-nous partir ?

– Dans la nuit.

– Cette nuit ?

– Oui. La voiture est prête.

– Mais nos bagages…

– Dépêchez-vous. »

Quand les gendarmes arrivèrent à minuit et qu'ils virent que nos préparatifs n'avançaient guère, ils s'impatientèrent et voulurent nous faire abandonner nos bagages. Finalement, ils eurent pitié de nous et nous aidèrent même à rassembler nos effets et à les fourrer dans les malles. Que de fois le souvenir de ces deux gendarmes m'a conduit à faire preuve de patience alors que mon impatience me semblait justifiée[1] *!*

1. Albert Schweitzer, *Ma vie et ma pensée*.

CHAPITRE VI

Pourquoi les internés ne gardent pas un si mauvais souvenir de leur internement

Dans ce magnifique piémont pyrénéen, avec la chaîne enneigée barrant l'horizon, entre Lannemezan et Lourdes, se déroula il y a cinq siècles un événement miraculeux, une sorte d'avant-première des apparitions de Lourdes. Vers 1515, une jeune bergère, Anglèze de Sagazan, vit apparaître la Vierge qui lui dit : « Je veux qu'on bâtisse ici une chapelle. Ici, je répandrai les dons. » Ainsi fut fait, et, en 1540, la chapelle était terminée. Mais les guerres de Religion enflammèrent la région et seule la magnifique statue de Notre-Dame des Sept Douleurs échappa au brasier. Ce n'est qu'à partir de 1600 que Garaison devint un grand centre de pèlerinage. Après la Révolution, qui plaça le sanctuaire sous l'éteignoir, Garaison, en 1841, devint un collège dont la réputation ne fit que grandir. La séparation de l'Église et de l'État en 1905 provoqua la fermeture du collège, et les bâtiments commencèrent à se délabrer.

Lorsque la guerre de 1914 survient, Garaison n'est plus qu'un ancien et vaste couvent abandonné qui sert de lieu d'enfermement, sans toutefois imposer les contraintes d'une prison, un camp d'internement pour étrangers en résidence surveillée. Près de 1 700 ressortissants des pays ennemis, hommes, femmes, enfants, sont rassemblés là. Les ouvriers qui se trouvent parmi les prisonniers fournissent la main-d'œuvre pour remettre les bâtiments en état. Le directeur est un ancien administrateur colonial retraité, nommé Vecchi. Théosophe, il exerce son mandat avec justice et bonté.

Albert et Hélène sont conduits par un sergent dans une chambre sans confort mais qui a été balayée. Les lits comportent des draps rugueux et une couverture insuffisante pour les hivers pyrénéens.

« Voilà ! dit le sous-officier. Vous êtes chez vous. Je pense que le directeur vous fera appeler. »

Une heure plus tard, Schweitzer se trouve dans le bureau de M. Vecchi.

« En temps normal, commence celui-ci, je dirais que nous sommes honorés de vous avoir parmi nous, docteur. Je ne puis, dans ces circonstances, faire démonstration de favoritisme ou de passe-droit, mais sachez que votre personnalité et le travail que vous faites en Afrique sont perçus ici, et que nous ferons tout pour que votre séjour soit le moins désagréable possible. Notre médecin, qui est celui du village, est fort compétent, mais nous avons 1 700 pensionnaires et ce brave docteur ne serait pas fâché d'être soulagé. Quand j'ai su que vous arriviez, je ne vous cache pas que j'étais contre l'utilisation de vos compétences, car ce n'est pas dans le règlement du camp. Mais, après tout, vous pourriez faire bénéficier les codétenus de votre expérience, au même titre que les dentistes ou les charpentiers. Nous pourrions mettre une pièce à votre disposition. Je suppose que vous avez vos instruments professionnels.

– Quelques-uns.

– Et même certains médicaments.

– Pour soigner les maladies tropicales.

– Il y en a pas mal ici. Votre expérience serait donc la bienvenue, mais vous n'êtes pas obligé d'accepter. Vous êtes résident surveillé, rien de plus. »

Albert Schweitzer n'hésite pas longtemps :

« Je crois que cette activité me sera salutaire. J'accepte avec plaisir, monsieur le directeur. »

Vecchi pousse un soupir de soulagement :

« Vous ne pouvez pas savoir ce que vous représentez pour la population de ce camp. Rien que votre présence ici… » Puis, plus confidentiel et clignant de l'œil : « Nous avons un orgue dans la chapelle. Peut-être en mauvais état ; il faudrait revoir cela. »

Ainsi est scellé le contrat entre le directeur et son prisonnier.

Presque aussitôt se présente dans la chambre un sous-officier flanqué de deux hommes :

« Nous venons visiter les bagages. »

Hélène a un mouvement de protestation qu'Albert calme d'un geste :

« Visitez, messieurs, visitez. »

Délicatement, les soldats sortent des valises les vêtements, les objets personnels, quelques livres. L'un d'eux tombe sous les yeux du sous-officier : la *Politique*. Il s'emporte :

« C'est incroyable ! Maintenant, ils emportent des livres de politique dans un camp de prisonniers ! » Il brandit le livre : « La *Politique* !

– ... d'Aristote ! achève Albert.

– Peu importe de qui ! C'est un livre politique écrit...

– Avant la naissance du Christ. »

Le sous-officier est bloqué :

« Comment ça ?

– Aristote a écrit ce livre en 325 avant Jésus-Christ. »

Est-ce une raillerie de ce savant allemand ? Le sous-officier se tourne vers un de ses hommes :

« Dis ! toi qui as fait des études, tu connais la *Politique* ?

– Non, chef, mais je connais Aristote. C'est un philosophe de l'Antiquité et...

– C'est bon, c'est bon. On faisait déjà de la politique, en ce temps-là ?

– Oui, chef.

– Sûrement pas la même que celle d'aujourd'hui.

– Non, chef. »

Le sous-officier rend l'ouvrage à Albert :

« Vous pouvez garder votre livre. Mais je ne sais pas ce qui peut vous intéresser dans ce qui se passait il y a vingt-cinq siècles. »

Les promenades à Garaison sont assez limitées. La magnifique allée de chênes est toujours très fréquentée par les résidents, mais ils ne peuvent guère aller plus loin. Les prisonniers sont des gens de toutes les nationalités et de toutes les professions. Il y a des savants, des artistes, des peintres que la guerre a surpris à Paris, des cordonniers, des tailleurs pour dames autrichiens qui travaillaient pour de grandes firmes, des directeurs de banques ou d'hôtels, des serveurs, des ingénieurs, des architectes résidant en France ou aux colonies, des missionnaires catholiques ou des religieux du Sahara qui portent le froc blanc et un fez rouge, des négociants du Liberia et de l'Afrique occidentale, des voyageurs d'Amérique du Nord et du Sud, de Chine et d'Inde qui ont été arrêtés en mer, des équipages allemands de navires marchands, des Turcs, des Arabes, des Grecs et des sujets balkaniques qui, pour une raison quelconque, ont été déportés en Orient et parmi eux des femmes voilées. Deux fois par jour, à l'appel du clairon, la cour offre un spectacle des plus pittoresques. Pour s'instruire, il n'est pas nécessaire de consulter des ouvrages. Pour tout ce que l'on désire apprendre, il se trouve au camp quelque spécialiste.

Ceux qui souffrent le plus, peut-être, ce sont les travailleurs manuels condamnés à l'inaction.

> *Lorsque ma femme se fut procuré du tissu pour une robe d'hiver, nombre de tailleurs lui proposèrent de la lui faire gratuitement, rien que pour sentir l'étoffe sur leurs mains, du fil et une aiguille entre leurs doigts.*

Non seulement certains demandent l'autorisation d'aider les paysans des environs à travailler aux champs parce qu'ils s'y entendent, mais d'autres aussi qui ne sont pas habitués à ces travaux. Ceux qui témoignent le moins de désir d'activité, ce sont les marins. Ils ont appris à bord à se satisfaire avec les plus simples passe-temps. Les plus malheureux sont ceux qui souffrent mentalement de la captivité. Dès l'instant où ils ont l'autorisation de descendre dans la cour, jusqu'au coup de clairon qui les en chasse à la tombée de la nuit, ils tournent en rond, regardant au-dessus du mur la chaîne scintillante des Pyrénées. Ils n'ont plus le courage de s'occuper. Lorsqu'il pleut, ils errent, hébétés, dans les couloirs. La plupart du temps, ils sont en état de dénutrition parce que, peu à peu, ils ont pris en dégoût l'ordinaire monotone, pourtant acceptable pour un camp de prisonniers.

La personnalité d'Albert s'est imposée d'emblée à Garaison. Une sorte de sérénité se dégage du visage de cet homme. On le sent prêt à accueillir tout ce qui peut advenir, à affronter toutes les situations, toutes les difficultés, toutes les infortunes. Il parle peu mais garde sa bonne humeur et tente de réconforter sa femme et tous ses compagnons mal résignés. Il salue sans ostentation tous ceux qu'il croise sur son chemin, même s'ils ne répondent pas.

À la fin de la première semaine, alors qu'Albert se détend dans la cour, un prisonnier s'avance vers lui, la main tendue :

« Borkeloh, ingénieur. J'aimerais vous rendre service d'une manière quelconque, docteur.

– Pourquoi ?

– Parce que je vous suis redevable d'avoir guéri ma femme.

– Je ne me souviens pas…

– Vous ne la connaissez pas. Elle ne vous connaît pas non plus. Mais vous vous souvenez peut-être d'un certain Richard Classen, représentant d'une entreprise de bois hambourgeoise ?

– Oui, en effet. Ce monsieur partait pour un camp de prisonniers au Dahomey et je lui ai remis une provision de médicaments : quinine, émétine, bromure de sodium…

– Il en a fait bon usage. Du Dahomey, il a été transféré en France dans un autre camp où il nous a rencontrés, moi et ma femme. Celle-ci souffrait d'inappétence, de dépression nerveuse. Elle a reçu de ce monsieur Classen quelques médicaments qui l'ont sauvée.

– Et vous en concluez que j'y suis pour quelque chose ?

– Oui. De quoi auriez-vous besoin, en ce moment ? »

Pour ne point contrarier cette sympathique reconnaissance, Albert réfléchit :

« D'une table.

– Une table ?

– Oui. Haute… comme ça. Ce n'est pas pour manger ou pour écrire, mais pour m'entraîner à l'orgue ; la table pourrait me servir de clavier et le sol de pédalier.

– Très bien. Vous aurez votre table. »

L'homme s'éloigne visiblement satisfait : il va payer sa dette.

Une petite table en bois de récupération a été amoureusement fabriquée par un artiste menuisier qui est venu prendre la mesure de la hauteur des genoux d'Albert lorsqu'il est assis, sabots compris, pour permettre le jeu de pédales fictives. Le plateau est juste à la hauteur d'un clavier. Et lorsque Schweitzer s'installe à sa table cérémonieusement et inspiré, la table devient indiscutablement l'orgue de Gunsbach.

Albert n'a pas encore jugulé cette dysenterie qui l'affaiblit beaucoup. Il perd une part de son inépuisable énergie. En dehors de ses consultations, il se laisse un peu porter par les événements.

Ce matin, jour anniversaire d'Hélène, ils ont été réveillés par une aubade : des musiciens jouent sous leur fenêtre la valse des *Contes d'Hoffmann*. Ce sont les musiciens tziganes des cafés de Paris qui ont obtenu l'autorisation d'emporter leurs instruments à titre d'outils. Ils peuvent s'exercer dans le camp, et tout le monde en profite.

Lorsque Schweitzer paraît sur le seuil, le musicien le plus âgé, sûrement le chef, s'avance :

« Vous êtes bien Albert Schweitzer dont parle Romain Rolland dans son livre *Musiciens d'aujourd'hui* ?

– En effet.

– Eh bien, monsieur, moi et les miens, nous vous considérons comme l'un des nôtres.

– J'en suis flatté.

– Vous pourrez assister à toutes nos répétitions dans le grenier, et vous aurez droit à une aubade le jour de votre fête. En attendant, que souhaitez-vous ?

– J'aimerais avoir des nouvelles de cette guerre qui n'en finit plus. »

Le vieux Tzigane jette un coup d'œil à droite et à gauche, s'approche d'Albert et murmure :

« Ils sont face à face, depuis des mois, sans bouger, épuisés. C'est une guerre de position, une guerre de matériel. L'Allemagne et les Alliés en sortiront ruinés pour des générations. Mais ce n'est pas là que se déroule l'événement le plus important.

– Vraiment ?

– C'est en Russie, docteur. La révolution rouge a triomphé. Les bolcheviks sont au pouvoir. Lénine veut instaurer la dictature du prolétariat. Et ils l'obtiendront parce qu'ils sont prêts à se battre jusqu'au dernier. »

Schweitzer secoue douloureusement la tête :

« Se battre, toujours se battre !... Pourquoi, mon Dieu ?

Le père Castagnède, supérieur de la communauté de Garaison, assure ses propres « récréations » en allant converser avec Albert Schweitzer. Il admire l'appétit avec lequel le docteur enrichit ses connaissances auprès des spécialistes prisonniers. Il aborde les questions de finances, d'architecture, de construction, de fonctionnement des moulins, de la culture des céréales, de la fabrication des poêles ; il engrange toutes les informations et semble tout retenir. Son esprit emmagasine, stocke, range à sa manière, pour restituer, toujours à bon escient, et de façon inattendue. Vous vous attendez à ce qu'il parle du déclin des civilisations, et il pose le problème de la fabrication des boîtes de sardines ; mais il peut aussi bien, alors que la distribution d'un maigre repas se fait attendre, expliquer les « motifs de la douleur ou de la joie » dans les cantates de Bach.

Le père Castagnède est sous le charme de ce Pic de La Mirandole en sabots, moustachu, casquetté, docile et acceptant son infortune. À plusieurs reprises, il répète au père :

« Garaison, ce sont mes vacances. Ici, je peux me concentrer ; je jouis de la nature en me promenant ; le temps ne compte pas ; à Lambaréné, chaque minute compte. »

Le père Castagnède compatit sincèrement :

« Je suis presque honteux de vous voir à cette place, et moi à la mienne. Je voudrais…

– Quoi ? changer le monde ? changer les hommes ? changer notre destin ? Ceux qui se battent sur le front croient pouvoir le faire aussi ; ils ne changent rien par la violence. »

Les deux hommes se taisent. Schweitzer reprend :

« Je viens de lire un article à propos d'un sacré bonhomme. Il s'appelle Gandhi. Vous connaissez ?

– J'ai entendu ce nom-là.

– Il a six ans de plus que moi. C'est un Indien. Il appartient à la caste des artisans et des agriculteurs. Il est allé à Londres pour étudier le droit, puis en Afrique du Sud où il a constaté la situation misérable des immigrants indiens. Alors il s'est établi dans ce pays comme avocat, et jusqu'en 1914, il s'est fait le champion des revendications de ses compatriotes.

– Comment pouvait-il lutter ?

– Par la résistance passive. Et puis, il y a deux ans, il est rentré en Inde et a commencé à s'occuper des problèmes économiques et politiques de ce vaste pays. Il lutte contre l'exploitation des ouvriers dans les plantations, dans les filatures d'Ahmedabad contre leurs employeurs. Il organise la résistance ; la résistance passive, sans violence. Et il arrive à ses fins. Cet homme m'intéresse plus que les généraux et les fabricants de canons. Retenez son nom : Gandhi. »

Les longues conversations que le père Castagnède et Albert ont dans ce lieu d'enfermement tissent une amitié qui ne s'éteindra pas[1].

Depuis trois semaines, quelques prisonniers venus d'un autre camp multiplient des signes de protestation à propos de la nourriture, très inférieure, disent-ils, à celle qu'ils ont connue ailleurs. À la suite de ces mouvements répétés qui risquent de dégénérer, le directeur a réuni une délégation des protestataires :

« Que reprochez-vous exactement ?

– Les codétenus qui remplissent les fonctions de cuisiniers ne savent pas s'y prendre.

– Ce sont pourtant des cuisiniers de profession qui ont servi dans les meilleurs restaurants de Paris et d'ailleurs.

– À Paris, ils avaient peut-être tout à profusion, mais ici ils ne savent pas accommoder ce qu'ils ont.

1. Ils correspondront pendant quarante ans. Voir page 466 la lettre de Schweitzer datée du 24 février 1956.

– Puis-je vous demander, messieurs les experts, combien d'entre vous sont cuisiniers de métier ?

– Aucun. Il y a parmi nous des cordonniers, un vannier, un tailleur, un chapelier et un brossier ; pas de cuisinier. Mais chacun d'entre nous est capable de faire mieux que les cuisiniers en fonction. On doit pouvoir arriver à préparer pour une communauté des plats aussi savoureux que pour un petit nombre de clients. »

M. Vecchi est perplexe. Osera-t-il aller jusqu'au bout de l'idée qui germe dans son esprit ?

« Soit, dit-il enfin. Je reçois votre demande. Voici ce que nous allons faire. Pendant une quinzaine, c'est vous, messieurs, qui ferez la cuisine. Si vous vous en tirez mieux que les autres, vous continuerez. Dans le cas contraire, vous serez aux arrêts pour indiscipline. »

Dès le premier jour, les cuistots amateurs s'ingénient à accommoder les pommes de terre, les choux, les carottes, et, ma foi, ils démontrent facilement qu'ils n'ont rien exagéré. Les jours suivants, l'expérience aidant, les menus s'améliorent encore et les détenus s'en trouvent satisfaits. Le seizième jour, les cuisiniers professionnels sont renvoyés aux corvées ordinaires et ce sont les amateurs qui prennent leur place.

Albert a suivi l'évolution de la situation et, plein d'admiration, demande au cordonnier devenu chef cuistot :

« En quoi consiste votre secret ?

– Il faut savoir toutes sortes de choses, mais le plus important c'est de cuisiner avec amour. »

> *Depuis, quand j'entends dire qu'Un tel vient d'être nommé ministre de quelque chose à quoi il ne connaît rien, je ne m'inquiète plus autant qu'autrefois. Je cherche, au contraire, à me bercer de l'espoir qu'il en est peut-être aussi capable que le cordonnier de Garaison d'être cuisinier.*

Janvier 1918. – Ce sont les musiciens tziganes qui fournissent toujours les nouvelles de l'extérieur. Comment les reçoivent-ils eux-mêmes ? Par les gardiens, sans doute, car ils sont là depuis trois ans et ont noué des liens amicaux avec les livreurs, les paysans chez qui ils travaillent. On ne voit circuler aucun journal à Garaison, mais les nouvelles sont toujours fraîches.

C'est, en général, à la promenade, après le repas de midi, que les informations transpirent :

« Le gouvernement français a rappelé Clemenceau.

– Et sur le front ?

– Les Allemands sont toujours fixés sur la position Siegfried, mais on attend leur prochaine offensive. Le grand souci de l'état-major français est de protéger la route de Paris. La grosse Bertha bombarde les monuments.

– Les hommes sont fous ! grommelle Albert dans ses moustaches.

– Ce sont les populations belges qui souffrent le plus. Le gouvernement français a fait savoir que si les mesures prises par les Allemands contre les populations civiles belges ne sont pas suspendues, il sera conduit à envoyer certains d'entre nous dans un camp de représailles, en Afrique du Nord.

– En Afrique du Nord ?

– Il paraît que le directeur est en train de dresser la liste. Mais vous ne serez pas parmi les partants, docteur, vous êtes indispensable à Garaison. »

Albert ouvre ses bras à la fatalité. Il y a bien longtemps qu'il a confié son destin à Dieu.

M. Vecchi a mis à la disposition de Schweitzer une pièce qui sert de dispensaire et lui permet d'exercer de nouveau sa profession.

La santé d'Hélène s'améliore peu à peu, et finalement, la situation des deux prisonniers n'est pas tellement catastrophique. Albert regrette presque d'avoir formulé une demande de transfert dans un camp en Suisse. Heureusement, sa demande a été repoussée par le ministère, sans toutefois que soit écartée une mesure d'élargissement, car Garaison est un camp réservé aux prisonniers austro-allemands. Le ministre offre donc aux deux Alsaciens la possibilité de résider librement dans une ville du Midi autre que Bordeaux ou Toulouse. Mais Albert, qui au fond n'est pas si mal que ça à Garaison, répond au ministre :

> *Je ne crois pas qu'on puisse mal interpréter la décision que j'ai prise de ne pas profiter de la liberté qui m'est si généreusement offerte. Ce qui me retient c'est le souci de mon vieux père qui habite la vallée de Munster et de mes frère et sœurs qui résident également là-bas, et suspecté par le gouvernement allemand par tout ce que j'ai fait pour la littérature et l'art français en Alsace, et surtout par le fait que j'ai créé une œuvre humanitaire en terre coloniale française alors qu'on me demandait de la réaliser au Cameroun. Le gouvernement allemand, qui se tient au courant de tout ce qui me concerne, ne manquerait pas de sévir contre ma famille s'il apprenait que je vis libre en France. Il internerait mon vieux père. Je dois donc rester interné pour que les miens, en Alsace, n'aient pas à souffrir.*

Le ministre ne semble pas convaincu par ces arguments, et durcit sa proposition : ou les Schweitzer acceptent de résider en liberté dans une ville du Midi, ou ils sont transférés dans un camp réservé aux Alsaciens.

Le directeur de Garaison, de son côté, entreprend des démarches pour garder son prisonnier ; il écrit à son confrère de Saint-Rémy-de-Provence pour se renseigner sur les conditions d'internement de son camp, sur le régime appliqué, la nourriture, la situation géographique, le climat. Il recommande ces deux prisonniers d'exception et s'assure qu'ils bénéficieront de conditions dignes de leur qualité.

Mais il n'est plus question d'atermoyer, le transfert est ordonné.

Mars 1918. – Le détenu Albert Schweitzer est appelé chez M. Vecchi.

« Docteur, j'ai reçu l'ordre de vous transférer dans un autre camp où ne résident que les Alsaciens.

– En Afrique du Nord ?

– Non, non. À Saint-Rémy-de-Provence. Vous n'y serez pas plus mal qu'ici, je me suis renseigné. Mon confrère vous accueillera au mieux.

– Quand devons-nous partir ?

– Demain matin.

– Dans ce cas, nous n'avons pas une minute à perdre. »

Il va sortir, se retourne :

« Puis-je vous demander une faveur, monsieur le directeur ?

– Je vous en prie.

– Faites-nous partir de bonne heure, avant le coup de clairon. Je voudrais éviter les effusions, les manifestations qui ajouteraient à cette séparation. »

Ses grosses moustaches tremblent un peu :

« Voyez-vous, je m'étais habitué à Garaison. Pour moi, c'était presque des vacances. Il est possible que je n'en prenne pas d'autres de sitôt.

– J'ai tenté de vous retenir ici en disant que vous étiez indispensable, mais l'Administration n'a pas voulu déroger à la règle. Merci pour tout ce que vous avez fait ici, docteur.

– Je n'y ai fait que mon métier ; comme un menuisier ou un maçon. »

20 mars 1918. – L'asile de Saint-Paul-de-Mausole, près de Saint-Rémy-de-Provence, au milieu des Alpilles, est un ancien monastère dont les bâtiments en mauvais état ouvrent sur un parc où herbes folles, iris, lilas et roses sauvages se mélangent en toute liberté; un pin gigantesque courbé du haut monte la garde.

Les pas des deux nouveaux pensionnaires résonnent sur les dalles du long corridor voûté. Une étrange impression envahit soudain Albert : ce corridor lui rappelle quelque chose! un lieu semblable qu'il a connu, sans doute. Mais où?

Le directeur, M. Bagnaud, reçoit les arrivants :

« Monsieur Schweitzer, j'ai un avantage sur vous : je vous connais de réputation et vous ne me connaissez pas. Pour rétablir l'équilibre, je vous informe que je suis un commissaire de police de Marseille à la retraite, pas meilleur ni pire qu'un autre. J'ai institué un règlement, somme toute assez bénin, que je résume dans la formule suivante : quand on me demande si une chose est permise, je réponds "Rien n'est permis! mais il y a des choses qui sont tolérées si vous vous montrez raisonnable". Le lieu n'est pas particulièrement réjouissant, mais vous n'y serez pas plus mal qu'ailleurs. Autre chose : malgré tous mes efforts, j'ai du mal à prononcer votre nom. Me permettez-vous de vous appeler M. Albert?

– Je vous en prie, monsieur le directeur.

– Pour l'instant, je n'ai pas d'orgue à mettre à votre disposition. Mais j'aurai peut-être une opportunité, je vous en reparlerai. Heu… encore un mot. Il y a ici un pensionnaire qui a hâte de vous voir, ou plutôt de vous revoir.

– Qui est-ce?

– Notre pasteur. Liebrich.

– Liebrich? Mais il a été mon élève.

– Je le sais. Il a l'autorisation d'officier le dimanche. Peut-être qu'en tant que pasteur auxiliaire vous pourrez aussi prêcher quelquefois. Il n'y a pas que des croyants parmi les pensionnaires, mais tous sont respectueux. J'espère que votre cellule ne vous paraîtra pas trop… austère. »

Les retrouvailles avec Liebrich enchantent la journée d'Albert. Assis l'un près de l'autre dans la vaste pièce du rez-de-chaussée qui sert de parloir aux détenus, il semble que leur conversation d'autrefois n'a jamais été interrompue. Ce poêle de fonte avec son tuyau qui traverse la salle suffit à entretenir une température acceptable. Mais où donc Albert a-t-il déjà vu ce poêle étrange? Cette deuxième réminiscence, après celle du corridor, le trouble.

« Savez-vous où nous nous trouvons? demande Liebrich.

– Non. Mais j'ai une curieuse impression de déjà-vu.

– Cet ancien couvent a abrité, jusqu'à une date récente, des malades mentaux. Et parmi eux, il y a vingt-neuf ans, se trouvait Van Gogh qui, avec son crayon, a immortalisé cette pièce avec son poêle. »

Albert porte la main à son front :

« Van Gogh ! Mais oui, bien sûr ! Le corridor, le poêle, les iris dans le parc !

– Oui. Pendant un an, il a eu froid sur ce carrelage quand soufflait le mistral. Comme nous, il a tourné en rond derrière ces hautes murailles. Lorsqu'il est arrivé, le 8 mai 1889, le médecin-directeur était un gros homme perclus de goutte. Après avoir interrogé le peintre, il a conclu que ses attaques étaient de nature épileptique, et pour tout régime, il lui a prescrit deux bains de deux heures par semaine. La chambre de Van Gogh, que l'on entretient depuis qu'il commence à être célèbre, est plutôt agréable avec une tapisserie à fleurs et des meubles abandonnés sans doute par quelque riche malade défunt. Vincent Van Gogh bénéficiait même d'une seconde pièce, au premier étage, où il pouvait travailler. On lui permettait de peindre dans le parc.

– Les iris !

– Et même à l'extérieur, sous la conduite d'un gardien, M. Trabu, qui s'endormait sous un arbre pendant que Vincent "barbouillait", comme il disait. Trabu était très gentil avec Vincent. Il acceptait de poser pour lui. Il l'avait même emmené à Arles pour dire bonjour à des amis. Mais après six mois de séjour, les crises de Vincent se sont rapprochées de plus en plus. Il se jetait sur ses toiles, sur ses tubes de couleur pour les dévorer ; il se débattait au milieu de terribles hallucinations religieuses et criait si fort qu'il en avait la gorge enflée.

– Pauvre homme !

– Un jour, il partit gaiement, sa boîte à peinture sur l'épaule, mais tout à coup, il s'arrêta, et lança une terrible ruade dans la poitrine de l'infirmier qui l'accompagnait ; il croyait qu'une foule le poursuivait. Mais après chacune de ses crises, dans ses "périodes claires" comme il disait, il recommençait à peindre avec rage. Son ami Émile Bernard a écrit qu'il n'a jamais si bien peint que durant cette période, ici. Un jour, dans sa chambre, il s'est peint lui-même, maigre, le visage ravagé, envahi par la barbe, le regard fixe, la mâchoire qui trahit une féroce obstination.

– Le célèbre autoportrait !

– C'est peut-être ici qu'est née sa gloire, mais il ne l'a pas su. En janvier 1890, le critique Albert Aurier a consacré dans le *Mercure de France* un long article à son œuvre. Et on a annoncé à Vincent qu'on avait vendu un de ses tableaux, *Les Vignes rouges*, pour quatre cents francs. Mais il était trop tard pour Van Gogh. Il n'avait plus que quelques semaines à vivre. »

Schweitzer regarde autour de lui :

« C'est donc pour cela qu'il y a cette atmosphère dans cet hôpital !

– Oui. Trente ans après, Van Gogh est toujours là, près du poêle. Et c'est encore dans ce couvent que s'est déroulé l'épisode le plus terrible du drame. Alors que l'on trouvait son corps dans un champ d'Auvers-sur-Oise, ici, dans la cour, le fils du directeur s'amusait à tirer à la carabine ; les cibles étaient une dizaine de toiles de Vincent qu'il avait fixées contre le mur de la clôture et qui ont été irrémédiablement détruites.

– Mon Dieu ! »

Comme à Garaison, beaucoup de détenus souffrent du froid, car le mistral s'engouffre partout et les pièces ne peuvent pas être chauffées. Chez les prisonniers affaiblis, la moindre indisposition devient une maladie qu'on n'arrive pas à traiter efficacement. Chez beaucoup d'entre eux, la dépression est entretenue par le regret d'avoir perdu une situation péniblement obtenue à l'étranger. Certains ont épousé des femmes françaises et leurs enfants ne parlent que le français. Que feront-ils lorsque cette guerre prendra fin, quel que soit le vainqueur ?

Les enfants du camp se battent continuellement dans la cour et dans les couloirs.

M. Bagnaud a fait rappeler Schweitzer :

« Mon confrère de Garaison m'apprend que vous avez rendu là-bas de grands services en vous mettant à la disposition des prisonniers malades et même de la population.

– C'est mon métier.

– En tant qu'interné, vous n'étiez pas obligé. Toutefois, accepteriez-vous de prolonger cette fonction ici ? Notre village, ponctionné par la guerre, n'a plus qu'un vieux médecin exténué par les urgences, les épidémies, aggravées par les privations, les farines avariées, les succédanés, sans compter le nouveau fléau qui menace la Provence.

– La grippe espagnole ?

– Oui. Elle remplit déjà des charniers partout où elle passe. Je crains le pire pour notre communauté affaiblie.

– Vous n'avez aucun médecin parmi vos pensionnaires ?

– Si, le docteur Schwob. Il est très compétent, mais il est débordé et la population ne le voit qu'avec appréhension.

– Pourquoi ?
– Parce qu'il est roux, comme Van Gogh.
– Et alors ?
– Van Gogh faisait peur dans la région ; on le trouvait antipathique. »

Schwob a vu arriver son confrère avec soulagement. Désormais, chacun court de son côté pour soulager, guérir, mais Schweitzer est beaucoup plus demandé par les habitants de la région.

Un soir, un homme vient carillonner à l'asile, bien après le couvre-feu. Il insiste pour avoir un docteur car sa femme est mourante.

« Les prisonniers ne sortent pas la nuit, monsieur.
– Ma femme ne verra pas le jour. Je vous en prie. Je l'ai laissée seule avec ma fille.
– Vous nous mettez dans l'embarras. Enfin, je veux bien demander au docteur Schweitzer s'il accepte de vous suivre. Mais vous devrez me signer une décharge : vous serez responsable du prisonnier.
– Oui, oui, mais faites vite. »

Lorsque Schweitzer arrive au chevet de la malade, celle-ci se tord de douleur. Sa fille lui maintient des compresses chaudes sur le ventre.

Schweitzer ausculte et très sèchement dit :

« Enlevez-moi ces compresses. C'est une appendicite.
– Faut pas de compresses chaudes ?
– C'est tout le contraire ! Vous alliez la tuer. » Puis, il ordonne brutalement au mari : « Allez tirer de l'eau du puits, sans arrêt ! Il nous faut des compresses glacées. »

Le mari, effondré, remonte des seaux toute la nuit.

Le médecin n'a pas quitté le chevet de la malade. Voyant la fille désespérée, il lui dit doucement :

« Mademoiselle, avez-vous déjà vu mourir ? Vous allez peut-être voir mourir votre mère. Moi, j'en ai vu mourir beaucoup. »

Le docteur a dans sa trousse quelques ampoules de Pantopon, un produit plus fort que la morphine qui calme la moribonde et l'aide à s'endormir. Toute la nuit, Schweitzer remet des compresses ; il veille, tâte discrètement le ventre, le pouls. Après une nuit d'incertitude, au petit matin, le médecin dit à la jeune fille :

« Dieu merci, je crois que je me suis trompé : elle est sauvée. Maintenant, faites-nous un bon café. »

Le docteur revient tous les soirs, malgré le couvre-feu.

« Comment pourrons-nous vous prouver notre reconnaissance, docteur ? Nous vous devons combien ?
– Rien. Les prisonniers ne peuvent accepter de l'argent.
– Alors que pouvons-nous faire ?
– Il y a une chose qui me ferait plaisir.
– Dites vite.
– Ma femme attend un bébé. Elle ne s'habitue pas à cet enfermement. Si vous disiez que vous avez besoin de nous tous les soirs, pendant quelque temps, pour vous aider à remettre sur pied la malade, cela permettrait à ma femme de sortir et de se changer les idées. »

Aussitôt, le directeur, le gardien-chef sont avisés, et chaque soir, M. et Mme Schweitzer vont passer la soirée dans la famille, qui n'oubliera jamais son docteur-prisonnier.

Juillet 1918. – Un télégramme informe le directeur de Saint-Paul que presque tous les prisonniers alsaciens vont bénéficier d'un échange et pourront rentrer chez eux par la Suisse. Le 12 juillet, au milieu de la nuit, on réveille prisonniers et personnel : ordre est donné de préparer immédiatement le départ. Au lever du soleil, hommes et femmes traînent leurs valises et leurs baluchons dans la cour.

Tandis que la file de libérés se dirige vers le portail, Albert court prendre congé de M. Bagnaud et le trouve assis, tout attristé.

« Je ne sais pas pourquoi ce départ m'afflige. Mes pensionnaires vont me manquer ; vous en particulier, docteur. Vous avez marqué Saint-Paul et Saint-Rémy de votre présence et de vos connaissances. »

> *Entre Tarascon et Lyon, nous fûmes aimablement accueillis à l'une des stations par un comité de dames et de messieurs, et conduits à des tables largement servies. Tandis que nous nous régalions, nos hôtes se montrèrent soudain curieusement embarrassés. Ils s'étaient aperçus que nous n'étions nullement les invités auxquels ils réservaient l'accueil et le repas. Ils attendaient des réfugiés des régions occupées dans le Nord de la France renvoyés par les Allemands après internement, via la Suisse, et qui devaient être désormais hébergés dans le Midi. Le Comité ne s'aperçut de sa méprise que lorsque les convives installés se mirent à parler en patois alsacien. La situation était si comique que tout le monde finit par en rire.*

Le 15 juillet au matin, le convoi arrive à Zurich, et Schweitzer découvre avec surprise qu'il est attendu par le professeur de théologie Arnold Meyer, le chanteur Robert Kaufmann et plusieurs de ses amis qui sont venus le saluer.

Pendant le trajet jusqu'à Constance, Albert et Hélène admirent le magnifique paysage qui se déroule : des champs impeccablement cultivés, des maisons coquettes, dans un pays en paix. À Constance, en revanche, l'une des portes de l'Allemagne, la guerre est bien présente. La famine semble avoir atteint toute la population, qui se traîne tristement.

Après les formalités d'usage, Albert est autorisé à se rendre à Strasbourg. Il arrive de nuit dans la grande ville alsacienne. Spectacle affligeant : des rues sans lumière, fenêtres aveuglées par crainte des attaques aériennes. Schweitzer n'atteint qu'à grand-peine la maison de Mme Fischer, près de Saint-Thomas.

Comme Gunsbach se trouve dans la zone d'opérations militaires, il doit entreprendre de multiples démarches pour obtenir l'autorisation de se rendre chez son père. Le train ne va que jusqu'à Colmar. Il doit faire à pied les quinze kilomètres qui conduisent dans les Vosges.

Les coups de canon grondent dans la montagne. Sur les routes, on avance entre de hauts barbelés couverts de paille; ce camouflage sert à cacher la circulation dans la vallée aux batteries françaises établies sur la crête des Vosges.

Partout des plates-formes de béton pour mitrailleuses, des maisons démolies, des troncs d'arbres déchiquetés par les grenades.

Gunsbach, dernier village habité avant les tranchées, doit aux montagnes qui le cachent de n'avoir pas été anéanti par le tir des batteries.

Au milieu des maisons démolies, des entonnoirs d'obus, les habitants vaquent à leurs occupations, comme si de rien n'était. Ils rentrent le regain la nuit, descendent à la cave quand il y a une alerte, évacuent le village au moment des attaques, reviennent quand l'attaque est terminée et reprennent leur travail. C'est extraordinaire!

> *Mon père était devenu si indifférent à tous les dangers que pendant les bombardements, au lieu de descendre avec les autres à la cave, il restait dans son cabinet de travail. Par contre, les mêmes gens insensibles aux périls de la guerre se faisaient beaucoup de souci pour la récolte.*

Albert a retrouvé son village, mais il a perdu une partie de sa belle santé.

31 août 1918. – Les officiers allemands qui ont fait du presbytère de Gunsbach leur QG annoncent une offensive française et demandent aux Schweitzer de quitter les lieux.

Sur le chemin qui conduit la famille à Colmar, Albert, fiévreux, épuisé, mêle ses imprécations contre les fauteurs de guerre aux crépitements des mitrailleuses et aux sifflements des obus. Les kilomètres semblent interminables; l'homme d'acier, exténué, grelottant, trébuche, titube, s'accroche au bras de sa nièce, puis tombe. On le transporte à la forge de Wahlbach, où il passe une nuit affreuse sur une paillasse. Le lendemain, on l'évacue à l'hôpital de Strasbourg où il est opéré par le professeur Stoltz.

Après son rapide rétablissement, le bourgmestre de Strasbourg, M. Schwander, lui propose un poste de médecin à l'hôpital civil. Albert accepte avec joie, car il ne sait pas comment subvenir aux besoins de sa femme et du futur bébé. On lui confie un service de dermatologie.

En même temps, il redevient vicaire de Saint-Nicolas, et le chapitre met à sa disposition le presbytère.

La vie reprend… bien loin de Lambaréné!

11 novembre 1918. – À 11 heures du matin, l'armistice a pris effet sur le front de l'Ouest. L'Allemagne doit évacuer les territoires envahis et accepter l'occupation de la rive gauche du Rhin. Selon les termes de la convention, les Belges rentrent à Bruxelles et Anvers, les Britanniques vont occuper Cologne, les Américains Trèves et Coblence, tandis que les Français pénètrent, le 21 novembre, en Alsace-Lorraine.

Le 25, Philippe Pétain, élevé depuis six jours à la dignité de maréchal, fait son entrée solennelle dans la capitale alsacienne. Dans un long cri de « Vive la France », tout un peuple exprime son bonheur de retrouver la patrie perdue. Dans l'après-midi, un défilé a lieu sur l'ancienne place impériale, baptisée aussitôt place de la République.

1er décembre 1918. – Albert Schweitzer monte en chaire de l'église Saint-Nicolas. Sa voix résonne dans la nef :

« Au moment où l'automne s'infléchit vers l'hiver, nous n'évoquerons pas seulement la mémoire de ceux que l'âge, la maladie ou l'accident ont emportés, mais aussi le souvenir de ceux qui sont tombés par la main des hommes au cours de cette guerre meurtrière. Comment ont-ils péri ? Transpercés par les balles, ils ont perdu tout leur sang; restés accrochés dans les barbelés, ils ont gémi et souffert, sans aucun secours; étendus sur la terre glacée, ils sont morts de froid la nuit; des explosions de mines les ont ensevelis ou déchiquetés.

« Aujourd'hui, cet enfer appartient au passé ; ils ont cessé de souffrir, ces hommes qui, par d'autres hommes, ont été torturés et tués. Dieu a essuyé toute larme de leurs yeux ; pour eux, il n'y aura plus ni cri, ni douleur.

« Comment allons-nous célébrer leur mémoire ? Commençons par leur faire la promesse de ne jamais les oublier. Oh ! ne pensez pas que cela soit si facile ! Le temps efface tant de choses que nous aimerions garder.

« Quel serment devons-nous encore faire aux morts ? Promettons-leur que leur sacrifice n'aura pas été inutile. Ils ont donné leur vie pour sauvegarder la liberté de tous. C'est parce que l'homme est fragile et qu'il peut se métamorphoser en barbare qu'ils ont été livrés à la mort. C'est de cette négation de toute compassion humaine qu'ils sont les victimes, ceux dont nous évoquons aujourd'hui le souvenir.

« [...] Que le respect de la vie et de la souffrance humaine – même à l'égard des plus humbles et des plus obscurs d'entre les hommes – soit désormais la loi d'airain qui régisse le monde.

« [...] Lorsque je rencontre des hommes sortis indemnes de la guerre, j'ai l'impression que leur physionomie a changé, comme si l'horreur qu'ils ont vécue avait creusé leur visage de mystère et ouvert leurs pensées aux courants du grand large. Je devine qu'avec eux commence une humanité régénérée, plus authentique et plus réfléchie. Est-ce un début prometteur appelé à s'épanouir, ou n'est-ce qu'une poussée sans lendemain qui s'étiolera bientôt lorsque l'insouciance de la vie de tous les jours aura pris le dessus ou que les distractions offertes détourneront les esprits ? Dieu nous en préserve ! C'est de nous, les générations de l'après-guerre, de nous, les rescapés du néant, qu'il dépendra, ou bien que le sacrifice de ceux qui sont tombés ait été vain pour l'avancement d'un monde à la mesure de chaque être humain, ou au contraire que leurs souffrances et leur mort portent du fruit. Tout ce que nous aurons négligé de faire, aucune génération au monde ne pourra le rattraper au cours des siècles. »

8 décembre 1918. – Grande fête de la victoire en Alsace-Lorraine, à l'occasion de la visite de trois jours du président de la République, du président du Conseil et de nombreux parlementaires. Le maréchal Foch accueille le président Poincaré :

« Je vous souhaite la bienvenue dans cette terre qui nous fut violemment arrachée il y a bientôt cinquante ans, qui nous resta particulièrement chère par sa fidélité, et qui vient enfin d'être libérée ! »

De Mulhouse à Colmar, c'est une acclamation ininterrompue de joie et de patriotisme.

Albert écoute les échos de la fête derrière les fenêtres de son service, où il soigne les brûlés de la dernière attaque. La plupart de ces « nouveaux Français » ne parlent que l'allemand.

14 janvier 1919. – Alors que Paris s'apprête à recevoir triomphalement le président américain Wilson, Berlin dresse des barricades : le Parti communiste allemand, fondé quelques jours plus tôt par Rosa Luxemburg et Karl Liebknecht, veut imposer la république socialiste. Les combattants de gauche ont provoqué l'insurrection, aussitôt écrasée par les troupes gouvernementales.

Albert Schweitzer suit la pensée de cette femme hors du commun, Rosa Luxemburg, surnommé la « spartakiste », plusieurs fois enfermée dans la forteresse de Breslau, mais prête à l'action révolutionnaire par soif de justice et d'humanité ; elle estime que seule une société nouvelle fondée par la révolution pourrait réaliser ses idéaux. On sait que Rosa Luxemburg eut un destin tragique. Les corps francs liquidèrent les leaders et les inspirateurs de l'insurrection de Berlin. Rosa Luxemburg eut le crâne défoncé à coups de crosse et son corps fut jeté dans un canal. Elle avait 47 ans[1].

À Gunsbach, la famille Schweitzer fête un double événement : Albert Schweitzer a 44 ans aujourd'hui, et Hélène met au monde une petite fille qui sera la « fille du Rhin », Rhéna. Mais la maman n'est pas en bonne santé. Faible, amaigrie, essoufflée, secouée de quintes de toux, elle paie, semble-t-il, les trois ans de vie en forêt équatoriale et les privations de plusieurs mois de détention. Non, vraiment, l'heure n'est pas à la gaieté. Et puis, peut-on se laisser aller à des manifestations de joie et prononcer des vœux quand on vit encore sur un champ de ruines où tout est devenu silence et oubli ? Albert n'est guère optimiste. Il craint pour son œuvre en Afrique, mais aussi pour son avenir d'artiste, de philosophe, d'homme de lettres. La guerre a tout laminé, tout vidé, tout saccagé. Spéculer sur l'avenir relève de l'utopie. Pourtant, les grandes floraisons sont prêtes.

19 janvier 1919. – La conférence de la paix a commencé à Versailles. Le président de la République française, dans son discours inaugural,

---

1. *Cahiers Albert Schweitzer* n°s 145-146, juillet 2007.

s'est adressé « à tous les peuples qui veulent s'unifier avec leurs voisins ; à ceux dont vous avez consacré la liberté, vous vous efforcerez d'assurer les moyens matériels et moraux d'existence ; vous ne les appellerez pas à la vie pour en faire des condamnés à mort ! »

C'est exactement ce que pense Albert concernant les peuples d'Afrique. Après cette guerre qui ne laisse que meurtrissures, que feront les pays civilisés pour leurs colonies où l'on meurt de faim ?

Respect de la vie. « Mais qu'est-ce que la vie ? » demande Albert Schweitzer dans son sermon du 2 février 1919, à Strasbourg :

« La vie est force, volonté, venant des origines et renaissant en elles ; la vie est sensation, émotion, passion, souffrance. Et si nous examinons ces manifestations en profondeur, nous remarquons de nos yeux étonnés un si puissant et grouillant chaos que le vertige nous saisit. Mais partout nous retrouverons quelque chose de notre propre existence. Ce scarabée qui gît au bord du chemin, c'était un être vivant et luttant pour vivre, comme nous, et se réjouissant des rayons du soleil, comme nous, et ressentant de la peur et de la douleur, comme nous. Et voilà qu'il n'est plus qu'une matière qui se décompose, comme nous, tôt ou tard, le serons.

« Vous sortez, et il neige. Machinalement, vous secouez la neige tombée sur vos manches. Votre attention s'arrête sur un flocon qui brille dans votre main. Involontairement, votre regard s'accroche, le flocon présente un merveilleux dessin ; puis se produit comme un tressaillement, et les fines aiguilles qui le composaient se rétractent, fondent, c'est fini, quelque chose qui existait est mort sous vos yeux. Ce flocon, tombé des espaces infinis et qui un instant, avait existé, brillé, tressailli et disparu dans votre main, mais c'est nous ! Partout où nous percevons la vie, il s'agit de nous ! »

Lui a-t-on demandé de s'exprimer sur l'euthanasie, condamnée par l'Église, l'Académie des sciences morales et politiques, et la législation ?

« Le principe du respect pour la forme la plus élevée de la vie nous commande de ne mettre en aucun cas un terme à une vie humaine, si dénuée de sens ou si emplie de souffrance qu'elle soit. Quand je vois une bête qui souffre, j'ai le droit de la délivrer de ses maux en mettant fin à son existence. Mais je n'ai pas le droit d'agir ainsi lorsque j'ai affaire à un être humain, même en sachant que sa vie ne pourra plus être rien d'autre qu'une succession de souffrances. Je ne dois abréger sa vie même pas d'une heure. De même pour ma propre existence, il faut que je la supporte, même si elle n'est plus que tourments et douleurs. Un vieux médecin m'a raconté dans quelles tentations il se trouvait, il y a des années de cela. Il fut appelé auprès d'un enfant, handicapé mental, qui était frappé par une diphtérie. Il suffisait de différer de quelques heures l'application des soins nécessaires pour que cet enfant fût délivré de la misère de son existence. "J'ai lutté avec moi-même", dit ce médecin, "mais à la fin la pensée du respect de la vie l'emporta sur toute autre. L'enfant a été sauvé et je sais que d'année en année, il continuera à traîner sa triste existence, j'en porte la responsabilité." En passant par la porte du respect que nous devons à notre propre vie, nous entrons dans le domaine de l'éthique et là, comme du haut d'une passerelle, nous voyons au fond d'un abîme de questions insolubles, que nous ne pouvons que laisser derrière nous, dont nous détournons les regards en avançant, sans que pourtant nous puissions cesser d'y revenir en pensée. »

Pour Albert Schweitzer, la destinée de l'homme est de devenir toujours plus humain. Dans son sermon du 15 juin, il précise :

« Si nous ne voulons dépérir dans une immense détresse matérielle, et, plus encore, spirituelle, il faudra qu'à côté de tout ce qui est tenté ici et là, sur les plans économique et social, se développe pleinement l'action humanitaire. C'est l'humanitaire que nous devons éveiller en l'homme.

« De quelle manière pouvons-nous aider ? Les uns, à travers leur travail quotidien même, ont la possibilité de participer à des tâches de secours et d'éducation ; les autres, asservis à un travail mécanique, se trouvent empêchés d'exprimer leur humanité. Pour ce qui est des premiers, qu'ils remplissent une fonction dans le cadre de l'Église, dans celui de l'éducation ou en quelque autre lieu encore, où il leur est donné de faire quotidiennement du bien, il faudrait que quotidiennement aussi ils ressentent qu'ils sont privilégiés, qu'ils bénéficient d'une grande grâce. Oui, quelle chance de pouvoir se dire chaque matin en se réveillant : Ce que je vais faire aujourd'hui n'est pas inutile, cela s'ajoutera au bien du monde, cela est humain et cela a du sens. Ne vous contentez pas de vos réussites professionnelles et ne pensez pas que le zèle que vous y manifestez suffise à faire de vous, comme on aime à le dire, "un membre utile de la collectivité", mais songez à des services directs, rendus d'homme à homme. Sortons de notre milieu s'il est étriqué, et cherchons à accomplir quelque chose d'utile "à côté", de toutes les manières humaines possibles. Regardez bien autour de vous si ne se présente pas une occasion où vous pourrez intervenir humainement, pour aider, prévenir ou éduquer. Chacun trouvera de telles occasions. Cherchez calmement, humblement, demandez-vous comment Dieu pourrait vous employer et ne perdez pas patience dans la recherche et l'attente. Car "qui cherche trouve". Ces mots de Jésus, c'est ici qu'il faut les entendre. Vous trouverez ce que vous cherchez, là où vous pourrez rendre service, et c'est là que vous connaîtrez la joie. »

Janvier 1920. – L'archevêque suédois Söderblom invite Albert Schweitzer à donner quelques conférences pour la Fondation Olaus Petri, à Upsal. Pensant qu'Albert était encore prisonnier des Français, il croyait, par son invitation, arracher sa libération. C'est ainsi qu'à 45 ans à peine, Albert est pris dans le tourbillon des conférences internationales. Cambridge et d'autres universités anglaises l'invitent à leur tour. Schweitzer conférencier est lancé ! Il en est satisfait, non par fierté, mais parce que ainsi l'éthique du respect pour la vie commence à pénétrer dans l'espace public.

Le peu de temps que lui laissent ses fonctions de médecin, de pasteur, de conférencier et de musicien, Albert le consacre à son manuscrit sur la philosophie de la civilisation. Il cherche à établir le contenu respectif du judaïsme, du christianisme, de l'islamisme, du mazdéisme, du brahmanisme, du bouddhisme, de l'hindouisme, et de la religiosité chinoise, concernant l'affirmation de la vie, la négation de la vie et l'éthique.

> *Cette étude confirma entièrement mon idée que la civilisation repose sur l'affirmation éthique de la vie et du monde. Les religions qui nient définitivement la vie et le monde, tels le brahmanisme et le bouddhisme, ne témoignent d'aucun intérêt pour la civilisation.*
>
> *Le christianisme prend une attitude négative à l'égard de la civilisation, parce que, né dans l'attente de la fin du monde, il ne témoigne pas d'intérêt pour l'amélioration des conditions de vie dans le monde naturel. Mais en même temps, il affirme hautement la civilisation, du fait qu'il comporte une éthique active. Il s'est montré destructeur de la civilisation dans le monde antique. Mais le christianisme des temps modernes, ayant traversé la Renaissance, la Réforme, et le siècle des Lumières, a renoncé à l'attitude négative de la vie. Il a admis l'affirmation de la vie et s'est transformé ainsi en une religion travaillant à créer une civilisation. C'est à ce titre qu'il prit part à la grande lutte contre l'ignorance, l'absence d'idéal, la cruauté et l'injustice – luttes dont allait sortir le monde moderne sous la forme que nous connaissons.*

Enfoncé dans ces travaux, Albert se croit un peu oublié, quand il reçoit une invitation de Barcelone.

Le dimanche de Pentecôte, il doit tenir l'orgue, à l'Orféo Català, pour l'audition de *La Passion selon saint Matthieu* de Bach. C'est la première audition de cette œuvre en Espagne. Il rencontre un triomphe, ce qui ragaillardit sa confiance et le conforte dans l'idée qu'il est toujours apprécié en tant qu'artiste.

En revenant d'Espagne, il fait un détour par Toulouse et par Garaison : une sorte de pèlerinage dans ce camp dont il garde finalement un bon souvenir. Une surprise l'attend. Il reste encore des internés au camp, un an après l'armistice. Il retrouve certains de ses compagnons de captivité, tziganes pour la plupart ; ce sont les oubliés de la guerre. Une grande émotion s'empare du médecin qui ouvre ses valises et distribue tout ce qu'elles contiennent : vêtements, médicaments, provisions.

CHAPITRE VII

Comment le conférencier-musicien européen s'impose en tant que médecin en Afrique

Avril 1920. – L'armée allemande est entrée dans la Ruhr ; en pénétrant dans la bande démilitarisée de cinquante kilomètres à l'est du Rhin, elle a déclenché des représailles contre cette violation du traité de Versailles. Les Français occupent Francfort et quelques villes de la région du Main. Après un demi-siècle d'occupation, l'Alsace-Lorraine a été reconquise par les Français, mais nombre d'Alsaciens ne parlent pas le français. Pour franciser à tout prix et rapidement, l'Administration prend des mesures autoritaires et maladroites qui créent un malaise et provoquent une grève générale. Agitations à Strasbourg, Mulhouse, Colmar.

Août 1920. – À quelques centaines de kilomètres de Lambaréné, en pleine zone frappée par la maladie du sommeil, un homme lutte depuis déjà dix ans contre ce fléau : le docteur Jamot.

Ce soir, la forêt équatoriale africaine s'endort, comme tous les soirs, avec, dans tous les villages, ses accès de fièvre, ses maux de tête, ses troubles mentaux, ses épaves qui, peut-être, ne se réveilleront plus. Et pourtant, quelque chose est en train de changer : à sa table de travail, le docteur Jamot rédige, pour le bulletin de la Société de pathologie exotique, un rapport sur le médicament qu'il croit avoir trouvé avec son équipe de jeunes chercheurs : le tryparsamide. Un jour nouveau se lève dans la lutte contre le fléau de la maladie du sommeil[1].

1. Le docteur Jamot n'a jamais eu le prix Nobel. Il ne figure dans aucune encyclopédie. Oublis plus que regrettables.

Avril 1921. – La décision d'Albert n'est pas encore définitive, mais l'idée s'impose de jour en jour : il vivra désormais de sa plume et des récitals d'orgue. Il donne sa démission à la fois de professeur à la faculté de théologie et de vicaire à Strasbourg. Il garde dans cette ville un pied-à-terre, une vieille mansarde où il séjourne quand il fait ses recherches en bibliothèque.

Son travail sur la *Philosophie de la civilisation* est souvent interrompu par des voyages. Diverses universités l'invitent, les institutions musicales le réclament. Il lui est difficile de refuser, d'autant plus qu'il doit désormais assurer l'existence de sa petite famille, Hélène et Rhéna. Et puis, il y a toujours ce projet obsédant : son retour en Afrique.

À l'automne 1921, des professeurs de théologie de Zurich, de Berne font appel à lui pour des conférences. Il choisit pour thème « l'affirmation du monde et de l'éthique » et le traite à la fois en philosophe et en historien des religions.

> *À mon arrivée en Suède j'étais fatigué, déprimé, encore souffrant, car j'avais dû subir une deuxième opération pendant l'été de 1919. Mais dans l'air merveilleux d'Upsal et la bonne ambiance de l'archevêché où nous étions reçus, ma femme et moi, je me remis et redevins un homme heureux de travailler. À Upsal, je rencontrai pour la première fois l'écho des pensées que je portais en moi depuis cinq ans. À la dernière conférence où je développai le principe du respect de la vie, je me sentais si ému que je trouvais à peine mes paroles.*
>
> *Cependant, j'étais encore grevé des dettes que j'avais dû contracter pendant la guerre auprès de la Société des missions et de mes amis de Paris pour continuer à entretenir l'hôpital. Lorsque l'archevêque apprit mon souci, il me conseilla de donner des concerts d'orgue et de faire des conférences en Suède, où, par suite de la guerre, beaucoup d'argent s'était accumulé, et il me munit de recommandations pour différentes villes.*
>
> *Les anciennes orgues suédoises, qui ne sont pas grandes, mais ont une sonorité merveilleuse, me remplirent de joie. Elles répondaient admirablement à ma façon d'interpréter Bach. En quelques semaines, mes récitals et mes conférences me rapportèrent de quoi acquitter aussitôt mes dettes les plus pressantes. Lorsque, à la mi-juillet, je quittai la Suède après un séjour qui m'avait fait tant de bien, j'avais la ferme résolution de reprendre mon œuvre à Lambaréné.*

Les conférences s'enchaînent : Oxford, Birmingham, Cambridge, Londres, Zurich. En même temps, il donne une série de concerts.

Schweitzer fait savoir à ses relations de l'Ogooué qu'il reviendra au Gabon dès qu'il aura réuni les fonds pour organiser un autre séjour.

Son ami Émile Ongoumah, le forestier qui en 1917 lui a prêté sa maison du Cap Lopez, lance aussitôt une souscription pour accélérer son retour. Mais l'administrateur de Lambaréné, beaucoup moins enthousiaste, écrit au lieutenant-gouverneur du Gabon, qui transmet le rapport au gouverneur général de l'A-ÉF :

> *Le docteur a laissé un très bon souvenir parmi les indigènes et les exploitants forestiers, mais son attitude pendant la guerre a été suspecte. Il serait peu désirable qu'il revienne s'installer au Gabon.*

De plus, Cadier, le président de la Conférence missionnaire, ainsi que le comité des Missions à Paris, ne voient pas non plus d'un très bon œil le retour de Schweitzer en Afrique.

À la correspondance de Schweitzer, Cadier répond par une lettre qui est un chef-d'œuvre de diplomatie, sinon d'hypocrisie :

> *Bien souvent, devant des cas où nous nous trouvions incapables de soulager un malade, nous nous sommes dit : si seulement le docteur était encore là, nous lui enverrions ce malade, au lieu de le laisser partir sans espoir. Ceux d'entre nous qui ont profité de vos soins éclairés et dévoués, pour eux ou pour les membres de leur famille, ne peuvent que souhaiter de voir notre corps missionnaire profiter encore de ces soins, et aussi des nouvelles connaissances que vous avez certainement accumulées depuis que vous nous avez quittés.*

Les termes du rapport envoyé par ce même Cadier à la direction des Missions à Paris sont, en effet, légèrement différents :

> *Nous ne croyons pas que le retour du docteur Schweitzer parmi nous puisse soulever de sérieuses objections du point de vue politique. Cependant nous nous proposons de sonder discrètement l'opinion publique, et en particulier celle des gouvernants à ce sujet, et nous ne manquerons pas de vous faire part de nos observations. En attendant, nous étudions la possibilité d'établir l'installation médicale un peu en dehors des limites de la station de Lambaréné.*

En somme, les missionnaires ne refusent pas la présence de Schweitzer, mais ils supportent mal sa proximité. La personnalité de cet homme est trop pesante. Idéalement, l'hôpital devrait être désormais en amont ou en aval de la station de Lambaréné, mais assez loin ; pas seulement l'hôpital, mais aussi la maison du docteur.

Albert Schweitzer prend son temps pour répondre à ces messieurs :

> *J'arriverais donc dans l'Ogooué, et je logerais où ? Chez les catholiques ou dans une case indigène. Je soignerais mes malades où ? Sous le ciel bleu…*

Quelquefois je me demande si les forces ne me manqueront pas. C'est que je ne suis plus jeune et je suis usé par le labeur. J'ai 46 ans. Je n'ai pas à plaider ma cause. C'est de la cause de Dieu qu'il s'agit. Moi, j'apporte ma personne, mes connaissances médicales et l'argent. À vous de faciliter l'établissement de l'œuvre. Ce n'est pas à moi de vous supplier de m'aider en ceci ou en cela. Je pourrais avoir en Europe la situation la plus enviable. On m'a demandé et on me redemande d'accepter une situation de professeur à l'université. Je pourrais faire des tournées de conférences et d'orgue, les éditeurs me demandent des livres. Mais je sais que le Christ ne me permet pas de me caser ainsi… Sur l'opportunité de mon retour au point de vue du gouvernement, je suis à présent citoyen français, ma femme est citoyenne française. J'entends bien user de tous les droits que me confère ce titre. Le droit de citoyen français est d'aller en colonie française. Je ne suis plus un être qu'on tolère sur l'Ogooué, j'y suis de mon droit, comme vous tous. Et si des autorités mal éclairées jugeaient utile de faire des difficultés pour mon retour, je saurais, par des amis que j'ai dans le cercle de M. Millerand, faire valoir ma cause auprès de lui et faire triompher mon bon droit.

Ces messieurs de la Conférence des missions du Gabon n'ont pas l'intention de se laisser gouverner par ce « nouveau Français » qui, il y a deux ans encore, se trouvait dans un camp de suspects ! Cadier monte à l'assaut, au nom de tous les missionnaires du Gabon :

Nous ne pouvons pas dire que vous réalisiez le type du médecin missionnaire rêvé. Vous êtes un excellent docteur, chrétien, philanthrope, etc. mais pas suffisamment missionnaire. Nous regrettons que la propagation de l'Évangile ne soit pas votre premier but et que les intérêts de la Mission passent pour vous après ceux de la médecine. Je ne peux pas citer les faits, mais il est certain que vous n'avez pas apporté à notre œuvre la force d'expansion que vous auriez pu lui fournir. En second lieu, votre caractère indépendant, votre réelle supériorité et le sentiment que vous en avez, font qu'il vous est difficile de vous plier aux règles de la station, comme à l'autorité de la Conférence, et nous prévoyons dès à présent que le missionnaire qui habitera la même station que vous trouvera une source de difficultés dans cette cohabitation… L'impression que vous avez laissée est celle d'un homme qui aurait pris le parti de nos agresseurs, d'un « bochophile ». Vous n'avez rien fait pour dissiper cette impression et cela, nous sommes en droit de vous le reprocher. Reconnaissez vous-même combien cela nous a été pénible de vous savoir soupçonné d'être un espion. Et si aujourd'hui, il est impossible de vous interdire l'accès du Gabon, vu votre nouveau titre de citoyen français, nous savons que c'est avec une certaine méfiance qu'on vous accueillerait ici, à cause de la proximité du Cameroun et des intrigues allemandes qui s'y fomentent.

Son séjour si réconfortant en Suède, son succès à Barcelone, son accueil en Suisse, son titre *honoris causa* de la faculté de Zurich, ont presque accoutumé Schweitzer à l'idée de reprendre tranquillement une carrière universitaire agrémentée de conférences et de concerts d'orgue. Un éditeur suédois lui a aussi demandé d'écrire un livre de souvenirs sur l'Afrique.

Aussitôt rentré chez lui, Schweitzer se met au travail. Tout en décrivant ses activités dans la forêt équatoriale, il exprime sa pensée sur les problèmes de la colonisation :

> *Avons-nous le droit, nous autres Blancs, d'imposer notre domination aux peuples primitifs ou semi-primitifs ? Non, nous n'avons pas ce droit, si nous ne voulons que les dominer et retirer des avantages matériels de leur pays. Oui, si nous désirons vraiment les éduquer et les amener au bien-être. S'il existait une possibilité quelconque pour ces peuples de subsister par leurs propres forces, on pourrait les laisser à eux-mêmes. Mais c'est un fait que le commerce mondial a pénétré jusqu'à eux, et personne ne peut revenir en arrière. Le commerce mondial a causé la perte de leur liberté. La seule voie à suivre c'est d'exercer la puissance que nous possédons en fait pour le bien des indigènes et de la justifier ainsi moralement. Le tragique c'est que les intérêts de la colonisation et ceux de la civilisation ne vont pas toujours de pair. Ils sont, au contraire, bien souvent en opposition…*
>
> *Coloniser dans le sens de la civilisation serait donc s'efforcer d'obtenir que, parmi les populations primitives et semi-primitives ainsi menacées, on n'emploie de main-d'œuvre au service de l'exploitation que dans la mesure où les métiers indigènes et l'agriculture chargée de fournir les vivres nécessaires, peuvent s'en passer. Moins la colonie est peuplée, plus il est difficile de faire concorder les intérêts du développement prospère du pays et ceux du commerce mondial…*
>
> *La construction des routes et des voies ferrées dans les colonies représente aussi un problème difficile. Les voies de communication sont nécessaires, afin que l'horreur du portage prenne fin, et qu'aux époques de famine on puisse dépêcher des vivres dans les régions atteintes. Mais en même temps, elles sont un danger qui menace la prospérité du pays. Il en est ainsi lorsque ces grands travaux absorbent plus de main-d'œuvre que le pays ne peut normalement en fournir…*
>
> *Que de mécontentement l'on suscite aux colonies en appliquant des mesures coercitives, nées dans le cerveau d'un fonctionnaire qui veut se faire remarquer ! Quant à la question de savoir si le travail obligatoire est justifiable ou non, je suis d'avis que l'indigène ne doit en aucune circonstance être contraint par les autorités à travailler pendant un temps plus ou moins long au bénéfice d'une entreprise privée, alors même que sa tâche lui serait comptée comme l'acquittement d'un impôt ou d'une corvée…*
>
> *Dans presque toutes les colonies, on a entrepris la lutte contre les maladies trop tard et avec trop peu d'énergie. On insiste souvent sur la nécessité de fournir l'assistance médicale aux indigènes parce qu'il importe de sauver le « matériel humain » sans lequel les colonies*

seraient sans valeur. Il s'agit, en réalité, de bien autre chose. Il est inconcevable que nous autres, peuples civilisés, gardions pour nous seuls le trésor des remèdes contre la maladie, la douleur et la mort que nous a donnés la science. Le moindre sens moral nous oblige à rendre service à ceux qui, au loin, sont victimes d'une misère physique plus grande que la nôtre. Outre les médecins envoyés par les gouvernements qui ne pourront jamais venir à bout que d'une partie de la tâche, il faut que d'autres médecins se rendent aux colonies mandatés par la société consciente de ses devoirs humanitaires.

C'est en me fiant à la vérité élémentaire incarnée dans la fraternité des hommes marqués du sceau de la souffrance, que j'ai osé fonder l'hôpital de Lambaréné.

Assurer la nourriture du personnel d'un chantier n'est pas chose facile en forêt équatoriale, lorsque le lieu de travail se trouve éloigné des secteurs de production agricole. C'est pourquoi la législation du travail[1] impose que la rémunération des travailleurs se compose d'un salaire et d'une « ration » que les employeurs doivent apporter en nature. Dans la pratique, la qualité et la quantité de la ration dépendent de la personnalité de l'employeur. Certes, il n'a pas intérêt à avoir une équipe affaiblie, mais il est difficile d'échapper à la malnutrition. Aux aliments traditionnels : bananes, manioc, viande de chasse, la ration substitue des aliments importés : riz, pain, boîtes de conserve, qui provoquent une alimentation mal équilibrée. C'est une erreur que ne veut pas commettre Schweitzer.

21 décembre 1921. – Les relations épistolaires entre Schweitzer et les représentants de la mission au Gabon se sont améliorées. Cadier a écrit deux lettres lénifiantes, et Schweitzer semble vouloir accepter de faire quelques concessions, notamment pour le déplacement de l'hôpital en dehors de la station. Il précise :

Je vous demande de ne prendre aucune initiative, de ne rien commencer à construire, de ne pas toucher aux bâtiments tombés en ruine. Je vous propose qu'usant de patience, vous attendiez l'arrivée du touriste Albert Schweitzer pour décider avec lui s'il doit se transformer et se métamorphoser en docteur de Lambaréné ou s'il deviendra, toujours en gardant beaucoup d'affection pour vous, le docteur d'une autre contrée ou d'une autre colonie, ce qui lui coûterait un morceau de son cœur. Mais on peut vivre avec un morceau de cœur enlevé comme on peut vivre avec un seul poumon.

1. Arrêté du 5 décembre 1921.

Quel est donc le fond du différend entre Schweitzer et les missions du Gabon ? Celles-ci ne peuvent mettre en cause ni sa compétence en matière médicale, ni son humanisme, ni sa foi. Pour ces hommes rigoureux, ce qui manque dans la démarche de Schweitzer c'est l'« aspect moral », c'est-à-dire l'application stricte du dogme. Schweitzer n'est pas sorti du moule ; Schweitzer, avec ses idées très personnelles, peut avoir une mauvaise influence sur les populations de brousse. Bref, s'il doit revenir au Gabon, il s'agira de juguler sa fougue et de maîtriser son autonomie. Pour cela, le comité de Paris, réuni en conclave, propose une idée lumineuse : le docteur Schweitzer habitera *une maison en bois, démontable, qui sera amenée par bateau sur le nouvel emplacement désigné.*

Le 10 mars 1922, de passage à Paris, Schweitzer est reçu par le comité qui lui fait part de son projet. Les moustaches du médecin frémissent :

« Pardon ? Une maison démontable ? Et pourquoi pas une tente ou une paillote ? Il n'en est pas question ! En attendant la construction du nouveau dispensaire, je soignerai et j'habiterai dans mon ancien hôpital qu'il suffira de retaper. Cette condition doit figurer dans mon contrat. »

Le lendemain, il explique malignement à Hélène :

« Ces messieurs ne connaissent pas l'Afrique. Quand on aura retapé l'ancien hôpital qui doit tomber en ruine, on ne trouvera ni argent ni main-d'œuvre pour entreprendre le nouveau, donc les termes du contrat seront caducs et je resterai là. »

Si la direction de Paris est sur le point de se laisser convaincre par Schweitzer, l'administration coloniale ne lâche pas prise. Le lieutenant-gouverneur du Gabon écrit au comité de Paris :

> *Je suis invité par le Gouverneur général à vous aviser que la présence du docteur Schweitzer paraît indésirable.*

Le ministre des Colonies doit intervenir et fait câbler au gouverneur général Augagneur :

> *Cinq députés alsaciens me signalent l'intérêt d'autoriser le docteur Schweitzer à poursuivre son œuvre médicale.*

Réponse du gouverneur général :

> *Je suis formellement opposé au retour de Schweitzer.*

Réponse du ministre :

> *Impossible de s'opposer au retour d'Albert Schweitzer devenu français depuis le traité de Versailles. De plus, l'Institut Rockefeller aurait*

mis à la disposition du docteur Schweitzer un nouveau médicament contre la maladie du sommeil.

En réalité, Schweitzer ne dispose pas encore du tryparsamide. Il y a eu confusion entre lui et le docteur Jamot, qui en fait déjà usage depuis quelques années au Cameroun. Mais cette fois, le brouillamini administratif joue en faveur de Schweitzer[1].

Ce qu'ignorent les autorités françaises, c'est qu'Albert Schweitzer prépare son départ. Mais ce projet se heurte à un obstacle majeur. L'état de santé d'Hélène s'est aggravé. En avril 1922, une hémoptysie confirme qu'il s'agit d'une tuberculose. Pour lutter contre cette maladie, on ne possède encore aucun médicament efficace. Les médecins recommandent le repos, le bon air et la bonne nourriture. Hélène n'ignore pas le désir d'Albert de repartir en Afrique et elle l'encourage en lui disant qu'il ne doit pas sacrifier son œuvre, et que, de toute façon, ils se retrouveront lorsqu'elle sera guérie. Mais au fond, elle perçoit cette future séparation comme une sorte de trahison, en tout cas un détachement qui la relègue au rang de mélancolique Pénélope, alors qu'elle se montra indispensable lors de la première mission. Albert, lui, pour remplacer sa femme, songe à augmenter les effectifs du futur hôpital. Les docteurs Nessmann et Lauterburg, l'infirmière Emma Haussknecht, le suivront au Gabon. À Strasbourg, Mme Emmy Martin centralisera les dons et s'occupera de l'administration générale de l'œuvre. Il compte aussi sur Noël J. Gillespie, un étudiant de l'université d'Oxford qui lui a servi d'interprète lors de ses conférences à Londres ; il n'a aucune compétence particulière en médecine, n'a jamais mis les pieds en Afrique, mais il assure Schweitzer de sa parfaite adaptation à toutes les circonstances.

À la mi-mars 1922, Schweitzer retourne en Suède où lui est fait un triomphe, puis de nouveau en Suisse et à Copenhague pour des conférences sur l'éthique suivies de récitals d'orgue.

Au printemps 1923, Albert commence à faire ses caisses, et corrige en même temps les épreuves de sa *Philosophie de la civilisation*. Les deux premiers volumes, *Décadence et restauration de la civilisation* et *La Civilisation et l'éthique*, paraissent en allemand.

---

1. Marco Koskas, *op. cit.*

Dans Décadence et restauration de la civilisation *j'explique la nature des liens entre la civilisation et la conception du monde. C'est la philosophie du* XIX*e siècle qui est responsable du déclin de la civilisation. Elle n'a pas su entretenir et garder vivantes les tendances civilisatrices du siècle des Lumières. Elle eut dû poursuivre le travail, inachevé au* XVIII*e siècle, et rendre évidente pour la pensée le lien naturel et fondamental entre l'éthique et la conception du monde. Elle s'est, au contraire, égarée de plus en plus, au* XIX*e siècle, dans ce qui n'est pas essentiel. Elle s'est désintéressée de la recherche d'une conception du monde et elle est devenue une science de l'histoire de la philosophie. À l'époque même où la conception civilisatrice du monde perdait ainsi son énergie, la civilisation elle-même se trouva en danger.*

L'âge de la machine créa pour les hommes des conditions d'existence qui leur rendaient plus difficile de parvenir à la civilisation. Et comme les hommes ne pouvaient s'appuyer sur une conception morale du monde, il en résulta une civilisation amoindrie. L'homme moderne, surmené de travail, n'étant plus capable de véritable recueillement, perdit sa spiritualité, dans tous les domaines. Sa fausse interprétation des faits de l'histoire et de la vie réelle, l'amenèrent à un nationalisme dans lequel l'idéal humanitaire ne joue plus son rôle.

Notre pensée devra donc tendre à une conception du monde qui à nouveau osera s'inspirer des idéaux de la véritable civilisation.

Été 1923. – Schweitzer rencontre à Zurich son ami le psychanalyste Oskar Pfister. Celui-ci lui demande de raconter les épisodes de son enfance qui surgissent spontanément dans son esprit. Schweitzer se laisse aller et entame un véritable récit que le psychanalyste prend en sténo. À la fin, Pfister conclut :

« Mon ami, il faut que vous écriviez tout cela.

– Je n'ai pas le temps. Je dois repartir en Afrique.

– Écrivez-le avant de partir ! »

Schweitzer prend au mot son ami et, en deux ou trois dimanches, va rédiger un récit qui sera publié sous le titre *Souvenirs de mon enfance et de ma jeunesse.*

Régulièrement, sur le pont de Kehl qui enjambe le Rhin, on peut voir un homme grand, massif qui, sac au dos, traverse rapidement et passe de Strasbourg sur l'autre rive. Si on le suivait, on le verrait entrer à la poste de Kehl pour expédier des colis. C'est Albert Schweitzer qui envoie des provisions à quelques amis allemands souffrant de privations. Rien d'illégal dans tout cela, mais Albert Schweitzer est surveillé ; il le sait et fait semblant de l'ignorer. Il peut aller où il veut, sauf en Bavière, pour laquelle il faut un visa spécial. Et c'est bien ce qui le chagrine, car il voudrait aller à Bayreuth pour revoir son amie Cosima Wagner, l'épouse du grand compositeur et fille de Liszt. Mais la vieille dame a perdu quelque peu la raison et ne peut recevoir que les jours où elle est « tout à fait calme ». Albert Schweitzer prend le risque de lui faire une visite. Sans visa, il se faufile dans un train qui s'arrête à Bayreuth et croit pouvoir aller offrir à son amie une gerbe de roses blanches. Malheureusement, Cosima n'est pas dans un de ses jours « tout à fait calmes », et Albert doit repartir sans l'avoir vue.

Pour entamer efficacement son deuxième séjour à Lambaréné, Schweitzer doit d'abord tirer les conclusions des quatre premières années. Où l'ont-elles conduit ? A-t-il vu se confirmer le bien-fondé des raisons qui l'ont amené à abandonner la science et l'art pour se rendre dans la forêt vierge ? Que peut-il répondre à ceux qui affirment que les indigènes qui vivent dans la nature n'ont pas autant de maladies que nous et ne ressentent pas comme nous la douleur ?

> *Il n'en est rien. J'ai vu là-bas la plupart des maladies que nous connaissons en Europe, et certaines d'entre elles, celles que nous y avons apportées, y causent plus de mal que chez nous. Quant à la douleur, elle est aussi vivement ressentie par les Noirs que par nous, car tout être humain est soumis à la puissance du maître redoutable qui se nomme la souffrance. La misère physique est partout immense en Afrique. Avons-nous le droit de fermer les yeux devant elle et de l'ignorer parce que les journaux d'Europe n'en parlent pas ? Quand chez nous quelqu'un tombe malade, on appelle immédiatement le médecin. Mais que l'on se représente ces millions d'êtres humains qui souffrent là-bas, sans espoir de secours. Que chacun essaie de se représenter ce qui se serait passé dans sa famille, pendant les dix dernières années, si l'on avait dû vivre sans médecin ! Nous devons réveiller notre engourdissement et regarder nos responsabilités en face. Si je considère que ma tâche est de lutter pour la cause des malades dans les contrées lointaines, c'est que j'obéis à la charité que Jésus et la religion me prescrivent.*
>
> *S'il existait un livre qui consignât tous les faits qui se sont passés entre Blancs et peuples de couleur, il y aurait bien des pages que nous préférerions tourner sans les lire parce qu'elles contiennent trop de choses que nous avons à nous reprocher. Une dette pèse sur nous et sur notre civilisation. Nous ne sommes pas libres de choisir si nous voulons, oui ou non, faire du bien aux hommes de couleur ; nous le devons. Le bien que nous leur faisons est un acte, non de charité, mais de réparation. Pour chaque homme qui a fait souffrir, il en faut un qui parte et porte secours. Et quand nous aurons fait tout ce qui est en notre pouvoir, nous n'aurons réparé qu'une petite partie des fautes commises. Tels doivent être les principes essentiels de toutes les œuvres philanthropiques dans les contrées lointaines.*

Mais le moment est-il bien choisi pour lancer cette idée? L'Europe est ruinée et misérable. Et il y a tant de misères à soulager dans notre entourage immédiat. Si l'on envoie un médecin ici, un autre là, qu'est-ce en comparaison de toutes les misères humaines? Ma propre expérience et celle de tous les médecins coloniaux me permettent de répondre qu'un seul médecin, même avec de très modestes ressources, a une grande valeur pour une quantité de malheureux. Le bien qu'il peut faire dépasse ce qu'il y consacre de sa vie et la valeur des ressources que l'on met à sa disposition.

Plusieurs de ceux qui voudraient pouvoir nous aider ont été appauvris par la guerre. Si modestes que soient mes projets, il sera difficile de recueillir la somme nécessaire. Je demeure plein de courage à cause des misères que j'ai vues. Et ma confiance est inébranlable parce que j'ai foi en l'humanité. Je veux croire que je rencontrerai assez d'êtres humains qui, sauvés eux-mêmes de quelque misère physique, voudront exprimer leur reconnaissance en donnant pour ceux qui souffrent des mêmes misères. Puissions-nous être bientôt plusieurs médecins envoyés aux quatre coins de l'horizon par la confrérie de ceux que la douleur a marqués de son sceau[1].

Dans son petit bureau, à Strasbourg, le docteur Schweitzer prépare son deuxième départ pour Lambaréné et patauge dans les listes de commandes, les bons de réception, les demandes d'autorisation. Une visiteuse frappe à sa porte :

« Je suis Mathilde Kottmann de Molsheim, dit-elle, un peu tendue. J'ai su que Mme Schweitzer ne pouvait pas vous accompagner. Vous aurez besoin d'une infirmière et d'une femme qui s'occupera de votre ménage. Je suis actuellement élève à l'école de sages-femmes. Dans quelques mois, je passerai l'examen final, je serai prête. Comme je vous l'ai écrit, je peux aller vous rejoindre à Lambaréné. Vous m'avez répondu de me présenter : me voilà. »

Schweitzer regarde cette jeune femme de 26 ans, un peu sévère.

« Êtes-vous souvent malade? demande-t-il.

– Jamais. »

Il réfléchit.

« Je dois aller faire quelques courses en ville. Voulez-vous m'accompagner?

– Volontiers. »

Elle observe avec quel soin il choisit les objets. Dans un magasin de literie, il s'étend sur différents matelas pour juger quel serait celui qui conviendrait le mieux sous l'équateur. Pendant toutes les courses, Mathilde ne prononce pas un mot. En rentrant, Schweitzer lui dit :

1. Faut-il voir là l'origine de Médecins sans frontières et des ONG?

« C'est d'accord. Dès que vous serez prête, faites-moi signe.
– Vous avez pressenti mes compétences ?
– Non. Mais je sais que vous savez vous taire. »

Munich, 6 novembre 1923. – Adolf Hitler, suivi de sa milice SA, a fait irruption dans la salle où se réunissent les partisans d'un changement de régime. Il a tiré un coup de pistolet au plafond pour obtenir le silence et a déclaré le gouvernement du Land de Bavière et le gouvernement du Reich renversés. Gustav von Kahr, Seisser, von Lossow et le général Ludendorff semblent se rallier au mouvement. Mais à peine ont-ils quitté la brasserie qu'ils prennent les mesures inverses. L'armée est alertée et les putschistes sont arrêtés.

7 novembre 1923. – Dans l'éthique de Schweitzer, la fraternité entre tous les êtres vivants apparaît sous la forme d'une exigence morale élémentaire nécessaire. Le lendemain du putsch d'Hitler, il écrit à son ami Oskar Kraus :

> *Oui, cher ami, et vous pouvez tous m'étrangler, si vous voulez, mais jamais je ne reconnaîtrai des différences de valeur objectives entre les êtres vivants. Chaque vie est sacrée ! « Sacrée » signifie qu'il n'y a plus rien au-dessus qui serait supérieur, comme on ne saurait ajouter aucune autre vitesse à la vitesse de la lumière. Les différences de valeur ne sont donc que subjectives, nous les établissons à partir de certaines nécessités pratiques, mais en dehors de celles-ci elles n'ont aucun sens. La proposition selon laquelle toute vie est sacrée ne peut être dépassée. Sur ce plan je suis et je resterai toujours un hérétique. C'est là une question de principe, une de ces questions qui descendent jusqu'aux fondements de notre conception du monde. Je te plains vraiment d'avoir pour ami un gaillard tel que moi.*

21 janvier 1924. – Lénine vient de mourir à Gorki, près de Moscou. Le corps du fondateur de la Russie soviétique est exposé dans un mausolée dressé sur la place Rouge. Joseph Staline prononce l'oraison funèbre. C'est une « troïka de purs » qui dirigera désormais les affaires.

5 février 1924. – Le procès d'Hitler et de Ludendorff va s'ouvrir, alors qu'en France on clôture les Jeux d'hiver de Chamonix, et Pierre de Coubertin formule des vœux ardents « pour la suite d'une entreprise qui n'honore pas seulement nos pays mais l'humanité tout entière ».

14 février 1924. – Albert Schweitzer quitte Strasbourg. Hélène, encore malade, ne l'accompagne pas.

> *Je n'ai jamais cessé de lui être reconnaissant d'avoir consenti, dans ces circonstances, au sacrifice de me laisser reprendre mon activité à Lambaréné.*

18 février 1924. – Embarquement des quelques passagers du cargo hollandais *Oreste*. Les douaniers bordelais sont en arrêt devant les quatre sacs postaux remplis de lettres que se propose d'emporter Schweitzer.

« Qu'est-ce qu'il y a dans ces enveloppes ?

– Des remerciements, des félicitations, des invitations, du courrier de tous mes lecteurs ou des spectateurs de mes concerts à qui je dois répondre. Je profiterai de la traversée pour faire ce travail.

– Vous savez que l'exportation de devises est interdite ? Vous avez droit à cinq mille francs.

– Que croyez-vous qu'il y a ? des billets de banque cachés dans ces lettres ?

– C'est courant.

– Non, monsieur, il n'y a pas de devises dans ce courrier.

– Qui me le prouve ?

– Ouvrez-le.

– C'est ce que nous allons faire. »

Et les douaniers ouvrent les enveloppes une à une, sans trouver le moindre billet. Arrivé au fond du deuxième sac, ils renoncent en hochant la tête. Les sept malles qu'emporte Schweitzer bénéficient, du même coup, d'une inspection indulgente et rapide. Quant aux soixante-treize caisses de médicaments et de matériel, elles suivent sur un autre bateau.

Le cargo *Oreste* n'a rien d'un paquebot transatlantique. C'est un de ces omnibus des mers qui se traînent de port en port, et qui donnent l'occasion aux passagers, durant plusieurs semaines, d'admirer toute la côte occidentale de l'Afrique. Les escales sont interminablement prolongées par la mauvaise organisation des embarquements et des débarquements. Les règlements déjà stupides en Europe prennent ici des proportions irritantes. Le temps perdu et la gabegie exaspèrent Schweitzer. Il ne critique pas sans raison, mais pour qui ne le connaît pas, cet homme est un bougon, un râleur, un mauvais coucheur.

CHAPITRE VIII

Où l'on parle du village-hôpital et des renforts venus d'Europe

Port-Gentil, 16 avril 1924. – L'*Alembé* assure toujours la liaison sur l'Ogooué. On dirait bien que le vieux rafiot, lui aussi, a fait la guerre : sa roue à aubes tourne plus lentement, et il aurait besoin d'un sérieux coup de peinture. Pourtant, il ploie toujours sous la charge des passagers, des caisses, des colis, et des tonnes de bûches pour alimenter sa chaudière asthmatique. Il met désormais un peu plus de deux jours pour parcourir les 280 kilomètres qui séparent Port-Gentil de Lambaréné. En deux jours, les quelques Européens qui remontent le fleuve ont le temps de se transmettre les nouvelles d'un peu partout. Chaque village, chaque chasseur aperçu sur la rive, apporte une anecdote, évoque un souvenir.

« Il paraît que les hommes-panthères sont revenus.

– Ils avaient disparu ?

– Pendant la guerre, on n'en a pas entendu parler, mais depuis quelques mois on signale, dans le sud du Cameroun, au Congo et même chez nous, des crimes qui rappellent étrangement les affaires que nous connaissions avant la guerre. »

Un jeune missionnaire, intéressé par cette histoire, demande des précisions sur l'aniotisme renaissant.

« L'aniotisme est un phénomène social qui trouve ses origines dans les sacrifices humains et les crimes rituels. Une très vieille coutume voulait qu'à la mort d'un chef, non seulement ses femmes soient enterrées vivantes avec lui, mais que des émissaires tuent un certain nombre de personnes rencontrées le long des pistes.

– Pourquoi ?

– Pour pleurer le mort. Peu à peu, le phénomène s'est transformé. D'abord, les hommes-panthères devinrent des tueurs professionnels qui, pour le compte de la communauté, exécutaient les hors-la-loi. Ils représentaient les bourreaux de la justice traditionnelle. Puis, les abus devenant inévitables, ces équipes de tueurs pratiquèrent des vengeances individuelles ou collectives afin d'assurer le profit ou la domination d'un chef. Les crimes devenaient alors des règlements de compte tribaux. Quand les étrangers arrivèrent (les Arabes d'abord, puis les Européens), ces sociétés secrètes devinrent des instruments politiques. Elles étaient le symbole de la résistance à l'occupant. Pourtant, ces crimes ne touchaient encore que les Noirs ; il s'agissait de vengeances claniques : lorsqu'un petit chef s'était soumis aux Blancs et avait accepté de leur verser le tribut au lieu de le payer au grand chef coutumier, celui-ci envoyait des hommes-panthères.

– Comment devient-on homme-panthère ?

– Le néophyte subit une très dure initiation. Il doit endurer toutes les formes de douleurs, de brutalités. Lorsqu'il est suffisamment formé, il doit passer son examen, c'est-à-dire accomplir son premier crime. En général, pour commencer, on lui confie une proie facile : une femme, un enfant, un vieillard. C'est parfois la propre mère de l'homme-panthère ou un parent proche.

– Mais pourquoi ?

– D'abord pour observer les réactions de l'assassin devant la victime, et acquérir surtout la certitude que l'homme-panthère ne trahira jamais la secte en dénonçant ses propres crimes.

– Et comment accomplit-il son crime ?

– Le plus simplement du monde. Après un repas pris en commun, les hommes-panthères reçoivent un couteau, des griffes et une peau de panthère. Ils attaquent la victime, et arrachent ses membres pour faire croire au travail du fauve. Puis, ils lui tranchent la gorge et font couler le sang dans une marmite. Ensuite la tête est séparée du tronc, et les joues sont fendues. La langue, une fois enlevée, est lavée, braisée, partagée entre les membres et consommée. Puis la poitrine est ouverte à coups de machette : le cœur, le foie, les poumons et la rate sont retirés. Le tout est partagé par le chef en autant de parts qu'il y a d'affiliés. On met tout dans la marmite, et le repas rituel commence.

– Et cela existe encore ?

– Cela a toujours existé, cher monsieur. Les crimes rituels étaient pratiqués dans l'Antiquité. Les Assyriens, les Phéniciens, les Gaulois, les druides, les Carthaginois, les Aztèques sacrifiaient des victimes humaines.

– Et de nos jours, ces hommes, ces criminels ne sont pas arrêtés, jugés ?

– Si. Vous pouvez consulter les dossiers au tribunal de Brazzaville. En général l'homme-panthère reconnaît non pas son acte, mais celui de la bête qu'il était au moment où le crime a été commis.

– Et ces crimes ont cessé pendant la guerre ?

– On croyait que l'aniotisme s'éteignait, et puis la guerre en Europe a prouvé que les Blancs n'étaient pas plus capables que les Noirs d'être en paix entre eux. Alors les crimes rituels ont repris du poil de la bête.

– C'est horrible ! Coupé en morceaux ! dans une marmite !

– Mais ne craignez rien, cher monsieur. En général, les Blancs sont épargnés.

– Pourquoi ?

– Parce que nous sommes comptés. »

À l'aube de la veille de Pâques, le samedi 19 avril 1924, Albert Schweitzer et le jeune Noël Gillespie, étudiant en chimie d'Oxford, arrivent à Lambaréné.

Cruelle déception : de l'hôpital, il ne reste plus que la petite baraque en tôle ondulée et le squelette en bois d'une des grandes cases de bambou. Tous les autres bâtiments sont effondrés, pourris, bouffés par les insectes. Sept années d'absence ont tout englouti : la forêt est une dévoreuse. Même le sentier qui conduisait de l'hôpital à la maison du docteur est effacé. Et les habitants de Lambaréné n'ont rien fait, rien ! pas un coup de pelle, pas un coup de machette. De quoi décourager l'homme d'action le plus entreprenant.

Schweitzer, un instant ébranlé, réagit en mobilisant sa petite troupe, en promettant de bons salaires et en se retroussant lui-même les manches.

Pendant des semaines, il va débroussailler, scier, clouer, réparer le toit de son logis, reconstruire les cases effondrées. Cette besogne le fatigue tellement qu'il n'a plus la force, le soir, d'écrire son courrier ou de travailler à son manuscrit sur la mystique de l'apôtre Paul, commencé en 1911.

> *Ma vie quotidienne se partageait ainsi : le matin, j'étais médecin ; l'après-midi, architecte. Malheureusement, comme lors de mon premier séjour, il était impossible de se procurer des ouvriers. Le commerce des bois, redevenu prospère après la guerre, absorbait toute la main-d'œuvre. Il me fallait donc me contenter de quelques travailleurs bénévoles qui se trouvaient à l'hôpital, soit qu'ils y aient accompagné*

des malades, soit qu'ils y aient été soignés. Mais ils œuvraient sans enthousiasme, quand ils ne préféraient pas disparaître et rester introuvables au jour fixé.

Schweitzer est un grand défricheur. Il n'hésite pas à essarter, à couper branches, racines, lianes, tout ce qui peut gêner ses constructions. N'est-ce pas paradoxal pour l'homme qui prône le respect de toute vie ? Où s'arrête la vie consciente et sensible ? La feuille, la fleur, l'arbre n'éprouvent-ils rien ? Suivons le raisonnement de Schweitzer :

« N'arrachez pas de fleurs ou de feuilles en passant ! Apprenez à vos enfants à respecter les plantes. Quitte à paraître ridicule aux yeux de certains adultes qui se moquent de telles marottes, expliquez à vos enfants la puissance du mystère et un jour ils vous remercieront d'avoir su éveiller en eux le grand motif dramatique du respect de la vie.

« Une difficulté apparaît pourtant. L'être humain ne peut tirer sa nourriture de l'air et du sol comme font les plantes, mais il a besoin de celles-ci pour subsister. C'est-à-dire que les formes de vie supérieures ne peuvent conserver leur être qu'à condition de détruire des existences inférieures : les faucheurs coupent l'herbe des prés qui servira aux animaux domestiques. Donc, là où les nécessités de l'existence nous contraignent, nous nous autorisons à détruire massivement de la vie. Nous sommes ainsi soumis à la terrible loi de la nature qui fait que l'ordre de la vie n'implique pas seulement la mort, mais une violence meurtrière. Nous devons ressentir chaque destruction comme un événement épouvantable et nous interroger en chaque situation : est-ce qu'il y a nécessité ou pas, et si nécessité il y a, comment puis-je en assumer la responsabilité ? Celui qui a commencé à méditer sur ces choses ne peut plus arrêter le train de sa pensée là où les conventions l'exigeraient. Il se trouve conduit à l'idée du respect de la vie devenant un principe situé au-dessus des coutumes et destiné un jour à les gouverner. Oui, viendra un temps où les enfants apprendront dans leur livre de lecture jusqu'à quel siècle les hommes s'égayaient du spectacle de fleurs que leurs mains avaient fait dépérir ! »

En défrichant des parcelles de forêt vierge, Schweitzer, conscient de son crime, le commet quand même pour une cause supérieure : l'établissement d'un hôpital pour sauver des hommes.

La façon – à la hussarde – dont il entreprend la reconstruction de son village-hôpital ne manque pas d'inquiéter les missionnaires de la station. Ils câblent à Paris que l'Alsacien dépasse les bornes, et le comité conclut que Schweitzer a encore provoqué un incident. Il s'offusque également que Schweitzer ait engagé un docteur et une infirmière sans demander l'accord de la commission. Quant à l'administration coloniale, elle reste prudente vis-à-vis du bouillant docteur dont la notoriété doit être prise en compte. En conséquence, le gouverneur général de l'A-ÉF, Augagneur, fait attribuer une subvention à l'hôpital de Lambaréné, tout en ordonnant de poursuivre une surveillance discrète.

21 juin 1924. – Depuis 6 heures du matin, Schweitzer ne tient plus en place. Les médicaments et le matériel sont arrivés! Debout sur la passerelle du bateau, il compte les caisses, annonce en criant leur numéro à Noël Gillespie qui, sur la rive, le note méthodiquement sur un carnet. Les indigènes alignent les caisses, piaillent, suffoquent, la sirène du vapeur s'impatiente, tout s'agite, tout s'énerve, mais Schweitzer a enfin ce qu'il attendait!

12 juillet 1924. – Un bonheur n'arrive jamais seul!

Un télégramme de Mme Martin annonce : «Docteur Nessmann arrive 10 octobre». Mais il est devancé : le 18 juillet, Mathilde Kottmann, l'infirmière strasbourgeoise, débarque.

Schweitzer respire :

«Ouf! on ne verra plus que les lits de nos malades blancs sont garnis de nappe au lieu de draps. Noël n'aura plus à remplir les lampes à pétrole, à faire bouillir l'eau potable et à faire la lessive hebdomadaire. Il n'aura plus à compter les poules et à chercher les œufs. Moi-même, je serai dispensé de surveiller la cuisine et la vaisselle!»

Victor Nessmann est le premier médecin venant seconder Schweitzer. Il était temps : le patron est épuisé.

Je vois tant de malades du sommeil et tant de lépreux que j'ai l'impression que depuis mon premier séjour ces fléaux sont en progrès. En une semaine j'ai vu vingt-cinq malades du sommeil et autant de lépreux en traitement. Je garde pendant six semaines les malades du sommeil. Puis, j'interromps la cure pendant huit semaines. Ils vont chez eux et reviennent. J'ai malheureusement de nombreux cas au dernier degré qui me donnent beaucoup à faire avec peu d'espoir. Les lépreux sont renvoyés chez eux au bout de dix jours avec une provision d'huile de chaulmoogra, et l'indication de revenir au bout de six semaines. Je ne pourrai employer les nouveaux remèdes qu'on injecte dans les veines et les muscles que le jour où j'aurai plus de place à l'hôpital, sans devoir être à la fois architecte et médecin.

Les deux tiers des pensionnaires de l'hôpital sont là pour des ulcères. Je traite les ulcères, causés par la syphilis et la framboesia[1], *par le néosalvarsam dont je ne disposais pas précédemment. La cure consiste en cinq injections intraveineuses et réclame un mois. Le nouveau remède, le stovarsol, consiste en pastille qu'on avale facilement. Au bout de quatre jours, les croûtes des ulcères commencent à sécher. Après huit ou dix jours, elles tombent. Malheureusement ce remède est très cher.*

Je fais publier partout que je ne donne, en principe, le stovarsol que contre des feuilles-tuiles pour couvrir nos toitures, mais je n'exécute pas cette menace. Bien des pauvres mères ne sont pas en état de se procurer des feuilles-tuiles pour payer les soins de leur enfant. Pourtant, j'ai déjà pu, grâce au stovarsol, couvrir plusieurs mètres carrés de toit. L'huile de chaulmoogra aussi, je ne la donne que contre des feuilles-tuiles ou des bananes.

Quand un ulcère commence à se fermer, il faut encore parfois des semaines avant qu'on puisse renvoyer le malade. Des surfaces comme le poing ou la main, veulent du temps pour se recouvrir de peau.

On pourrait renvoyer chez lui le malade, mais je dois craindre qu'il ne tombe entre les mains de vieilles femmes qui couvrent la surface malade d'écorce d'arbre pulvérisée, d'herbes mâchées et de toutes les saletés possibles, jusqu'à ce que la suppuration revienne.

Il y a des ulcères phagédéniques qui s'attaquent habituellement au pied qu'ils dévorent des orteils jusqu'à la cheville, si ce n'est jusqu'au genou.

Avec un de ces malades, j'ai eu beaucoup de mal, non pour l'ulcère mais à cause de la femme. Au moment où j'allais commencer le traitement, elle s'arracha les cheveux, se jeta dans la poussière et cria que le docteur voulait couper la jambe de son mari. Le malade lui-même fut pris de panique et voulut se sauver en rampant. Il consentit aux séances suivantes sans que sa femme en sache rien. Enfin, l'ulcère fut remplacé par de la chair rosée qui reprenait de la peau sur les bords. Mais sa femme n'était toujours pas réconciliée avec l'hôpital, et elle refusa les menus travaux que je lui demandais de faire en échange de toute la peine que je prenais avec son mari. On lui demandait d'apporter quatre brocs d'eau de la source en haut de la colline jusque dans ma cuisine. Puis elle cacha les vivres qu'on lui apportait de son village et me dit que si je voulais garder son mari pour le soigner, il fallait aussi les nourrir. J'acceptai de nourrir le malade, mais pas elle. Et quand je proposai de greffer un morceau de peau pour hâter la guérison, le couple disparut sous une pluie battante.

Mais en regard de ces cas décourageants, combien d'autres nous remplissent de joie ! En général, malades et parents sont reconnaissants. Il est vrai que je ne dois pas demander trop de preuves positives de reconnaissance. Je dois être satisfait quand le fils d'un homme

---

1. Maladie de la peau, qui prend l'apparence de la framboise.

en voie de guérison nous aide pour nos arrangements et nos constructions pendant quatre ou cinq jours, où s'il va chercher du bois dans la forêt. Encore faut-il encourager la reconnaissance par quelques cadeaux.

Les indigènes appellent Noël le « lieutenant ». Depuis l'administration militaire, ils sont habitués à voir près du capitaine de district un lieutenant en fonction. Ils ne connaissent que des médecins militaires, j'ai donc pour eux une sorte de caractère militaire. Ils trouvent tout naturel que le Blanc qui est près de moi soit le lieutenant du docteur. Noël est habitué à ce nom.

14 juillet 1924. – Avant de quitter l'Europe, Victor Nessmann a écrit à Lambaréné :

Cher Monsieur Schweitzer,

Avant l'arrivée de cette lettre vous aurez appris par le télégramme de Mme Martin que j'ai pris la décision de vous rejoindre à Lambaréné. Je le fais avec une grande joie car pour mon développement intérieur, je ne crois pouvoir rien trouver de mieux. La plupart de mes amis, en particulier Trensz, qui le premier m'en a donné l'idée, m'ont conseillé et vivement encouragé, la question principale étant tout de même de pouvoir vous apporter une aide concrète. Là réside mon unique préoccupation et je voudrais m'en remettre à votre décision personnelle, car, comme je l'ai entendu dire, d'autres médecins plus expérimentés que je ne le suis pourraient se présenter.

J'ai terminé mes examens ce printemps et j'étais justement sur le point de commencer ma thèse sur un sujet d'histologie chez mon patron actuel, le professeur Masson, à l'Institut de pathologie. Je n'ai donc pas encore le titre de docteur (et d'après le régime français, je ne puis exercer de façon indépendante). Il est vrai que cela n'entre pas en ligne de compte puisque je serai votre assistant.

En ce qui concerne mon expérience pratique, j'ai fait, depuis septembre 1923, en anatomie pathologique, 250 dissections sur cadavres et beaucoup d'histologie. En ce qui concerne ma préparation chirurgicale, je vais assister avec zèle le professeur Stoltz et opérerai moi-même dans son service. Depuis qu'il a appris que je partirai probablement chez vous, le professeur Stoltz m'a confirmé son soutien total en m'aidant à me perfectionner le plus possible auprès de lui pendant les six ou sept semaines à venir. Je tâcherai d'opérer le maximum d'hernies.

Il est cependant clair que je me rends chez vous, non pas comme une personnalité achevée, mais comme quelqu'un en devenir, à condition que vous m'acceptiez comme tel, et, dans cet état d'esprit, vous m'estimiez capable de vivre sous les tropiques. Vous êtes le seul susceptible de porter un jugement définitif et de dire si vous avez besoin d'un collaborateur tel que moi.

Pour le moment, je continue à travailler et j'attends avec confiance la réponse que Dieu vous inspirera. Je forme mes meilleurs vœux pour votre entreprise et reste votre dévoué

Victor Nessmann.

Victor Nessmann a 24 ans et n'a jamais quitté la maison familiale. C'est une séparation d'autant plus importante qu'aucun rapatriement d'urgence n'est possible. Les membres de la mission Schweitzer sont bel et bien perdus dans la forêt vierge et ne peuvent compter que sur eux-mêmes. Pour un jeune homme, c'est une coupure nette avec la civilisation.

La décision de Victor est prise. Le 25 septembre, il embarque à Bordeaux.

Mes chers parents,

Après une excellente nuit à l'hôtel Métropole, je suis tout entier tourné vers l'avenir, sans toutefois vous oublier. Encore quelques heures et je vais embarquer. Je me rends compte du sacrifice que je vous ai imposé. Encore une fois merci. Sachez que j'ai pleine confiance dans l'avenir et que je vais au-devant de cette expérience avec joie.

Je partage la cabine avec M. Soubeyran, missionnaire à N'Gomo ; un homme très sympathique.

Et maintenant, adieu l'Europe !

Affectueusement. Victor.

La traversée se déroule normalement, si l'on considère que le mal de mer est toujours prévu dans le voyage, surtout au départ dans le golfe de Gascogne.

À bord du *Tchad*, les quelques Européens sont charmants et fertiles en anecdotes, surtout lorsqu'ils s'adressent à un jeunot qui n'a jamais mis les pieds sur le continent africain. Les recommandations alternent avec les informations :

« Ne laissez pas trop traîner vos affaires, docteur, elles pourraient vite changer de propriétaire.

– On vole beaucoup sur les bateaux ?

– Pas plus qu'ailleurs. Mais chez certaines ethnies d'Afrique, le vol n'est pas un péché, parfois même au contraire : voler est une preuve de débrouillardise, voire de courage. Dans certaines tribus nomades du Sahel, le fiancé doit voler du bétail pour prouver à son futur beau-père qu'il est capable de nourrir sa famille quoi qu'il arrive. Le plus souvent, voler est un jeu. Avant mon départ en congé, notre brave M. Rambaud, le missionnaire de Samkita qui est désarmant de bonté et de sagesse, a été la victime d'un amusant mauvais tour. Un soir, il chantait des cantiques en s'accompagnant à son harmonium, comme Schweitzer. Quatre indigènes entrèrent dans l'église et demandèrent la permission d'écouter. Au bout d'un moment, deux d'entre eux quittèrent la salle. Les deux autres étaient en plein recueillement et le missionnaire se fit un plaisir de prolonger ce moment de grâce. Il chanta un autre cantique, puis un autre. Les deux hommes étaient aux anges. Il les remercia pour cet acte de foi, et alla se coucher. Le lendemain matin, il constata que le magasin de la mission avait été pillé. La serrure était intacte. Les voleurs l'avaient ouverte avec la clef qui pendait toujours à un clou dans la chambre du missionnaire. Les objets volés furent découverts dans le village des quatre hommes amateurs de cantiques. Pendant que le missionnaire chantait, les deux qui s'étaient absentés étaient allés décrocher la clef dans la chambre, et, alors que l'homme de Dieu s'égosillait pour les deux pénitents, les deux autres dévalisaient le magasin. »

Samedi 18 octobre 1924, à bord de l'*Alembé*, sur le fleuve Ogooué.

Notre bateau fluvial est à deux ponts. Le pont supérieur est destiné aux Blancs. Sur l'avant, deux pointeurs indigènes tournent la grande roue du gouvernail, cherchant leur chemin ; rien n'indique les nombreux bancs de sable sur lesquels le bateau risque de s'échouer à tout moment. Le capitaine, seul Blanc de l'équipage, cumule les offices d'intendant, de commandant, de commissaire et de postier. Une jolie salle à manger qui sert aussi de dortoir pour les trop nombreux passagers, précède les huit cabines, pour seize passagers. Comme nous sommes trente-trois, vous imaginez de quelle manière chacun doit arriver à se caser. J'ai eu la bonne fortune de coucher dans la salle à manger.

Les rives sont pittoresques. De hauts fromagers, de petits palmiers, des palétuviers avec leurs racines aériennes entrelacées forment un fourré haut de plusieurs dizaines de mètres qui s'enfonce dans les marais. Puis viennent de vastes champs de papyrus munis de panaches d'un vert étincelant de toutes les nuances. L'Ogooué forme un vaste delta sur plusieurs centaines de kilomètres avant son embouchure. De nombreux bras de largeurs différentes s'en séparent, se rejoignent plus bas, faisant constamment varier le paysage.

*Le sifflet de l'*Alembé *vient de retentir. On approche d'un village. Sur la berge on voit accourir une foule de Noirs. Voici les premières cases. Ce sont de petites huttes de trois mètres de largeur sur deux mètres de hauteur. Des bambous assemblés par des lianes et des toits* *en feuilles de bambous pliées et agencées en larges bandes étanches, comme des tuiles fixées sur la charpente.*

Notre escale durera deux ou trois heures car nous devons charger des bûches pour la chaudière à vapeur. Il faut apprendre à patienter.

À notre groupe d'origine se sont joints quelques autres missionnaires : une institutrice pour la station de Samkita et les Hermann qui sont les missionnaires de la station de Lambaréné. Tous me disent le succès et la sympathie que rencontre Schweitzer. On l'aime beaucoup. De plus, il aurait bien besoin d'aide. Tout cela m'a fort réjoui, car je ne désire que commencer à travailler après ma vie de farniente sur le bateau. Demain, dimanche matin, nous arriverons à N'Gomo et dans l'après-midi ou la soirée, je serai enfin au but après quatre semaines de voyage.

19 octobre 1924. – Victor Nessmann débarque à Lambaréné.

Dans son grand loden noir, debout sur l'embarcadère, Albert Schweitzer semble très ému par l'événement :

« C'est le rêve qui se réalise plus rapidement que je n'aurais osé l'espérer. Il était temps ! Je n'aurais pas pu, plus longtemps, assurer la double charge de chef de chantier et de médecin. »

Le maître accueille son assistant par une poignée de main longue et franche. L'œil de Schweitzer pétille. Sa parole, qui se veut gaie, est entrecoupée d'ordres, d'aboiements, adressés aux malades ambulants qui déchargent les caisses.

« Il y a encore une heure de pirogue jusqu'à la station de la mission protestante. »

Schweitzer ne laisse pas tomber son enthousiasme : il entretient Victor de choses qui ne sont peut-être pas de la première urgence, mais qu'importe, il faut parler, transmettre tout de suite l'optimisme bienfaisant nécessaire à tout arrivant, il faut immédiatement l'armer pour la lutte perpétuelle qu'il va devoir entreprendre contre toutes les difficultés.

Le patron a fait installer son assistant dans la maison des Keller, qui est très aérée et à l'abri des moustiques, en attendant que sa propre case soit terminée.

« Je vous laisse vous installer. Nous dînons à 7 heures. »

Chez Schweitzer, qui habite la plus vieille maison de la mission, on sent l'absence d'une ménagère énergique (quoique la fine et douce Mlle Kottmann fasse tout ce qui est dans ses compétences, et elle a déjà beaucoup amélioré les choses). Il est très difficile de maintenir l'ordre chez un homme qui vit dans une masse de papiers, de lettres, de toiles de pansements. Il est débordé de travail, car il s'occupe de tout. Et pourtant, il trouve encore le temps, à côté de son travail médical et manuel, de s'attendrir, pendant une heure, sur un petit oiseau attrapé au piège par un de ses malades, de le remettre en liberté, de rechercher le malfaiteur et de lui promettre tout le mécontentement du bon Dieu. Il a une tendresse touchante pour ses bêtes, deux petites chèvres, deux chats et un petit chien. Et il trouve l'occasion de leur dire un mot gentil, tout fatigué qu'il est.

« Maintenant, il faut aller vous reposer ! » dit-il à Victor, sur un ton sans réplique. « À partir de demain matin, vous serez le médecin de l'hôpital et moi le chef de chantier. Nous visiterons votre domaine à 8 heures. »

Mardi 21 octobre 1924 au matin. – Tout le personnel est aligné. Les cinq infirmiers et Mlle Kottmann d'un côté, et la population des malades de l'autre : voilà l'armée d'Albert Schweitzer.

Il présente le nouveau venu :

« M. Victor Nessmann est docteur. Un très bon docteur. Il est venu pour vous soigner. Je vous demande de l'écouter et de lui obéir comme à moi-même. Si vous l'aidez, c'est moi que vous aidez ; c'est vous aussi que vous aidez parce que vous serez plus rapidement guéris. Traduis, Joseph ! »

Et l'infirmier-interprète se lance dans une explication fleuve qui semble toucher l'ensemble de l'auditoire.

« Maintenant, ajoute Schweitzer en se tournant vers Nessmann, nous visitons l'hôpital : la salle de consultation, la salle d'opération, la pharmacie… tout cela est en devenir, évidemment. Mes sept années d'absence ont tout ruiné. Nous sommes repartis à zéro. Voilà ! J'ai du courrier à faire et un toit à couvrir. À vous de jouer. Je crois que vous avez cinq ou six entrants qui attendent. Débrouillez-vous avec les infirmiers. »

1er novembre 1924. – Dès les premiers jours, le nouveau docteur a été frappé par un semblant de désorganisation de l'hôpital et de la station. Tout se fait dans un désordre apparent, mais on sent très vite, derrière tout cela, un esprit méthodique, une idée directrice, une volonté d'aboutir à un but. Tout est à faire ou à refaire, certes, mais tout s'améliore de jour en jour.

Albert Schweitzer a donné carte blanche à Victor Nessmann pour l'aménagement de l'hôpital. Avec les infirmiers et quelques malades, l'assistant refait d'abord les murs de la « salle des opérés ». Sur des piquets verticaux, on fixe horizontalement des bambous, puis, au moyen de lianes, on accroche les « pailles », ces feuilles de palmier repliées en tuilage. On fabrique aussi des lits : sur quatre piquets enfouis en terre repose une sorte de brancard.

Le jeune médecin est encore sous le charme d'un lieu dont il n'a vu encore que les aspects paradisiaques :

> *L'Ogooué, ou mieux son petit bras, est aussi large que le Rhin à Strasbourg. Ses eaux brunâtres, boueuses, tièdes sont très hautes en ce moment. C'est la saison des pluies. Les eaux ont monté de quatre ou six mètres et s'enfoncent dans les régions plates très loin dans la forêt vierge, permettant de faire flotter sur le fleuve les billes d'okoumé qui se détachent des radeaux et vont se perdre dans l'océan. Le docteur, pour se créer une petite rade d'accostage, tâche d'attraper et de repêcher toutes les billes qui s'égarent dans notre petit bras. Au milieu du travail de pansements, on entend crier « Une bille ! une bille ! » et quelques Nègres se précipitent dans les pirogues. Nous, nous suivons l'action de nos regards. Tout Nègre qui nous signale et nous repêche une bille a droit à un cadeau, deux feuilles de tabac. Grâce à cela, nous sommes déjà en possession d'un joli petit radeau. Les billes qui portent la marque du propriétaire lui sont signalées. C'est ainsi que nous avons sauvé quelques milliers de francs. Dernièrement, nous avons perdu une belle bille que le docteur m'avait promise pour ma fiancée, afin de nous faire des meubles.*
>
> *C'est généralement la demoiselle Mathilde, notre ménagère et infirmière, qui signale l'arrivée d'une bille, car depuis la maisonnette du docteur, on domine le fleuve et sa bifurcation. La vue est merveilleuse, et à midi, lors du café, ou le soir, on jouit de notre véranda d'un spectacle grandiose qui nous dédommage de toutes les petites misères et difficultés africaines.*

L'hôpital lui-même comprend la maison centrale en tôle ondulée qui s'élève sur un bloc de maçonnerie. La grande pièce est la salle d'examen et de pansements. La pièce adjacente est la salle d'opération. Dans un petit réduit annexe se trouvent la pharmacie et le laboratoire. Tout cela est un peu étroit, mais bien agencé. Sur les étagères, l'arsenal thérapeutique est assez complet : quinine, digitaline, chaulmoogra, stovarsol. L'hôpital jouit d'une grande réputation dans tout le pays, chez les Noirs comme chez les Blancs. Malgré la présence d'un médecin gouvernemental en poste à Lambaréné, les Blancs préfèrent venir chez Schweitzer parce qu'ils sont sûrs d'y trouver des soins compétents et un accueil cordial. Il y a presque toujours des malades blancs qui occupent une ou plusieurs chambres chez le docteur et qui partagent sa table. Sur toute la longueur du fleuve, les Blancs qu'il a guéris sont très nombreux ; aussi a-t-il partout des amis et des gens qui lui sont redevables et quelquefois reconnaissants.

Au cours d'une de ses harangues matinales au personnel et aux malades, Albert Schweitzer a annoncé que la présence du nouveau médecin, très compétent, allait permettre de traiter désormais tous les malades de la région, si bien que le lendemain la queue des pauvres malheureux s'est étirée devant la case de consultation.

> *Le cinquième jour de mon arrivée, on nous a amené une hernie étranglée impossible à réduire. Il faut opérer ou laisser mourir. Évidemment nous avons essayé de la sauver, quoique notre installation opératoire ne fût pas au point. Trois jours après, nous pouvions dire que notre malade s'en est tiré. Cette première opération en Afrique, avec tout ce qu'elle comporte d'improvisation et d'adaptation aux nouvelles conditions, restera gravée dans ma mémoire. Elle avait comme un caractère symbolique et sacré. C'était très émouvant. Avant de prendre le bistouri, Schweitzer devant toute l'assemblée, blanche et noire, a joint les mains et fait une prière simple et sincère pour implorer la bénédiction de Dieu. Je l'ai assisté à sa grande satisfaction. Pour opérer, comme pour le reste d'ailleurs, nous collaborons en bonne entente.*
>
> *Avant-hier soir, on nous amène un cuisinier noir gravement blessé par un coup de fusil et qui n'a pas jusqu'à présent fait d'infection, comme c'était à craindre. Son coude est entièrement démoli. Nous espérons lui conserver son bras. On pratique beaucoup d'injections intraveineuses. On peut se faire la main. J'en ai fait près de cinquante, alors qu'à Strasbourg, j'avais à peine eu l'occasion d'en faire deux ou trois.*
>
> *Les cas de lèpre, qui sont magnifiques, guérissent à vue d'œil. On a vraiment du plaisir à travailler ici, avec la conscience de soulager très vite la misère. Travailler aux côtés de Schweitzer est une vraie joie. Je me sens chaque jour devenir plus humain, plus naturel à son contact. Rien n'est considéré comme sa propriété exclusive. Il me permet d'entrer et de sortir dans sa maison et dans sa chambre à n'importe quelle heure, de puiser dans sa bibliothèque. Son plus grand plaisir est de constater que la gêne qui sépare les hommes s'évanouit de plus en plus chez ceux qui l'entourent. Il est si large que toutes mes dépenses pendant cette année sont à ses frais.*

Peu à peu, l'hôpital renaît de ses cendres. Les nouveaux bâtiments bénéficient de l'expérience vécue avant la guerre ; les terrassements sont améliorés, le bois utilisé mieux choisi… souvent par obligation.

Le magnifique bois de padouck de couleur rouge vif est assez commun dans la région. Comme les troncs sont terriblement lourds, donc très chers à transporter, leur exportation est réservé à l'ébénisterie et à la fabrication de colorant. Mais le plus souvent, ce bois si précieux en Europe ne quitte pas la région et devient du bois courant pour les autochtones.

Albert Schweitzer écrit :

> *S'il y a beaucoup de padouck dans les charpentes de plusieurs constructions de mon hôpital, la raison en est non dans mon attachement pour des essences précieuses, mais dans l'impossibilité d'avoir pu me procurer d'autres bois durs. Mon ami Mr Airth, directeur d'une scierie au lac Gomé, auquel j'avais commandé des chevrons en bois dur, me priait avec force excuses de me contenter de padouck parce que, pour le moment, il n'avait pas d'autre bois disponible. Il me fit aussi une réduction de prix pour ce bois précieux. De mon côté, je dus donner beaucoup de bonnes paroles et une gratification à mon charpentier noir pour le dédommager de la peine d'enfoncer des clous et de percer des trous dans ce bois vraiment trop dur et détesté par lui.*

Au fil des jours, la vie du nouvel hôpital de la forêt vierge s'organise. On construit, on restaure, tout en veillant au bon fonctionnement de ce que l'on appelle pompeusement la « polyclinique (admission des malades et pansements) ».

Aujourd'hui, à midi, l'infirmier qui distribue habituellement le « bizzi[1] » étant absent, c'est le docteur Nessmann qui fait la distribution. Mais les médecins, eux, n'ont pas terminé leur matinée. Il faut encore panser le vieil Orungou du cap Lopez, qui est venu avec un bien vilain abcès de la paroi abdominale.

« Il va y avoir beaucoup de pus ! annonce Schweitzer. Protégez la table d'opération. Mettez du papier sous le drap.

– Du papier ? quel papier ?

– Prenez ce journal !

– *Foi et vie* ? Vous l'avez lu ?

– Non. C'est un journal belliqueux, politique et très peu chrétien. Ça ira très bien pour éponger le pus. »

À 14 heures, tout est terminé. Les deux médecins grimpent le raidillon conduisant à la maison du patron. Un bon repas, il n'y a que

1. Terme pahouin pour « nourriture ».

ça pour se retaper. D'autant plus que le cuisinier, Aloïs Awiligweli, est remarquable. Le filet de sanglier, qui a mijoté dans une sauce succulente, a été offert par le propriétaire d'une factorerie.

> *On m'a souvent demandé si les indigènes éprouvent de la reconnaissance pour le bien que nous leur faisons. Je crois pouvoir l'affirmer. Le fait que bien souvent des malades quittent l'hôpital sans nous exprimer leur reconnaissance tient en partie à leur timidité. Si nous avons l'occasion de les revoir un jour, la joie qu'ils nous manifestent nous montre qu'ils ne nous ont pas oubliés. Les actes de reconnaissance, il est vrai, sont rares et nous ne devons guère y compter. Parfois, un malade guéri se montre disposé à rester encore quelques jours à l'hôpital pour nous aider dans notre besogne. Plus fréquemment, il nous apporte des bananes, du manioc, un morceau de buffle, un jambon de phacochère. C'est la manière la plus courante de payer le séjour à l'hôpital, les opérations et les médicaments.*
>
> *Certains malades ne peuvent pas comprendre que c'est par charité que nous nous dévouons pour eux. Leur naïveté leur fait admettre que nous y sommes obligés de par une rémunération particulièrement avantageuse. En conséquence, ils acceptent ce que nous faisons pour eux comme une chose toute naturelle*[1].

À peine les médecins ont-ils fini de manger qu'ils doivent redescendre : un ouvrier d'une factorerie est arrivé dans un état lamentable ; il souffre d'une hernie étranglée depuis sept jours. Pronostic très grave. Déjà, le nettoyage du corps et le rasage posent des problèmes : le patient effrayé s'imagine qu'on le prépare pour être mangé. C'est Nessmann qui doit opérer :

> *L'opération était très intéressante. On ne voit plus beaucoup de ces cas en Europe. L'intestin était en partie pourri. Nous avons fait le nécessaire et nous avons eu la joie de voir revivre notre patient, hélas pas pour longtemps. Comme il fallait s'y attendre, une péritonite s'est déclarée, et 48 heures plus tard, j'ai dû l'enterrer après lui avoir confectionné un beau cercueil en feuilles de palmier. Schweitzer étant absent, j'ai moi-même officié avec le catéchiste indigène, qui, le service terminé, m'a chargé sur son dos pour traverser le sentier submergé jusqu'à hauteur de la taille par les hautes eaux.*
>
> *À peine l'enterrement terminé, on nous amène de plus de cent kilomètres en amont un Blanc qui, depuis deux jours, avait un petit morceau de fer dans la cornée. Après beaucoup d'acharnement, je réussis à le lui extraire. Cela paraît simple à dire, mais je devrais pouvoir vous décrire les préparatifs laborieux pour réussir à opérer dans de bonnes conditions de propreté.*

---

1. Albert Schweitzer, *Histoires de la forêt vierge*.

J'ai eu juste le temps de terminer cette intervention que la nuit est tombée. Nous sommes montés, pensant avoir mérité notre repos. Mais voilà qu'à dix heures, on vient chercher le docteur pour l'accouchement de la femme d'un fermier. Rapidement, tout est emballé et Mlle Kottmann, experte en sciences ès sages-femmes, accompagne le docteur. Et ils sont partis, tout fatigués qu'ils étaient, pour la factorerie située à une heure et demie de pirogue de chez nous, à la merci des moustiques. Moi, j'ai dû rester pour assurer le fonctionnement de la station après avoir aidé à l'embarquement. Vous ne pouvez pas vous représenter notre vie. On ne souffre pas trop de la chaleur mais on ruisselle à longueur de journée. Le soir, on est tellement fatigué qu'alors, adieu le travail intellectuel.

22 novembre 1924. – Ce soir, après le café, sans rien dire, Albert Schweitzer a quitté la table lentement et est allé s'installer au piano d'orgue. Il a fermé les yeux un instant, a posé délicatement ses mains sur le clavier, et un fluide wagnérien s'est échappé de la pièce pour aller se perdre dans la forêt.

Les trois invités ne sont sortis de cet envoûtement musical que lorsque Schweitzer a laissé retomber ses avant-bras le long de son corps. Il est resté prostré quelques secondes, puis, a dit en s'adressant à Victor, le nouvel arrivant :

« Sais-tu à quoi je pense, docteur ?

– Non, monsieur.

– Pour la première fois depuis la guerre, le festival de Bayreuth renoue avec la tradition de son hommage à Richard Wagner. »

Il rêve tout fort :

« Le péché !... et la rédemption ! Ce sont des choses indéfinissables dans la forêt. Ici, tout est irrémissible, impitoyable. Vous imaginez la vie des premiers Blancs qui ont commis la folie de s'installer dans ces régions ? Je ne parle pas des explorateurs et des militaires, mais des missionnaires, des négociants, des forestiers du siècle dernier. Aucun Européen ne peut imaginer la vie de ces gens. L'endroit où nous nous trouvons s'appelle Adolinanongo, ce qui signifie “Celui qui regarde par-delà les tribus”. Il mérite bien ce nom. D'ici, le regard embrasse le fleuve divisé en deux bras. Au-delà des villages qui bordent les rives s'étend la chaîne des montagnes bleues qui longe le grand affluent, la N'Gounié. C'est sur cette large colline qu'était situé le village du roi des Galoas qui s'appelait N'Kombé, ce qui veut dire « le Soleil ». Les quelques Blancs établis dans cette région étaient sous la dépendance des chefs indigènes. Les stations des marchands étaient souvent attaquées et pillées. Tout le monde tremblait, même les Noirs. Cette insécurité qui régnait sur l'Ogooué avait sa cause dans l'avance, en direction de la côte, des Pahouins, appelés aussi Fang. Ces anthropophages de l'intérieur exerçaient une pression sur les tribus qu'ils rencontraient dans leur migration. Les anciennes populations avaient une grande peur de ces envahisseurs féroces. Vers le milieu des années 1880, les Galoas, pour être mieux protégés contre les Pahouins, quittèrent Adolinanongo et s'établirent sur la grande île d'en face. L'intervention des Blancs seule empêcha la population autochtone de l'Ogooué d'être anéantie par les Pahouins. Aujourd'hui, quand les indigènes manifestent leur mécontentement d'être dominés par les Blancs, je leur réponds que sans nous ils n'existeraient plus, soit qu'ils auraient achevé de s'entretuer, ou qu'ils aient fini dans la marmite des Pahouins. Ils ne peuvent rien répliquer à cet argument. »

Décembre 1924. – Les remous politiques ne changent pas grand-chose aux problèmes administratifs lorsque les données se trouvent à 5 000 kilomètres de la métropole. Le gouverneur général de l'A-ÉF, Augagneur, a cédé sa place à Antonetti, qui a du mal à débrouiller les fils de l'imbroglio Schweitzer-administration coloniale. Dans le premier rapport qu'il adresse au ministre, il écrit :

> *Le cas de ce médecin a donné lieu à de nombreuses correspondances souvent contradictoires, sans qu'on pût lui reprocher quelque chose de précis. Nous avons en face de nous un homme de haute culture, d'une moralité extérieure irréprochable. Il me semblerait de mauvaise politique de le poursuivre de tracasseries mesquines.*

Le ministre des Colonies, qui a sûrement d'autres échos, n'est pas de cet avis, et répond au gouverneur :

> *En raison du passé suspect de Schweitzer, et bien que par le traité de Versailles il soit actuellement considéré de nationalité française, une surveillance discrète sera à exercer de façon à faire cesser immédiatement son concours s'il nous paraissait offrir un quelconque danger politique.*

Schweitzer est certainement au courant de cette correspondance souterraine, mais peu lui chaut qu'on le « surveille discrètement ». Les inspecteurs, les espions peuvent toujours venir à la station, ils le trouveront à la table d'opération, à l'auscultation, sur le toit d'une baraque en train de clouer des planches, où donnant à manger à ses animaux.

Quand le jour se lève, la station est un paradis en éveil. La nature vit avec frénésie : les ibis étirent leur tête de grue couronnée, les bougainvilliers violets fléchissent sous le poids des oiseaux blancs qui viennent chercher la paix. La ménagerie de l'hôpital augmente de jour en jour. Le chien de Mlle Kottmann, Flock, les chats, et le singe Upsala, ont un nouveau compagnon donné par un malade blanc; c'est un adorable petit chien bâtard, mi-européen mi-pahouin, moitié blanc, moitié noir, jouet en peluche, frétillant comme un poisson et emmerdant comme la pluie; il ronge tout, et se trouve toujours dans les pattes des infirmiers. Son dynamisme et son audace lui ont valu le nom d'Hannibal, ce qui fait rire les visiteurs lorsqu'on voit apparaître ce foudre de guerre.

Par les dons, la basse-cour s'est considérablement agrandie. Les poules, les canards vivaient naguère en liberté dans la chambre de Schweitzer, au milieu des caisses à moitié déballées. Mais Mlle Kottmann a mis bon ordre et expulsé les intrus; si bien que la volaille a annexé la véranda, couve et pond sous la table en picorant les chevilles des invités. Tout ce petit monde rapporte quelques douzaines d'œufs par jour, car il y a maintenant quatre-vingt-une poules qui doivent être comptées tous les soirs. Le cuisinier Aloïs les appelle en alsacien avec l'accent du docteur. Lors du premier séjour, du temps de Madame Docteur, on appelait les coqs d'après le nom des héros des opéras de Wagner. Le cuisinier annonçait que Tannhäuser n'était pas rentré ou que Parsifal avait été mangé par le léopard.

En bas, au bord du fleuve, la bergerie dont s'occupe Dominique, le deuxième infirmier, a plusieurs pensionnaires chèvres : Valentine, Henriette, Anatole et Odette. Le mouton n'est pas très à son aise.

Dans cette arche de Noé, les visiteurs peuvent s'étonner de ne pas voir de vaches. C'est parce que la région est envahie par la trypanosomiase. La mouche tsé-tsé empêche tout élevage bovin. D'ailleurs, si les veaux viennent assez bien, les vaches ne donnent que très peu de lait, donc sont improductives pour les paysans. Pourtant, à 500 kilomètres plus au nord, au Cameroun, paissent des troupeaux superbes; mais ce n'est déjà plus la forêt vierge.

Lorsque le soleil sort de terre et commence à faire cuire sa marmite, le paradis se peuple d'hommes, et tout se met à s'activer, à grouiller, à s'interpeller, à vociférer.

Albert Schweitzer forme ses équipes de travailleurs. Il semble que son seul souci soit la construction, désormais.

« Combien avons-nous d'hommes aujourd'hui? Vingt? Trente? Bien. Toi et toi!… aux bambous! Vous deux, vous faites la "paille" pour les toits. Vous quatre… à la fabrication des lits!… Le reste avec moi! nous commençons une nouvelle construction!»

L'équipe désignée rechigne un peu : les piquets de bois sont très lourds.

«Tu n'es pas content, Zéphirin? Évidemment, tu n'es jamais content. Tu n'es d'accord que pour le vin de palme. D'ailleurs, tu t'es saoulé hier soir, je le sais. Si tu continues, on ne pourra plus te soigner. Si tu veux guérir, tu dois cesser de picoler. Allez! au boulot! Où est passé Crick?»

Crick, c'est le chef de chantier, un gaillard tout en muscles, monté sur crémaillère, comme l'instrument de dépannage automobile du même nom. Ses yeux étincellent lorsqu'il pousse ses petits cris pour marquer la cadence à l'abattage ou pour hisser les poutres. Sous ses ordres, la hache, la scie et le marteau travaillent sans relâche et les hommes ne volent pas leur «Nzii[1]».

Dans ce brouhaha laborieux, Albert Schweitzer prend un plaisir évident. Il mesure, évalue, rectifie, lance des ordres, gueule, faussement fâché; de temps en temps, un coup de pied au cul, presque toujours raté, stimule un cossard qui esquive en riant. Le Grand Docteur (Mpolo pour les autochtones) n'est plus qu'un entrepreneur et laisse la responsabilité médicale au Niango (le petit docteur). Celui-ci, en arrivant à l'hôpital, trouve tous les matins une rangée d'hommes, de femmes, d'enfants qui attendent les soins avec une irritante impatience. Alors Nessmann, investi de son nouveau pouvoir, prépare les médicaments, pique, sonde, coupe, panse, prélève, «microscope», se fâche à la manière du patron, mais console et rassure aussitôt. Soixante Noirs hospitalisés, une douzaine de consultations par jour, et des palabres, des explications perdues, des constats navrants. On tapote, on ausculte, impossible de savoir exactement où réside le mal. Le Noir vient chez le docteur blanc mais se méfie de lui, il a peur de lui. Va-t-il couper la viande? Il ne comprend pas ce qu'il dit; pas de traduction possible, idiome bâtard. C'est de la médecine vétérinaire. Mais on sauve des vies, beaucoup; alors on continue, en arguant que si les conditions s'amélioraient peut-être la foi s'en trouverait affectée.

Ce matin, Nessmann, énervé, se plaint de la cruauté des Noirs, car la plupart refusent de secourir un autre malade s'il n'est pas de la même ethnie qu'eux. Alors l'infirmier explique calmement :

«Ces gens ne connaissent pas ta théologie, docteur. Et puis nous, les Noirs, nous avons une maladie incurable : notre peau est noire et il

1. Terme local pour désigner la nourriture en général.

n'y a pas de médecine contre cela. Nous serons toujours derrière, parce que nous sommes noirs. Le diable a fait les Noirs et le bon Dieu a fait les Blancs. Et vous, vous avez fait la civilisation. C'est une belle chose, la civilisation. Tu vois cet homme, docteur ? S'il n'y avait pas la civilisation, je ne le regarderais même pas, je le laisserais crever. Mais comme il y a ici la civilisation, je vais lui faire son pansement. Et s'il faut l'opérer, je l'endormirai ; et pourtant c'est mon ennemi.

– Qu'est-ce qu'il t'a fait ?

– Lui, rien. C'est sa famille qui est l'ennemie de la mienne.

– Depuis quand ?

– Depuis toujours. Nos ancêtres étaient ennemis. Mais je travaille chez le Grand Docteur, alors je fais la civilisation. »

14 janvier 1925. – Albert Schweitzer a 50 ans !

« 1925 ! l'année où je suis devenu vieux », écrit-il à Hélène.

Des tas de lettres sont arrivées pour cet anniversaire. Des petits cadeaux aussi. Mlle Kottmann et le docteur Nessmann ont offert au patron… une chèvre.

Le samedi soir est réservé au culte, que Schweitzer prépare longuement malgré la fatigue de ses travaux. Ses sermons sont étudiés et traduits par deux interprètes, l'un galoa, l'autre pahouin, deux garçons étonnants. D'abord, le traducteur galoa transmet, phrase par phrase, le discours français, ensuite le pahouin refait, d'une seule traite, avec gestes et mimiques amplifiés, tout le sermon.

Mais qu'en est-il de la promesse faite, en 1913, par Albert Schweitzer au comité des Missions ? Il était bien entendu qu'il partait en tant que médecin, et qu'en ce qui concerne la religion il resterait « muet comme une carpe ». Que s'est-il donc passé ? Beaucoup de choses. Le temps d'abord : douze ans ! Une guerre terrible a remis en question le partage des colonies. Albert Schweitzer, citoyen français, bien établi au Gabon, est devenu indispensable ; il fait partie du paysage de Lambaréné, du fleuve, du Gabon. Même les missionnaires de la station ont réclamé ses interventions théologiques. Et puis enfin, Albert Schweitzer, même s'il est « surveillé », agit à sa guise et va son chemin, sachant qu'il a pour lui sa conscience et toute la population.

Victor Nessmann écrit à ses parents :

Nous faisons maintenant, de façon très régulière, des cultes du soir qui sont de véritables heures bénies dans leur simplicité : un verset biblique, un de nos plus beaux cantiques et puis le Notre Père. Cela nous unit plus que ne peuvent le faire des prières de cœur. C'est une grâce nouvelle qu'il me soit donné de pouvoir faire une expérience aussi vivante. « Mon âme, ne te regimbe pas » est le verset que Schweitzer a lu ces jours-ci. J'ai réalisé combien sa vie quotidienne qu'il m'est donné d'observer ici est une vivante explication de ce passage, un commentaire dans l'incarnation. Tel me paraît Schweitzer et je ne crois pas le voir avec des lunettes roses, colorées par une reconnaissance trop humaine ou une adulation votive. Je suis reconnaissant à Dieu de m'avoir montré un de ses serviteurs et de voir son Évangile vécu par un homme « incomplet » il est vrai, mais qui tend vers ces perfections que ne veulent et ne peuvent vouloir que les enfants de Dieu.

C'est une joie de partager la vie de cet homme, et plus qu'une joie, un renouvellement de sa propre vie. La vie qu'il mène est palpitante, complète dans tous les domaines, que ce soit d'ordre intellectuel ou d'ordre pratique, du cœur ou des sentiments. Il ne fait pas du tout sentir qu'il est un « professeur » ou un « doctor *». À un brave Hollandais à qui il fit visiter Strasbourg et qui lui demandait « Comment supportez-vous donc votre célébrité », il répondit : « Venez me voir en Afrique. » Je ne me sens pas le moins du monde écrasé par sa personnalité mais plutôt augmenté dans ma vitalité, élargi, agrandi par ce simple contact.*

28 janvier 1925. – La petite saison des pluies fait monter l'Ogooué de plusieurs mètres. À présent, les eaux descendantes découvrent les cavernes des rives où nichent les musaraignes, les larves, les petits poissons, toutes ces bestioles dont se nourrissent les prédateurs crépusculaires qui se retirent le jour sous les couronnes de palmiers ou dans les enchevêtrements de lianes. C'est le cas des ibis de forêt qui, à la tombée de la nuit, circulent au-dessus du fleuve en poussant leurs cris nasillards et puissants, une sorte de *han-han* qui porte très loin. Le gobe-mouches construit son nid sur les branchages charriés par les crues et qui émergent en bordure de rivière. C'est de ces obstacles mobiles qu'il faut se méfier lorsqu'on est en pirogue.

Le docteur et Mlle Mathilde, partis ce matin pour visiter un camp sur les méandres de la N'Gounié, ont repéré un arbre tombé dans le fleuve avec toutes ses branches et qui flotte à moitié, représentant pour les embarcations un dangereux sous-marin.

La nuit est arrivée plus vite que prévue. Schweitzer a donné ordre aux pagayeurs de prendre le milieu du fleuve pour éviter l'obstacle. Mais les piroguiers s'amusent des craintes du Grand Docteur. Et soudain, l'arbre apparaît à la proue, énorme, menaçant, Un cri, un changement de cap rapide, et l'équipage s'en sort avec quelques égratignures. Si le choc avait été de face, la pirogue aurait éclaté, les passagers assommés et certainement noyés.

Mars 1925. – Le jeune chirurgien suisse Marc Lauterburg est arrivé à Lambaréné pour renforcer l'équipe.

De prime abord, ce qui frappe le plus, c'est sa douceur avec les indigènes, car les « vieux coloniaux » la perdent vite dans ce combat journalier contre leur indolence, leur lenteur et leur enfantillage. Pourtant, cette douceur du « nouveau » rappelle aux anciens le message intérieur que chacun porte en soi en arrivant. Dans le travail, dans la vie matérielle, on est parfois tenté de l'oublier. En voyant Lauterburg débarquer, on se revoit le jour de sa propre arrivée.

Avec un chirurgien supplémentaire, une période de travail plus élargie va pouvoir commencer.

Le troisième jour, le patron confie au bizut une opération délicate : un énorme éléphantiasis d'une quinzaine de kilos qui empêche le malade de marcher.

Lauterburg opère, Nessmann fait la narcose et Schweitzer assiste, ce qui lui permet de tester la qualité de chirurgien du nouveau docteur.

L'opération a très bien été exécutée par le jeune confrère et Schweitzer est satisfait. Le prix de l'opération était payé d'avance : un mouton. Si l'équipe réussissait à libérer ainsi de leur appendice tous ceux qui sont atteints d'éléphantiasis, elle serait bientôt célèbre sur tout le fleuve. Hélas, il n'y a pas que des succès dans ce domaine, car le plus souvent les malades arrivent trop tard.

> *Hier, nous avons essayé de délivrer un pauvre malade, un catéchiste de Samkita, d'une tumeur maligne qui s'était développée en quelques mois au cou. Après l'incision, on a vu ce que l'on avait d'ailleurs prévu à l'examen, que la tumeur s'était déjà infiltrée profondément dans les muscles et les tissus. C'était un cancer devant lequel nous sommes tout à fait impuissants. Le malade s'était couché avec tant de confiance sur la table d'opération et subissait l'opération sous anesthésie locale avec beaucoup de calme. Lorsque je lui ai rendu visite dans l'après-midi, je lui ai demandé s'il souffrait, il me fit traduire qu'il était heureux maintenant, parce qu'il était guéri, que les douleurs ne comptaient pas de ce fait. Quelle tristesse ! Pour lui, être opéré signifiait être guéri. Quelle confiance humiliante pour nous qui n'avions pu faire que le diagnostic*[1] *!*

1. Victor Nessmann, *Lettres de Lambaréné*.

19 mars 1925.

> *Un jeune Français d'un milieu bourgeois assez aisé était arrivé, il y a quinze jours, pour une insolation avec symptômes d'amnésie et d'affabulation, à laquelle se mêlaient une ancienne épilepsie et des troubles psychiques dus à la guerre et à l'alcool. Il devait être rapatrié dans quelques jours, n'étant plus capable de gagner sa vie ici. Nous nous réjouissions d'en être débarrassés, car dans sa folie il n'était pas un voisin très agréable. Mais son départ s'est effectué bien autrement que nous le pensions. La nuit dernière, réveillé par des gémissements, j'ai juste pu recueillir son dernier soupir. Le matin, nous avons ramassé ses affaires, quelques hardes que nous avons mises dans sa cantine, et nous avons placé son corps dans un cercueil rapidement fabriqué. L'après-midi, pieusement, « la petite faculté » (que nous sommes bientôt) l'a accompagné à sa dernière demeure. L'église catholique, construite en briques, est située sur la hauteur. On a une vaste et magnifique vue sur la boucle de l'Ogooué et sur les montagnes de N'Gounié. Lorsque la grande porte s'est ouverte sur un chant grégorien pour laisser passer le cercueil, on se serait vraiment cru au paradis tellement était belle cette vue avec un premier plan verdoyant d'orangers, piqueté de points jaunes*[1].

Emma Haussknecht est une personnalité extravertie, joyeuse, « le cœur ouvert sur le monde ». Cette jeune institutrice de 30 ans, arrivée en renfort, est la bienvenue, car Mathilde Kottmann est la seule infirmière et bonne à tout faire.

« Qu'est-ce que tu sais faire ? demande rudement le patron.

– Tout », répond tout à trac la jeune femme.

Et c'est vrai. Emma est étonnante. Elle enseigne aux indigènes à faire des matelas, à réparer des chaussures, à faire la cuisine européenne. Très vite, elle va seconder le chirurgien, planter des arbres fruitiers, aider à réparer les moteurs, à entretenir les bâtiments. Elle est responsable d'un énorme jardin d'un demi-hectare. Toujours disponible, toujours prête à rendre service ; toujours de bonne humeur, elle fait, en quelques semaines, la conquête de tout l'hôpital dont elle devient l'une des pièces maîtresses.

Le chef jardinier Evonghé attend tous les matins les instructions de Mlle Emma. Un jour, elle dit :

« Evonghé, il faudra arroser ces trois plates-bandes. Je reviens vers 11 heures. »

À 11 heures, Mlle Emma revient et découvre, horrifiée, que tout a disparu dans les plates-bandes.

1. Victor Nessmann, *op. cit.*

« Qu'est-ce qui s'est passé, Evonghé ? Qu'est-ce que tu as fait ?

– Tu as dit, ce matin, qu'il faut tout arracher, Mademoiselle. Alors j'ai arraché.

– Même les belles salades ?

– Oui, tout.

– Mais, vieux chameau, je n'ai pas dit "arracher" ! j'ai dit "arroser" ! Va dans ta case ! je ne veux plus te voir ! »

Evonghé disparaît et ne se montre pas pendant trois jours. Puis il revient, penaud, et va vers Mlle Emma :

« Moi, vieux chameau. Mais moi, vieux serviteur, Mademoiselle. »

Et Emma, émue, pardonne en souriant.

Emma aime tous les animaux. Elle élève les singes comme les antilopes au biberon. Une pie qu'elle a sauvée vit dans sa chambre.

En revanche, Mathilde n'a guère de sympathie pour les animaux ; elle les tient à distance ; comme elle garde ses distances avec tout le personnel d'ailleurs, bien que sa personne rayonne d'une grande bonté. Mais son visage est sévère, ses lèvres minces et toujours serrées. Pourtant, il n'y a pas plus dévoué qu'elle. Combien de nuits a-t-elle passées au chevet des malades ? On l'a vue s'occuper personnellement d'un sommeilleux que tout le personnel considérait comme perdu, et elle a eu la joie de le voir se rétablir lentement. Les indigènes accordent à Mlle Mathilde le même respect qu'au patron. On obéit à Mlle Mathilde, sans qu'elle ait besoin de crier ou de menacer. Un jour, perdant son sang-froid, elle a donné une gifle à un garçon qui est allé se plaindre au docteur.

« Mademoiselle Mathilde t'a frappé ?

– Oui, docteur.

– Vraiment ?

– Vraiment.

– Tiens ! je te donne un cadeau : une cuillère.

– Parce qu'elle m'a frappé ?

– Non. Parce que tu as réussi à la faire mettre en colère. Moi, je n'y suis jamais arrivé. »

Le 5 mai, le père d'Albert Schweitzer est mort, à l'âge de 88 ans. Le soir où il a appris la nouvelle, l'homme de Lambaréné a joué du Bach, très tard dans la nuit. Il est très discret sur cette disparition qui l'affecte énormément.

À Königsfeld, Hélène s'impatiente. Voilà bientôt deux ans que son mari est parti. Il lui décrit les difficultés qu'il rencontre dans la reconstruction de son hôpital. Dans chaque lettre, il dit combien il souffre de son absence. Il est fatigué, un peu découragé. Alors pourquoi ne revient-il pas ?

Hélène, de santé très précaire, mais oisive, entreprend des voyages. Au début, Albert l'encourage à se dépayser, à « changer d'air ». Mais ces voyages deviennent systématiques, sans but et sans plaisir. Albert se demande si tout cela ne relève pas de la pure fantaisie d'une femme qui s'ennuie. L'épouse qui a suivi, secondé son mari dans la plus étonnante action sociale de son temps, n'est à présent qu'une femme entretenue qui ne prend même pas part à l'œuvre de son époux. C'est en Alsace et en Suisse, en effet, que les dons et la correspondance pour Lambaréné sont centralisés. À Königsfeld, il ne se passe rien. Hélène manifeste son désir d'aller se promener en Suisse puis en Scandinavie. Cette fois, Albert se fâche :

« Comment un malade des poumons peut-il aller en Suisse au printemps ? Quant à la Scandinavie, c'est trop cher ! ».

Et dans le même élan d'exaspération, il lui annonce qu'il ne rentrera pas pour Noël comme c'était prévu. Hélène en est très affligée.

Juillet 1925. – Les nouvelles qui arrivent d'Europe ne rehaussent guère le prestige du Blanc, parangon de toutes les vertus. Schweitzer n'aime pas laisser traîner les journaux qui dévoilent les faiblesses et les vilenies de ceux qui devraient donner l'exemple. Il redoute que les phrases hypocrites ou creuses des hommes politiques, les faux engagements, les menaces, la montée de forces subversives, ne finissent par persuader l'Africain de la brousse que les Blancs sont des demi-dieux imparfaits incapables de se comprendre et de s'allier, même pour dominer les autres hommes.

Les événements européens ne signifient pas grand-chose pour l'homme de la forêt, mais n'en sont pas moins inquiétants.

Les dernières troupes françaises ont évacué le bassin de la Ruhr, qu'elles occupaient depuis une trentaine de mois. La résistance passive organisée par les ouvriers métallurgistes, les sabotages, les représailles, ont favorisé un certain réveil nationaliste. L'agitateur Adolf Hitler trouve là un excellent prétexte pour demander la révision du traité de Versailles et se faire connaître par des actions violentes. Pendant les mois de son emprisonnement, il a écrit un livre qu'il vient de publier sous le titre *Mein Kampf*. Il y développe un programme de résurrection nationale, sa conception de l'État national-socialiste, son désir de lutter contre le communisme et sa foi en l'hégémonie germanique. On dit que ce livre se promène déjà à Libreville et à Port-Gentil.

À l'abri de tous ces remous, l'hôpital vit encore dans sa bulle humanitaire.

Avant de repartir pour l'Afrique, en 1924, Schweitzer a mis en place en Europe une organisation de collecte de fonds pour son œuvre. Il a fait savoir que celle-ci est entièrement indépendante et autonome. Elle ne reçoit de subventions d'aucune société, d'aucun gouvernement, excepté peut-être les quatre mille francs du gouvernement colonial français qui parviennent sous la forme de crédit en nourriture. L'œuvre compte surtout sur la charité et l'altruisme des Européens qui désirent aider le continent noir. Les donations sont souvent généreuses. L'association des Femmes suédoises vient d'offrir une superbe pinasse à moteur, outil indispensable pour prospecter sur l'Ogooué.

Ce n'est pas l'ampleur de la tâche, le manque de moyens financiers ou le poids des responsabilités qui ont failli décourager Schweitzer durant cette période, mais le manque d'aide médicale. L'arrivée de Lauterburg a allégé le travail de chacun, mais ce renfort est encore insuffisant.

Lors de son séjour en France, en 1923, il a lancé des appels pressants à de jeunes médecins européens pour venir le seconder à Lambaréné. Le docteur Frédéric Trensz lui a fait des promesses, mais n'ayant pas encore terminé ses études, il a persuadé son camarade Victor Nessmann de tenter l'aventure avant lui. Et quand, un an et demi plus tard, Nessmann envisage son retour en Europe pour faire son service militaire, il relance son cher ami Trensz qui, cette fois, a terminé ses études de chirurgie chez le professeur Leriche à l'hôpital civil de Strasbourg, et a passé un certificat de médecine tropicale à Paris.

Albert Schweitzer a tenté de hâter la venue de Frédéric Trensz par une lettre où il le traitait amicalement de « cher successeur » et lui recommandait d'apprendre à plomber les dents, ce dont les indigènes ont bien besoin. Mais il faudra attendre encore plusieurs mois pour voir arriver le nouveau docteur.

Lettre d'Albert Schweitzer à son ami de Prague Oskar Kraus :

Lambaréné, 4 juillet 1925

Mon cher ami,

À l'hôpital, beaucoup de travail. Nous sommes trois médecins, mais c'est à peine suffisant. À l'automne arrivera une seconde infirmière. Les constructions me coûtent énormément de temps et d'énergie. Souvent, sous un soleil de plomb, je suis assis sur les poutres d'une charpente et je vitupère contre les ouvriers. Quand il s'agit d'aplanir le terrain, je mets moi-même la main à la pelle. Mais les travaux avancent. Heureusement que le charpentier noir me reste fidèle. S'il me quittait, tout le chantier serait interrompu. Chaque samedi, je tremble qu'il me signifie son congé. Il y a dans la région de grandes entreprises qui proposent des salaires élevés et ne trouvent pas de menuisier. C'est que manque, ici, le fondement même de la civilisation : la connaissance d'un métier. C'est pourquoi dans les conditions actuelles, la civilisation ne pourra jamais se développer. Cela me démoralise souvent. Les Noirs sont aptes à devenir des gratte-papier et d'habiles commerçants, mais ils négligent d'apprendre un métier.

Dominique, le deuxième infirmier, un garçon très fidèle et très sérieux dans son travail, a demandé audience au docteur. L'entrevue se déroule dans le bureau du patron, après une longue journée de consultation.

Albert Schweitzer se lave les mains. Sont présents, à titre de témoins, Mlle Kottmann et le docteur Nessmann.

« Je t'écoute, Dominique. »

Mlle Kottmann, dans sa robe blanche, fait signe à l'infirmier qu'il doit parler. Il se lance :

« Voilà, docteur… ja voudrais épouser la femme.

– Tu veux te marier ?

– Oui. Ja peux l'acheter. J'a presque l'argent.

– Presque ?

– Oui.

– Où l'as-tu trouvée, cette femme ?

– Sur la N'Gounié, près de mon village. »

Schweitzer essuie ses mains délicatement :

« Elle est belle ?

– Trop.

– Elle t'aime ?

– Oui. Elle a le bras solide qui peut travailler, et faire la *cougine*, parce que moi, quand ja fini mon travail à treize heures et que ja recommence à quatorze heures, j'a pas le temps de *couginer*. Ja mange mal et ja suis fatigué, trop. Pauvre Dominique, trop de travail, trop…

– Oui, oui, ça va, j'ai compris. Il te faut une femme.

– Oui.

– Et tu l'as trouvée.

– Oui.

– Mais tu n'as pas assez d'argent pour la dot ?

– Non. »

Schweitzer fait semblant de réfléchir profondément :

« Combien coûte-t-elle ? »

Dominique lui tend un papier plié en quatre annonçant le prix de l'épouse. Schweitzer regarde le papier et siffle :

« Eh ben mon vieux ! c'est une fille de chef !

– Elle est vierge.

– C'est toi qui le dis.

– Oui. J'a essayé.

– Ah ! Alors. Et tu as combien ? La moitié du prix ?

– Presque.

– Il te manque combien ?

– Cinq mois de salaire.

– Que je dois t'avancer ?

– Oui.

– Mais quand je t'aurai avancé cet argent, peut-être que tu ne viendras plus travailler. »

Dominique prend un air offensé :

« Docteur ! Jamais Dominique ne fera ça au Grand Docteur. »

Schweitzer se gratte l'arrière du crâne :

« Tu sais, Dominique, pour le mariage, il ne faut jamais se presser. Regarde le jeune docteur, là, il voudrait lui aussi se marier. Mais il faut qu'il attende.

– Il a la zéconomie, lui ?

– Oui. Il peut acheter son épouse. Mais il faut qu'il attende.

– Combien de temps ?

– Trois ans.

– Ho ! moi ja peux pas. Trop fatigué.

– Bon. Écoute. Je vais réfléchir. Je te donnerai la réponse dans deux jours.

– Merci, docteur. »

L'infirmier sort du bureau persuadé qu'il tient déjà son épouse.

Les trois Européens sourient.

« Qu'allez-vous faire ? demande Nessmann.

– Dominique est précieux à la station. Non seulement il fait son travail d'infirmier, mais il garde les pirogues et surveille le matériel. On doit pouvoir le satisfaire en nous l'attachant encore plus. Nous devons aller sur la N'Gounié pour aller chercher du bois. En passant, nous nous arrêterons pour voir la fille. Si elle est bien, nous la ramènerons et nous ferons la surprise à Dominique. »

Octobre 1925. – L'Europe frissonne, l'Europe veut se rassurer : les accords de Locarno reconnaissent les frontières entre la France, la Belgique et l'Allemagne. Ils admettent le recours aux armes en cas d'invasion de la zone rhénane démilitarisée. Le ministre des Affaires étrangères allemand signe ces accords en échange d'une place pour l'Allemagne à la Société des Nations. Les tensions diplomatiques se relâchent. La France se veut résolument optimiste. L'exposition surréaliste et la « revue nègre » enivrent Paris. La capitale de la fête et du spectacle tient sa nouvelle idole ; c'est une Noire : Joséphine Baker.

Au fond de sa forêt équatoriale, Albert Schweitzer reconstruit son hôpital. Il se réjouit à l'idée que bientôt il pourra enfin s'abandonner au travail sur l'apôtre Paul. Mais une épidémie de dysenterie se déclare dans la région et entraîne une disette. Ces deux fléaux accaparent entièrement le personnel soignant. Les deux canots à moteur sillonnent l'Ogooué, cherchant du riz pour nourrir les malades. Comme tous les forestiers se trouvent dans la même situation, les équipes sont sous-alimentées, à la période où les bois doivent être évacués pour profiter des hautes eaux. Les pirogues des chantiers parcourent aussi le fleuve à la recherche de riz, de pommes de terre, de sardines, de n'importe quoi ; la bataille pour la survie commence. Les indigènes ont recours à leurs anciennes habitudes de se ravitailler dans la forêt. Mais ce qu'ils y trouvent provoque de redoutables maladies intestinales qui augmentent encore les effectifs de l'hôpital. De plus, le manque d'hygiène de ces malheureux, leur habitude de coucher dans des couvertures sales, les conduisent à un dénouement fatal ; toute la vermine, bien supportée en temps normal par leurs intestins, se réveille et foisonne, ajoutant ses effets à ceux de la sous-alimentation et de l'intoxication par les herbes et les racines qu'ils ingèrent. Les médecins ont l'occasion de voir un vrai jardin zoologique : ascaris, ankylostomes, bilharzie… une merveille ! Maintenant, ce n'est plus cinquante malades qu'il faut loger et nourrir, mais cent cinquante. Les bâtiments sont trop exigus et ne permettent pas l'isolement pour les maladies infectieuses ; de ce fait, l'épidémie de dysenterie se répand rapidement dans tout l'hôpital.

Mais il ne s'agit plus seulement de faire face à l'épidémie ; il faut prévoir l'avenir. Albert Schweitzer rumine depuis longtemps l'idée qu'il soumet à ses collaborateurs :

« Il faut transporter l'hôpital ailleurs. Nous n'avons plus de place pour les contagieux et pour les malades mentaux, de plus en plus nombreux.

Il faudrait pouvoir construire, à l'écart, des cases individuelles pour les aliénés dangereux. Ici, c'est impossible. »

Il déploie une carte et pose le doigt sur le fleuve :

« J'ai pensé que nous pourrions aller nous installer... ici ! C'est à peu près à trois kilomètres en amont. Nous pouvons obtenir la concession d'un terrain de vingt hectares qui peut s'étendre à volonté.

– Mais, nous venons à peine de finir la reconstruction de...

– Oui. C'est la loi de la jungle, mon vieux. Vous ne pensiez quand même pas que vous alliez vous reposer !

– Pour un nouvel hôpital, il faut beaucoup d'argent.

– Beaucoup. D'autant plus que j'ai l'intention de remplacer les cases en bambou à toitures de feuilles par des bâtiments à toit de tôle ondulée. J'ai tout calculé : nous pouvons risquer la dépense. Bien entendu, nous continuerons ici, et nous ne déménagerons que lorsque le nouvel hôpital pourra nous recevoir. Donc, pendant des mois encore, l'équipe soignante ne bougera pas. Messieurs, je vous confie le service de l'hôpital. Je ne serai plus désormais que chef de chantier. »

La fonction qu'il s'attribue n'est pas un caprice : la main-d'œuvre continuellement changeante, recrutée parmi les convalescents et les accompagnants des malades, n'accepte pas d'autre autorité que celle du vieux docteur.

Les rapports sociaux d'Albert Schweitzer ne sont pas toujours des plus affables et des plus cordiaux. Son caractère est plutôt bourru. Le ton est impérieux, hérissé d'aspérités, entrecoupé de plaisantes répliques qui cachent un humour latent. Sa bonté naturelle est masquée par une attitude renfrognée. Il ne partage pas le commandement. Chez lui, on marche au doigt et à l'œil, mais on sait où l'on va. À l'un de ses jeunes médecins qui a pris l'initiative de faire déménager des caisses encombrantes, il coupe l'élan :

« Qu'est-ce que tu fais ?

– Je fais dégager ces caisses qui bouchent le passage et...

– Ce n'est pas du tout opportun ! Remets tout cela à sa place. Et souviens-toi d'une chose : sur un navire, il ne doit y avoir qu'un capitaine.

1er décembre 1925. – Sur le nouveau chantier, le travail s'est très vite organisé. Tous les matins, à 6 heures et demie, le docteur Nessmann constitue les équipes parmi les malades et désigne les accompagnateurs qui en pirogue doivent se rendre sur place munis de machettes pour le débroussaillage. Celui-ci n'est pas trop difficile, puisque le terrain est situé à l'emplacement d'un ancien village indigène.

À midi, les ouvriers entendent avec joie un moteur de pétrolette qui s'avance sur le fleuve. C'est l'arrivée du Tack Sa Mycket (« merci beaucoup » en suédois), le canot offert par les amis de Suède, qui apporte la nourriture. Le soir, à la tombée de la nuit, les hommes rentrent à la station et reçoivent un cadeau s'ils ont bien travaillé ; c'est Mlle Mathilde qui est chargée de la distribution. Le chef de chantier, Albert Schweitzer, lui, ne reçoit rien, sinon la satisfaction d'avoir rempli une journée de plus. À voir sa jeunesse et son entrain, on ne dirait jamais que cet homme vient de franchir la cinquantaine.

Nessmann et Lauterburg opèrent ensemble, deux ou trois fois par semaine. Dans les deux tiers des cas, c'est Lauterburg qui tient le bistouri. Schweitzer n'assiste qu'aux opérations très délicates.

« Victor ! venez voir ! Vite ! »

Le jeune chirurgien n'a jamais vu une telle blessure. L'homme qui est devant lui doit avoir une trentaine d'années. La main et la partie inférieure de son avant-bras gauche ont été littéralement broyées. La main pend inerte au bout du membre auquel elle n'est plus rattachée que par quelques lambeaux de parties molles. Les deux os de l'avant-bras sont écrasés sur toute la portion du tiers inférieur. Le pouce est détaché de son insertion carpienne. Tendons, muscles, aponévroses et peau, triturés en bouillie, présentent un aspect livide, verdâtre par endroits, exhalant une odeur infecte, annonciatrice d'un processus gangréneux en voie de formation.

« Qu'est-ce que c'est que ça ? demande Nessmann.

– Morsure de gorille. Ce sont ces deux types qui l'ont trouvé dans la forêt.

– Il est resté dans cet état combien de temps ? »

Lauterburg hausse les épaules :

« Deux jours. Peut-être trois. »

Il tâte le bras. Une imperceptible crépitation se fait entendre. La percussion révèle un léger tympanisme.

« Infiltration gazeuse. Si on ne fait rien tout de suite, il est foutu. Passons à côté. S'il perd connaissance, on ne le récupérera pas. Joseph, fais-le parler ! Demande-lui comment c'est arrivé. »

L'infirmier interroge le blessé. Celui-ci répond facilement.

« Il dit qu'il a été attaqué par un vieux mâle solitaire agressif, sans doute chassé de son groupe. »

Les deux médecins font allonger la victime sur la table d'opération.

« On y va ?

– On y va.

– Amputation sous-deltoïdienne ?

– Oui. Avec mise à plat du moignon. Joseph, prépare les injections de sérum anti-gangréneux.

– Intraveineuse ?

– Et sous-cutanée. Toni-cardiaque, sérum physiologique : le grand jeu. Dépêche-toi ! »

Malgré tous les efforts et les moyens mis en œuvre, le blessé sera emporté par une septicémie gangréneuse toxémique foudroyante.

Dans la nouvelle concession, le défrichage devient pénible et dangereux. L'abattage des gros arbres, l'évacuation des bois, l'aplanissement du terrain, se fait au milieu d'un monde de serpents, de scorpions, de mygales qui grouillent et que Schweitzer empêche de tuer ! Dans chaque trou creusé pour planter un pieu, le médecin plonge son bras pour retirer les bêtes qui pourraient s'y trouver : une folie !

L'objectif est bien défini ; dans deux ans, au début de l'année 1927, cinq bâtiments devront être opérationnels : une salle d'opération, deux salles de médecine générale, une pharmacie-laboratoire et une salle pour les dysenteries et les aliénés.

À la fin de l'année, le chantier n'est plus un chaos. On devine la rue principale du futur village thérapeutique ; les emplacements des bâtiments sont piquetés. Les groupes de travailleurs abattent les arbres, creusent les trous en s'accompagnant de chants rythmés. Les équipes de femmes plantent du manioc, des patates, du maïs sur des parcelles nettoyées, près du fleuve. Les médecins-bâtisseurs se sentent colonisateurs ; de belles perspectives sont ouvertes. Bientôt, ce village vivra, la volaille, les chèvres courront entre les cases, et, qui sait, peut-être, avec un assainissement plus large de la zone pour écarter « la mouche », verront-ils apparaître des vaches laitières !

Tout en jouant de son piano à pédales, le docteur de la forêt songe à une idée lancée par un zoologiste : la création d'une nouvelle espèce de vache trypano-résistante : un croisement de vache laitière française et de zébu borobo. Du lait ! du lait pour les bébés de la forêt ! Combien de vies sauvées ?

Et Schweitzer s'abîme dans Bach !

Le premier collaborateur de Schweitzer, Noël Gillespie, est rentré en Angleterre pour terminer ses études de médecine. Mais il n'a pas perdu le contact avec l'hôpital de Lambaréné, qui restera l'expérience de sa vie. Il multiplie les actions qu'il sait utiles à l'œuvre de Schweitzer : il organise des collectes, établit des liens avec les organisations américaines chez lesquelles le nom de Schweitzer est parvenu, il prépare la tournée de concerts que le maître effectuera lorsqu'il reviendra en Europe, il sollicite du personnel pour Lambaréné. Il enrôle notamment Mrs Russel, la première infirmière anglaise qui aura l'occasion d'assouvir en forêt cet intérêt pour le jardinage que manifestent les Britanniques.

D'apparence assez frêle, diaphane dans son costume immaculé, c'est une femme au caractère bien trempé qui s'impose sans éclats. Schweitzer a plus besoin de ce genre de collaborateurs que d'aboyeurs et de matamores.

S'il est vrai qu'Albert Schweitzer a apporté beaucoup dans le domaine de la puériculture au Gabon, il serait inexact de dire que rien n'existait avant lui. Les services sanitaires et médicaux de l'A-ÉF tentent depuis longtemps de donner un élan. On a constaté, dans les régions de forêt, une natalité peu élevée et une mortalité infantile importante. Les causes en sont les maladies responsables des avortements ou de la débilité des nouveau-nés : syphilis et paludisme. Dans des villes comme Libreville ou Brazzaville, des centres de consultation de puériculture fonctionnent, mais une mère indigène n'éprouve pas le besoin de présenter son enfant s'il n'est pas malade. Dans ces centres, les nourrissons sont régulièrement examinés, pesés, mesurés, et s'il le faut soignés ; les mères sont conseillées comme il convient. Elles reçoivent pour leur enfant du linge, des vêtements, et des boîtes de lait. Les résultats sont plus qu'encourageants puisque la mortalité des enfants de 0 à 6 ans est passée, en quelques années, de 25 % à 1,10 %. L'Administration prévoit la création de plusieurs de ces centres dans les chefs-lieux du Gabon. En attendant, l'action de l'équipe d'Albert Schweitzer dans un lieu aussi reculé que Lambaréné est évidemment importante et novatrice.

Affectée à la nursery, Mrs Russel se trouve confrontée à un problème qu'elle ne soupçonnait pas. Le refus des femmes noires de nourrir, en même temps que leur propre enfant, un autre dont la mère est morte, doit être attribué aux superstitions. Elles craignent en effet, en prenant la place de la mère défunte auprès de l'orphelin, de transporter sur elles le pouvoir maléfique qui a provoqué la mort de celle-ci. La situation des nourrissons orphelins est donc désespérée dans ce pays ; jadis, on les enterrait vivants avec leur mère. Maintenant que les Européens ont du lait condensé, les indigènes leur apportent des orphelins. L'hôpital a, en permanence, huit ou dix de ces pauvres petits que l'on élève au biberon. Ils arrivent, en général, à l'état de squelette recouvert de peau. L'un d'eux est resté huit jours en route et n'a eu pour toute nourriture que du jus de canne à sucre et de l'eau. C'est un miraculé.

L'hôpital garde ces enfants deux ou trois ans, jusqu'à ce qu'ils soient en état de supporter le manioc et les bananes, car ils n'auront plus ni lait ni bouillies. Le jour où la famille vient reprendre l'enfant est une journée de larmes pour l'infirmière qui l'a soigné et qui l'a pris en affection. Elle qui l'avait tenu si propre, frémit à l'idée de le laisser revenir au village, où il rampera par terre dans la saleté des cases. Elle essaye de faire valoir qu'il n'est pas encore assez vigoureux pour pouvoir se passer de la bouillie. Parfois, Schweitzer l'approuve et insiste auprès de la famille pour qu'elle laisse l'enfant encore quelques mois. Pour les convaincre, il ajoute toujours un cadeau.

La solution la plus simple serait l'élevage d'une bonne race de chèvres dans les villages, puisque les vaches ne peuvent subsister ici. Mais, les chèvres seraient en liberté toute la journée et brouteraient des plantes vénéneuses. Il faudrait des soins constants et attentifs, c'est pourquoi l'élevage par les indigènes ne paraît guère possible. Reste donc l'autre possibilité : affranchir les femmes des idées superstitieuses qui les empêchent de nourrir les enfants qui ont perdu leur mère. Mais ceci est extrêmement difficile. Dans notre hôpital, nous réussissons quelques fois à persuader une femme d'allaiter un nourrisson orphelin. Mais le plus souvent nos prières restent vaines, car pour accomplir cet acte de charité, elle doit aussi avoir le courage de braver sa famille qui vit encore dans ces préjugés. Après avoir essayé d'allaiter un orphelin, certaines ont dû y renoncer pour ce motif. À notre hôpital, une dame européenne mit au monde un enfant qui était si faible qu'il ne pouvait être sauvé que par du lait de femme. Comme la mère ne pouvait lui en donner, nous essayâmes de persuader une indigène qui avait accouché en même temps de nourrir ce petit avec son enfant à elle. Elle y consentit, mais son mari ne voulut pas le lui permettre. Quoique la mère de l'enfant blanc fût encore en vie, il s'opposa à ce que sa femme enfreignit le principe de ne jamais nourrir un enfant étranger. Comme elle passa outre, il la maltraita et l'obligea à quitter l'hôpital nuitamment.

Mrs Russel aborde cette réalité avec fermeté et patience. Dès la première semaine, le problème se complique par la naissance à l'hôpital de jumeaux. Le soir même, une cérémonie festive est organisée devant la case de l'accouchée.

Le patron et Mrs Russel sont assis sous la véranda :

« Madame Russel, je dois vous mettre au courant d'un certain nombre de coutumes qui ne manqueront pas de vous surprendre à propos des jumeaux qui viennent d'arriver. Ils s'appellent Nora et Yéno.

– Mais ce sont deux garçons !

– Ils s'appellent quand même Nora et Yéno, comme tous les jumeaux ici, qu'ils soient pahouins ou galoas, garçon ou fille. La mère ne quittera pas la case pendant plusieurs semaines.

– Pourquoi ?

– Elle ne doit pas s'exposer aux attaques des mauvais esprits qui rôdent dehors. D'autres cérémonies auront lieu dans les semaines suivantes. Il y aura beaucoup de monde dans la chambre, dehors ; ne vous en formalisez pas. La nuit, vous devez laisser les bébés à leur mère ; elle doit coucher à plat sur le dos entre les deux enfants pour ne pas les différencier. Les bébés doivent avoir exactement la même nourriture et doivent être habillés de la même manière. Si l'un des jumeaux est malade, il est possible qu'on vous demande de soigner plutôt son frère. Dans le doute, soignez les deux… ou faites semblant.

– C'est incroyable !

– Oui, mais c'est la réalité quotidienne. Si nous voulons être efficaces, nous devons tenir compte de tout cela. La médecine occidentale imposée passe mal en forêt. Ici, on respecte la tradition ou l'on s'en va. Pour votre information à propos des jumeaux, sachez aussi que ces deux-là devront se marier le même jour. En cas de décès de l'un d'eux, l'autre ne doit pas voir le cadavre ni assister à l'enterrement. On considère qu'il est mort en même temps que son frère ; ils ne forment qu'une seule personne. Le survivant doit attendre les cérémonies qui le protégeront contre les mauvais esprits. Ne soyez pas étonnée si vous constatez que les parents, l'entourage sont plus indulgents avec les jumeaux qu'avec les autres enfants : ce ne sont pas des enfants comme les autres. Il est même normal qu'ils aient mauvais caractère, ils sont excusés d'avance. Ce sont d'ailleurs parfois de fameux emmerdeurs. Quoi encore ? Ah oui ! ils doivent éviter de regarder l'arc-en-ciel et doivent se cacher s'il y a une éclipse solaire ou lunaire.

– Pourquoi ?

– Je n'ai pas d'autre réponse que celle des Pahouins : parce que c'est la coutume. »

L'infirmière va sortir. Il la rappelle :

« Mrs Russel ! Vous ne serez pas toujours à la nursery, rassurez-vous. Je sais que vous aimez bien le jardinage ; j'ai d'autres projets pour vous. »

Pourquoi Albert Schweitzer a-t-il écrit, ce soir :

> *L'indigène qui désire acquérir des forces magiques se rend auprès d'un féticheur. Celui-ci lui enseigne les connaissances nécessaires et lui fait parcourir toute une série d'initiations.*

Nous pénétrons là dans un panthéon où Albert Schweitzer ne s'attarde guère, trop absorbé qu'il est par des occupations plus importantes. On peut le regretter, car l'ouverture sur cet aspect de la vie sociale africaine pourrait l'aider, et il se trouve précisément dans une des régions où ces pratiques sont le plus vivaces. Arrêtons-nous donc, un instant, à la périphérie de ce monde occulte et omniprésent en Afrique traditionnelle.

Si l'Africain de la brousse vient à l'hôpital pour se faire soigner par les moyens les plus efficaces, il n'en garde pas moins ses croyances vis-à-vis de la maladie et de la mort. Pour lui, toute mort a une cause : la victime a été envoûtée. Ce mot, d'ailleurs, est inexact ; la victime a été « empoisonnée » ou plutôt « mangée » comme disent les autochtones. En effet, certains esprits ou certaines personnes aux pouvoirs maléfiques peuvent « manger » les organes vitaux des autres hommes. L'autopsie des morts est souvent faite par le féticheur pour savoir lequel de ces organes a été « mangé ». Ce pouvoir de « manger » les autres est un privilège et il est traduit par des particularités anatomiques ; c'est « évouss » des Pahouins.

À tous les genres de mort il faut inventer un auteur, car il faut qu'il y ait un responsable qui paie :

> *Désire-t-on s'enrichir dans le Bas-Ogooué ? On n'obtiendra la drogue que moyennant une vie humaine. C'est une contre-assurance que prend… le pharmacien. Contracte-t-on un engagement dans les tirailleurs ? Les risques sont grands, les voyages sont longs. Il peut y avoir la guerre, la vraie, celle des Blancs où on meurt. Un bon « médicament » est nécessaire. On se le procurera… moyennant une vie humaine à payer au retour, si l'on revient. Et faute de s'acquitter, c'est la propre vie du bénéficiaire qui fera les frais du marché*[1].

Dans ce monde occulte, il ne faut surtout pas confondre les personnages et attribuer les mêmes fonctions aux devins, aux magiciens, aux

1. *Les Recherches congolaises* n° 25 (1938).

féticheurs et aux sorciers. Puisque Albert Schweitzer fait allusion au féticheur, restons avec celui-ci.

Le féticheur, au Gabon, appelé n'ganga, ngang ou oganga selon les ethnies, est avant tout un guérisseur qui connaît les propriétés des plantes et qui les utilise à des fins plus ou moins bénéfiques. Mais il peut aussi proposer des philtres, prédire l'avenir, provoquer des enchantements, procéder à des exorcismes et voir les choses cachées. Dès lors, le n'ganga devient devin-magicien-guérisseur ; il cumule les trois fonctions.

Le n'ganga n'est pas un sorcier ; il est même le contraire du sorcier, qui, lui, ne fait pas profession de soigner, mais au contraire de nuire. La sorcellerie n'est pas une fonction mais un état ; on est sorcier et l'on n'y peut rien. Les sorciers, de tout temps et dans toutes les ethnies, ont été les ennemis de la société. Sur les rives de la N'Gounié, dans la région de Lambaréné, on coupait la tête du sorcier, on mettait son corps sur une pirogue et on la lançait sur le fleuve.

Le n'ganga, lui, est un personnage connu de tous, bien qu'on aille le plus souvent le consulter en secret. Il est à la fois respecté et craint car il dispose de pouvoirs. Le décor dans lequel il évolue, son costume aussi, lui confèrent une place à part. S'il fallait décrire un n'ganga du début du XXe siècle dans la région du fleuve Ogooué, nous suivrions la description donnée par Raponda-Walker et Roger Sillans :

> [...] *sur la tête un bonnet en peau de léopard orné de quelques plumes du grand calao bleu. Au cou, deux colliers ; un petit constitué par une cordelette de raphia portant un sachet-talisman. Dans le grand collier, les dents de léopard sont séparées par de toutes petites perles. Le costume est une grande peau de léopard descendant de la poitrine aux jambes. Sur la poitrine, des morceaux d'antilope-souris. Autour de la ceinture, de grandes feuilles de bananier encore vertes. À chaque poignet des bracelets en ivoire ou en cuivre. Dans une main, un chasse-mouches en queue de buffle. Visage, bras et jambes sont enduits d'argile et tachetés de padouk. Au-dessus de chaque genou, des sonnailles en graines évidées. Dans l'une des mains, il tient la clochette double en bois.*

En principe, le n'ganga ne se livre jamais à des actes de magie noire. Il ne pratique pas l'envoûtement ni le vampirisme ; il ne jette pas de sorts, mais il peut les combattre. Il procède à des sacrifices rituels et fabrique des talismans de protection. Bien sûr, il existe de bons et de mauvais n'gangas, et cette profession (plus que toute autre, peut-être) comporte beaucoup de charlatans. Mais celui qui possède réellement l'art de guérir peut rendre en forêt d'immenses services.

Albert Schweitzer, en scientifique pur et dur, a tendance à mettre dans la même marmite le guérisseur, le féticheur, le sorcier, et à les faire mijoter dans une sauce assaisonnée d'histoires effrayantes rapportées par ses informateurs de passage. Dommage que ce savant si curieux, si profond, ne soit pas allé, dans ce domaine, au-delà de l'anecdote.

> *Tandis que nous attribuons la mort d'un homme à une cause naturelle, les indigènes sont enclins à en chercher l'explication dans un sortilège pratiqué contre lui. Pour cette raison, très souvent la famille du défunt se croit obligée de rechercher, le mort à peine enterré, le ou les auteurs du sortilège dont il aurait été la victime. À cet effet, elle s'adresse à un féticheur. À mon hôpital je me fais un devoir d'expliquer à la famille qui est venue accompagner le malade, la cause du décès survenu. Mais je ne peux pas me bercer de l'illusion qu'ils ajoutent toujours foi à mes dires. S'il s'agit d'un décès imprévu, ils recherchent toujours l'auteur du sortilège.*
>
> *On m'avait amené, un jour, un homme atteint d'une septicémie qui provenait d'une petite blessure à l'occiput. Dès le début, j'informai les hommes qui l'accompagnaient que la mort était fatale. J'essayai de leur expliquer que l'horrible enflure de la tête et du cou avait pour cause cette petite blessure. Quand la mort fut survenue, ils entourèrent un jeune homme venu avec eux, et mon infirmier comprit que ce jeune homme était rendu responsable de la mort; il devait donc être sacrifié. J'essayai alors de leur faire abandonner leur superstition et je les menaçai même de les dénoncer s'ils entreprenaient quelque chose contre ce malheureux. Ils acceptèrent de ne rien lui faire. Mais quand je revins de la salle de consultation une demi-heure plus tard, ils étaient partis en emmenant leur accusé. Leur pirogue se trouvait déjà au milieu du fleuve.*

Chez tous les guérisseurs il y a une part de spectacle indispensable. Lorsque le n'ganga parle avec les esprits, lorsqu'il interroge la calebasse, lorsqu'il lance des ossements et les interprète, il y a évidemment une mise en condition du client. Dans la plupart des maladies psychiques, cette mise en scène est très importante. Il n'y a pas que la foi qui sauve, mais elle contribue parfois à la guérison ; la foi sous toutes ses formes. Si l'on croit en Dieu, Dieu nous vient en aide ; si le malade de la forêt croit en ses ancêtres ou en un esprit quelconque, pourquoi cette force ne le sauverait-elle pas de la même façon ? Restent les cas où la foi et la mise en scène sont insuffisantes. Alors, on prend la pirogue et on va chez le Grand Docteur.

24 décembre 1925. – Point culminant de la saison des pluies.

Il y a quelques jours est arrivé à l'hôpital un forestier suisse complètement délabré, squelettique, mourant.

Ce matin, les employés de l'hôpital ont descendu l'harmonium devant sa case, et ont posé sur les marches un petit sapin démontable couvert de bougies. À midi, le patron s'est mis à l'harmonium, et hommes et femmes ont chanté des cantiques jusqu'à 2 heures. À 4 heures, le malade a expiré en souriant. En vitesse, les chanteurs ont fabriqué un cercueil, et la soirée de Noël a commencé au cimetière. Puis, en silence, hommes, femmes et enfants sont venus se rassembler entre deux cases, et Schweitzer, exhaussé par une brouette retournée, entame son prêche de la sainte nuit :

« Il y a plus de dix-neuf siècles, à cette heure-ci à peu près, est né un enfant nommé Jésus. Il est venu pour nous prévenir qu'une autre vie nous attend. Il a donné sa vie pour nous sauver.

« Certains d'entre vous m'ont demandé de parler des miracles de Jésus. Jésus a-t-il vraiment accompli des miracles ? Je réponds Oui, mais quand on parle des miracles de Jésus, il faut faire la différence entre les miracles de guérisons et les miracles de la nature. On m'a demandé : "Crois-tu que Jésus a transformé l'eau en vin ? Crois-tu qu'il a pris un morceau de pain et l'a multiplié en milliers de morceaux pour le distribuer ? Crois-tu qu'il a marché sur la mer ? Crois-tu qu'il a calmé d'un geste la tempête ? Crois-tu que, par un mot, il a asséché un figuier ?" Je réponds : Attention ! D'abord, la plupart des miracles de Jésus étaient des miracles de guérisons. Il s'agit de guérisons de malades mentaux, d'infirmes, d'aveugles, de maladies dans lesquelles la volonté joue un grand rôle. Jésus guérissait les gens en exerçant une force sur leur esprit et tout leur être. Donc, il ne pouvait faire des guérisons que sur des gens qui avaient foi en lui. Quand on ne croyait pas en lui, il ne pouvait exercer ce pouvoir de guérison.

« Il est très difficile d'expliquer les guérisons de Jésus par la science. Et pourtant, les savants d'aujourd'hui reconnaissent l'influence d'une puissante volonté sur un esprit pour permettre la guérison de certaines maladies. On ne peut donc poser qu'une seule question : comment Jésus a-t-il pu obtenir un tel pouvoir ? À cette question il n'y a qu'une réponse, qui dépasse la connaissance humaine : ce pouvoir, c'est Dieu qui le lui a donné, et il l'a gardé par sa pureté et sa sainteté. N'oubliez pas aussi que les miracles n'ont de valeur que pour ceux qui en sont les témoins directs. Les miracles racontés ont besoin de béquilles, et plus on s'éloigne dans le temps, plus leur importance diminue. Les miracles de Jésus ont été racontés de différentes manières ; ils ont été embellis. Les disciples de Jésus, les évangélistes eux-mêmes ont raconté parfois ce qu'on leur avait raconté. L'évangéliste Marc raconte d'abord que Jésus a multiplié le pain pour 4 000 personnes, et puis, dans un second récit, il parle de 5 000 personnes. Chez l'évangéliste Matthieu, les miracles sont encore plus enjolivés. Il raconte que Jésus a marché sur les eaux, mais que Pierre a aussi essayé, et a réussi. Chez l'évangéliste Marc, un aveugle, sur le chemin, est guéri par Jésus. Chez Matthieu, il en guérit deux ; et chez Luc, il en guérit trois.

« Chacun de nous est libre de croire aux miracles de la nature tels qu'ils ont été attribués à Jésus. Les miracles de guérisons sont plus certains. Mais nous croyons en Jésus comme en notre Sauveur, non pas à cause des miracles qui ont été rapportés, mais à cause de sa pensée, de son Évangile et de sa mort qui nous sauve[1].

« Et maintenant, nous allons chanter la naissance de ce petit homme. »

Le docteur Nessmann a fini son temps.

Schweitzer sait que les départs sont déchirants pour ceux qui aiment l'Afrique. Il a donc demandé à Nessmann d'aller « prendre congé de la forêt vierge ». Le prétexte est une coupe de bois dans les petites îles. Le chirurgien et quelques Gabonais doivent ramener des pilotis.

L'immense pirogue quitte le grand fleuve de trois kilomètres de large, et s'engage dans un petit ruisseau, frôlant des arbres majestueux enveloppés d'épaisses lianes. Chaque instant, le cours d'eau s'infléchit. La longue pirogue a de la peine à suivre tous les détours. Nessmann pagaie avec les Noirs et les encourage par des cris exténuants. « Celui qui sait rire aura le pouvoir sur les indigènes et pourra les conduire. Qui ne sait pas rire en Afrique est perdu », a dit l'autre jour Schweitzer.

Le paysage change ; ce sont maintenant des papyrus, et l'étroit chenal tortueux s'élargit pour former de petits marais. Les papyrus sont si hauts que l'on ne peut voir le bout de la pirogue que debout. Mais ils hébergent de ravissants petits oiseaux aux longs becs et aux teintes bleu foncé et jaune orangé qui filent admirablement dans cet enchevêtrement de branchages. Ce sont des martins-pêcheurs. À certains endroits, le courant prend une allure rapide, l'eau bouillonne et l'on n'avance plus qu'au prix de grands efforts en s'arc-boutant sur les longues tiges de bambou. Le paysage est féerique.

Enfin la pirogue arrive aux îles de rêve. Le campement est vite fait. Les machettes ont rapidement raison des arbustes sur le terrain choisi pour l'installation des tentes. Deux grandes bâches sont montées, un

1. D'après Albert Schweitzer, *Conversations sur le Nouveau Testament.*

petit fossé est creusé tout autour pour que la pluie n'emporte pas tout, une dizaine de moustiquaires sont installées, les feux commencent à crépiter, les cuisines s'installent. De longues traînées de fumée montent jusqu'à la couronne des géants.

> *Fatigué par les efforts de la journée, je suis arrivé enfin à m'endormir malgré les légions de moustiques qui m'assaillaient et qui, malgré la moustiquaire, arrivaient à pénétrer par quelque coin laissé ouvert.*
>
> *Le lendemain, il a d'abord fallu marquer les arbres à abattre et répartir le travail aux équipes tout en faisant tracer le chemin d'approche dans l'eau pour pouvoir faire rouler et emporter le bois. En petite pirogue, j'ai prospecté une île après l'autre par de petits chenaux, ce qui me permit de découvrir la forêt dans toute sa beauté. La récolte de pilotis que j'ai pu faire en quelques jours est considérable. J'étais arrivé à faire marcher mes Noirs. Une poignée de main du docteur venu à ma rencontre et qui me fit grimacer de douleur tant elle était énergique me prouva sa gratitude*[1].

8 janvier 1926. – Le docteur Nessmann rentre en France. Tout le monde à l'hôpital espère que son remplaçant, le docteur Trensz, ne se fera pas trop attendre.

> *Il trouvera ici beaucoup de travail, mais aussi un épanouissement à certains côtés de son être. Il est aussi un petit Schweitzer dans sa polyvalence, avec ses facultés dans beaucoup de domaines. Lauterburg, lui, est toujours un admirable collègue, plein de finesse, de délicatesse intérieure. Il est vraiment le collaborateur idéal. Il n'y a pas de collision possible. Je compte les jours avant mon départ. Comment vais-je me retrouver dans ma nouvelle existence ? C'est une énigme*[2].

24 février 1926. – Trensz est arrivé au Gabon et s'est embarqué aussitôt sur le *Taadji*, qui remonte le fleuve. Mais le vapeur est tombé en panne de combustible à trente kilomètres de Lambaréné. Apprenant cette nouvelle et impatient de revoir son ami, Nessmann emprunte l'embarcation d'un « coupeur » qui, lui aussi, attend son contingent de Blancs.

Quelques minutes avant minuit. La nuit est claire et fraîche, le fleuve rapide. Après une heure de navigation, Nessmann aperçoit les feux du *Taadji*, adossé à la berge. Il se précipite. Son ami, en homme sage, s'est

1. Victor Nessmann, *op. cit.*
2. Victor Nessmann, *op. cit.*

couché et dort. Nessmann le réveille. Trensz croit voir une apparition. Joie, embrassades. Jusqu'au matin, ce sont de longues conversations sur le pont du vapeur qui s'est remis en marche. Les deux amis se retrouvent comme s'ils s'étaient quittés la veille.

Le « nouveau » est accueilli à Lambaréné par la grosse main d'Albert Schweitzer qui serre comme une paire de pinces.

Trensz a pris ses fonctions de chirurgien dès le lendemain de son arrivée. À peine a-t-il visité le village et entrevu la salle d'opération qu'il a le bistouri en main.

Comme Nessmann, le soir, dans sa chambre, il se confie à son journal :

> *La popularité de l'hôpital doit beaucoup aux succès opératoires. Ils attirent un nombre croissant de malades, venus parfois de plusieurs centaines de kilomètres. L'indigène considère d'abord l'opération comme une sorte de miracle où le Blanc manifeste le pouvoir surnaturel de tuer le malade par la narcose, puis de le guérir et de le ressusciter. Il a maintenant pris l'habitude de se voir débarrassé d'un mal qu'aucun sorcier n'avait pu combattre : hernie géante, éléphantiasis, fibrome de l'utérus, goitre.*

8 septembre 1926. – En Suisse, l'Assemblée de la SDN accorde un siège permanent à l'Allemagne. Aristide Briand savoure le succès de sa politique de réconciliation et s'écrie : « Arrière les fusils et les mitrailleuses ! Arrière les voiles de deuil ! Place à la sécurité, à l'arbitrage et à la paix ! »

En Allemagne, le vieil esprit prussien semble mort et enterré. La plupart des Allemands, hommes politiques, hommes d'affaires, artistes, intellectuels, affichent tous un esprit démocratique, libéral voire pacifiste. Pourtant, dans l'ombre, un homme ronge son frein : Adolf Hitler attend son heure. Le parti nazi est encore en sommeil, mais Hitler a trouvé son homme de confiance : Joseph Goebbels. Dans le même temps, à Rome, les lois fascistes ordonnent la dissolution de tout autre parti que celui de Mussolini. Le Duce concentre tous les pouvoirs législatifs et exécutifs.

Cependant, dans la forêt équatoriale africaine, Albert Schweitzer transforme lentement son rêve en réalité : son nouveau domaine sera un jardin d'Éden. Pense-t-il vraiment, ou fait-il semblant de croire pour ne point entraver sa démarche, que les valeurs chrétiennes finiront par pénétrer dans le cœur des hommes noirs, et que les Blancs, par leur aide et leurs libéralités, se rachèteront de tous les méfaits qu'ils ont commis sur ce continent ? En tout cas, maintenant que le docteur Trensz est là, il peut se consacrer entièrement à l'administration de son hôpital et à la construction du futur village thérapeutique. Il travaille toute la journée sur le chantier où il veut offrir aux malades non seulement de beaux bâtiments, mais aussi un beau décor.

> *Quelle joie j'éprouve à gagner de la terre sur la forêt vierge ! On travaille à créer autour de l'hôpital une plantation d'arbres fruitiers. Des centaines de ces jeunes arbres que nous avons tirés des noyaux, ont déjà été plantés. Il faut qu'un jour poussent ici tant de fruits que chacun puisse se servir à son gré, et qu'il n'y ait donc plus de vols. Nous en sommes arrivés là, en ce qui concerne les papayers, les manguiers et les éléis. Malheureusement les fruits ne se conservent pas ici en raison de la chaleur et de l'humidité. À peine cueillis, ils commencent à pourrir. Comme les bananes non plus ne peuvent pas se conserver, il faut que j'aie une importante provision de riz au cas où le rendement des plantations de bananes ne suffirait pas.*
>
> *Sans l'aide de Monenzalie, le charpentier noir, je ne pourrais jamais mener l'œuvre à bonne fin. Un jeune charpentier suisse doit venir le seconder. Il m'est donc impossible, en ce moment, de réaliser mon projet de retourner en Europe. Au lieu de deux ans, je passerai ici trois ans et demi sans doute. Je veux voir cet hôpital terminé. Je voudrais pouvoir travailler à la Mystique de l'apôtre Paul, mais le soir, je suis vraiment trop fatigué. Il me reste juste assez d'énergie pour travailler régulièrement au piano à pédales d'orgue.*

Schweitzer s'est réservé une part de la médecine : la médecine vétérinaire. Il passe beaucoup de temps avec les cabris qui prennent facilement le piétin, un mal qui s'insinue entre les sabots et provient sans doute de l'humidité et des immondices. Le docteur examine chaque patte, gratte, récure, rince au Gresil pour ralentir la pourriture qui ronge et conduit les caprins à la mort.

Il a fait construire aussi, à côté des enclos, une sorte d'emplacement réservé qu'il appelle son « ghetto ». Y résident les malades les plus « sauvages ». La plupart viennent du tréfonds de la forêt et n'ont jamais touché la civilisation. Ils arrivent avec d'énormes plaies syphilitiques ou à un stade avancé de la maladie du sommeil. Ce sont, en outre, de redoutables voleurs. Quand le soir le préposé à la volaille fait le tour pour compter les poules, il en manque toujours quelques-unes, que l'on retrouve en train de bouillir dans la marmite des sauvages. Le coupable reçoit une « correction », comme un enfant, et on lui peint une image de poule sur le front. Mais cette méthode pédagogique ne semble pas très efficace, car la honte et le remords sont inconnus de ces « primitifs ».

La petite saison sèche entraîne toujours plus de maladies, surtout chez les Blancs.

> *Ils font encore plus pitié dans cet état que les Noirs, car placés dans de mauvaises conditions d'hygiène, dans l'isolement et en manque total d'idéal supérieur. Beaucoup de ces existences sombrent dans l'alcoolisme, qui donne à leur organisme une résistance moindre pour lutter contre le paludisme et toutes les influences néfastes du climat. D'autres, pauvres petits employés mal payés des factoreries, sont dans des situations malheureuses, totalement démunis. Nous avons en traitement une de ces familles qui en cherchant fortune aux colonies n'y a trouvé que déboires matériels et physiques. L'homme est neurasthénique, sa pauvre petite femme attend un deuxième enfant et est prise de terribles vomissements. Elle est pâle, livide, impaludée. On comprend la reconnaissance de ces malheureux auxquels l'aide médicale civile toujours sur place est si précieuse.*

Si les intéressés ignorent la reconnaissance pratique, Schweitzer, aimablement, la leur apprend. Aux malades qui ont des difficultés financières, il ne demande rien pour ses services, mais il les invite à aider l'hôpital, avec toute la latitude de refuser. Certains Blancs apportent une caisse de vin, parfois du champagne qui servira avant tout aux malades et aux grandes occasions, comme un beau succès thérapeutique ou un bon rendement dans le travail du chantier. D'autres font de petits cadeaux, selon leurs moyens. La femme d'un chef galoa a offert un bracelet tressé en poils d'éléphant. Un brave Américain a construit un magnifique radeau d'accostage qui sert en même temps de tout-à-l'égout pour l'hôpital et draine les ordures vers le fleuve. Un forestier malade a cédé son équipe de pagayeurs pendant trois semaines pour aller chercher du bois pour le chantier.

Parmi ces Blancs qui exploitent la forêt, on rencontre des personnalités peu communes et des forces de la nature. En saison des pluies, ces gens sont parfois enfoncés jusqu'aux hanches dans la boue des marigots pour pousser les billes d'okoumé, de bilinga, d'acajou, jusqu'au fleuve. Pour diriger les Noirs, ils sont obligés d'être avec eux à la manœuvre. Et le soir, pour s'abriter, ils ne trouvent qu'une simple case en bambou. Ils ne vivent que de boîtes de conserve et d'alcool. Beaucoup deviennent très vite de tristes épaves. Quand ils arrivent à l'hôpital, en général, ils sont au bout du rouleau.

À l'hôpital, la confiance et la passion triomphent de tous les obstacles ; si l'œuvre de Schweitzer n'a démontré qu'une chose, assurément c'est celle-là. Non seulement sa foi lui permet de garder le cap malgré toutes les vicissitudes et ses entreprises audacieuses, mais il communique cette foi à tous ses pensionnaires qui viennent de très loin pour s'en remettre à ses compétences et à son humanité. On dit souvent que le moral tient une grande part dans la guérison. Ce moral, Schweitzer l'exige de tous ses patients. Il ne permet pas de douter de la résurrection. Il s'insurge lorsqu'un malade se croit condamné. Il n'est pas seulement le docteur qui guérit, il est aussi l'homme qui rassure, l'ami sur lequel on peut se reposer. Cette confiance, il la transmet par sa seule présence, comme un médium. En levant seulement la main, dit-on, il peut dompter une bête sauvage.

On raconte[1] qu'un matin arrive en pirogue un étrange équipage : trois magnifiques athlètes noirs encadrant un colosse enchaîné de la tête aux pieds. Il s'agit de N'Tschambi, un Pahouin géant, furieux, qui dans une crise de démence a tué une femme et est capable de réactions meurtrières imprévisibles.

> *Le masque de son visage cachait une tristesse profonde et une sensibilité qui avaient fait de lui la proie facile de toutes les terreurs du monde de la jungle. La nature avait été cruelle avec lui en le dotant d'un corps de colosse, lui refusant la grâce d'une mort facile. Elle l'avait doué d'une sensibilité exceptionnelle pour qu'il ne pût échapper au plus petit des tourments qu'on lui réservait. Tout cela se lisait sur son visage.*
>
> *« Enlevez les chaînes ! » ordonna Schweitzer.*
>
> *Il dut le faire lui-même tellement les autres avaient peur. N'Tschambi ne fut pas le moins intrigué lorsque Schweitzer et Mrs Russel le prirent chacun par un bras pour grimper avec lui sur la colline.*
>
> *Bien soigné et mis en confiance, N'Tschambi devint bientôt un malade modèle ; il cessa d'avoir peur de lui-même, de sa liberté et de ses impulsions, mais il se dépensait à des travaux, dans l'enceinte de l'hôpital, avec une énergie si franche qu'il faisait encore peur aux autres.*
>
> *Un jour, Schweitzer le conduisit vers une meule à aiguiser et lui donna une hache.*
>
> *« J'ai quelques buissons à tailler dans les bois, dit-il, et je voudrais que tu viennes m'aider. Mais cette hache est ébréchée et j'aimerais d'abord que tu l'aiguises. »*
>
> *N'Tschambi fit un pas en arrière.*
>
> *« Qu'y a-t-il ? demanda le docteur.*
>
> *– Je ne veux pas y toucher. J'ai peur.*
>
> *– De quoi ?*
>
> *– De ce que je pourrais faire. »*
>
> *Schweitzer fit l'impatient :*

---

1. Joseph Gollomb, *La Vie ardente d'Albert Schweitzer*, Éditions Sun.

« Si moi je n'ai pas peur, pourquoi aurais-tu peur ? Allons, dépêche-toi, nous perdons du temps. »

Tout l'hôpital les regarda s'éloigner vers la jungle, Schweitzer marchant en avant, devant N'Tschambi qui portait la hache. Quelques heures plus tard, ils revinrent. Le grand corps herculéen du Noir ruisselait de sueur et il paraissait épuisé de fatigue, mais un sourire radieux s'épanouissait sur ses lèvres.

Lorsque Schweitzer annonça qu'il repartait pour l'Europe, N'Tschambi défiguré par l'angoisse lui demanda s'il avait bien donné des ordres pour qu'on ne le chasse pas en son absence.

« Ne t'inquiète pas, N'Tschambi. Personne ne pourra jamais te renvoyer sans avoir avec moi un long palabre. Et puis, Mrs Russel est là. Tu es chez toi, ici. »

Et le géant repartit rasséréné.

10 décembre 1926. – Le prix Nobel de la paix vient d'être attribué au ministre français des Affaires étrangères, Aristide Briand, qui n'a cessé de consolider le rapprochement franco-allemand.

Paris vit le contrecoup des années de guerre. Ces « années folles » reflètent l'exacerbation du désir de vivre : frénésie de la danse, des dépenses, du gaspillage. La capitale vit dans la fureur des fêtes au rythme des jazz-bands. Les cafés sont des quais de gare où l'on rencontre les nouveaux riches, les profiteurs de guerre, les arrivistes. On se donne l'illusion d'exister en s'encanaillant. À *La Rotonde*, on croise Cocteau, Aragon, Braque, Foujita, Hemingway, Fitzgerald, Paul Morand, un évêque gnostique, des illuminés, des faux cow-boys, de vraies prostituées. Les « garçonnes » fument avec des porte-cigarettes en argent longs comme ça ! André Breton et sa clique de surréalistes perturbent consciencieusement les spectacles, les expositions et les cocktails.

En Allemagne, Hitler désigne Goebbels comme Gauleiter de Berlin. Il lui donne la consigne de conquérir la capitale allemande : Berlin est encore « rouge » et Goebbels doit y imposer le national-socialisme. Hitler, n'ayant pas le droit de parler en public, passe son temps à préparer son « combat » dans le petit village de Berchtesgaden, dans les Alpes bavaroises.

Cependant au Gabon, à Adolinanongo (lieu-dit du nouvel hôpital d'Albert Schweitzer), les travaux de construction avancent rapidement.

Le patron espère bien transférer le matériel et le personnel dans un mois ou deux.

De la bonne terre noire sortent déjà les plants d'arbres et d'arbustes qui vont décorer le village et nourrir sa population. Cet endroit, il est vrai, fut naguère occupé. L'un des tout premiers pionniers, Trader Horn, y avait même établi son quartier général.

> *Je pense bien souvent au jeune Trader Horn qui, au retour d'un voyage, dirigeait son bateau vers cette colline, et qui avant moi se sentait chez lui à Adolinanongo. S'il revenait, il trouverait la nature inchangée. Toujours, les crocodiles dorment, la gueule ouverte, sur les bancs de sable et sur les troncs d'arbres le long des rives. Toujours, les pélicans décrivent leurs orbes dans les airs. Toujours, la forêt impénétrable, d'un vert magnifique, recouvre les îles et les bords du fleuve et se mire dans les eaux brunes.*

Tout ce qui peut servir l'hôpital de Lambaréné se prépare minutieusement en Europe. Le pasteur Hans Baur, à Bâle, le pasteur Albert Woytt à Oberhausbergen, près de Strasbourg, et Mme Emmy Martin, s'occupent activement de l'œuvre.

Le 21 janvier 1927 commence le transfert du matériel et du personnel dans le nouvel hôpital. Les malades mentaux arrivent en dernier dans leurs cases, mais se rassurent en voyant qu'un plancher en bois leur évitera de marcher sur la terre humide. Ces bâtiments des aliénés ont été construits avec les fonds réunis par la paroisse de Guilhouse à Londres.

Mars 1927. – L'hôpital est loin d'être achevé, et il faut, sans cesse, tenir la forêt en respect ; les équipes de défrichage ne désarment pas.

Sur la nouvelle parcelle, ce ne sont pas les gros arbres qui donnent le plus de mal aux ouvriers, mais l'inextricable écheveau de lianes rampantes, de racines boursouflées, de taillis touffus qu'on ne peut attaquer qu'à la machette. Au milieu des torses luisants, Schweitzer scande des encouragements et frappe lui-même comme un bûcheron. Il faut faire vite avant que l'administration coloniale ne change d'avis sur la cession de ce terrain.

C'est un peu avant la pause de midi que Mathilde Kottmann, arrive, toute retournée :

« Docteur, docteur ! une nouvelle ! »

Schweitzer s'arrête et s'essuie le front d'un revers de la main.

« Si c'est une mauvaise nouvelle, ça peut attendre.
– Non, docteur, non ! une bonne. Ça vient de l'université de Prague.
– Qu'est-ce qu'ils veulent ?
– Ils vous ont nommé docteur *honoris causa.*
– Ah bon, fait Schweitzer, sur un ton parfaitement neutre.
– Vous n'êtes pas content ?
– Si, si. Mais je croyais que le matériel de chirurgie que nous attendons était arrivé.
– Tout de même ! dit l'infirmière-secrétaire dépitée, le papier entre les mains. Tout de même ! *Honoris causa.* »
– Et alors ? Est-ce que j'ai changé depuis que tu sais que je suis *honoris causa* ? »
L'infirmière hausse les épaules :
« Oh ! pour ça, non, vous ne changez pas ! »
Elle s'éloigne en bougonnant. Il la rappelle :
« Mathilde ! Ne te fâche pas. Tu sais très bien que toutes ces distinctions, ces honneurs, ces médailles, ce sont des hochets pour adultes. Ici, dans notre nouvel hôpital, nous allons avoir cent malades de plus et le matériel de chirurgie...
– Bien sûr, bien sûr ! Le matériel ! Les malades ! Toujours les malades ! »

Seul, ce soir, après une de ces journées de travail interminables, Schweitzer déambule dans son nouveau domaine, les mains derrière le dos, comme d'habitude. Dans deux mois, il pourra recevoir les malades et leurs accompagnants. Depuis son installation à Adolinanongo, il n'a plus aucun compte à rendre à la Société des missions protestantes : il est chez lui. Il est le médecin, le prêtre, le gestionnaire, le chef d'un village qui devient peu à peu une ville. Tout est en ordre. La rutilante salle d'opération devant laquelle il s'arrête est digne d'un bloc européen ; esquisse d'un sourire sous sa grosse moustache. Le « poulailler » dans lequel il a pratiqué ses premières opérations, il y a quatorze ans, est bien loin. Les souvenirs de cette époque surgissent comme de vieilles photos : cette femme couchée sur la table et recevant les injections d'anesthésie locale... Schweitzer lui parle pour lui donner du courage, mais la femme l'interrompt : « Ce n'est pas le moment de bavarder. Dépêche-toi de couper ! »
Ce vieux, opéré de la cataracte, à qui l'on fait le premier contrôle de l'acuité visuelle : le médecin lui demande de compter les doigts de la main qu'il met sous ses yeux. Le vieux ne répond pas. Une fois, deux fois, trois fois. Le médecin doute :

« Tu ne vois pas du tout ?
– Si.
– Alors pourquoi tu ne le dis pas ?
– Parce que c'est toi qui m'as opéré. Tu dois savoir si je vois et comment je vois. »

Les opérés préoccupent toujours Schweitzer, non par les risques opératoires, mais par les suites imprévisibles. Un malade opéré la veille peut très bien se lever et aller se baigner dans le fleuve. Ou cet autre avec une suture à l'intestin qui, le lendemain de l'opération, demande à sa femme de lui préparer un bon repas en cachette. Ou ceux qui veulent absolument voir leur plaie et défont leur pansement. C'est une surveillance de tous les instants, et les médecins, les infirmières, y perdent souvent leur patience.

Ce soir, Albert Schweitzer se promène dans son domaine, les mains derrière le dos. Installés dans leurs nouveaux bâtiments, les malades disent : « Docteur ! c'est une belle case ! » Oui. Maintenant les malades ont un logement digne d'êtres humains. Schweitzer s'arrête, regarde, pose sa main sur une poutre pour en vérifier la solidité. Un sourire fleurit dans sa grosse moustache. Un village gagné sur la forêt vierge, un village sur le fleuve.

Les vieux sont sortis pour prendre le frais. Accroupis devant leurs cases, ils sont là, immobiles comme des dieux, à rêver – non, pas à rêver, car rêver exige un travail de la pensée, mais à laisser pénétrer en eux les choses... la chaleur du ciel, l'air subtil du crépuscule, à se laisser envelopper par les émanations de la terre, par le rayonnement vivant de la nature, pour se confondre avec elle, se sentir les frères d'une branche, ou de ces petits champignons qui croissent au pied des cases, là où il y a un peu de bois pourri... Non ! les vieux ne rêvent pas, ils appartiennent à la forêt, ils poussent et meurent comme elle, sans un cri.

Ce soir, le docteur se promène dans ses terres, suivi, pas à pas, par Parsifal, son pélican préféré. Parsifal est arrivé tout jeune à l'hôpital et n'est jamais reparti avec ses compagnons. Il partage la vie du docteur, comme deux ou trois autres animaux : son singe, son perroquet et son antilope. De ces pensionnaires privilégiés, qui mieux que Parsifal lui-même pourrait vous en parler ?

J'ai plusieurs raisons de rester là. À la cuisine, le soir, quand le pêcheur n'a pas été trop paresseux, on me donne toujours un poisson ou deux. Ce supplément s'ajoute à mes captures. Je n'ai pas à me donner autant de mal que les pélicans des lacs et des bras du fleuve. À plusieurs reprises, des dames pélicans m'ont suggéré de quitter l'hôpital pour fonder un foyer avec elles, quelque part au loin, sur un arbre. Je n'ai pas l'intention d'imiter Koudekou, le perroquet du docteur qui, dans ses vieux jours, a commis la sottise de se laisser prendre dans les rets d'une petite dame perroquet. Il est parti avec elle, après avoir vécu, des années durant, à l'hôpital comme chez lui. Il était absolument libre de s'y déplacer à sa guise. Maintenant, il loge avec son épouse, au creux d'un arbre, dans le marais de papyrus. Comment a-t-il pu préférer ramasser de misérables noix de palmiers, plutôt que d'être assis au repas à côté de son maître, sur le dossier de la chaise, et à recevoir sa part de tout ce qu'on servait à table ? Et je ne parle pas de la peine causée au docteur par ce départ incompréhensible. Moi, peu à peu, je suis devenu, pour toute la région, un personnage respectable. Certes, depuis quelques années, d'autres pélicans séjournent ici, Mais je suis parmi eux quelqu'un de particulier. Nul n'ose vraiment me disputer mon rang. Je suis seul à porter, aux alentours, le titre de pélican du docteur. Ce que j'aime par-dessus tout, c'est monter la garde près du docteur. Après avoir reçu mon poisson devant la cuisine, je me perche sur la porte qui ferme la véranda, devant sa chambre. Quiconque veut pénétrer sur la véranda est mis en garde par mes sifflements. S'il n'y fait pas attention, je lui assène d'en haut, qu'il soit blanc ou noir, un coup de bec sur la tête. Après dîner, quand le docteur, à la lueur de la lampe, est assis devant sa table de travail, je vole sur la porte de la clôture et me trouve ainsi perché en face de lui. Parfois, il s'arrête d'écrire et s'adresse doucement à moi dans la nuit. Ces heures nocturnes passées avec lui sont délicieuses. Quand la lumière s'éteint, je m'endors jusqu'à l'aube, moment de la pêche. Mais je tiens à ce que les hommes, blancs ou noirs, gardent leurs distances à mon égard. Je ne permets qu'au docteur et à Mlle Emma de m'approcher. Eux, ont le droit de me tenir le bec fermé avec leur main, de me traîner derrière eux par le bec, de me soulever de terre et de me porter sous le bras, et, en général, de faire ce que bon leur semble. Mais tous les autres doivent être réservés autrement… coups de bec. Je n'aime pas les mauvaises plaisanteries.

Le soleil s'effondre sur la canopée comme une boule de métal en fusion. La vie s'installe à Adolinanongo, semblable à celle qui fut menée, trois kilomètres en aval, pendant quatorze ans. Si le confort est meilleur, la difficulté consiste à ne rien changer aux habitudes et à ne pas bousculer les traditions.

Les malades ont la permission de cueillir à volonté dans la plantation de l'hôpital des noix de palme, des bananes douces, des fruits de l'arbre à pain, des citrons, des mangues et des papayes. Schweitzer a fait planter des centaines de papayers autour de l'hôpital. Par contre, il n'y a ni cacao ni café, que les malades ne consomment pas.

Devant les cases, de nombreux petits feux flambent du matin au soir sous des marmites. Le bois dont les indigènes ont besoin pour faire la cuisine ne fait pas défaut. L'eau potable est fournie par deux pompes dans la cour de l'hôpital.

> *Pour les malades alités, nous sommes obligés de compter sur les services que voudront bien leur rendre leurs compagnons. Pour les malades graves non accompagnés, il s'agit de trouver quelqu'un qui veuille bien faire le garde-malade auprès d'eux. Si nous en trouvons un qui est de la tribu du malade en question, nous pouvons obtenir par des prières et par la promesse d'une gratification qu'il se déclare disposé à s'occuper de lui. Encore faut-il le surveiller de près, pour qu'il s'acquitte convenablement de ses fonctions. Ce n'est qu'avec hésitation que nous nous décidons à demander à quelqu'un qui n'est pas de la tribu du malade de lui rendre les services dont il a besoin. Nous savons d'avance de quelle manière il recevra cette proposition. Il ne sert de rien que l'infirmière lui présente tout le bien qu'elle lui a fait, à lui qui était pourtant aussi un étranger pour elle, pour lui faire comprendre qu'à son tour il doive chercher à aider son prochain. Quoi qu'elle dise, la réponse est toujours la même : « Cet homme n'est pas frère pour moi », ce qui signifie qu'il n'appartient pas à la même tribu. Au début, nous étions indignés de ce manque de charité. Maintenant, nous sommes résignés. Parfois, mais très rarement, nous avons le bonheur de trouver quelqu'un qui nous comprend et qui fait le bon Samaritain à l'égard d'un malade qui lui est étranger.*

Il est nécessaire de faire régulièrement l'appel des malades, car certains, estimant qu'ils n'ont plus besoin de soins, quittent l'hôpital sans informer la direction. Alors, le dernier jour du mois, un médecin, les infirmières blanches et les infirmiers indigènes, dans la salle de consultation, font défiler tous les hospitalisés qui entrent par une porte et sortent par l'autre. Dans la cour, les gens sont rangés par groupes : les exploitations forestières et les factoreries d'abord ; puis, par région d'origine : les hommes du Haut-Ogooué, de Koula-Moutou, de N'Djolé, de Sindara, de la rivière Abanga, les hommes des grands lacs, les hommes de la mission catholique, de la mission protestante. Chaque malade s'arrête devant le médecin et présente son carton d'identité. Le personnel soignant discute de son cas, du traitement en cours, d'une sortie possible. On examine si tel homme ou telle femme convalescent ne pourrait pas commencer à rendre de petits services en préparant l'huile de palme, en participant à la lessive, au sarclage, à l'arrosage des jardins.

Chaque malade peut s'exprimer, réclamer, protester. Sur sa fiche est noté son comportement, sa participation au travail de la communauté. Si le sujet s'est montré perturbateur, une semonce accompagnée d'un avertissement lui sont infligés. Certains cas graves de renvoi peuvent être évoqués.

On veille à ce que personne ne séjourne à l'hôpital sans y avoir été admis régulièrement, mais on héberge volontiers les pauvres invalides et les aveugles qui n'ont plus de famille.

L'un des pensionnaires n'est autre que André Loëmbé, l'ancien cuisinier de Brazza. Il restera dans cet hôpital jusqu'à sa mort, en 1930.

Le problème du rapatriement se pose toujours. Il s'agit de trouver une occasion de transporter les gens jusqu'à l'endroit où chacun reprendra sa route de terre. Pour ne pas manquer celles qui pourraient se présenter, Schweitzer se renseigne auprès du conducteur de chaque pinasse qui accoste au village, afin de savoir s'il peut rapatrier quelques-uns des guéris.

> *Si nous découvrons une embarcation qui peut rendre ce service en prenant plusieurs pensionnaires, un infirmier, en toute hâte, parcourt le village en agitant une grande sonnette et en criant : « Occasion pour telle direction ! » Les malades intéressés cessent immédiatement leur travail et se précipitent en salle de consultation. Nous écrivons pour chacun d'eux une lettre de recommandation pour les administrations dont ils traversent les districts. Pendant ce temps, l'infirmière prépare pour chacun des provisions pour plusieurs jours. Chacun reçoit aussi un petit sac de sel qui est la monnaie la plus courante à l'intérieur.*
>
> *Jusqu'au dernier moment nous sommes dans l'inquiétude que le Blanc ne s'impatiente et parte, ou qu'il ne refuse d'emmener tout le monde. Enfin tout le monde est prêt et se rend à l'embarcadère. Les infirmières et les infirmiers surveillent le cortège afin qu'il n'y en ait pas qui retardent leur départ en faisant un détour par les cases pour prendre une dernière fois congé de leurs connaissances. La pinasse se met en route. Les mains noires s'agitent en signe d'adieu. Supporteront-ils toutes les fatigues du long voyage et reverront-ils leur village*[1] *?*

Le docteur Trensz travaille beaucoup et serait parfaitement intégré s'il n'était pas troublé par certaines décisions du patron qui semblent incompatibles avec la création d'un « nouveau village ». Certes, le site est magnifique, on y a prévu des cases solides dans un décor bien étudié, mais on ne parle ni d'adduction d'eau, ni d'électricité. À plusieurs reprises, Trensz a cherché à mettre cette question sur le tapis, et chaque fois s'est heurté au mutisme de Schweitzer ou à une réponse négative sans argumentation. Ainsi, deux ou trois fois, Trensz, qui a lui aussi un caractère bien trempé, a buté sur le césarisme du patron. Or, pour certaines questions majeures, il attend autre chose que des réponses évasives.

---

1. Albert Schweitzer, *Histoires de la forêt vierge*.

Un soir, à table, il repose la question de l'eau potable :

« Vous ne pensez pas, docteur, qu'il faudrait faire installer l'adduction d'eau ? »

La réponse tarde à venir :

« Pourquoi ?

– Parce les eaux polluées entraînent les dysenteries, les amibiases, les diarrhées. L'eau courante écarterait une partie de ce danger. Enfin, c'est mon avis.

– Ce n'est pas le mien.

– Un épurateur n'est pas un luxe. Vous prenez des risques en ne le prévoyant pas. »

Encore un temps de réflexion :

« Je prends ce risque. Je désire que mes malades vivent comme dans leur village.

– Mais nous sommes un village-hôpital.

– Non. Un village où l'on soigne. »

Après un long silence, Trensz se permet d' insister :

« Donc, pas d'épurateur ?

– Pas d'épurateur. »

Trensz, vexé, replonge dans son assiette. Le soir, il se confie à son journal :

> *En lui parlant, je me suis demandé qui était fou, lui ou moi. Cet autocrate a une telle force de persuasion que vous en êtes complètement assommé.*

À plusieurs reprises, Trensz et Schweitzer se sont affrontés. Le chirurgien, qui admire profondément le patron, ne peut accepter les décisions arbitraires qui lui semblent contraires au bon fonctionnement de la partie médicale qui lui incombe. Ne pouvant participer à la vie de l'hôpital sans rencontrer l'obstination d'Albert Schweitzer, Trensz préfère écourter son séjour, et quitte Lambaréné en février 1927.

Sur la terrasse, le docteur Lauterburg parcourt avec attention un journal venu de France. Schweitzer néglige ces nouvelles défraîchies qui parviennent à Lambaréné des semaines après, mais il comprend qu'elles aient un parfum de métropole enivrant pour les jeunes Européens de la forêt.

« Alors, quelles nouvelles ? demande-t-il négligemment.

– Fantastique ! Un Américain a traversé l'Atlantique en avion. Vous vous rendez compte ?

– Non.

– L'Atlantique ! Il s'appelle Lindbergh. Et il a mis 33 heures ! 33 heures, alors qu'il faut quinze jours en bateau.

– Et alors ?

– Alors bientôt nous pourrons aller de France en Afrique en quelques heures !

– Jamais je ne monterai dans ces engins.

– Vous vous rendez compte du temps que vous gagneriez ?

– Et du temps que je perdrais en me cassant la figure. Non, non ! il y a trop à faire ici ! »

21 juillet 1927. – Schweitzer part enfin en congé. Il quitte Lambaréné en compagnie de Mathilde Kottmann, qui travaille elle aussi à l'hôpital depuis l'été 1924, et de la sœur du docteur Lauterburg qui rentre également en Europe. Emma Haussknecht reste donc la fidèle maîtresse de maison, et Mrs Russel l'infirmière-chef de chantier. Le patron peut partir tranquille.

CHAPITRE IX

Comment Goethe offrit une maison à l'artiste-philosophe

Strasbourg, août 1927. – Hélène et Rhéna, qui a maintenant 8 ans, ont attendu Albert à la gare et ont bien failli le rater, car il n'a pas précisé s'il arrivait de Paris ou de Bordeaux. Finalement, il est passé par la Suisse où il avait plusieurs points à régler avec le pasteur. Il a participé aussi à un congrès réuni à Gland, au bord du lac Léman. Il y a pris la parole pour définir ce que sont, à ses yeux, les droits des Africains :

1° Droit à l'habitation ;

2° Droit au libre choix de séjour ;

3° Droit au sol, au sous-sol et à la jouissance intégrale de leurs richesses ;

4° Droit au libre choix du travail et au libre commerce ;

5° Droit à la protection par les lois ;

6° Droit à une existence nationale ;

7° Droit à l'éducation.

Nehru, jeune étudiant présent à ce congrès, est fortement impressionné par la personnalité de cet homme robuste et moustachu.

Puis, en passant, Albert est allé saluer son ami Romain Rolland à Villeneuve, près de Vevey. L'écrivain[1] a laissé un récit de cette rencontre :

> *Notre jeune bonne suisse est en émoi depuis qu'elle sait que Schweitzer doit venir. C'est un des rares grands noms européens qui soient populaires en Suisse, jusqu'au fond des campagnes, parce que*

1. *Cahiers Romain Rolland*, Albin Michel.

les pasteurs parlent de lui dans leurs sermons. Il a peu changé depuis cinq ans que je le vis à Paris : un peu épaissi, la grosse moustache et la solide chevelure châtains, la figure pleine et assez colorée, malgré les trois ans et demi de climat anémiant qu'il a subi, sous l'équateur. À peine arrivé, assis à la table de thé (il ne boit ni ne mange rien, tant il est occupé à causer) il me refait en résumé sa conférence de trois heures à Gland. Qu'est-ce que la civilisation blanche a le devoir d'apporter aux nègres ? Ce ne peuvent être les droits de l'homme tels qu'ils ont leur sens et leur bienfait spécial en Europe ; il faut tenir compte du milieu, tout autre, des primitifs qu'on a à organiser. Schweitzer est très loin des communistes qui demandent le retrait pur et simple des Blancs, et l'autonomie absolue des peuples d'Afrique ; car, selon lui, ce serait les abandonner à une barbarie pire encore que les sévices dont ils peuvent souffrir de la civilisation blanche…

Ces quarante-deux mois de séparation n'ont peut-être pas semblé longs à Albert tellement occupé, mais ils ont paru interminables pour Hélène plongée dans le train-train quotidien et une sorte d'oisiveté dont elle ne sait sortir qu'en voyageant. S'estimant guérie, elle nourrit l'idée secrète de repartir en Afrique avec son mari, car, à n'en pas douter, il repartira ; Hélène n'est pas dupe, elle sait qu'il n'est pas là pour se reposer, pour rester auprès d'elle, mais pour aller en tournée, pour se produire en concerts, donner des conférences, parler, séduire, recueillir des fonds, accepter les honneurs sans fausse modestie, car il connaît sa valeur et ne néglige rien pour faire avancer son œuvre.

Albert ne comprend pas pourquoi Hélène a choisi Königsfeld, dans la Forêt-Noire, comme lieu de résidence.

« Pour le bon air qu'on ne trouve pas à Strasbourg !

– Pourquoi pas Gunsbach ? Les Vosges ! Quel climat plus vivifiant pour les poumons ?

– Mais, mon cher Albert, depuis la mort de ton père, il n'y a plus de Schweitzer à Gunsbach. Où irions-nous ?

– Pourquoi ne ferions-nous pas construire une maison à Gunsbach ? »

Hélène s'insurge :

« Pour que je t'y attende, pendant que tu seras dans la forêt africaine ? Car, à peine arrivé, tu songes à repartir, n'est-ce pas ?

– Laissons cela pour l'instant.

– Tu songes à repartir.

– Sans doute.

– Dans ce cas, cette fois, je partirai avec toi.

– Allons, voyons, avec ta…

– Ma maladie ? Je suis guérie.

– Je ne pense pas que le climat équatorial soit recommandé pour les poumons fragiles.

– J'en prends la responsabilité.

– Nous en reparlerons. »

Elle lui en reparlera, en effet, et si souvent que ce sujet deviendra le thème récurrent de la préparation du prochain départ.

L'administration alsacienne de l'œuvre ne laisse que peu de répit à Schweitzer. Une tournée de conférences, de concerts, en France et à l'étranger, a été minutieusement préparée. Schweitzer est réclamé comme une star. Est-ce le musicien, le philosophe ou le « Grand Docteur des Noirs » que l'on veut voir et entendre ? Les trois, en un seul homme.

Décembre 1927. – Il fait froid à Berlin comme partout ailleurs en Europe. Dans le salon où sont réunies diverses personnalités de la finance, de la science, des arts et de la littérature, on évite de parler de la récente disgrâce de Trotski ou de l'écrasement du communisme par les troupes de Tchang Kaï-chek. La vague de froid, les accidents dus au verglas, alimentent toutes les conversations, sauf celle d'Albert Schweitzer qui s'entretient plaisamment avec un curieux personnage à la moustache et à la tignasse presque aussi sauvages que les siennes. Cet homme n'est autre que le Prix Nobel de physique 1921, Albert Einstein.

« Je n'ai pas la prétention de jouer du violon comme vous jouez de l'orgue, mais j'aurais du plaisir à vous accompagner, docteur, le jour où vous serez prêt à faire subir cette offense à Bach ou à Wagner.

– On vous dit excellent violoniste.

– Ce sont les mathématiciens jaloux qui disent cela. »

La conversation s'engage sur l'inspiration de Bach, dans laquelle Einstein entend d'extraordinaires combinaisons mathématiques, alors que Schweitzer perçoit une inspiration purement mystique.

« Toutes les partitions de Bach portent comme en-tête S.D.G. (*Soli Deo Gloria*). Sa piété fait partie de sa nature d'artiste ; il se fait une idée essentiellement religieuse de la musique.

– Hélas ! mon violon ne me conduit pas dans ces sphères.

– Mais Bach a aussi écrit de la musique profane et même des cantates burlesques.

– C'est plutôt sur ce terrain que l'on peut se retrouver. Nous pourrions essayer.

– Tout de suite ?

– Pourquoi pas ? Je connais un endroit où nous serons tranquilles. Les bavardages et les petits fours ne vous intéressent pas, n'est-ce pas ?

– Non, mais je dois négocier une tournée au Danemark et en Suède avec certains de ces messieurs. »

Einstein sourit :

« Nous pourrions nous associer pour faire des soirées. Ça ferait une assez jolie affiche : Albert Schweitzer à l'orgue et Albert Einstein au violon. »

Ils rient franchement tous deux, et les invités se demandent ce qui peut mettre en joie ces deux grands hommes, à une heure aussi grave.

Deux dames à colliers de diamants et à décolletés vertigineux s'avancent, précédées de leur fume-cigarettes :

« Docteur ! Nous ne sommes pas d'accord sur un point, mon amie et moi ; départagez-nous. Vous avez joué sur toutes sortes d'orgues, n'est-ce pas ?

– Oui, madame.

– Alors quelles sont les plus grandes et les plus belles orgues du monde ? »

Schweitzer prend un air pensif et profond :

« D'après ce que j'ai vu, ce que j'ai ouï dire, et ce que j'ai lu, il doit y en avoir 127 qui sont les plus grandes, et 137 les plus belles.

– Et comment considérez-vous les orgues géantes modernes ?

– Comme une aberration, madame. L'orgue ne doit être grand qu'autant que la nef l'exige.

– Pourtant, certaines orgues de concert…

– Elles m'intéressent moins que les orgues d'églises. Le meilleur orgue ne peut pas produire son plein effet dans une salle de concert. La foule qui emplit la salle fait perdre à l'instrument une partie de son éclat et de son ampleur. Dans la salle de concert, l'orgue n'a pas, comme à l'église, l'importance d'un instrument soliste, mais devient plutôt un accompagnement joint au chœur et à l'orchestre. Sans doute, à l'avenir, les compositeurs emploieront-ils beaucoup plus l'orgue avec l'orchestre qu'ils ne l'ont fait jusqu'ici. Jouer de l'orgue dans une salle de concert m'est une joie, mais j'évite de me servir de l'orgue comme d'un instrument profane. Ce que je préfère, à l'église comme à la salle de concert, c'est, avec le concours des choristes, faire du concert une sorte de service divin. Par la continuité du son qui se prolonge indéfiniment, l'orgue a en soi quelque chose d'éternel. Mais, si vous m'aviez demandé, madame, quel est l'orgue que j'aime le plus, je vous aurais répondu que c'est le piano à pédales que j'ai en Afrique. Parce qu'il a eu tant de mal à arriver à Lambaréné, et il a tant de mal à y survivre, que lorsque ses notes s'élèvent, le soir, dans la cathédrale de la forêt, et que tous les animaux sauvages se taisent, l'émotion est à son comble. Je suis sûr que c'est là, assis au pied d'un arbre de quarante mètres, que Bach apprécierait le mieux sa musique. Je suis sûr, en tout cas, que je joue pour lui seul et que personne ne me voit. C'est devenu une mode maintenant de construire les orgues de manière que l'exécutant soit vu des auditeurs. Mais c'est là une aberration esthétique sans pareille. Car comparée à la masse de l'instrument, la silhouette humaine apparaît bien trop petite. Et même si l'organiste joue d'une manière calme, il ne cesse, aux yeux de l'auditeur, de bouger de côté et d'autre et il porte ainsi atteinte à la majesté de la musique. On ne peut rien imaginer de plus déplaisant que de "regarder jouer" une fugue de Bach. Pourquoi seuls les aveugles pourraient-ils jouir sereinement de la musique du grand maître ? Autrefois, l'organiste était toujours caché par la position de dos. Il faudrait s'arranger aujourd'hui pour qu'il en soit de même, lorsqu'on construit des orgues modernes et que l'organiste reste donc hors de vue. Si l'organiste se rappelle que l'esprit de Bach s'adresse à l'assemblée à travers l'instrument, il comprendra de lui-même qu'il doit demeurer en retrait et qu'il a pour tâche de se fondre entièrement dans l'œuvre qu'il interprète. La virtuosité pour la virtuosité et le désir d'être remarqué, le besoin de se faire valoir pour l'originalité de son interprétation et de compter ainsi comme artiste à côté de Bach, il faut que toutes ces écailles tombent comme autant de vanités. C'est uniquement en se faisant modeste et en purifiant son art que l'organiste arrivera à saisir la grandeur de ce qu'il lui est donné d'exprimer par des sons, en n'étant rien de plus qu'un intermédiaire entre Bach et les hommes de notre temps. »

Et Albert Schweitzer repart, de ville en ville, en province, en Suède, en Hollande, en Angleterre où Noël Gillespie a préparé sa venue.

Il n'est guère intéressé par l'argent, mais son hôpital a besoin de subsides, et seule sa notoriété peut lui en procurer. Il demande donc d'assez gros cachets pour ses prestations, mais se heurte au fait qu'en Angleterre on ne fait pas payer les concerts donnés dans la maison de Dieu. Il respectera donc la tradition mais limitera le nombre de concerts dans les églises.

À Paris, son ami et maître Widor lui propose de faire une conférence à l'Institut sur le thème « le secours médical aux colonies ». Il insiste sur le manque de personnel et lance un appel aux femmes d'esprit entreprenant qui peuvent trouver un épanouissement en travaillant pour ces causes généreuses. Albert Schweitzer recrute ! Lui qui avoue avoir été auparavant anti-féministe reconnaît que le comportement de ses collaboratrices l'a non seulement fait changer d'avis, mais aussi persuadé qu'elles apportent un savoir-faire et une douceur que les Noirs apprécient au point d'appeler « doctoresse » tous les soignants, y compris lui-même.

Plongé dans les milieux les plus huppés, les plus riches d'Europe, il passe le début de l'année 1928 en Suède, où il apprend que le prix Nobel de littérature vient d'être attribué au Français Henri Bergson. Ce professeur de philosophie grecque et latine au Collège de France a déjà acquis une grande notoriété. Philosophie de la compréhension, attentive à l'expérience immédiate, le bergsonisme influence un certain nombre d'écrivains tels que Proust et Charles Péguy. Schweitzer a lu son *Évolution créatrice*, bien qu'elle soit mise à l'index par l'Église. Bergson arrive à un trop mauvais moment pour être à la mode. Dans les salons, les milieux diplomatiques, on concentre plutôt son attention sur ce qui se passe en URSS. Léon Trotski est de plus en plus isolé dans le Parti communiste et le Komintern. Les divergences entre lui et l'appareil dirigeant, sous la férule de Staline, n'ont fait que s'amplifier. Après avoir subi des agressions physiques, Trotski vient d'être exclu du parti. C'est une lutte de pouvoir qui s'affirme au sein du mouvement communiste. Les observateurs de la politique mondiale regardent cela avec quelque inquiétude.

Entre deux voyages, Albert Schweitzer séjourne avec sa femme et sa fille à Königsfeld, parfois à Strasbourg. Il s'est bien promis d'achever, avant de repartir, *La Mystique de l'apôtre Paul*, en chantier depuis 1913. Il ne remportera pas le manuscrit en Afrique, c'est dit ! Lentement, chapitre par chapitre, l'ouvrage s'élabore. On s'étonne de voir la capacité de concentration, de réflexion d'un homme préoccupé par des responsabilités matérielles, sollicité sans cesse, interrompant sa pensée pour se livrer à quelques obligations mondaines, à des discussions mercantiles. Quels douloureux efforts, après ces tractations, ces problèmes d'achat, de livraison, de recrutement, pour revenir sur les traces de l'apôtre !

> *La mystique paulinienne de l'union en Christ s'explique par l'idée que se fait l'apôtre de l'avènement du Royaume messianique et de la fin du monde. D'après les conceptions qu'il partage avec les autres croyants et qui sont empruntées au judaïsme, il pense que ceux qui*

voient en Jésus le Messie vivront avec lui au Royaume messianique selon un mode d'existence surnaturel, tandis que les incroyants de son temps et les humains des générations antérieures devront séjourner encore quelque temps dans la tombe. Ce n'est qu'à la fin du Royaume messianique – qu'il se représente comme surnaturel, mais transitoire – que, selon la doctrine du judaïsme tardif, aura lieu la Résurrection universelle, au Jugement dernier. Alors seulement commencera le temps de l'Éternité où Dieu sera « Tout dans Tout », c'est-à-dire où toutes choses retourneront en Dieu.

Paul explique que ceux qui voient en Jésus le Messie, qui accéderont au Royaume messianique et obtiendront avant les autres hommes la résurrection, ont en commun avec Jésus le privilège d'une existence à part. Leur foi en Lui manifeste que Dieu les a choisis pour être les compagnons du Messie. En vertu de cette union avec Jésus, à la fois mystique et réelle, les forces qui ont déterminé en lui-même sa mort et sa résurrection ont commencé une action identique en ces hommes. Ils sont devenus des êtres qui ont déjà passé de l'état naturel à l'état surnaturel. Leur aspect humain n'est qu'un voile qu'ils rejetteront dès l'avènement du Royaume messianique. D'une manière mystérieuse, ils sont morts en Jésus et ressuscités en lui ; de même, ils vivront bientôt dans le mode d'existence qui suivra la Résurrection.

Cette mystique de l'union avec le Christ dans sa mort et sa résurrection, se présente comme un prolongement de l'attente eschatologique. Croyant à l'avènement imminent du Royaume, Paul pense qu'avec la mort et la résurrection, le changement du monde terrestre en monde supranaturel a effectivement commencé. Il s'agit donc d'une mystique fondée sur l'attente immédiate de ce grand événement.

Parce qu'il connaît la signification de cette union avec Christ, Paul en déduit l'éthique à mettre en pratique. Les croyants n'ont plus à obéir à la Loi judaïque, puisqu'elle ne s'applique qu'aux hommes naturels. Elle ne doit pas être imposée aux païens devenus croyants. Tous ceux qui vivent en communion avec le Christ savent ce qui est éthique et puisent directement à son esprit, auquel ils participent.

Alors que pour les autres fidèles, les paroles inspirées et le ravissement de l'extase sont la plus sûre preuve que l'Esprit les anime, l'apôtre se tourne de la doctrine de l'Esprit vers l'éthique. Selon lui l'Esprit qui anime les croyants est l'esprit de Jésus, auquel ils participent par une mystérieuse communion avec lui. Cet esprit de Jésus est la divine force de vie qui prépare au mode de l'existence telle qu'elle sera après la Résurrection.

Mars-avril 1928. – À Paris, où on lui fait le meilleur accueil, Albert Schweitzer n'est pourtant pas considéré comme un personnage suffisamment important pour recevoir tous les honneurs. Son ami Widor trouve scandaleux qu'on n'ait pas encore remis le ruban rouge à cet homme qui fait tant pour le renom de la France. Sans doute la personnalité de

Schweitzer, l'originalité et l'éclectisme de son œuvre font-ils peur dans les milieux officiels. Il est beaucoup plus apprécié lorsqu'il se trouve à 10 000 kilomètres, en Afrique, que dans l'antichambre d'un ministère ou le bureau d'un mécène. La voix bourrue, le franc-parler de l'homme de la forêt, ses opinions sans concession, ses jugements tranchants, séduisent les uns et mettent les autres mal à l'aise.

Les événements de la vie publique ne l'intéressent que dans la mesure où ils ont un retentissement humanitaire. La première liaison téléphonique entre Paris et New York, établie le 28 mars, représente pour lui une étape importante dans l'amélioration de la vie des hommes :

> *Le jour où l'on s'entendra de Lambaréné à Strasbourg, la voix humaine aura considérablement réduit les distances.*

En revanche, certains événements qui semblent bouleverser la France le laissent froid : les décrets de condamnation de l'Action française pris par le pape Pie XI, par exemple. Les adhérents du mouvement sont exclus des sacrements, y compris du mariage et des funérailles religieuses. La division est désormais au sein des familles. Des incidents éclatent un peu partout. Schweitzer estime qu'il a mieux à faire qu'à suivre les sursauts internes de la politique française, alors que le communisme et le national-socialisme prennent des formes inquiétantes.

De son côté, l'Allemagne des savants et des artistes appelle Schweitzer de tous ses vœux, et lui remet le prix Goethe, en hommage à son action musicale et littéraire. À 53 ans, Albert Schweitzer est reconnu comme humaniste, écrivain et artiste de renommée internationale.

Le 28 août, il prononce à Francfort un discours d'une grande simplicité, qui est presque un autoportrait, une justification de sa propre philosophie :

> *À la fin de mes années d'études, je relus presque par hasard des passages de l'autobiographie de Goethe où il relate son voyage dans les montagnes du Harz, en hiver 1777. Je me sentis merveilleusement ému à l'idée que celui que nous considérons comme l'Olympien s'était mis en route par les pluies et les brumes de novembre pour rendre visite à un fils de pasteur qui se trouvait dans une grande détresse morale et essayer de lui redonner courage. Soudain m'apparut dans l'Olympien l'être simple et profondément humain. J'appris ainsi à aimer Goethe. Par la suite, lorsqu'il m'arrivait dans la vie de me charger d'un travail*

pour prêter à l'un ou l'autre l'aide humaine dont il avait besoin, je me disais : « Ceci, c'est ton voyage dans le Harz. »

J'eus une nouvelle rencontre avec Goethe lorsque, en étudiant son œuvre, je fus frappé par le fait qu'il ne pouvait pas concevoir une occupation intellectuelle sans une activité pratique qui l'accompagnât et que, chez lui, les deux n'étaient pas unies par un même but ni par une même méthode, mais qu'elles demeuraient distinctes, sa personnalité seule leur donnant une unité. Je fus profondément impressionné en découvrant que pour ce titan parmi les créateurs, il n'existait pas de travail qu'il considérât comme indigne de lui, pas d'occupation pratique dont il pensât que, selon leurs aptitudes et leur vocation, d'autres pouvaient mieux s'en acquitter que lui, mais qu'il aspirait à réaliser l'unité de sa personnalité dans cette simultanéité d'activité pratique et de création intellectuelle.

Moi-même je m'occupais d'une paroisse au moment où j'essayais de mettre sur pied mes premiers ouvrages. Et lorsque je me lamentais parce que les démarches et les multiples charges de cette fonction que, par besoin intime, j'avais conservée, prenaient sur le temps nécessaire à mon travail intellectuel, je me consolais en pensant à Goethe qui, méditant une vaste œuvre créatrice, restait penché sur ses comptes, cherchait à mettre de l'ordre dans les finances d'un petit duché, donnait son avis sur des programmes de construction de routes et de ponts et, des années durant, s'employait pour remettre en service des mines qui n'étaient plus exploitées. Ainsi ce parallélisme entre une occupation sans éclat et un travail intellectuel constituait un réconfort dans mon propre cas. Et lorsque les circonstances m'amenèrent à servir le prochain et à choisir une occupation bien éloignée des dons que j'avais cultivés jusque-là, ce fut chez le consolateur Goethe que je trouvai les mots qui m'aidèrent à reprendre courage. Tandis que mon entourage et ceux précisément qui disaient me connaître le mieux me critiquaient et me tourmentaient, en me reprochant de vouloir commencer des études de médecine pour lesquelles, selon eux, je n'étais vraiment pas fait, et en objectant que c'était là une fantaisie de ma part, je songeais que cette fantaisie n'aurait peut-être pas paru si fantaisiste à ce grand homme puisque son « Wilhelm Meister », sans qu'il semblât le moins du monde préparé à ce travail, devint finalement chirurgien afin de pouvoir servir. Ici, je découvris l'importante leçon que nous pouvons tous tirer du fait que Goethe, dans sa recherche des fins dernières de l'homme, laisse ses héros Faust et Wilhelm Meister, dans lesquels il s'incarne poétiquement, terminer leur vie dans une activité tout à fait modeste : c'est alors qu'il atteignit au plus haut degré possible de l'humain selon l'idée qu'il s'en fait.

Lorsque j'entrepris ensuite d'acquérir la pratique nécessaire à ce nouveau travail, ce fut encore Goethe que je rencontrai. Pour ma carrière médicale, j'étais obligé de m'occuper de sciences naturelles, uniquement, il est vrai, pour les étudier, et non, comme lui, pour faire des recherches originales. Combien, hélas, les sciences naturelles étaient éloignées des travaux historiques que je voulais achever avant de m'adonner complètement à l'œuvre pratique ! À ce propos, je me rappelai que

Goethe avait, lui aussi, repris contact avec les sciences naturelles à l'occasion de ses autres recherches et méditations. J'avais été presque révolté à l'idée qu'à une époque où il aurait dû donner leur forme définitive à tant d'œuvres qui s'agitaient en lui, il gaspillait son temps à faire des sciences naturelles. À présent, moi qui, jusque-là, n'avais travaillé intellectuellement que sur de tout autres plans, je me vis à mon tour contraint de m'occuper de cette discipline. Je m'aperçus que je gagnais en profondeur, et je compris clairement pourquoi Goethe s'était consacré à cette science et lui était resté fidèle : le fait de se trouver soudain en face de réalités qui signifient quelque chose non pas parce qu'on les a imaginées, mais parce qu'elles existent, constitue en effet pour tout esprit créateur un immense profit et une compréhension plus nette des problèmes. Toute pensée progresse lorsque, à partir d'un certain moment, elle est contrainte d'abandonner l'imaginaire pour affronter la réalité. Et toutes les fois qu'il m'a fallu, dans ma vie, passer par la réalité, j'ai pu tourner mes regards vers celui qui nous a donné à tous l'exemple.

Lorsque, mon dur apprentissage terminé, je partis au loin dans le monde comme médecin, je rencontrai encore une fois Goethe, et, en pleine forêt vierge, il me sembla que je lui parlais. J'avais toujours pensé que c'est mon métier de médecin que j'exercerais au loin. Au cours des premières années, quand il s'agissait de travaux de construction ou d'autres tâches purement matérielles, j'essayais d'en charger ceux qui me semblaient qualifiés ou désignés pour ces occupations. Bientôt, je dus me rendre compte que cela n'était guère possible. Ou bien en effet de tels hommes ne se trouvaient pas sur place, ou bien ils n'étaient pas aptes à faire avancer le travail. Alors je m'accommodai de tâches qui étaient bien loin de mes activités de médecin. Mais le pire vint à la fin. Lorsque, pendant les derniers mois de l'année 1925, une grande famine qui mettait mon hôpital en danger me contraignit à mettre sur pied une plantation agricole pour l'hôpital, je fus obligé de diriger moi-même le déboisement de la forêt vierge, car l'équipe de travail hétéroclite qui se composait de Noirs ayant bénévolement accompagné nos malades, ne s'inclinait devant aucune autre autorité que celle du « Vieux Docteur » ainsi qu'on m'appelle là-bas. C'est de cette façon que je suis resté des semaines et des mois durant dans la forêt vierge, me fatiguant à des travaux pénibles pour arracher à la brousse des terres fertiles. Quand j'étais tout à fait désespéré, je me souvenais que chez Goethe aussi, Faust, avant d'achever sa vie, essaie d'arracher à la mer des terres sur lesquelles des hommes pourront habiter et trouver leur nourriture. Ainsi, dans l'étouffante forêt vierge, Goethe, souriant, consolateur, ami capable de tout comprendre, se tenait à mes côtés.

Une autre de mes expériences, au cours de mes rencontres avec Goethe, c'est que je l'ai toujours trouvé préoccupé de justice. Lorsque, au tournant de notre siècle, s'imposèrent les théories selon lesquelles ce qui doit se réaliser n'a pas à tenir compte de la justice, ni du sort des hommes, victimes de ces nouveautés, et alors que je me demandais comment je devais moi-même accueillir ces théories qui s'étaient emparées de nous tous, ce fut pour moi une expérience fondamentale de rencontrer partout chez Goethe le désir passionné de ne jamais obtenir aux dépens du droit de réalisations nécessaires. Souvent, en feuilletant avec émotion les dernières pages de Faust, *j'ai médité le passage où Goethe décrit la dernière expérience de Faust, occasion de sa dernière culpabilité : cette cabane qui le gêne, il veut – fatigué de la justice, comme il le dit lui-même – la faire disparaître par un léger recours à la force, mais ce procédé de violence bien intentionné se révèle dans l'exécution un terrible attentat qui fait que des hommes périssent et que la cabane devient la proie des flammes. Que Goethe ait intercalé dans la conclusion de son* Faust *cet épisode qui retarde l'action, nous permet de comprendre profondément à quel point il a été préoccupé par le souci de la justice et le désir de ne pas sacrifier des vies humaines au progrès.*

Ma dernière rencontre avec Goethe enfin – rencontre inoubliable – me révéla qu'il avait vécu intensément la pensée et le devenir de son temps. Les flux et reflux de l'époque le traversaient. C'est là ce qui nous émeut non seulement dans la jeunesse et l'âge mûr de Goethe, mais surtout dans sa vieillesse. À une époque où la diligence se traînait encore sur les grandes routes, cette époque dont nous pourrions supposer qu'elle laissait à peine pressentir confusément l'ère de l'industrie, pour lui, cette ère industrielle existait déjà. Il se préoccupait du problème qu'allait poser le remplacement de l'homme par la machine. Si dans Les Années de voyage de Wilhelm Meister *il n'arrive plus à maîtriser la matière, ce n'est pas seulement parce que le vieillard ne possède plus la puissance créatrice dont il disposait autrefois, mais parce que la matière s'est développée à l'infini et ne se laisse plus façonner, parce que ce vieillard porte toute son expérience vécue et toute son inquiétude des temps à venir dans cette matière, parce que ce vieillard s'efforce de devenir, comme ses contemporains, un homme qui comprend les temps nouveaux et qui est à leur hauteur. Voilà ce qui émeut profondément chez Goethe vieillissant*[1].

L'argent du prix Goethe (80 000 marks-or) est le bienvenu pour établir un point d'attache entre l'Europe et l'Afrique. Cette oasis de repos que souhaite Albert Schweitzer, c'est à Gunsbach qu'il le veut, le Gunsbach de sa jeunesse. Il a choisi l'endroit, à l'entrée du village.

« Nous allons faire construire une belle maison alsacienne. »

Hélène sourit :

« Et tu dirigeras les travaux toi-même, comme à Lambaréné.

– Non. Nous avons ici d'excellents maçons et charpentiers. Cette maison doit être simple mais confortable et solide. J'en ai assez de construire des baraques qui sont bouffées par les termites.

– Quand veux-tu commencer les travaux ?

– Tout de suite. Avant notre départ. »

---

1. Ce discours traduit en français a été publié pour la première fois dans l'ouvrage *Hommage à Albert Schweitzer*, Diffusion Le Guide, 1955.

Dimanche 10 décembre 1928. – À Prague, ville enchanteresse, Albert Schweitzer ne dispose que de très peu de temps pour faire du tourisme. Son programme est chargé : concerts ou conférences, tous les jours.

Il est invité à dîner par Tomas Garrigue Masaryk, le président de la République tchécoslovaque. Le repas est assez frugal car le Président a pour principe de « manger et de boire beaucoup moins qu'on ne boit et ne mange d'ordinaire ». Quelques cuillerées de potage, un petit morceau de viande, des légumes, un dessert, des fruits et du café noir.

La veille, jusque tard dans la nuit, Schweitzer a joué de l'orgue dans une église de Prague pour préparer son concert du lendemain. Au moment où il commence à jouer *fortissimo*, un policier entre dans l'église et se plante derrière lui :

« Monsieur, vous troublez le silence de la nuit. Il faut arrêter immédiatement, et je dois vous faire payer une amende. »

Le policier sort son carnet.

« Je payerais volontiers, mais je n'ai pas de monnaie sur moi, répond Schweitzer.

– Dans ce cas, je vais vous demander de me suivre au poste de police où vous resterez jusqu'à demain midi. »

Le policier paraît intraitable. Schweitzer se gratte un peu le crâne et dit :

« Ah ! ça, c'est impossible, je n'ai pas le temps. Mais il y a peut-être une solution. Demain, je suis invité au château, chez votre Président. Il voudra sûrement me prêter quelques couronnes pour payer mon amende. »

Le visage du policier de transforme :

« Attendez ! Serait-ce vous, le docteur qui guérit les Nègres en Afrique ?

– Je les soigne. Je les guéris parfois.

– Et vous allez vous rendre chez notre Président ?

– Demain.

– S'il en est ainsi, je vous demande pardon. Vous pouvez jouer toute la nuit. »

Schweitzer consacre une partie de son temps au recrutement pour Lambaréné. Il a déjà engagé les docteurs Mündler, Hediger, Stalder et Mlle Schnabel, tous quatre suisses. Les tournées de conférences et de concerts s'enchaînent et renflouent les caisses de la fondation.

Schweitzer a décidé de prolonger encore d'une année ses prestations artistiques et mondaines, le temps de construire la maison de Gunsbach. Il prévoit donc un nouveau départ pour l'Afrique vers la fin de l'année 1929. Mais il doit d'ores et déjà penser à tout le matériel qui doit accompagner ce séjour. Cinquante caisses sont déjà prêtes. L'une d'elles contient une cloche qui sera l'attraction du retour. Jusque-là, l'hôpital a vécu au rythme d'un gong qui annonce les étapes de la journée : réveil, repas, appel, prière. Désormais, le culte du dimanche sera annoncé par cette belle cloche fondue à Colmar et dont les pensionnaires seront fiers, à coup sûr.

Les caisses de médicaments seront clouées en dernier.

Au cours des dernières années, on a découvert toute une série de médicaments qui nous rendent, à nous autres médecins tropicaux, des services extraordinaires. Notre hôpital a une grande dette de reconnaissance envers les diverses maisons de produits pharmaceutiques qui mettent gratuitement à notre disposition leurs médicaments les plus récents, souvent fort coûteux. Grâce à deux spécialités, le moranyl et le tryparsamide, nous pouvons guérir un grand nombre de malades du sommeil. Nous avons toujours quelque appréhension à utiliser le tryparsamide, le seul médicament qui entre en ligne de compte dans les cas avancés, parce qu'il attaque souvent le nerf optique et peut provoquer la cécité complète.

Il semble que, dans le bassin de l'Ogooué, la tuberculose a pris de l'extension depuis mon premier séjour. Heureusement, on annonce de nouvelles découvertes. Dans son laboratoire de Saint Mary's Hospital de Londres, Alexandre Fleming a remarqué l'apparition d'une moisissure verte sur l'un des milieux de culture de staphylocoques. La moisissure inhibait le développement bactérien alentour. En étudiant cette bizarrerie, Fleming a réussi à établir que le champignon de la moisissure, qu'il nomme Penicillium notatum, *produit une substance qui détruit les bactéries. Si cette découverte importante aboutit à la fabrication d'un médicament nouveau, sans doute pourrons-nous en bénéficier et sauver bien des vies ici en Afrique.*

Juin 1929. – Le gros œuvre de la maison de Gunsbach est achevé. C'est une belle bâtisse bien accrochée au sol alsacien et regardant la vallée de Munster. L'église où Albert joue de l'orgue, comme autrefois, est à deux pas. Le presbytère de son enfance aussi. Oui, c'est bien là qu'Albert Schweitzer trouvera le repos.

« Mon bureau sera ici, du côté de la route ! Un lit, une table et un lavabo, c'est tout ! comme en Afrique. Je voudrais voir tout cela fini avant mon départ. »

Octobre 1929. – La maison est achevée au moment même où éclate le krach boursier de New York qui va avoir des répercussions mondiales. Une catastrophe financière sans précédent ravage la Bourse américaine. Des millions de titres qui ont perdu le tiers de leur valeur sont jetés sur le marché. Des milliers de porteurs sont ruinés. On signale une série de suicides spectaculaires : les gens se jettent par les fenêtres des buildings. Le jeudi 24 octobre restera dans les mémoires comme le « jeudi noir ». Les analystes s'y perdent, car cette crise survient en pleine prospérité. Les conditions réunies semblent agir comme le détonateur d'une récession mondiale. Les milieux d'affaires européens commencent à paniquer.

Aucune répercussion, cependant, sur la situation économique de Schweitzer : sa maison est payée, son futur voyage aussi, le matériel acheté ; il suffit de l'acheminer en petite vitesse jusqu'à Bordeaux.

Le docteur emmène deux nouvelles recrues : la jeune doctoresse allemande Anna Schmitz, et l'infirmière alsacienne Marie Secrétan, spécialiste en bactériologie.

29 novembre 1929. – Le train de 20 h 50 emporte le couple Schweitzer. Albert entame son troisième séjour en Afrique, alors qu'Einstein est à la Sorbonne pour recevoir son titre de docteur *honoris causa*, et que le prix Nobel de physique est attribué à Louis de Broglie.

À Bordeaux, dans les hangars de la Compagnie de navigation, liste en main, Schweitzer vérifie si ses 128 caisses de bagages envoyés en petite vitesse sont bien arrivées. L'employé des Chargeurs réunis, qui connaît bien le docteur, a groupé tous les bagages à une seule place. Tout est prêt, il n'y a plus qu'à embarquer.

Mercredi 3 décembre 1929. – Les passagers montent à bord du vapeur *Amérique*.

Les remorqueurs le tirent du port jusqu'au milieu du fleuve. Soudain, le navire est pris d'un léger tremblement : les machines se sont mises en marche. Les remorqueurs quittent le navire et disparaissent. Le tremblement redouble : les machines donnent à plein. Il faut qu'avant la marée descendante, le bateau ait atteint un certain point de la Gironde.

À peine sorti de l'embouchure, l'*Amérique* est pris dans une tempête qui durera quatre jours. La TSF du bord annonce le mauvais temps persistant et précise qu'un bateau italien a sombré dans le golfe de Gascogne.

Toute la journée, Schweitzer travaille à son livre sur la mystique de l'apôtre Paul. Mlles Schmitz et Secrétan le recopient, au fur et à mesure, en deux exemplaires, pour le cas où le manuscrit envoyé à l'imprimerie se perdrait.

Albert passe ses soirées de détente le plus souvent en tête à tête avec Hélène.

« À quoi penses-tu ? demande celle-ci.

– Lors de son précédent voyage, ce navire emportait le jeune médecin suisse Éric Dölken, qui venait nous rejoindre à Lambaréné. Il n'est jamais arrivé.

– Que s'est-il passé ?

– On ne sait pas. Un soir, il est entré dans sa cabine, plein de vie et d'entrain, et le lendemain, on l'a retrouvé mort. Nous l'avons enterré à Grand-Bassam, en Côte d'Ivoire.

– Qu'a-t-il bien pu avoir ?

– On ne sait pas. Une myocardite sans doute. On parlait encore de cela aujourd'hui sur le bateau. Le personnel l'aimait beaucoup. C'était un type simple et cordial. Il m'aurait succédé à Lambaréné.

– Il t'aurait assisté.

– Non, non, succédé. Il avait pris la résolution de se vouer à l'hôpital définitivement. »

Il réfléchit longuement :

« Une chose pour moi reste troublante : le premier mort pour Lambaréné a perdu la vie avant même d'avoir atteint son champ de travail. »

CHAPITRE X

Où il est question du Bwiti, de l'iboga et des traditions que le docteur veut ignorer

23 décembre 1929, minuit. – L'*Amérique* arrive en vue de Port-Gentil. De loin, on voit briller les lumières des bâtiments. Accoudé au bastingage, Schweitzer est préoccupé.

« Comment dédouaner et transborder les 128 caisses de bagages dans les quelques heures dont on dispose jusqu'au départ du vapeur fluvial ?

– Il ne nous attendra pas ? demande Hélène.

– Ça m'étonnerait. Je crois que le mieux serait que tu partes avec les deux "nouvelles" et je vous suivrai, au prochain départ, avec les bagages.

– Le prochain départ est dans combien de temps ?

– Une quinzaine de jours.

– C'est extrêmement déplaisant d'arriver à l'hôpital sans toi.

– Que faire ? »

Tous les soucis s'évanouissent lorsque Mathilde Kottmann apparaît, en pleine nuit, à bord du paquebot.

« Mathilde ! Pourquoi es-tu ici ?

– Je suis descendue avec la pinasse à moteur, et je me suis arrangée avec le capitaine du vapeur fluvial que j'ai soigné il y a un an. Il accepte de retarder son départ jusqu'à l'embarquement de vos bagages.

– Oui, mais pour les embarquer, il faut du personnel.

– J'ai persuadé le représentant de la Compagnie de navigation de mettre à notre disposition un chaland qui, sitôt la douane passée, se rendra directement au vapeur fluvial.

Mathilde ! Que ferions-nous sans toi ? »

Comme tous les autres grands ports africains, Port-Gentil s'est passablement transformé en quelques années. Hélène s'extasie en voyant une partie de la route bitumée et le trafic des automobiles.

Sur le débarcadère, Schweitzer a la surprise de rencontrer son infirmier Joseph, oisif, perdu, bras ballants.

« Bonne arrivée, patron ! dit celui-ci tristement.

– Joseph ! Que fais-tu là ? Tu n'es plus à l'hôpital ?

– J'ai pas pu rester. Soixante-dix francs par mois pour faire vivre ma famille ! C'est pas bon.

– Je comprends. Tu travailles dans les coupes ?

– Non. C'est la crise aussi dans le bois. Les forêts de l'Europe de l'Est concurrencent celles d'Afrique. Les chantiers ferment leurs portes.

– Donc, tu es au chômage ?

– Oui.

– Et tu n'oses pas revenir à l'hôpital ?

– Non.

– Allons, allons, Joseph ! Va chercher tes affaires, je te ramène.

– Soixante-dix francs par mois ?

– Je verrai ce que je peux faire. »

Il est vrai que les chantiers forestiers sont des dévoreurs d'hommes. On estime, en 1930, que l'économie forestière absorbe le quart de la force de travail masculine de tout le territoire. Pour la plupart des hommes, l'embauche sur un chantier ne représente qu'une contrainte temporaire[1] et une occasion de « gagner la dot ». Aucune compétence particulière n'est exigée. Il suffit d'être en bonne condition physique. Mais le régime du chantier est terriblement usant. Les conditions sanitaires et alimentaires sont à l'origine d'une surmortalité. C'est du chantier qu'arrivent les épidémies, la maladie du sommeil, la tuberculose et les maladies vénériennes. L'exploitation forestière, si elle n'est pas responsable de la désagrégation de la famille gabonaise, y contribue pour beaucoup.

À 16 heures, le dédouanement et le transbordement sont terminés. Cela, grâce aux listes précises fournies par Mme Martin et Mlle Hausknecht ; la nature, le poids, la valeur des moindres objets y sont exactement consignés, toutes les factures sont annexées.

« Si tous les passagers avaient de pareilles listes, notre travail serait un jeu », a dit l'employé des douanes.

À la nuit tombante, les passagers montent à bord du vapeur fluvial, l'éternel *Alembé*.

---

1. Les contrats sont, en général, de deux ans.

« Vous ne venez pas avec nous, Mathilde ? demande Hélène.
– Il faut bien ramener la pinasse à Lambaréné.
– Un Noir peut bien s'en charger.
– Vous plaisantez. La pinasse sera chargée de pétrole et autres marchandises.
– Elle ne peut pas être prise en remorque par le vapeur ?
– Non. Dans les escales, elle courrait le risque d'être écrasée entre la berge et le vapeur. Ne vous inquiétez pas pour moi. Je vous rattraperai. Je vous souhaite un joyeux Noël.
– Mon Dieu ! dit Hélène, nous sommes la veille de Noël ! Je l'avais oublié. »

Il y a seize ans, Hélène et Albert passaient là pour la première fois.

Il est 23 heures. Le vapeur démarre. Le ciel est magnifique ; un de ces ciels comme seule l'Afrique sait les peindre. La forêt s'avance. Les palétuviers forment sur les deux rives une muraille qui plonge dans l'eau. Les berges ont maintenant le calme de la mort. Plusieurs villages ont disparu. Çà et là, des palmiers à huile, quelques manguiers isolés, révèlent qu'il y eut là un établissement humain. Parfois, les arbres se retirent et font place à de grands espaces couverts de papyrus. Des aigles pêcheurs et des hirondelles venues d'Europe effleurent l'eau de leur vol léger. Les hérons sont si peu craintifs qu'ils ne s'envolent même pas au passage du vapeur. Un passager, pris soudain d'une passion destructrice, saisit son fusil qui ne le quitte pas et tire sur les volatiles en ricanant. Si Albert avait été sur le pont, le chasseur aurait eu droit à sa juste colère.

25 décembre 1929. – Sur le bateau, cette journée de Noël provoque tout naturellement des conversations religieuses auxquelles Schweitzer ne peut que prendre part.

26 décembre 1929. – « Jour de la Saint-Étienne, annonce un passager.
– Le "grand Docteur» ! précise Albert.
– Saint Étienne, un grand docteur ? demande Hélène.
– Et premier martyr ! La puissance de son intercession fait de lui le "médecin des âmes et des corps". Peut-être aurions-nous dû appeler notre hôpital l'hôpital Saint-Étienne. Cet homme jeune mais sage avait

été choisi par les apôtres comme diacre pour venir en aide aux pauvres, pour distribuer des secours. Il répandait la parole du Christ.

– Quand est-il mort ?

– Peu de temps après le Christ, croit-on. Il a été lapidé à Jérusalem. Le porte-parole de la pensée chrétienne primitive présente ce premier martyr comme l'imitation parfaite de Jésus qui a voulu aimer jusqu'à donner sa propre vie. Mais très vite la sépulture du saint a été oubliée. Et puis en 415, on la redécouvrit à Jérusalem. La nouvelle fit le tour du Bassin méditerranéen. On s'arracha les reliques. Toutes les églises d'Orient et d'Occident voulaient leur part. Étienne fut coupé en morceaux et dispersé. Mais ces reliques étaient toujours accompagnées de miracles. La ville d'Uzali, en Afrique, qui avait reçu quelques restes du saint, eut une réputation telle que les gens venaient de partout pour obtenir la grâce du "grand médecin".

– Il faisait des miracles ?

– On le dit. Les gens miraculés racontaient leur expérience en public et les badauds applaudissaient. Les autres églises étaient jalouses d'Uzali. Des restes de saint Étienne furent alors transportés à Ancône, à Rome, Messine, Ravenne, Naples, Milan, Constantinople. Le culte du saint s'étendait en Gaule. Besançon reçut un bras. Bourges, du sang. Saint Étienne était partout : Auxerre, Tours, Lyon, Toul, Châlons...

– Mais les miracles ?

– On en a la liste : Hilara, la boulangère aveugle qui recouvre la vue. Dativus, mort, depuis des heures, sous un éboulement, et qui revient à la vie pendant ses funérailles. Des paralysés qui marchent et qui parlent. Le saint distribuait ses bienfaits largement et sans règle précise.

– Il suffisait de toucher les reliques.

– Même pas. Il suffisait de prier, de près ou de loin. Les effets du grand médecin avaient une portée considérable. On fabriquait de l'"eau d'Étienne", du "sel d'Étienne", qu'on plaçait sur les maisons pour les protéger.

– Et les qualités de guérisseur du saint se sont altérées au cours du temps ?

– Eh oui ! avec les siècles, le médecin des âmes, le saint sorcier, a été peu à peu oublié. Il est vrai qu'on fête son nom le lendemain du jour de la naissance de Jésus ; quand le Christ vous fait de l'ombre... »

Dans la matinée, Mlle Mathilde, qui a navigué jour et nuit sans interruption avec sa pinasse, rejoint le vapeur alors qu'il embarque du bois de chauffage pour la machine. Elle prend à son bord les deux

« nouvelles » et part aussitôt pour annoncer à Lambaréné l'arrivée prochaine du docteur et de sa femme et pour préparer tout ce qu'il faut pour le transbordement des 128 caisses.

Quand le vapeur arrive à l'embarcadère, Mathilde est encore là et annonce à Schweitzer qu'une compagnie commerciale met à disposition un grand chaland à moteur et une vingtaine d'ouvriers.

Hélène trouve qu'ici aussi tout a terriblement changé. Une route, des maisons neuves et même un hôtel ! C'est à peine si l'on discerne au milieu de tout cela les bâtiments des factoreries d'autrefois.

Vers le soir, toutes les caisses se retrouvent sur le chaland à moteur.

> *Comment décrire les sentiments qui nous agitent, ma femme et moi, lorsque, quittant le bras principal du fleuve, nous entrons dans le bras latéral sur la rive duquel se trouve notre établissement ? Sur la berge, tout le monde nous attend avec des torches. Pendant qu'on organise une mobilisation générale pour le débarquement des caisses, je mène vite ma femme faire une petite ronde dans l'hôpital neuf qu'elle ne connaît pas encore. À la lueur des torches et des lanternes, dans un vacarme assourdissant, on empile toutes les caisses qu'on recouvre de bâches. On y poste deux gardiens avec la stricte consigne de ne pas s'endormir, puis nous pouvons enfin aller nous livrer au repos. C'est une joie d'entrer dans la belle grande salle à manger bien aérée et d'y prendre place pour le souper (nous sommes quatorze à table), pour un court entretien et le culte du soir.*

Marie Secrétan note dans son carnet intime :

> *Quand nous nous retirâmes dans notre chambre, Mlle Schmitz y fut accueillie par une araignée presque aussi grosse que la paume de la main. Plus de doute : nous sommes en Afrique. Nous essayons de la capturer ou du moins de la faire sortir de la chambre ; vite elle disparaît derrière une caisse et nous sommes trop lasses pour continuer la poursuite. Deux jours après, nous sommes si bien africanisées que, pendant que Mlle Schmitz écrit, assise à sa table, l'araignée fait une tranquille promenade sur la paroi. Aujourd'hui, Mlle Schmitz la considère comme une agréable camarade qui la débarrasse des moustiques.*
>
> *Et voici encore quelque chose de tout imprévu. J'étais venue ici toute fière de mon brevet de bactériologie. Je projetais de reprendre le laboratoire, de travailler de concert avec les médecins et de poursuivre en outre des recherches scientifiques. Grâce à de chers amis, j'avais emporté les plus beaux instruments et appareils de laboratoire ; je voulais me créer une installation modèle ! Or, rien de tout cela n'est fait : mes caisses sont encore intactes, et j'attends pour les déballer des circonstances plus propices, car je suis occupée au ménage. Il était indispensable de décharger, pour un temps, Mlle Gertrude qui dirige*

le service intérieur, s'occupe de la cuisine et de tous les travaux de ménage ; c'était tout indiqué que je reprenne une partie de son travail, puisque j'arrivais d'Europe avec mes forces fraîches. Me voici donc à la cuisine et au ménage ; dans quelque temps, toutefois, je commencerai mon activité spéciale.

Le soir de la Saint-Sylvestre est réservé à la distribution des cadeaux de Noël aux infirmiers et au personnel auxiliaire de l'hôpital, au cuisinier et à ses aides, aux boys et aux femmes de lessive, de raccommodage, ainsi qu'à celles qui préparent l'huile de palme ; au total, trente-cinq personnes.

Ah ! le déballage des caisses ! Que de trésors on y découvre ! Que de reconnaissance aux amis qui nous ont procuré ces bonnes couvertures, ce linge, ces excellentes conserves, ce fromage, ces fruits et ces légumes secs, et tant d'autres objets précieux ! Comme je suis heureux de retrouver cet hôpital ! de retrouver mon cher confrère le docteur Lauterburg. Il devrait être déjà en congé en Europe. Mais comme Mlle Lise Schnabel se serait retrouvée seule pour faire face à cet immense travail, il a retardé son départ jusqu'à mon arrivée. Je ne saurais assez l'en remercier, lui et sa femme. Je retrouve la plupart des fidèles, et j'ai l'impression que le service est mieux organisé qu'avant mon départ. Les docteurs Stalder, Hediger et Schnabel ont su imposer aux Noirs une meilleure discipline que moi. Une nouveauté pour moi, c'est la pompe à eau installée au puits que j'ai creusé. Je m'y arrête pour regarder avec fierté tous ces Noirs qui pompent l'eau claire dans leurs divers ustensiles.

La mauvaise surprise qui attend Schweitzer, c'est la pénurie de nourriture : bananes et manioc. Accaparés par l'exploitation des bois, les indigènes négligent d'aménager des plantations. Il faut parcourir soixante-dix kilomètres pour aller dans un village qui prépare du manioc et vend les bananes – au prix fort. Ces aliments sont indispensables aux malades atteints de béribéri et qui ne supportent pas le riz.

« Si les bananes viennent à manquer, nous devrons réduire le nombre d'entrants et d'acccompagnants, bougonne Schweitzer au repas du soir, le visage à moitié éclairé par l'une des lampes-tempête.

– C'est l'aliment de base ? demande Marie Secrétan.

– Oui.

– Depuis toujours ?

– Depuis qu'un Pygmée a fait goûter ce fruit à un Noir sédentaire.

– Et qui a fait connaître la banane au Pygmée ?

– Le chimpanzé.

– Le singe ?

– Oui. Un Pygmée tomba, un jour, sur un groupe de primates qui se réjouissaient autour d'un régime de ces fruits dorés. Les chimpanzés prirent la fuite, mais le Pygmée n'osa pas toucher à ces fruits qu'il ne connaissait pas. Il alla chercher un grand Noir du village, mais l'homme voyait lui aussi ces fruits pour la première fois. Il dit au Pygmée : "Tu es un homme de la forêt, toi. Si les singes en mangent, cela ne peut te faire aucun mal." Et le Pygmée naïf goûta aux bananes, qu'il trouva très bonnes. L'autre ne ferma pas l'œil de la nuit, attendant la mort de son compagnon. Mais le matin venu, le Pygmée se réveilla et réclama d'autres bananes. Alors les deux hommes se régalèrent en coupant des régimes de ce nouveau fruit. Et ils songèrent à en faire profiter tous les gens du village. Le Pygmée choisit les plus beaux fruits qu'il enfouit dans la terre, tandis que le sédentaire prit un rejeton de bananier et le planta. Au bout de quelques jours, les bananes du pygmée étaient pourries, et il retourna à la chasse. Il revint quelques mois plus tard, et il fut surpris en découvrant des pieds de bananiers que le sédentaire avait obtenus en partant de son rejeton. Alors, le Pygmée lui dit : "Je ne suis pas fait pour être agriculteur. Je reste chasseur. Je t'apporterai du gibier et tu me donneras des bananes." C'est comme ça que la culture de la banane s'est répandue en Afrique noire.

– Et pourquoi y a-t-il pénurie de bananes en ce moment ?

– Parce que les forestiers captent toute la main-d'œuvre. Il n'y a plus un seul cultivateur dans son champ ; ils coupent tous des arbres.

– Que faire ?

– Cultiver nous-mêmes des bananes. »

En l'absence du patron, l'hôpital a connu des jours difficiles. Une épidémie de dysenterie a augmenté la population de malades. Le bâtiment des contagieux étant trop exigu, on a dû leur attribuer la grande baraque des aliénés. Il faut donc construire maintenant une nouvelle case pour ces derniers.

Depuis toujours, les aliénés se plaignent d'avoir à endurer les bruits et les cris des agités. L'un d'entre eux tambourine jour et nuit sur la paroi de bois de sa cellule. Les autres crient, hurlent ou chantent, des chants de messe le plus souvent. Les calmants qui leur sont administrés ne produisent qu'un effet passager. Schweitzer cherche une autre solution :

> *Il faut un terrain un peu à l'écart de l'hôpital et séparé de lui par un monticule. J'y planterai de courts piliers en béton et là-dessus je construirai une case de six cellules avec des planches en bois dur*

et un toit en tôle ondulée. L'ensemble ressemblera à un blockhaus de Far West américain. Il faudra aussi protéger les locataires contre les assauts nocturnes des fourmis guerrières. Sur tout le périmètre, il faudra couler un socle en béton sur lequel, tous les soirs, on répandra des cendres chaudes ; cet obstacle suffit à faire reculer les fourmis. Ne pas oublier les treillis aux fenêtres contre les moustiques. Le problème est que les aliénés percent le treillis comme ils déchirent les moustiquaires et les couvertures. Nous devons trouver autre chose. Dans ce pavillon des aliénés, je prévois cinq ou six cellules qui seront toujours occupées. N'Tschambi, que nous hébergeons depuis plusieurs années, se trouve parfois des mois durant en si bonne santé mentale qu'il peut circuler librement et même accomplir quelque travail. Mais soudain ses accès le reprennent et il faut le mettre en cellule. Ce n'est pas toujours facile, car il est alors violent. S'il s'est muni de couteaux, de haches, de bouteilles, il les lance à la tête de ceux qui veulent le maîtriser. Un jour, pendant le repas de midi, il a manqué de mettre le feu au pavillon des aliénés.

Le patron fait sa ronde.

En deux ans, les nouveaux bâtiments ont souffert. Peut-être le règlement s'est-il quelque peu relâché. Sans doute Mlle Emma sait-elle se montrer ferme, mais elle conserve toute sa douceur féminine. Ici, il faut un caractère autoritaire, une voix un peu bourrue, pour obtenir un minimum d'hygiène, une discipline de base qui se traduit fatalement par un règlement draconien :

– toute personne accompagnant un malade doit apporter sa nourriture ;

– défense aux accompagnants de chasser de leur lit les malades pour prendre leur place ;

– défense de faire du mal aux bêtes.

Le patron fait sa ronde.

Adolinanongo est tout de même un beau village, avec son animation, ses cris d'enfants et d'animaux, les feux et les chaises devant les portes, des esquisses de jardinets personnels avec, parfois… un arbuste que Schweitzer reconnaît bien ; c'est une plante de la famille des Apocynacés qui porte des fruits jaune d'or ressemblant à de minuscules cabosses de cacao. Schweitzer s'arrête devant l'un de ces arbustes, prend deux ou trois fruits entre ses mains, les considère et interroge le vieux, assis par terre, qui fait semblant de ne rien voir :

« Qu'est-ce que c'est que ça ? »

Le vieux n'est pas pressé de répondre. Schweitzer insiste :

« Tu connais cette plante ?

– Oui, souffle le vieux, comme un enfant pris en faute.
– Alors ! Qu'est-ce que c'est ?
– La plante sacrée. »

La voix de Schweitzer se durcit :

« C'est de l'iboga, n'est-ce pas ? La plante du Bwiti. »

Le vieux baisse la tête.

« Tu la cultives ici, à l'hôpital ? Tu sais que c'est interdit. »

L'autre ne bronche pas.

Le docteur n'a jamais étudié scientifiquement cette plante, mais il en connaît l'utilisation. L'iboga, auquel les Gabonais attribuent des propriétés magiques, est la plante de l'initiation par excellence. Nul n'est initié au Bwiti sans avoir mastiqué de l'iboga. Le rite de passage de cette société secrète qui conduit à savoir « comment vont les choses de la terre » se fait en général à l'âge de l'adolescence. Toute une partie de la cérémonie du Bwiti est une réjouissance collective, mais vient le moment où seuls les initiés peuvent poursuivre le chemin à la rencontre de Bwiti. L'initiation n'est pas, à proprement parler, une possession, il n'y a pas intrusion d'une personnalité divine dans le corps des initiés, mais la manducation de l'iboga provoque une communication intense avec le divin : l'initiation au Bwiti est une expérience mystique personnelle analogue à la possession. Par ailleurs, le lien entre l'initiation et le rituel de mort est fondamental dans le Bwiti ; l'initié doit « passer dans l'autre monde » pour rencontrer Bwiti et accéder à la connaissance ; c'est l'iboga, plante hallucinogène, qui lui ouvre la porte du sacré. Le Bwiti est « la religion de l'iboga ». Tous les villageois mitsogho, apindji, fang, cultivent leurs plants d'iboga devant leur porte.

Schweitzer regarde le vieux sans sévérité :

« Tu vas au ndjimba[1] ? » demande-t-il.

Le vieux avoue d'un mouvement de tête.

« Alors pourquoi viens-tu au culte quand la cloche appelle ?
– Parce que j'aime aussi ton Dieu. »

Schweitzer est prêt à s'emporter :

« Ce n'est pas seulement *mon* Dieu ! C'est aussi le tien ! »

Le vieux préfère ne pas répondre et accepte l'orage qui arrive. Mais Schweitzer se contient :

« Après tout, je m'en fous ! coupe-t-il. Croyez ce que vous voulez. Mais sachez que cette plante, c'est du poison ! »

Il écrase les cabosses d'iboga dans ses grosses mains et ajoute :

1. L'endroit où se font les séances secrètes.

« Va au Bwiti chez toi, au village, si ça te plaît, mais ici, à l'hôpital, je ne veux pas d'iboga ! c'est compris ? »

> *Albert Schweitzer n'a cessé de cheminer dans les arcanes du christianisme en faisant des incursions dans les autres religions du monde, celles qui, à ses yeux, proposent une solution universelle aux problèmes éthiques de toute civilisation, c'est-à-dire le brahmanisme, le bouddhisme, l'hindouisme et certains penseurs chinois ; elles seules, selon lui, témoignent d'une réelle originalité spirituelle et d'une pensée profonde.*
>
> *Curieusement, Schweitzer n'a retenu ni les religions africaines qu'il côtoie journellement, ni l'islam qui s'avance pourtant jusqu'en plein Gabon. Il semble avoir nourri à leur endroit un sentiment de supériorité qui, aujourd'hui, laisse évidemment bien songeur*[1].

Qu'il nous soit permis d'ajouter notre étonnement à celui de Bernard Reymond, en précisant qu'Albert Schweitzer ne pouvait pourtant pas être mieux placé pour étudier les traditions de cette région : de tous les territoires d'Afrique noire, le Gabon est un de ceux qui recèlent le plus grand nombre de coutumes et de rites que les tribus pratiquent depuis des temps immémoriaux. Pendant cinquante ans, Schweitzer a trempé dans cette ambiance, sans vouloir analyser dans quelle eau il se baignait. Lorsqu'il crée ce modèle d'hospitalisation communautaire, lorsqu'il bâtit ce village thérapeutique, lorsqu'il tient compte des relations tribales de ses pensionnaires, lorsqu'il règle les problèmes internes à la manière d'un chef coutumier, il démontre à quel point il est proche de ces populations. Alors pourquoi sa curiosité scientifique ne va-t-elle pas au-delà de son rationalisme ? Pourquoi ne cherche-t-il pas à approfondir les traditions, les rites ? Pourquoi reste-t-il sur le seuil de ce panthéon extraordinaire qui s'ouvre devant lui ? Toutes ces croyances ne sont pour lui que superstitions, naïvetés, et se résument à des anecdotes qui font sourire le Blanc. Quand on constate tous les travaux que Schweitzer a entrepris, il est difficile de croire qu'il n'a jamais eu le temps de se pencher sur cet aspect social des populations au milieu desquelles il vivait. Nous ne pouvons pas croire, non plus, que sa rigueur protestante ait repoussé avec mépris ces croyances. En admettant qu'il n'ait pas eu le temps de s'appesantir sur les coutumes de la société qui l'entourait, pourquoi n'a-t-il pas fait appel aux spécialistes qui, depuis le début du siècle, se penchaient

1. Bernard Reymond, présentant *Les Religions mondiales et le christianisme* d'Albert Schweitzer.

sur ces problèmes et lui auraient fourni des clefs pour accéder à des domaines inconnus ?

En réalité, Albert Schweitzer veut rester maître chez lui. Il tient solidement en main les rênes de l'attelage et ne veut pas être détourné sur des pistes qu'il ne contrôle pas. Il continue donc à soigner à sa manière, c'est-à-dire celle d'un Blanc qui apporte sa science et l'applique, fort de son efficacité et de son geste chrétien.

À l'heure où les hommes quittent le travail dans la forêt, certains d'entre eux se sont arrêtés et lèvent la tête. Ils écoutent. Ils écoutent non pas la tornade qui arrive ou le cri de quelque proie surprise par un prédateur, mais… le « téléphone de la forêt » : c'est un tambour, un tronc creusé sur lequel on frappe avec deux baguettes. Le son porte à des kilomètres et les messages codés sont parfaitement transmis.

Ce soir, le nkul[1] appelle les adeptes du Bwiti.

Schweitzer, qui interdit la pratique de ces coutumes à l'hôpital, sait très bien que les hommes de la forêt ne se détacheront jamais de leurs croyances et assistent clandestinement au rituel. Certains partent quand tout le monde est couché, participent à la cérémonie, dansent jusqu'au lever du jour, et sont présents à l'appel du matin (à moitié azimutés, il est vrai). Par son rendement sur le chantier, on devine si tel ouvrier a fait bwiti. On a trouvé sous un lit un tambour vertical, une harpe à huit cordes et une clochette en fer recouverte d'une peau de genette : aucun doute possible, il y a des initiés à l'hôpital. Il serait facile de dépister les adeptes, mais si Schweitzer veut conserver l'harmonie de son hôpital, il doit respecter la tradition tant qu'elle n'entrave pas le règlement.

Si l'on entrait à l'improviste, le soir, dans la case d'un adepte du Bwiti, on surprendrait à coup sûr une conversation roulant sur la religion, les rites, la vie de la communauté et surtout les « visions de l'iboga ». Les initiés ont dans leur poche une petite boîte ou un sachet de copeaux tirés de la racine d'iboga séchée, comme d'autres ont leur blague à tabac. Certains mâchonnent des bâtonnets d'iboga qu'ils tiennent comme des brosses à dents. Ces petites prises ne provoquent pas d'hallucinations, elles maintiennent seulement l'esprit sous tension, c'est-à-dire que la fatigue diminue, la réflexion est plus libre ; l'amertume de la plante agit sur les facultés mentales pour faciliter la compréhension. L'échange verbal est l'affaire du jour ; le culte est l'affaire de la nuit. Les initiés veillent constamment à ce que les « choses de Bwiti »

1. Tambour en bois de padouk.

ne soient pas abordées lorsque l'assemblée est mélangée. La présence de non-initiés bloque la conversation. La vieille crainte d'être sanctionné pour les secrets violés est encore vivace. On se souvient du temps où les anciens vous « dégorgeaient » si vous ne teniez pas votre langue en présence des non-initiés.

Les initiés pratiquent la « voyance », qui consiste à déceler les causes cachées des phénomènes visibles : quand on prend l'iboga, disent les initiés, on voit le monde, on voit les morts de sa famille. Si mon père faisait le mal, je vois qu'il a été transformé en morceau de bois ou en pierre. On voit aussi les hommes qui vous font du mal. Autrefois, lorsque les gens mastiquaient de l'iboga en petite quantité, ils ne pouvaient pas voir loin. Ils voyaient une panthère, un mort, c'est tout. Maintenant l'initié du Bwiti parcourt la route qui mène à l'au-delà. La « maison du Christ » et la « maison de Dieu » constituent en général le terme du voyage.

> *Au-dessus de cette maison, il y a des centenaires qui la gardent. Chacun a un marteau à la main pour te faire peur. Dès l'arrivée dans la maison de Dieu, nous marchons à genoux. Ensuite, tu tousses et le vent qui sort de ta bouche écrit tout ce que tu penses sur le mur. La table de Dieu est bien ronde. Sur la table, il y a un cahier d'un côté et l'iboga de l'autre. C'est ton père qui est déjà mort qui t'accompagne chez Jésus et chez Dieu. Ce sont eux que nous nommons Bwiti. Dans la maison, Dieu est assis sur une chaise, les pieds au-dessus de la tortue. Cette tortue a quatre parties, ce qui veut dire que la terre a quatre parties. Dans la religion bwiti nous travaillons pour les morts et pour les vivants.*

Le patron fait sa ronde.

La plainte d'une trompe traversière troue la forêt. Schweitzer tend l'oreille. Il entend le sokè[1] et les clochettes : les initiés sont à genoux. Ils adressent à N'Zambe[2] une prière entrecoupée de silences. On demande pitié pour les fautes commises, par soi et par les hommes en général. On prie pour obtenir la prospérité (du manioc, du poisson, des enfants) et pour éviter la maladie. La prière comporte des gestes de bénédiction, on se « donne le souffle », on porte les mains au ciel en un geste d'offrande.

Sans doute Schweitzer sait-il tout cela, et ça ne le dérange pas, mais il ne peut laisser entrer ces pratiques dans son hôpital. D'autant plus

1. Le hochet.
2. Dieu.

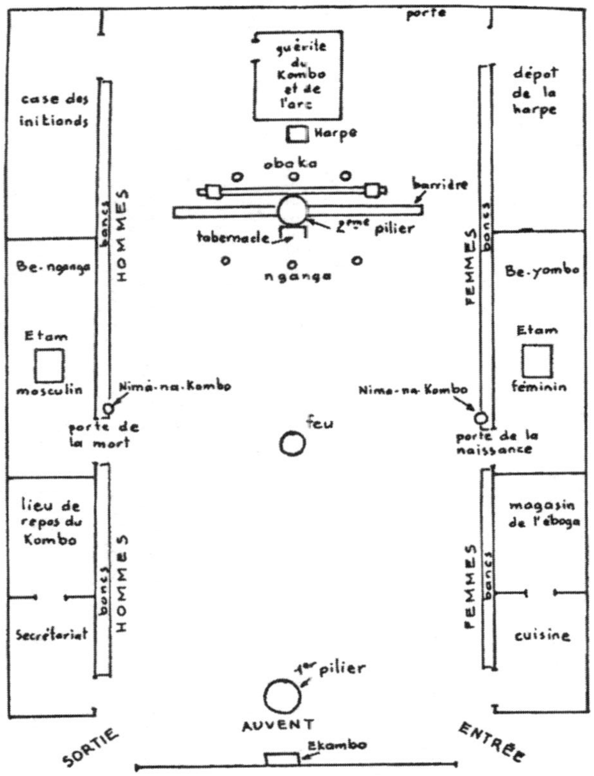

Plan du temple de Nzobermitang

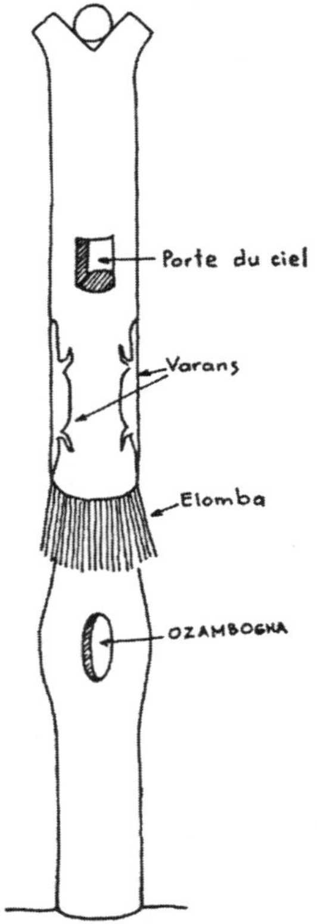

1er pilier

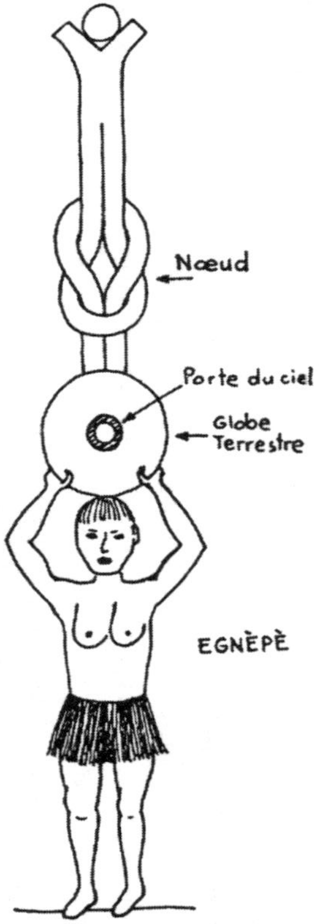

2ème pilier

TEMPLE DU BWITI

qu'il est encore, plus ou moins, sous la coupe de la Société des missions protestantes, dont il cherche à s'affranchir d'ailleurs. Tout ce qui est sorti de terre à Adolinanongo, ces deux cents malades permanents, cet espoir apporté sur le fleuve, tout cela est l'œuvre d'Albert Schweitzer, et de lui seul. Qui pourrait venir lui dicter ce qu'il a à faire ici, dans sa forêt ?

« Encore une baraque dont les pilotis sont rongés par les termites. Décidément, il faut construire en dur. »

Schweitzer ne perd jamais de vue la logistique.

Le lendemain, les nouvelles équipes sont constituées : celle qui extrait les pierres du sol, celle qui les trie, celle qui va chercher le sable dans les marais, celle qui fabrique les briques, celle qui les fait sécher, celle qui prépare le mortier. Albert Schweitzer supervise toutes ces équipes, encourage, aiguillonne, houspille, récompense, met la main à la pâte en piochant lui-même, en tamisant, en manipulant la presse à briques creuses. Car il faut des briques, toujours plus de briques !

« La nuit, je rêve de briques », écrit-il à ses donateurs. Il regarde parfois ses mains qui sont plutôt celles d'un maçon que celles d'un chirurgien ou d'un organiste.

Dimanche. Un aide-infirmier parcourt les dortoirs en agitant une petite clochette. Aussitôt, les malades valides, les infirmières, les médecins, tout le personnel se rassemble dans une allée, entre deux bâtiments. Un phonographe joue un hymne. Schweitzer apparaît. Il est encadré par ses deux interprètes : le Galoa et le Pahouin. Dans le plus profond silence, le docteur devenu pasteur prononce ses premiers mots qui sont aussitôt traduits :

« Je veux vous raconter aujourd'hui une histoire que Jésus a racontée à ceux qui étaient autour de lui, et je voudrais que vous gardiez cette histoire dans votre cœur pour ne plus jamais l'oublier. »

Il est difficile d'imaginer une cérémonie religieuse moins conformiste que celle-ci. Certaines femmes cuisent leur déjeuner en écoutant. Une mère lave la tête de son enfant. Des hommes ravaudent leurs filets. Des chèvres traversent le parterre en liberté. Des centaines d'oiseaux lancent des trilles dans les arbres et le docteur-pasteur est obligé d'élever la voix pour se faire entendre. Les singes font des acrobaties dans les arbres et sur les toits des cases. L'un d'eux vient s'asseoir sur l'épaule de Mrs Russel, qui ne bouge pas.

Le sermon de Schweitzer est aussi simple que la cérémonie. Le style importe peu ; l'essentiel est d'être compris. L'orateur doit donc adapter son langage, utiliser des images familières s'il ne veut pas prêcher dans le désert.

Il écarte les bras et prend un air mystérieux :

« Un homme quittait la ville de Jérusalem et rentrait dans son village. Il devait traverser une région où il y avait de méchants voleurs. Ces voleurs l'attendirent au coin d'un bois, et ils lui sautèrent dessus. Ils lui prirent tout : son argent, ses vêtements, tout, le laissant comme mort sur le sentier. »

Les malades se sont assis par terre ; les femmes arrêtent de travailler. Schweitzer continue :

« Un peu plus tard, un autre homme passe. Sa tribu est ennemie avec la tribu du blessé. Mais comme il est bon, en voyant l'homme blessé il se dit : "Je ne peux pas le laisser là, comme ça." Alors, il lave ses blessures, il lui fait un pansement, et il le place sur son âne, son bourricot, quoi. Vous savez ce qu'est un bourricot ? C'est une grande bête sur laquelle les Blancs sont assis pour ne pas se fatiguer. Il met donc le malheureux sur le bourricot, et en avant ! Ils marchent longtemps, longtemps et arrivent dans un village. L'homme dit à un habitant : "Si tu veux t'occuper de ce blessé, je te donnerai tout l'argent que j'ai. Et si cet homme est encore longtemps malade chez toi, je reviendrai pour t'apporter encore de l'argent." »

Schweitzer s'arrête et promène un regard circulaire sur son auditoire immobile. Il pointe son doigt sur les gens :

« Et maintenant, je vous demande à vous tous ! Qui a fait le bien ? Un homme de la même tribu ? Non. Et je vous pose une autre question : Qui de vous aurait fait la même chose ? Je demande à un Galoa, s'il rencontrait un Pahouin malheureux comme ça, dirait-il "Voici un frère pour moi, je veux le sauver" ? Non ! Je sais que beaucoup d'entre vous, s'ils trouvaient un autre, d'une autre tribu, et s'ils devaient l'aider, s'ils devaient lui prêter de l'argent ou quelque chose d'autre, je sais qu'il y en aurait beaucoup qui diraient : "Non, celui-ci n'est pas un frère pour moi, je ne l'aide pas." »

La plupart des malades se sentent visés et baissent la tête.

« Je pourrais vous raconter d'autres histoires comme celle-la qui se passent ici, dans notre région. Je pourrais même vous raconter des histoires qui se passent ici, dans cet hôpital ! Quand on amène un malheureux qui ne peut pas marcher et qui n'a personne pour chercher sa nourriture, et quand le docteur dit à l'autre dans le lit à côté, qui, lui, peut marcher : "Sois bon gardien pour lui", l'autre répond : "Ce n'est même pas un frère pour moi."

« Cette histoire de Jésus, elle est pour vous ! J'ai voulu la mettre dans votre cœur, comme si j'avais fait un trou dans votre cœur, placé cette histoire dedans et de nouveau cousu le tout. Je voudrais qu'elle reste dans votre cœur, qu'elle ne puisse jamais en sortir. Lorsque vous direz "Celui-ci n'est pas mon frère", je voudrais que cette histoire vous morde le cœur, comme un ver, et que vous sachiez que le Seigneur Jésus a dit à tous les hommes de la terre, qu'ils soient blancs ou noirs, qu'ils sont tous frères. Amen. Prions Dieu.

« Dieu notre père qui es aux cieux. Tu sais combien nos cœur sont méchants. Laisse le Seigneur Jésus-Christ mettre l'amour dans nos cœurs et que ce feu de l'amour brûle toujours dans nos cœurs, que nous soyons tes enfants et que nous soyons bons. Donne-nous la force d'aimer tous les hommes. Donne-nous la force d'aimer, cette semaine, tous les hommes qui sont dans l'hôpital. Amen. »

Comme l'assistance s'éloigne, le pasteur, les mains en porte-voix, ajoute en criant :

« J'ai vu ce matin des endroits du village encore sales ! Je veux que tout soit propre à midi ! Exécution ! »

Ainsi se termine la messe à l'hôpital Schweitzer, à Lambaréné.

Avril 1930. – Hélène a tenté de travailler à l'hôpital ; elle a résisté plusieurs jours, puis, vaincue par la fièvre, elle a dû s'arrêter, puis s'aliter.

La fièvre ! cette triste compagne des voyageurs européens résidant en Afrique équatoriale ! La présence de trois médecins, les médicaments n'arrangent rien : Hélène se laisse gagner par le découragement et l'affaiblissement. Elle craint que son mal de naguère ne réapparaisse : ce poids dans la poitrine, cette difficulté à respirer…

« Tu dois rentrer en Europe, Hélène.

– Attendons un peu. Le repos…

– Tu sais bien que le repos n'y fera rien. Tu ne supportes pas ce climat. À Gunsbach, tu rendras les plus grands services en t'occupant de l'administration. Personne mieux que toi n'en connaît les rouages.

– Et toi ?

– Moi, je dois rester encore quelques mois. Je ne peux pas laisser tout ça.

– Bien sûr, bien sûr. »

Elle ferme les yeux, n'ayant plus la force de poursuivre une conversation qu'elle sait inutile. Albert a sa vie en Afrique et non en Europe. Quoi qu'il dise, son village ce n'est pas Gunsbach, mais Lambaréné.

L'arrivée d'un aliéné européen oblige Albert à laisser partir sa femme seule jusqu'à Port-Gentil, en lui promettant de la rejoindre le lendemain. Mais il ne le fera que plusieurs jours après, au point que le biographe Marco Koskas s'interroge :

> *À quoi a-t-il occupé ces quelques jours ? À quels atermoiements ? À quels remords, à quelle rage, à quelle culpabilité ? Et comment ne pas penser aux lettres qu'il adressait jadis à sa femme et dans lesquelles il rabâchait l'idée qu'ils devaient tous deux « apprendre à marcher seuls ». Former un ménage, et partant une famille, fût-ce le temps de descendre l'Ogooué, lui est de plus en plus pénible. Il agit comme si, en chaque occasion, il voulait recréer la distance dissuasive qu'il a pensé créer avec sa famille d'origine en partant pour le lointain Gabon.*

Septembre 1930. – Soignants et soignés sont très affectés par la mort d'André Loëmbé, l'ancien cuisinier de Savorgnan de Brazza. L'hôpital l'avait adopté depuis plusieurs années. Bien que souffrant d'asthme, il rendait de menus services pour les soins des malades. Il était connu et respecté comme un héros. Quand il disait « le Commandant », tout le monde se taisait car on savait qu'il allait parler du grand explorateur. C'est lui, Loëmbé, qui avait préparé la nourriture du grand chef. C'est lui, Loëmbé, qui l'avait accompagné jusqu'aux rives du grand fleuve Congo. C'est lui, Loëmbé, qui avait assisté à la fondation de Brazzaville. Dans un pays sans écriture, Loëmbé, à lui seul, était une page d'histoire. En lui attribuant une chambre particulière, le docteur avait honoré ce personnage distingué et dévoué.

Il est enterré dans le cimetière de l'hôpital.

Dimanche 14 septembre 1930. – La cloche a appelé tous les habitants du village, soignants et soignés. Les enfants sont assis au premier rang, avec les vieux et les malades invalides.

Le pasteur a l'air de bonne humeur. Il commence :

« Souvent Jésus racontait des histoires à ceux qui l'écoutaient. Je veux vous en raconter une.

« Un homme avait deux fils. L'un était un bon fils, gentil, travailleur, et l'autre était un fainéant ; il ne pensait qu'à s'amuser. Un jour il dit à son père : "Je veux partir. Mon père, quand tu seras mort, j'hériterai. Donne-moi l'argent maintenant, je veux partir." Le père aurait pu dire non. Mais c'était un brave homme. Alors il va chercher l'argent et lui dit : "Tiens ! fais ce que tu veux."

« Le garçon part et va à la ville, où il dépense tout son argent. Et il devient très pauvre.

« Dans ce pays, il y eut une grande famine. Et le garçon partit loin, en brousse. Là, il rencontra un homme qui avait un troupeau de cochons. Il lui dit : "J'ai faim. Est-ce que tu as du travail pour moi ?" L'autre lui dit : "Tu peux garder mes cochons." Alors, il garde les cochons. Il n'a toujours pas d'argent mais seulement de quoi manger.

« Après plusieurs mois, il en a assez de faire ce travail. Il retraverse tout le pays et revient dans son village, qui n'a pas souffert de la famine. Il regarde la case de son père, mais il n'ose pas rentrer. Finalement, le père le voit et lui tend les bras : "Ah ! mon fils !" L'autre lui dit : "Non, non, mon père, je ne suis pas digne d'être ton fils. Je suis parti, j'ai dépensé tout l'argent et je suis malheureux."

« Le père le prend par le bras et dit aux domestiques : "Mon fils est revenu ! Allez lui chercher un pagne propre. Il faut faire une fête pour son retour. On va sacrifier le cabri !"

« Et la fête commence.

« Alors, l'autre frère, qui était en brousse et gardait le troupeau, entend les tambours et il dit : "Mais, qu'est-ce que c'est ? Une fête ? En quel honneur ?" Il accourt, et le père lui dit : "Ton frère est revenu ! C'est pour lui que nous faisons la fête." L'autre dit : "Comment ! Tu donnes une fête à celui qui est parti en emportant l'argent, et à moi qui suis resté et qui ai toujours travaillé avec toi tu ne donnes rien ?"

« Alors le père lui dit : "Toi, tu as eu le bonheur de rester toujours avec moi. Mais lui, il a été malheureux, par sa faute, il a eu faim. Il faut être bon avec lui." »

Schweitzer s'arrête. Il jette un regard circulaire sur les auditeurs, grands et petits. Il interroge du regard. Il finit par demander :

« Pourquoi Jésus a-t-il raconté cette histoire aux hommes ? Pour leur dire que Dieu aime tous les hommes, même ceux qui sont partis et qui ont péché contre lui. Pour que tout homme qui a péché et qui est tout à fait malheureux ait le courage de revenir vers Dieu. Voilà pourquoi ! Dieu pardonne à tout le monde qui a péché. Oui, on peut dire à tous ceux qui vivent dans le triste pays du péché "Marchez ! Allez vers Dieu. Chez Dieu vous trouverez le pardon. Chez Dieu vous trouverez le bonheur et la paix dans votre cœur. Amen."

« Maintenant, prions. »

Octobre 1930. – La monotonie de la forêt équatoriale est une illusion ; aucun autre milieu n'est aussi diversifié. Cette forêt est sempervirente[1] ; les arbres qui perdent leurs feuilles les remplacent aussitôt. Ce n'est pas parce qu'il pleut beaucoup. Sur le zéro de l'équateur, la forêt ne reçoit que 1,75 mètre de pluie par an ; mais les précipitations sont régulièrement réparties.

Cette année, la saison sèche s'est prolongée de trois semaines et a été plus froide que d'habitude. La nuit, la condensation était forte, l'évaporation faible au niveau du sol. Dans la journée, le ciel se plombait uniformément. Mais depuis quelques jours, la pluie revient tous les soirs, à heure fixe. On l'attend. La canopée est si épaisse qu'on entend parfois le bruit de la pluie sur les feuilles, plusieurs minutes avant de recevoir les premières gouttes. L'écran de la voûte végétale atténue toute la lumière. Pendant l'orage, le sous-bois devient si obscur qu'on perd la trace du sentier. La tornade s'annonce par une sorte de mugissement qui rappelle le bruit de la mer. Alors, tout le monde se met à l'abri, bêtes et gens. Bientôt, le souffle devient continu, les craquements se mêlent au souffle, et c'est alors le déchaînement : les rafales secouent les arbres, les toitures, les branches pourries s'effondrent dans un fracas sinistre.

« Il y aura tornade ce soir ! » C'est un vieux qui l'a dit en regardant le ciel au-dessus du fleuve.

Les infirmières ont préféré rester dans leur case.

Schweitzer et Meylander, le nouveau médecin français arrivé en juin, se trouvent seuls sur la véranda. Meylander est enfoncé dans le journal parisien arrivé ce matin par le vapeur.

L'Europe a la fièvre. En Union soviétique, le régime stalinien entreprend des purges. Les membres de l'opposition trotskiste sont « démissionnés » ou arrêtés. Joseph Staline tient seul les rênes du pouvoir. Quant à l'Allemagne…

« Vous vous rendez compte ? dit Meylander. 18,3 % des voix pour le parti national-socialiste, et 13,1 % pour les communistes ! Les partis modérés sont enfoncés. La démocratie aussi. Hitler sera au pouvoir dans cinq ans. »

En Allemagne, l'influence soviétique se fait sentir, et aux élections législatives du 14 septembre le Parti communiste est passé de 23 sièges à 77, au Reichstag. Mais plus stupéfiant encore est le ras de marée du national-socialisme, qui passe de 12 sièges à 107. Le parti d'Adolf Hitler devient le parti le plus important d'Allemagne, et lors de la

1. Elle reste continuellement verte.

nouvelle session parlementaire, les députés nationaux-socialistes se sont présentés en uniforme, bien que le port de l'uniforme soit interdit en Prusse.

En brousse, il est bon d'avoir de multiples compétences, et l'homme capable de faire face à toutes les situations est très recherché. À l'hôpital Schweitzer, celui qui ne sait pas planter un clou part avec un handicap certain. Si les médecins sont obligés de rester dans leur spécialité, le reste du personnel est livré à la polyvalence. Mathilde Kottmann, infirmière en chef, vient d'avoir avec le docteur une curieuse conversation :

« Dis-moi, Mathilde ! Il paraît que tu as des dons de faussaire.

– De faussaire ! Que voulez-vous dire ?

– Tu imites bien les écritures.

– J'aimais beaucoup le dessin, étant petite. »

Schweitzer pousse devant elle une feuille de papier sur laquelle il griffonne sa signature :

« Es-tu capable d'imiter ma signature ?

– Je ne me permettrais pas.

– Si, justement. Essaye. »

Timidement, Mathilde trempe la plume dans l'encrier et, en un tournemain, imite parfaitement la signature du patron. Schweitzer est stupéfait :

« Ben dis donc ! On s'y tromperait. Bon. Alors voilà ce que nous allons faire : nous recevons tant de courrier que je ne puis y donner ordre. Or, il faut répondre à tous. Alors tu vas m'aider. Tu répondras aux lettres courantes ; je ne ferai moi-même que les lettres officielles ou familiales.

– Je devrai imiter votre écriture ?

– Oui.

– Et je signerai ?

– Oui.

– Mais c'est un travail de faussaire !

– Je viens de te le dire. Tu as toute ma confiance. À nous deux, nous viendrons peut-être à bout du courrier.

– Mais, docteur, ce n'est pas…

– Oh ! je t'en prie ! Ne nous perdons pas dans ces considérations. Nos amis du bout du monde veulent de nos nouvelles, et ils ne feront pas faire des expertises graphologiques.

– Avec une simple machine à écrire, nous pourrions faire des lettres-types de remerciements, et…

– Non, non, non ! Ils veulent l'écriture du docteur Schweitzer. Ne les contrarions pas. »

C'est ainsi que Mathilde Kottmann devient le coauteur de la correspondance monumentale d'Albert Schweitzer.

Au cours des trois premiers trimestres 1930, l'hôpital a pratiqué 128 opérations, sans compter les petites interventions au bistouri. Il est mort sept opérés, mais trois d'entre eux avaient été amenés dans un état désespéré.

Pour le traitement des lépreux, l'hôpital emploie maintenant des spécialités comme l'antiléprol, l'alépol, l'hyrganol, qui procurent de bons résultats. Mais, dès que les malades se sentent un peu mieux, au lieu de suivre la cure, ils s'en vont et regagnent leur village, où ils rechutent évidemment. Contre la dysenterie amibienne on emploie le chlorhydrate d'émétine, le yatrène et l'allisatine, un produit tiré de l'ail. Malgré toutes ces spécialités qui offrent de nouvelles possibilités de soins, Schweitzer n'a pas pu sauver un de ses bons amis, le commandant Jules Salé, directeur de la Société du Haut-Ogooué. Celui-ci est arrivé à l'hôpital trop tard, avec une grave dysenterie qu'on n'a pas pu guérir.

> *En reconnaissance des soins, même inefficaces, que nous avons prodigués à son directeur, la Société du Haut-Ogooué nous a fait cadeau de cinquante tonneaux de ciment nécessaires à la construction du grand réservoir. En souvenir, nous avons gravé sur le réservoir le nom du commandant Salé.*

Deuxième dimanche de l'Avent. – Un garçon de 12 ou 13 ans est projeté sur la véranda par un superbe coup de pied au cul. Malgré cela, il rit de toutes ses dents. Schweitzer surgit derrière lui et se dresse comme un colosse. Ses cheveux retombent en touffes sur son front comme les branches d'un palmier. Il tonne, il pousse des grognements de fauve. Ses mots sont incompréhensibles ; il blâme sans doute, il fulmine contre le coupable, il gesticule tel Jupiter brandissant la foudre. Tout le monde pense que le ciel va s'effondrer… sauf le coupable, qui sait bien que tout sera oublié dans quelques minutes, lorsque le patron aura dégonflé sa colère. Schweitzer prend son élan pour un deuxième coup de pied, quand la cloche retentit :

« Ah ! fait l'enfant, le doigt levé. Le culte, docteur ! Le Seigneur est là ! »

Schweitzer pousse une expiration de buffle pour chasser son restant de courroux, et son visage redevient aussitôt serein.

Toute la communauté de l'hôpital est devant lui, et attend son pasteur.

« Vous savez, dit-il tranquillement, que dans trois semaines les chrétiens marqueront une grande fête. Cette fête s'appelle Noël et veut dire que Jésus, le roi des cœurs, est né. Et ces dimanches qui sont avant la fête de Noël, ces quatre dimanches, on les appelle des dimanches de l'Avent. Pendant ces dimanches, les chrétiens préparent leurs cœurs pour bien fêter Noël. Et ils réfléchissent : quel sens cela a-t-il que Jésus, le roi des cœurs, soit venu dans le monde ? Et vous aussi, qui êtes maintenant ici, avec les chrétiens, nous voulons que vous réfléchissiez ces dimanches-là à la venue de Jésus dans le monde.

« Nous savons que le roi des cœurs est venu pour créer le royaume de l'amour. Les rois, les empereurs, le président de la République, les ministres, les chefs, tous les grands hommes commandent d'autres hommes. Ils commandent et ils disent : "Si tu n'obéis pas, je te punis." Ils défendent que les gens tuent, ils défendent que les gens volent, ils commandent que les gens paient des impôts et bien d'autres choses encore. Mais est-ce que vous avez déjà vu un commandant ou un chef qui dit aux hommes d'aimer les autres hommes, de leur pardonner, d'être bons pour eux ? Non, jamais. Et pourtant, est-ce que les gens sont heureux dans un pays ou dans un village ou dans une famille s'ils ne sont pas bons les uns pour les autres, s'ils ne s'aiment pas les uns les autres ? C'est pour ça que Jésus, le roi des cœurs, est venu, qu'il gouverne les cœurs des hommes et qu'il a dit : "Je veux que vous vous aimiez les uns les autres."

« Les chefs, les administrateurs, ont chacun un petit pays où ils commandent. Quand ils vont plus loin et qu'ils ne sont plus dans leur pays, il n'y a plus personne qui leur obéit. Tandis que ce que Jésus a dit, tous les hommes du monde entier l'entendent. Les chefs, les commandants, les rois, on leur obéit seulement parce qu'ils ont des soldats. Si le commandant n'avait pas les miliciens pour crocher ceux qui ne payent pas leurs impôts, est-ce que vous paieriez l'impôt ? »

Rires et commentaires.

« Personne ne paierait l'impôt ! Même pas Mlle Mathilde ! Même pas Mlle Emma ! Même pas le docteur ! Même pas moi ! »

Cette fois, tout le monde s'esclaffe.

« Et partout on dirait : "On ne paie plus l'impôt parce qu'il n'y a plus de miliciens pour nous crocher !" Eh bien, Jésus n'a pas un seul milicien, et pourtant il y a des millions de gens partout dans le monde qui lui obéissent. Quand un chef, un commandant, un roi est mort, on ne lui obéit plus. Mais Jésus est mort depuis longtemps, longtemps. Il y a cent ans, et cent ans encore, cent ans et encore beaucoup d'années, et pourtant on lui obéit plus encore que quand il était vivant. »

Tous les auditeurs se regardent. Mais oui, tout le monde est d'accord. Les plus bavards sont muets. Ils attendent la suite. Schweitzer lève la tête, regarde le ciel, les arbres, les bâtiments, les hommes, lentement, tendrement. Puis il ajoute presque à mi-voix :

« Mon cœur obéit à Jésus. Vous en avez la preuve devant vos yeux. Qui est-ce qui a construit l'hôpital ? »

Tous les doigts se pointent sur lui :

« C'est toi ! clame la foule.

– Non ! Ce n'est pas le docteur qui a construit l'hôpital ! Il a seulement écouté la voix de Jésus qui lui a dit : "Il faut aimer les gens d'ici, il faut les soigner." Cet hôpital est donc un village du royaume de Jésus. Alors ! est-ce qu'il y a un roi des cœurs ? Est-ce que nous commençons à lui obéir ? Posez-vous cette question : "Est-ce que Jésus est le roi de mon cœur et est-ce que, par lui, je deviens un homme bon ?" Parce que, quand un homme donne son cœur à Jésus, il est heureux, il a la paix dans son cœur. Et quand il ne le donne pas, il est malheureux, il n'a pas la paix. Et je voudrais que vous tous, vous soyez heureux et que vous ayez la paix dans vos cœurs. Amen. »

22 mars 1931.

Aujourd'hui, dimanche avant les Rameaux, je me sens assez dispos pour me mettre à écrire. Nous sommes à la fin de l'été ; la chaleur est intolérable. Aux palmiers, devant ma fenêtre, aucune feuille ne bouge. De tous les coins de l'horizon montent des nuages annonçant une tornade pour ce soir. De l'autre rive, nous vient le bruit des tambours et des danses d'une cérémonie funèbre ; il ne cessera pas de toute la nuit.

Avec l'aide de M. Zuber, nous avons entrepris la nouvelle baraque des aliénés, car l'ancienne a dû être attribuée aux dysentériques. Elle renferme six cabanons bien aérés pour les indigènes et une chambre forte pour les Européens. Nous avons profité des connaissances de M. Zuber en matière de construction en ciment pour établir vers le bas de l'hôpital un grand réservoir de 70 mètres cubes destiné à recevoir l'eau de pluie des toits voisins. Nos Noirs maltraitent tellement la pompe qu'elle est la moitié du temps en réparation. Alors, il faut aller puiser l'eau au fleuve, ce qui n'est pas sans danger. Maintenant, nos pensionnaires n'ont qu'à tourner un robinet, et ils ne s'en font pas faute.

En chirurgie, nous avons surtout affaire à des gens attaqués par des fauves ou blessés par suite d'accidents sur les chantiers d'abattage. Nous avons réussi à sauver la vie de trois patients mal arrangés par des gorilles, et à deux autres qui avaient été surpris par des hippopotames. Pour sa première intervention chirurgicale, le docteur Meylander a eu à soigner une femme qui, à la pêche, avait posé le pied sur un crocodile, le prenant pour un tronc gisant dans la vase. Un autre homme nous a été amené avec de graves blessures à la tête faites par un léopard : nous avons pu le sauver. Quant aux accidents sur les chantiers, ils sont nombreux et souvent très graves.

Ce n'est pas toujours chose facile d'amener les malades à l'hôpital. M. Meylander en sait quelque chose. Il avait été appelé auprès d'une malade européenne sur un chantier, à 80 kilomètres d'ici. Il fallait absolument ramener la patiente à l'hôpital pour continuer les soins. Il devait franchir une rivière encombrée de billes qui attendent les hautes eaux pour être assemblées en trains de bois. Plusieurs fois, il a fallu hisser et tirer la pirogue et la malade par-dessus l'enchevêtrement des troncs glissants. Pour certains chantiers, les malades ont un jour de voyage et même plus avant de parvenir en eau libre.

Depuis quelques mois, l'hôpital possède une belle cloche fondue par maître Causar de Colmar. C'est à mon jour anniversaire, en 1926, que j'ai reçu des médecins et des infirmières les premiers dons destinés à cet objet. Maintenant, la cloche est suspendue dans un joli campanile de bois sur une hauteur plantée de palmiers, sur le chemin de l'hôpital à nos maisons d'habitation. On ne la sonne que pour le couvre-feu, à neuf heures du soir, et pour les cultes du dimanche matin. Elle ne doit servir que pour des actes religieux. Le commencement et la cessation du travail sont signalés par un gong. Le gong, c'est la voix du docteur, disent les indigènes; la cloche, c'est celle du bon Dieu. Quand je suis empêché de prêcher, Mlle Haussknecht me remplace. Le culte a lieu en plein air. Il faut fréquemment élever la voix pour dominer le vacarme des centaines d'oiseaux tisserands qui nichent dans les palmiers voisins. Pour parler, je me place debout sous le grand avant-toit d'une des cases de malades, au milieu des auditeurs qui s'y sont installés. Lorsque je fais la prière finale, que mes traducteurs retransmettent phrase après phrase, mes auditeurs joignent les mains, bon nombre pour la première fois de leur vie. J'espère qu'ainsi les indigènes des contrées reculées emporteront avec eux dans leurs lointains villages, quelques bribes de l'Évangile de Jésus et l'y feront connaître[1].

6 mai 1931. – C'est aujourd'hui, au bois de Vincennes, à Paris, qu'est inaugurée l'Exposition coloniale. Le président de la République, Gaston Doumergue, la poitrine barrée du grand cordon de la Légion d'honneur, quitte le palais de l'Élysée en voiture découverte,

1. *Lettres de l'hôpital du Dr Albert Schweitzer à Lambaréné*, n° 2, *Pentecôte 1931*.

en compagnie du maréchal Lyautey. Le gouvernement tient à honorer celui qui a tant fait pour l'œuvre coloniale française et le prestige de l'empire. Des détachements de troupes indigènes présentent les armes devant les pavillons. Le ministre des Colonies, Paul Reynaud, rappelle dans son discours la vocation coloniale de la France[1].

Dans l'enceinte même de l'Exposition, à la « cité des informations », est inaugurée une nouvelle station radiophonique qui diffusera sur ondes courtes. La direction de cette entreprise ambitieuse a été confiée à un ancien colonial, un des pionniers du journalisme radiophonique, Julien Maigret. Répondant lui-même à des confrères à propos de sa vocation, il a déclaré : « J'ai passé une partie de ma vie en Afrique, en pleine brousse. En ce temps-là on restait de longs mois sans nouvelles du reste du monde, et le cafard rongeait tout doucement les cerveaux faibles. C'est pourquoi, m'étant toqué de TSF, faisant partie de cette équipe qui fonda le premier journal radiophonique, celui de la tour Eiffel, j'étais hanté par la nécessité de créer au plus tôt une station qui serait entendue de tous nos compatriotes établis outre-mer, qui les renseignerait, les distrairait, les maintiendrait en communion avec la mère patrie. »

C'est en toute bonne conscience qu'un pays comme la France mène son œuvre coloniale. Le « colonialisme » n'a pas encore pris sa coloration péjorative, en 1931. N'oublions pas que la conférence de Berlin[2] qui fut à l'origine du grand élan colonial s'ouvrit avec les nobles intentions de soustraire le continent africain à l'esclavage et de lui apporter la civilisation. L'Exposition coloniale a pour vocation de montrer au monde la grandeur, le rayonnement, l'humanisme de la France, protégeant, aidant les peuples moins favorisés à sortir de l'ornière, tout en tirant les avantages économiques d'une présence qui s'impose. Plus tard, lorsque l'heure des critiques, des reproches, des griefs, des accusations arrivera pour un Albert Schweitzer en pleine gloire, son jugement sur les relations entre les hommes blancs et noirs aura évolué. Avant de connaître le continent africain, sa position était intransigeante :

> *À quoi pensent nos gouvernements et nos peuples lorsqu'ils regardent vers l'outre-mer ? À des pays qu'ils prendront soi-disant sous leur protection souveraine ou qu'ils attireront à eux d'une façon ou d'une*

1. Cf. les journaux de l'époque.
2. 1885.

autre, afin d'en tirer le plus grand profit. Nos États, nos États si fiers de leur haute civilisation, s'en défont là-bas : ils ne sont plus que des rapaces.

Ah ! la belle civilisation qui sait parler en termes si édifiants de dignité humaine et de droits de l'homme et qui en même temps bafoue et foule aux pieds la dignité humaine et les droits de l'homme chez des millions d'êtres, dont le seul tort est de vivre au-delà des mers, d'avoir une autre couleur de peau et de ne pas pouvoir se tirer d'affaire tout seuls [1].

Vingt ans plus tard, son jugement est plus nuancé ; les réalités ont modelé l'idéologie :

Existe-t-il réellement des problèmes sociaux dans la forêt vierge ? Il suffit d'écouter la conversation de deux Blancs, dans ce pays, pour constater qu'ils ne manqueront pas de discuter le plus difficile de ces problèmes, celui de la main-d'œuvre. On s'imagine volontiers en Europe que, chez les peuples primitifs, on trouve autant de travailleurs qu'on veut pour un salaire très modéré. C'est le contraire qui se produit. Le recrutement des ouvriers ne présente nulle part autant de difficultés que dans ces milieux ; nulle part, non plus, on ne les paie aussi cher, proportionnellement au travail fourni. On attribue cet état de choses à la paresse des primitifs. Mais le primitif est-il réellement paresseux ? Quiconque a vu les habitants d'un village indigène défricher un coin de forêt pour y établir une plantation nouvelle sait qu'ils sont capables de travailler pendant plusieurs semaines avec un zèle et une application soutenus. Pour moi, je ne me sens plus le droit de parler sans réserve de la paresse des primitifs, depuis que quinze indigènes ont, durant trente-deux heures, remonté le fleuve en pagayant presque sans interruption, pour m'amener un Blanc gravement malade. L'indigène travaille donc assidûment à l'occasion ; mais il ne travaille que dans la mesure où les circonstances l'exigent. L'indigène n'est pas paresseux ; c'est un homme libre. C'est ainsi que je philosophe devant vous, après avoir toute la journée posé des toits de tôle ondulée et m'être énervé contre les ouvriers noirs. J'appelle leur philosophie « la paresse pratiquée comme une science » ou encore « la mystique de la fainéantise ». Mais au fond, n'ont-ils pas raison [2] *?*

Comme tous les Blancs, Albert Schweitzer a englobé dans sa philosophie postafricaine pas mal d'idées reçues à propos des coutumes des indigènes, jusqu'au moment où, vivant avec eux, il a modifié son jugement devant les réalités.

En cette année 1931, pensant peut-être que l'essentiel de son œuvre est accompli, Albert Schweitzer tente de résumer son parcours et sa

1. Sermon pour la fête des Missions en 1905.
2. Lettre à Oskar Kraus, 18 novembre 1925.

philosophie dans un livre intitulée *Ma vie et ma pensée*. Ce problème de la colonisation le hante :

> *Le tragique, c'est que les intérêts de la colonisation et ceux de la civilisation ne vont pas toujours de pair. Il sont, au contraire, bien souvent antagonistes. Le mieux serait que les peuples primitifs vivent autant que possible à l'écart du commerce mondial et, sous une administration judicieuse, passent lentement de l'état de nomades ou de semi-nomades à celui de cultivateurs et artisans sédentaires. Mais une telle transformation est impossible du fait que ces peuples eux-mêmes veulent gagner de l'argent en échange de leurs livraisons au commerce mondial, tandis que celui-ci ne veut pas renoncer à obtenir d'eux des produits naturels en échange de marchandises fabriquées. D'où la difficulté de poursuivre une colonisation qui soit en même temps une réelle civilisation. La richesse pour ces peuples consisterait à pouvoir produire eux-mêmes par leurs cultures et leurs métiers l'essentiel de ce qui est nécessaire à leur existence. Ils ne pensent, au contraire, qu'à livrer ce dont le commerce mondial a besoin et dont ils obtiennent un bon prix. Avec l'argent gagné, ils acquièrent des produits manufacturés et des vivres, compromettant ainsi l'essor de l'artisanat local et même l'état de leur agriculture. Coloniser dans le sens de la civilisation serait donc s'efforcer d'obtenir que parmi les populations primitives et semi-primitives ainsi menacées, on n'emploie au service de l'exportation que la main-d'œuvre dont les métiers indigènes et l'agriculture peuvent se passer. Moins la colonie est peuplée, plus il est difficile de faire concorder les intérêts du développement prospère du pays et ceux du commerce mondial. L'accroissement de l'exportation ne prouve pas toujours que la colonie soit en progrès, mais peut vouloir dire, au contraire, qu'elle va vers sa ruine…*
>
> *Le malheur de toutes les colonies, c'est que les indigènes qui fréquentent l'école sont la plupart du temps perdus pour l'agriculture et le travail manuel. Au lieu d'aider au développement de l'une et de l'autre, le déclassement crée des conditions économiques et sociales tout à fait défectueuses.*
>
> *Tels qu'ils se sont noués, les problèmes de la colonisation ne pourront être réglés politiquement. Quelque chose de nouveau doit survenir, qu'hommes blancs et hommes de couleur se rencontrent dans l'esprit de l'éthique. Alors seulement, la compréhension, de part et d'autre, sera possible. C'est en travaillant à la création de cet état d'esprit que l'on pratiquera vraiment une politique mondiale qui ouvre l'avenir.*

Il conclut :

> *Je considère avec calme et humilité le travail à venir, afin d'être prêt à y renoncer un jour, s'il le faut, mais, actifs ou souffrants, nous devons faire preuve du courage de ceux qui ont lutté et sont parvenus à cette paix qui surpasse toute connaissance.*

Lorsque Albert Schweitzer achève *Ma vie et ma pensée*, en mars 1931, il n'en est qu'à la moitié de son parcours africain.

En saison des pluies, les crues de l'Ogooué peuvent faire monter le niveau d'eau de plusieurs mètres. Les bas quartiers et les villages riverains sont alors inondés et parfois même les factoreries, et les bâtiments administratifs se mouillent les pieds.

L'épuisement des ressources locales d'ivoire, de caoutchouc, ainsi que la fondation de N'Djolé avaient remis en question la situation économique de Lambaréné. Mais vers 1920, au moment du rush sur l'okoumé, Lambaréné redevint une zone très prospère. Les factoreries s'installèrent de nouveau et les hommes abandonnèrent leurs plantations pour aller travailler dans les chantiers de bois.

L'un des cadres de la SHO[1], un certain Pujol, entretient toujours des relations amicales avec l'hôpital Schweitzer. L'histoire de Pujol mérite une parenthèse.

À la guerre de 1914-1918, Pujol avait servi dans les transmissions et s'était intéressé à cette invention naissante qui allait devenir la radiodiffusion. À la démobilisation, la perspective d'une existence paisible et sans relief ne l'enthousiasmant pas, il s'engagea à la SHO, qui régnait sur l'exploitation du bois de la forêt gabonaise. Il débarqua donc à Port-Gentil avec un maigre bagage dans lequel se trouvait une petite caisse bien cadenassée contenant sa TSF. C'était un récepteur radio, système Lucien Lévy, avec son cadre en croix de collecteur d'ondes, sans amplification. La portée était très faible (quelques kilomètres en terrain favorable). Que pouvait-il donc espérer en pleine forêt équatoriale ? Rien. Il le savait, mais il ne se séparait pas de son jouet. Les faibles crachotements qu'il entendait dans son casque, en orientant l'antenne, le confortaient dans l'idée qu'un jour un émetteur plus puissant se ferait clairement entendre. Et, faute de pouvoir écouter, Pujol se faisait envoyer de France tous les catalogues spécialisés. Dès qu'apparurent les postes à lampes alimentés par accus, Pujol commanda le récepteur radio Berrens, système Abelé, à bobines interchangeables dans la bande des 19 à 150 mètres. Dès qu'un nouveau modèle sortait, il l'achetait ; c'était son luxe. Il émerveilla la mission en exhibant le récepteur trois lampes John Brown et son haut-parleur avec chambre de compression. À ces objets magnifiques il ne manquait que… le son ! En tendant bien l'oreille, on soupçonnait que quelqu'un parlait ou

1. Société du Haut-Ogooué (exploitation forestière).

chantait, mais les grésillements, le souffle, la friture, couvraient tout et les diverses orientations du cadre mobile n'arrangeaient rien. La radiodiffusion n'était pas encore prête à pénétrer dans la forêt vierge. Les railleurs ne manquaient pas de gloser sur ces beaux objets inutiles, jusqu'au jour où… sur un modèle Ducretet sept lampes « ultraperfectionné », Pujol entendit – oh ! très faiblement – une musique qui ne venait pas de la forêt, ni d'un phonographe ; la musique sortait de son récepteur. Et elle fut suivie d'une annonce imperceptible mais bien nette : « Mesdames, messieurs, vous venez d'entendre… » Le reste se perdit, mais Pujol était payé de sa constance. Il entendait la radio de Paris en forêt équatoriale ! À partir de ce jour, il fit venir à Lambaréné les modèles les plus récents. Et il devint ainsi l'informateur le plus rapide et le plus sûr de la région. Ce qui était annoncé par les journaux avec des semaines de retard arrivait à présent en quelques heures. La nouvelle se répandit sur le fleuve, et toute information officielle était scellée par « le poste de Pujol a dit que… ». En 1926-1927, alors que la mission catholique avait également son poste récepteur, la source Pujol resta la référence.

Aujourd'hui, 6 mai 1931, est un grand jour. Pujol a astiqué l'ébénisterie de son radiorécepteur Philips quatre lampes à amplification directe, dit « boîte à jambon ». Il a aménagé sa salle à manger en salon d'écoute avec une dizaine de chaises sur lesquelles se trouvent quelques personnalités de Lambaréné. Le moment est solennel. « À 15 heures GMT », rabâche le speaker depuis plusieurs jours. Et il est 15 heures. Plus personne ne bouge.

Soudain, le chant d'un coq sort du haut-parleur, clair, tonitruant. Et une voix d'homme enchaîne : « Ici le Poste colonial de l'État français. »

Comme si l'on y était ! On va assister à l'inauguration de l'Exposition coloniale qui s'ouvre à Paris, au bois de Vincennes, en présence du président de la République, M. Gaston Doumergue, et du maréchal Lyautey.

Les auditeurs de Lambaréné sont cloués sur leur chaise. Lyautey leur parle, à eux qui sont au fond de l'Afrique ! C'est pour eux que vient d'être créée cette station de radiodiffusion à ondes courtes, « le Poste colonial ». Désormais, le lien quotidien est établi.

Juin 1931. – Depuis quelques semaines, l'hôpital bénéficie d'un renfort sérieux, puisque sont arrivés à Lambaréné le docteur Pieter Van der Elst et sa femme, ainsi que Mlles Emmy Hopf, Émilie Spoerri et Marthe Winkelnn.

« Cela donnera à Anna la possibilité de souffler un peu, dit Schweitzer à Emma. Depuis son arrivée, en décembre 1929, elle n'a pas dételé. Je me suis reposé entièrement sur elle pour la médecine. Elle devrait changer un peu de décor.

– Vous voulez l'envoyer en France ?

– Non. J'ai mieux pour elle ; et pour toi aussi, Emma.

– Moi ? Mais je...

– Tu es là depuis quand ?

– Depuis octobre 1925.

– Et tu ne t'es guère arrêtée depuis, toi non plus. Alors voilà ce que j'ai décidé. Tu sais qu'il nous vient pas mal de malades du sud. Ils arrivent par la rivière N'Gounié. Pas facile. La N'Gounié est navigable sur son cours inférieur, sur 120 kilomètres environ, par ici, viens voir ! »

Il se penche sur une carte qu'il a déjà annotée.

« Le cours supérieur est aussi navigable... toute cette partie, 150 kilomètres à peu près. Mais ici, entre les deux, il y a un barrage : une grande cataracte et des rapides, sur environ 30 kilomètres.

– Pourquoi me racontez-vous cela, docteur ?

– Parce que les malades ont beaucoup de peine à venir à nous. Alors, c'est nous qui allons aller à eux.

– Tiens donc ! Vous allez partir en expédition ?

– Pas moi. Toi.

– Moi ?

– Pas toute seule ; le docteur Anna Schmitz t'accompagnera. Ça lui fera faire de l'exercice.

– Vous plaisantez.

– Pas du tout. Nous allons monter une expédition dont tu seras le chef. La saison la plus favorable est la saison sèche, car le nombre de nos malades hospitalisés diminue. On peut donc se passer de vous pendant six à sept semaines.

– Six à sept semaines ?

– Il faut bien ça pour explorer cette région entre la N'Gounié et la mer, et pour revenir par l'autre rive.

– Mais vous me prenez pour Du Chaillu, Brazza ou Stanley !

– Je te prends pour ce que tu es : un chef de mission. Tu vas aller voir les malades du Sud. Il faut chercher des porteurs ; ceux d'ici ne valent rien. Il te faut des gens sûrs, connaissant les dialectes des régions que vous allez traverser. Je vais annoncer cela à Anna. Dès lundi vous pourrez commencer vos préparatifs. Vingt-cinq kilos par porteur. Les médicaments, les instruments, les objets, les pansements, en trois charges. Les provisions, trois charges aussi. Les lits de camp, les couvertures, deux. Tu prendras vingt-cinq kilos de sel pour les échanges et quinze kilos de riz de réserve. Dix porteurs suffiront.

– Une question, docteur.

– Je t'écoute.

– Pourquoi, pour entrer en contact avec ces populations inconnues, sur un terrain aussi difficile, aussi dangereux, choisissez-vous deux femmes ?

– Parce que vous représentez la bonté féminine alliée au savoir masculin. N'as-tu pas remarqué que les malades préfèrent vos soins aux nôtres ?

– Les malades d'ici, peut-être, mais là-bas... il se peut que les "sociétés de la marmite[1]" nous préfèrent au court-bouillon.

– Tu as peur ?

– J'ai surtout peur de ne pas remplir ma mission et de ne pas savoir approcher ces tribus, de ne pas savoir parler aux porteurs, de ne...

– Tu es une organisatrice, Emma, et tout le monde te respecte. Sans poudre et sans fusil, tu sauras mener cette expédition mieux qu'un homme. C'est toi que j'ai choisie. »

Albert Schweitzer n'est ni inconscient ni mal informé. Il connaît la situation sanitaire en A-ÉF. Il sait aussi qu'une lutte existe contre la maladie du sommeil, depuis une dizaine années ; un combat dérisoire. Les secteurs de prophylaxie sont trop vastes, le personnel trop réduit. Jusqu'ici, les médecins des troupes coloniales ont seuls assuré ce service, parce que les offres du gouverneur général paraissent misérables à des médecins civils français. Le travail est ingrat, épuisant, sans résultats encourageants. Les équipes mobiles de dépistage fouillent tel secteur une fois par an. Mais ces équipes n'assurent pas que la prophylaxie et le traitement de la maladie du sommeil. À côté de cette activité, elles poursuivent constamment une œuvre d'assistance médicale générale, et même parfois des actes chirurgicaux simples ; une assistance médicale « foraine », celle qui permet non pas d'attendre le malade, mais de le traquer, de le trouver jusque dans les coins plus reculés de la forêt. Ces médecins inconnus existent, ce qui n'obscurcit en rien l'action lumineuse mais plus sédentaire d'Albert Schweitzer.

1. Les cannibales.

C'est peut-être pour juger de l'état sanitaire de sa région, zone de forêt dense et montagneuse, que Schweitzer lance son « commando féminin ».

Emma Haussknecht, elle, n'est guère enthousiasmée. Ces décisions unilatérales, quelque peu militaires, annoncées sur un ton tudesque, ne sont pas ce qu'il y a de plus plaisant dans la personnalité de Schweitzer. Il est pourtant persuadé que non seulement son idée de tournée médicale est bonne, mais que les deux femmes désignées sont ravies. En fait, lorsque, le 29 juin 1931, Anna et Emma se mettent en marche, elles ne savent pas ce qui les attend.

Les ravages que fait la maladie du sommeil dans les régions où elle s'est installée tiennent du prodige. Des villages entiers sont décimés en l'espace de trois ou quatre ans. La mortalité dans les villages en aval de Lambaréné augmente dans des proportions effrayantes.

C'est en fonction du constat établi par Emma et Anna qu'une campagne de soins pourra peut-être être lancée dans cette région.

CHAPITRE XI

Comment les soignantes deviennent exploratrices

Dès les premiers jours de juillet, le grand canot à moteur de Pujol conduit l'expédition jusqu'à l'extrémité méridionale du lac Oghemmoué. Ensuite, les porteurs prennent leur caisse sur le dos et... *le pied la route*[1] !

Pendant toute une semaine, les voyageuses évoluent dans les marécages et la forêt vierge. C'est à peine si l'on distingue la piste ; elles pataugent jusqu'aux genoux dans une boue noire. Le soir, les porteurs font de grands feux pour éloigner les bêtes sauvages. Les deux femmes n'ont plus la force de parler. Le journal d'Emma est explicite :

> *Nous trouvons de pauvres petits villages à demi déserts, avec des huttes basses construites en bambou. Les indigènes craintifs s'enfuient à notre approche. Parfois, nous nous glissons en rampant dans les cases pour vérifier s'il ne s'y trouve pas des gens gravement atteints. Nous sommes profondément impressionnées par la misère, la saleté, l'abandon de ces êtres.*
>
> *Dans la forêt, nous apercevons souvent des traces d'éléphants ; celles des léopards nous causent quelque frayeur. Un matin, nous entendons tout près dans le fourré un craquement sec comme un coup de feu.*
>
> *« Qu'est-ce que c'est ? dis-je à un porteur.*
>
> *– C'est "lui", répond-il tranquillement.*
>
> *– Qui "lui" ?*
>
> *– L'éléphant. Il vient de briser un arbre pour se régaler avec les feuilles. »*
>
> [...] *Quand il n'y a pas dans un village de case destinée aux Européens de passage, nous couchons dans la case des fétiches. Ces cases sont des*

1. Expression populaire pour « aller à pied ».

sortes de salles communes ouvertes sur un côté. On y tient des assemblées et on y fait des danses en l'honneur des fétiches[1].

[...]

Généralement, la nouvelle de notre arrivée nous a devancées. Comment cela se fait, je ne saurais le dire. Fréquemment des villages entiers arrivent en bande, conduits par leur chef, en chantant et en claquant des mains à l'endroit où nous faisons halte. Les gens en santé sont priés de se tenir à l'écart, et les malades passent à la file devant la caisse de médicaments. Par l'entremise d'un interprète, ils nous expliquent de quoi ils souffrent et nous leur remettons le remède avec l'indication du mode d'emploi.

[...]

Une femme souffre d'un gros abcès à l'aisselle, mûr pour l'incision. Mais son mari, à côté d'elle, ne lui permet pas de s'approcher. Il déclare péremptoirement : « C'est moi qui soigne ma femme. » Nous n'avons pu intervenir.

[...]

Quand il se présente des patients dont l'état nécessiterait une opération, nous leur donnons notre diagnostic par écrit et nous les engageons à venir se faire soigner à Lambaréné. Cette pièce leur donne l'assurance qu'ils seront bien reçus et elle leur sert en même temps de certificat auprès de l'administrateur quand ils vont demander l'autorisation de s'absenter.

[...]

Le 7 juillet au soir, nous atteignons Bongo. Nous logeons chez l'administrateur. Notre cuisinier obtient la permission de cuire là quelques pains pour les jours suivants. L'administrateur nous donne un guide pour nous conduire jusqu'à Tchibanga. Nous le mettons en tête de la colonne, mais bientôt nous nous apercevons qu'au lieu de nous amener vers le sud-est, il se dirige vers le nord-est. Après deux jours de marche dans une contrée montagneuse, nous nous trouvons à Tchenghé-N'Goussou. À dessein notre guide nous a fait faire ce grand détour parce qu'il désirait visiter sa famille qui habite ici.

[...]

Le 15 juillet au soir, un indigène annonce à l'administrateur de Tchibanga que deux dames blanches, seules et à pied, parcourent le pays en soignant les malades. On ne le croit pas, on tient la chose pour invraisemblable. Il s'entend dire qu'il rêve, qu'il a trop bu de vin de palme. Bientôt l'événement le justifie complètement.

[...]

Les villages sont souvent à trois ou quatre heures de marche les uns des autres. Nous tirons notre eau potable de mares plus ou moins fangeuses, et nous la faisons consciencieusement bouillir. Les Noirs n'ont pas besoin de prendre cette précaution.

[...]

Partout c'est le même étonnement en voyant deux femmes blanches seules en forêt.

---

1. Visiblement, Emma n'a pas entendu parler du rituel du Bwiti, et de son « temple » villageois, le mbandja.

« Où sont les hommes blancs qui vous accompagnent ?
– Il n'y a pas d'hommes blancs.
– Vous n'avez pas de fusils ?
– Non.
– Et vous n'avez pas peur ?
– Non. Nous venons de l'hôpital de Lambaréné pour soigner les malades. »

[…]

Nous atteignons le point le plus méridional de notre randonnée. La steppe est plongée dans une vapeur d'un violet mat, tandis que la nuit descend lentement. À l'ouest rougeoient les feux de la prairie, à l'est se dresse la silhouette des hautes montagnes vers lesquelles nous nous dirigeons. […]

Un chef de village, pour nous dissuader d'aller plus loin dans sa région, nous dit qu'il y a beaucoup de léopards. Nous manifestons le désir d'en acheter une peau. Mais Zengui, l'un de nos porteurs, nous dit : « Ces léopards n'ont pas de fourrure. Ce qu'on redoute ici, ce ne sont pas les léopards, mais les hommes qui sont comme des léopards. »

Les hommes-léopards appartiennent à ces sociétés secrètes subversives et criminelles qui, selon les régions, sont aussi dénommées hommes-panthères, hommes-caïmans, hommes-crocodiles, hommes-babouins.

Au moment de cette expédition féminine en pays tsogo, les collaboratrices d'Albert Schweitzer ignorent que de telles pratiques existent encore ; si elles en avaient eu connaissance, elles auraient pris le sentier du retour avec quelque appréhension.

À deux jours de marche de Divegni, nous atteignons le cours supérieur de la N'Gounié. La rivière se précipite en un torrent qui se brise parmi les rochers, entre deux rives boisées. Le courant est trop fort pour être franchi à gué. On a tendu d'une rive à l'autre, haut dans les airs, un pont suspendu fait de lianes tressées et long d'environ 25 mètres.

[…]

Encore trois jours de marche et nous atteignons M'Bigou, village situé à 700 mètres d'altitude et siège d'un administrateur. De toute la journée le brouillard ne se lève pas. Aux consultations, nous avons surtout des cas d'ulcères, de pian, de rhumatismes, de maladie de cœur, d'entérite, d'affections cutanées, des dents cariées et des pneumonies ; quelques lépreux aussi et quelques aliénés. On nous apporte les malades à dos d'homme.

[…]

Dans ces montagnes, nous rencontrons aussi la tribu des Bambingus, des Pygmées qui constituent sans doute la population primitive de la contrée. Ils sont encore nomades, ne font pas de plantations et vivent exclusivement de viande. Ils sont de petite taille mais admirablement proportionnés. Beaucoup sont atteints d'ulcères phagédéniques.

[…]

Nos gens ne pagaient que mollement, mais nous ne les poussons guère ; ils sont fatigués et le courant assez fort nous entraîne à une vitesse suffisante. Nous mettons un jour et demi pour parcourir les 130 kilomètres. Le 23 août, vers midi, nous entrons dans l'Ogooué. Dans deux heures, nous serons à Lambaréné. D'après notre estimation, nous avons parcouru en ces huit semaines environ 800 kilomètres à pied et plus de 300 par voie fluviale. Nous avons visité deux cents villages et soigné de très nombreux malades. Cette tournée a été plus fructueuse que nous ne l'espérions.

Penchés sur la carte et suivant le périple des deux femmes, les Européens de Lambaréné s'extasient. Mais Emma tient à éclaircir un point :

« Pouvez-vous nous dire, docteur, pourquoi exactement vous nous avez envoyées là-bas ? »

Schweitzer ne répond pas tout de suite.

« Pour élargir notre horizon, dit-il enfin. Vous avez fait franchir une étape supplémentaire à notre œuvre. Pour soulager la souffrance, nous l'attendions ici ; nous savons désormais que nous pouvons aller à sa rencontre. Puissions-nous être bientôt plusieurs médecins envoyés aux quatre coins de l'horizon par la confrérie de ceux que la douleur a marqués de son sceau[1]. »

La plupart des malades arrivent en pirogue. Ils viennent accompagnés de parents ou d'amis qui restent avec eux pour les ramener au village après leur guérison. Schweitzer exige que ces accompagnants, qui occupent le village-hôpital, rendent service à la communauté, mais quand on a besoin d'eux, ils se débrouillent pour se trouver ailleurs et éviter la corvée.

L'après-midi du samedi est consacré au grand nettoyage, à l'intérieur et à l'extérieur des cases. Pour cette opération, toutes les femmes valides sont requises. Le commandement de la troupe est confié à la plus jeune des infirmières, Dominique ; un des plus anciens infirmiers indigènes est son adjoint. Quand les cases et les rues de l'hôpital ont été nettoyées, on forme des équipes qui doivent ramasser toutes les bouteilles, boîtes en fer-blanc et débris de vaisselle jetés dans l'herbe. Le spectacle rappelle le tableau des *Glaneuses* de Millet. D'où viennent tous ces

1. « Schweitzer peut être considéré comme un des précurseurs de l'action humanitaire. Il n'était ni le premier ni le seul médecin à avoir été ainsi entraîné par ce devoir de solidarité humaine, au-delà des frontières, envers les plus déshérités, mais sa célébrité associée à son réel charisme font sans doute qu'il a été le principal de ces précurseurs. » (Pierre Lassus, *Albert Schweitzer*.)

détritus? Les indigènes reçoivent des boîtes de lait, des bidons dont ils se servent pour toucher leur ration d'huile de palme, pour faire la cuisine et pour boire. Quand ils n'en font plus usage, ils les jettent n'importe où. L'eau de pluie s'accumule dans les récipients, qui deviennent des lieux excellents pour l'éclosion des larves de moustiques. La chasse aux boîtes et aux bouteilles est donc un des moyens de défense les plus efficaces contre le paludisme.

Comme un chien de berger, Dominique tourne autour du troupeau de femmes, faute de quoi l'infirmière qui commande le grand nettoyage les verrait disparaître l'une après l'autre et risquerait fort de rester seule sur le théâtre des opérations. Les détritus ramassés remplissent plusieurs caisses que l'on charge sur des pirogues pour aller les plonger au milieu du fleuve.

Les indigènes comprennent mal pourquoi les Blancs tiennent tant à la propreté des alentours et des habitations. Il est difficile de les convaincre que ces tas d'immondices sont une des causes principales des fièvres dont ils souffrent.

Le comportement de Schweitzer vis-à-vis des autochtones peut sembler quelque peu régalien. Les pensionnaires de l'hôpital ne marchent pas à la cravache, mais essuient pas mal de rebuffades, encaissent quelques engueulades. Cependant pour créer une œuvre pareille dans des conditions aussi difficiles, il est impossible de travailler dans la dentelle et la courtoisie permanentes; seuls les résultats comptent. On ne survit pas en forêt équatoriale avec de bons sentiments. Albert Schweitzer répète : « En Afrique, cela marche tant que l'on s'en occupe. » Il faut être l'œil et la loi; ou alors, on laisse tomber. Et Albert Schweitzer ne veut pas laisser tomber. Il y a encore en forêt des milliers de gens à sauver... même à coups de pied au cul!

Ce soir, alors que la pirogue chargée de marchandises périssables glisse le long de la rive, la tornade s'approche. Les premières gouttes commencent à tomber, énormes, chaudes.

« Recouvrez les paquets avec la bâche! Vite! »

Le ciel s'obscurcit et, en deux minutes, c'est la nuit. Les éclairs jettent des traits de feu qui se reflètent sur le fleuve.

« Plus près de la rive! Passez sous les palmiers! Dépêchez-vous! »

La pirogue louvoie, hésite, accroche une butte de sable. Schweitzer explose :

« Maladroits! Allez! sautez à l'eau! dégagez la pirogue! »

En arrivant au débarcadère, Schweitzer doit encore tempêter, menacer, lancer quelques bourrades amicales pour activer la manœuvre.

« Hep ! hep ! Ne foutez pas le camp en laissant les paquets sur le ponton ! Il faut monter tout ça ! en vitesse ! bandes de fainéants ! »

Les indigènes rient. Ils aiment bien les fausses colères du Grand Docteur. Schweitzer, c'est le père, le vieux, le chef de village. On accepte tout de lui ; on attend tout aussi.

Ce matin, un vieux qui n'est pas de la tribu d'un opéré a aidé pourtant celui-ci et s'est montré très serviable. Schweitzer qui observait la scène n'en revient pas :

« Toi qui es si gentil, tu dois être son ami.

– Pas du tout, a répondu le vieux, je fais ça pour le bon Dieu. »

Schweitzer a eu les larmes aux yeux.

Régulièrement, le samedi après-midi, il y a concert. Le patron se met au piano à pédalier d'orgue, et on écoute Bach, Händel ou Wagner. Il arrive que certains collaborateurs réclament des précisions, non pas sur la technique de l'orgue ou les subtilités des cantates de Bach, mais sur la vie des grands musiciens sur laquelle Schweitzer s'est longuement penché : Händel, Bach, personnages mythiques, ont-ils eu une vie d'humains ? Quel était le caractère de ces grands hommes ? Quel fut le destin de chacun ?

Et Schweitzer raconte, inlassablement :

« Quelle différence entre l'existence de Bach et celle de Händel ! Händel était déjà un virtuose et un compositeur admiré, alors que Bach, son égal en âge, n'était qu'un simple violoniste obscur de l'orchestre ducal de Weimar ; Händel se faisait entendre devant Buxtehude, alors que Bach, un an plus tard, venait écouter avec le respect et la curiosité de l'élève désireux d'apprendre d'un tel maître ; Händel se faisait applaudir en Italie, Bach était organiste dans une petite ville d'Allemagne. Händel vivait à la cour d'Angleterre et avait à sa disposition des orchestres, des chœurs et des solistes de choix ; Bach était maître d'école et n'avait que des écoliers pour exécuter ses œuvres. *Le Messie* eut un succès retentissant ; personne n'avait parlé de *La Passion selon saint Matthieu*. Händel fut enterré dans l'abbaye de Westminster ; l'on est réduit à des conjectures sur le lieu où reposent les restes du cantor de Leipzig. Et pourtant, de ces deux destinées, laquelle préférons-nous ? celle de Händel qui se méprit plus de vingt ans sur sa véritable vocation et chercha dans l'opéra la gloire qu'il devait trouver dans l'oratorio, ou celle de Bach qui d'emblée découvrit la voie où il devait s'avancer avec tant de sûreté et avec tant de sécurité ? »

23 décembre 1931. – Les premières grosses pluies ne sont tombées qu'en octobre, et voilà qu'il fait de nouveau insupportablement chaud. Les Blancs de Lambaréné se demandent comment ils pourront résister à la grande chaleur huit mois durant, et l'arrivée des hirondelles les fait penser à ceux qui, en Europe, affrontent les froidures de l'hiver. Veinards !

« Raconte-moi le froid, docteur, dit un malade estropié par un éléphantiasis.

– Oh ! Chez moi, certains hivers, il fait tellement froid que nous sommes nous-mêmes gelés – comme la glace. Les mains sont raides. On ne peut pas travailler.

– C'est bien, ça !

– Non. Il faut se réchauffer toute la journée, et ça coûte cher.

– Vraiment ? Tu prends pas le bois dans la forêt ?

– Mais il n'y a pas des forêts comme ici, et il est interdit de ramasser du bois.

– Ohh ! fait le malade incrédule. Et le sapin, là ?

– Pour la Noël seulement, et pas pour faire du feu. »

Pour l'instant, le sapin de Noël que les deux hommes ont sous les yeux est un petit palmier décoré de papiers de couleur et de bougies. Un sentiment de nostalgie submerge le médecin ; il songe aux forêts vosgiennes enneigées et aux champs endormis sous leur manteau blanc. Sous le soleil des tropiques, la nature n'a aucun temps de repos ; les hommes qui vivent ici ne connaissent pas le recueillement. Si les Blancs se fatiguent dans ces pays d'Afrique bien plus qu'en Europe, cela ne s'explique pas seulement par la chaleur qui les accable, mais aussi parce qu'ils se trouvent plongés dans la vie d'une nature exubérante, jamais en sommeil.

L'hôpital Schweitzer s'est acquis une grande réputation en matière chirurgicale, grâce à l'art des docteurs Lauterburg, Mündler, Hediger et Stalder, ainsi que de Mlle Schnabel et de Mlle Schmitz. Ils ont vu arriver d'un coup, pour se faire opérer, six autochtones atteints de tumeurs d'éléphantiasis et venant de la contrée de Koula-Moutou, à cinq cents kilomètres de Lambaréné. Ils avaient cheminé un mois et demi, tantôt à pied, tantôt en pirogue. Leurs tumeurs étaient si énormes qu'ils ne marchaient qu'à petits pas. « Faites-nous une belle opération, dirent-ils à leur arrivée ; si nous rentrons guéris à la maison, vous verrez venir pour se faire opérer quatre pirogues pleines de porteurs de tumeurs. »

Parmi les infirmiers indigènes, Bolinghi, chez moi depuis 1924, assume le service de la salle d'opération et du dortoir des opérés. Vu les nombreuses opérations auxquelles il a assisté, il juge assez bien de l'adresse du chirurgien ; aussi daigne-t-il parfois exprimer sa satisfaction à Mlle Schmitz quand elle a opéré une hernie incarcérée avec une célérité qu'il estime valoir des éloges. C'est lui qui surveille le pouls des opérés dans les instants critiques ; on peut avoir toute confiance en lui.

Janvier 1932. – Albert Schweitzer fait son bilan pour la troisième fois. Il doit repartir pour l'Europe, car c'est là-bas que les décisions se prennent, que les fonds s'accumulent, que la vie de l'hôpital se joue. Son dernier séjour à Lambaréné a duré de décembre 1929 à décembre 1931 : deux ans. Que s'est-il passé en deux ans ? Il suffit de faire le tour du village. Les plantations se portent à merveille. Mrs Russel a accompli un travail remarquable. Les bananiers, les papayers commencent à produire généreusement. La récolte de tomates s'annonce abondante au point qu'il faudra sûrement faire des conserves. La concession sauvage de 1927 ressemble maintenant à l'éden dont a rêvé Schweitzer. L'hôpital héberge de 250 à 300 malades plus tous les accompagnants. En chirurgie, il y a eu cette année 214 interventions. Très peu de décès.

La réalisation dont Schweitzer est secrètement le plus fier reste la pouponnière. Non seulement les Noires de la région viennent fréquemment accoucher à l'hôpital, mais, en plus, la coutume qui consistait à enterrer la femme morte en couches avec son bébé est entrée en net déclin. Au départ, ce sont les épouses des infirmiers Dominique et N'Yama qui, les premières, ont accepté de nourrir au sein les orphelins. Du coup, la fameuse indifférence du primitif semble vaincue pour la première fois. Le docteur sait pourtant quelle transgression représentent ces allaitements dans l'imaginaire africain. « Pour pouvoir se montrer miséricordieuse, écrira-t-il, la femme indigène doit non seulement surmonter sa crainte superstitieuse, mais aussi tenir tête à sa famille qui est dominée par les idées traditionnelles et qui reproche d'exposer son enfant à la mort. » Et puis, même lorsqu'une femme accouche au village et qu'elle meurt, on apporte de plus en plus souvent l'orphelin chez Schweitzer plutôt que de l'enterrer avec sa mère. Allaités, torchés, soignés, les bébés ne sont rendus à leur famille qu'une fois sevrés. Pour Gertrude Koch ou Mrs Russel qui élèvent ces orphelins, c'est chaque fois un crève-cœur de s'en séparer[1].

---

1. Marco Koskas, *op. cit.*

CHAPITRE XII

Conférences, concerts, et montée du nazisme

7 janvier 1932. – Albert Schweitzer quitte Lambaréné. Son point d'attache en Europe est sa nouvelle maison de Gunsbach, en Alsace, où Mme Emmy Martin centralise tout ce qui concerne l'œuvre. Pour son futur séjour en Europe, tout est prêt. Il a déjà été prévu plusieurs séjours à Paris, et une très longue tournée de conférences et de concerts en Grande-Bretagne, en Hollande, en Suisse et dans les pays scandinaves. Schweitzer sera reçu docteur *honoris causa* des universités d'Oxford, d'Édimbourg et de Saint Andrews. Le 22 mars, la ville de Francfort l'attend pour marquer le centième anniversaire de la disparition de Goethe. Au cours de cette conférence, il tente discrètement d'exposer le danger que court l'individu à l'ère des masses. Combien y a-t-il de futurs nazis parmi ceux qui l'écoutent ? Les grands rassemblements, les chants guerriers, les slogans criés le bras tendu par des dizaines de milliers de gens, ne sont-ils pas suffisamment démonstratifs ?

Albert Schweitzer ne peut guère compter sur ce séjour européen pour se reposer. Il doit ramener de l'argent, beaucoup d'argent, car l'hôpital de la forêt devient de plus en plus glouton en se modernisant.

À Paris, sa première conférence portera sur « le secours médical aux colonies » et répondra aux nombreuses questions posées par lettres : Comment choisit-on l'emplacement d'un hôpital ? le personnel médical nécessaire ? Quel est le budget de Lambaréné ? Quelles difficultés de recrutement ? etc.

Pour l'emplacement à choisir, il faut avant tout déterminer le point stratégique. L'hôpital doit rendre les plus grands services possibles au plus grand nombre possible d'individus : aussi doit-il être facilement accessible. Pour cette raison, il faut qu'il soit situé sur un fleuve navigable, sur une voie ferrée ou à un croisement de routes praticables par l'automobile. Il faut que l'approvisionnement de vivres pour les indigènes soit aussi facile que possible. Éviter les contrées où règne périodiquement la famine. Il y a aussi à prendre en considération la question de l'eau potable. S'il n'existe point de source à capter à proximité, ni aucune possibilité de creusement de puits, l'hôpital deviendra inévitablement un foyer de dysenterie, car les indigènes auraient vite fait de souiller les cours d'eau où ils seraient réduits à puiser de l'eau. Éviter la proximité des marais, sinon l'hôpital deviendra un foyer de paludisme.

Bien. Maintenant, quels sont les hommes nécessaires à l'établissement provisoire de l'hôpital ? Un charpentier, deux infirmières, un médecin. L'artisan européen doit posséder des connaissances quasi universelles ; il doit connaître la construction en bois, en fer, la maçonnerie courante, la fabrication des briques.

Deux infirmières, parce que l'une aura à s'occuper du ménage, de la cuisine, du jardin et de la plantation, pendant que l'autre se vouera aux malades. Elles devront permuter. Pour le médecin, des connaissances en chirurgie sont indispensables. Il doit avoir la main assez exercée pour oser et réussir ce que l'on appelle les opérations d'urgence. Quand l'œuvre sera bien établie, il faudra doter le poste de deux médecins et de trois infirmières. Une station médicale ne disposant que d'un médecin ne peut fonctionner normalement. Le médecin peut être obligé de partir en tournée pour visiter les villages, de s'occuper d'une épidémie ayant éclaté sur tel ou tel point. L'hôpital ne peut rester sans médecin.

Il y a six infirmiers dans mon hôpital qui rendent des services très appréciables. Mais ils ne donnent un rendement satisfaisant qu'à condition de se trouver sous la surveillance d'infirmières européennes.

Pour tout ce personnel européen, une sélection sévère s'impose. Seules les personnes en bonne santé, jouissant d'un bon sommeil, point nerveuses et ne montrant pas de tendance à être déprimées, peuvent servir aux colonies. J'insiste sur le fait que les personnes possédant une culture générale sont plus aptes que les autres au travail dans un hôpital colonial. De plus, elles savent mieux prendre de l'ascendant sur l'indigène. Pour la vie en commun de l'hôpital, il est également préférable que le niveau d'éducation des infirmières soit autant que possible le même que celui des médecins afin que ces collaborateurs forment des groupes homogènes.

En général, je ne garde ce personnel en Afrique que deux ans, après quoi il prend dix mois de repos en Europe.

Mes collaborateurs ne reçoivent pas de traitement. À partir du moment où ils quittent l'Europe jusqu'à leur retour, ils vivent aux frais de l'œuvre, en cherchant à lui épargner toute dépense inutile, mais en ne mettant pas un héroïsme déplacé à faire des économies nuisibles à leur santé ou à leur activité.

En ce qui concerne le principe fondamental de l'administration de l'œuvre, une seule règle : économiser sur les frais d'achat et les frais généraux en Europe pour pouvoir faire amplement aux colonies le nécessaire pour l'hôpital.

En fait d'instruments et de médicaments, les médecins ne doivent manquer de rien. La pharmacie de mon hôpital est certainement aussi bien fournie que celle de maints hôpitaux d'Europe. Je ne recule pas devant la dépense pour mettre sur les rayons de ma pharmacie toutes les spécialités qui ont fait leurs preuves. En revanche, je ne dépense pour ainsi dire rien, ni pour l'achat d'objets de pansement, ni pour celui de tubes, de flacons, de boîtes et de vases dont nous avons besoin pour remettre à nos patients les médicaments à emporter. Nos amis d'Europe collectionnent tout le nécessaire et nous procurent ainsi des économies considérables. Que de flacons vides d'eau de Cologne et de tubes vides d'aspirine ont pris le chemin de Lambaréné depuis 1913!

Quant aux sommes nécessaires pour alimenter un hôpital colonial, il est difficile de fixer un chiffre, vu la différence des conditions dans lesquelles les hôpitaux auront à travailler suivant leur emplacement. Plus un hôpital est éloigné des bonnes voies de communication, plus son fonctionnement sera dispendieux.

Dans une région pauvre où l'hôpital est obligé de nourrir les malades venus de loin, les frais sont élevés. À Lambaréné, je suis obligé de compter environ trois francs par jour pour la nourriture d'un indigène. Comme j'ai à distribuer la ration à environ trois cents personnes, en comptant les accompagnants, cela représente une forte somme par an[1].

Ainsi, Albert Schweitzer justifie très simplement les appels de fonds qu'il multiplie sans cesse, et apporte la preuve d'une réalité : la création impossible d'une œuvre pourtant réalisée, et son fonctionnement reposant uniquement sur l'humanisme.

Lambaréné, juin 1932. – En l'absence du docteur, l'hôpital est quelque peu débordé car les carences alimentaires qui se produisent dans presque tous les chantiers forestiers multiplient dangereusement les cas de béribéri, aggravés par la consommation de riz décortiqué. Sur un chantier de sept à huit cents travailleurs, quarante ou cinquante d'entre eux se retrouvent à l'hôpital. Mais il suffit de leur faire consommer des vivres locaux pendant quelques semaines, pour les voir remonter la pente.

22 juin 1932. – Un arrêté[2] indique la situation forestière gabonaise. L'Administration définit deux zones suivant une ligne correspondant

1. *Études schweitzériennes* n° 7.
2. *JO* concernant l'A-ÉF.

aux limites du bassin navigable côtier : « la deuxième zone qui constitue la réserve de bois de la colonie ne sera ouverte à l'exploitation que dans quelques années, lorsque la production de la première zone se sera révélée insuffisante pour les besoins du marché ».

La crise du bois s'amplifie.

30 janvier 1933. – Hitler devient chancelier du Reich.

27 février 1933. – Agonie de la république de Weimar. Incendie du Reichstag. Les nationaux-socialistes accusent les communistes.

Un mois après avoir obtenu les pleins pouvoirs, Hitler est parvenu à ce que ni Bismarck, ni Guillaume II, ni la république de Weimar n'avait jamais osé : il a aboli les pouvoirs séparés des États et les a assujettis à l'autorité centrale du Reich qui est entre ses mains.

Mardi 15 mars 1933. – Albert Schweitzer, Mathilde Kottmann et le docteur Goldschmid, qui va succéder au docteur Van der Elst, arrivent en gare de Strasbourg et montent dans le wagon portant l'écriteau « Bordeaux ». Voyage mouvementé avec changement de voiture à la gare de Besançon. À la gare de Bordeaux, les voyageurs sont accueillis par Mrs Russel, venue directement d'Angleterre. C'est son quatrième voyage à Lambaréné. Premier travail : s'assurer que les 102 colis arrivés de Strasbourg en petite vitesse sont bien dans les entrepôts des Chargeurs réunis. 4 800 kilos de médicaments, d'objets de pansement, de couvertures, des chaudières à lessive, des ustensiles de cuisine, des bocaux pour les conserves, des outils.

Samedi 18 mars 1933. – Le paquebot *Brazza* descend lentement la Gironde par un temps orageux. Quatre jours de grosse mer, puis une belle traversée jusqu'à Santa Cruz, dans l'île de Ténérife, où le navire accoste le 24 mars. Le 25, il est à Dakar, mais on annonce qu'il n'est plus en état de repartir car l'hélice de tribord ne fonctionne plus. Il faut attendre le bateau de dépannage, l'*Asie*, qui ne quittera Bordeaux que le 1er avril.

Les passagers sont logés aux frais de la compagnie dans les différents hôtels de la ville. Pour emporter les 28 colis que nous avons empilés dans nos cabines, il nous faut un camion automobile que la Compagnie met aimablement à notre disposition. Je passe mon temps à terre à esquisser quelques chapitres d'un ouvrage philosophique. Du Sahara nous vient un vent si froid que je gèle dans ma chambre et que, pour sortir, je mets mon manteau de loden.

Le matin du 9 avril, l'*Asie* entre dans le port de Dakar. Toute la journée, il embarque la cargaison du *Brazza*. Le soir, les passagers peuvent monter à bord. Et par un splendide clair de lune, le navire s'éloigne, cap au sud. Il longe l'île de Gorée, située en face du port de Dakar. Les passagers ont un frisson en voyant cet îlot rocheux. Jadis, Gorée fut le plus grand entrepôt d'esclaves de la côte occidentale d'Afrique. Comme les bateaux ne se risquaient pas dans la baie de Dakar, de crainte d'être attaqués par les pillards indigènes, ils jetaient l'ancre devant cette île et prenaient à bord les pauvres Noirs que les chefs de l'intérieur avaient capturés dans leurs razzias et vendus aux « marchands d'ébène » en échange d'eau-de-vie, de poudre, de tabac et de sel.

Le paquebot s'avance dans le golfe de Guinée, longe la Côte d'Ivoire, la Côte-de-l'Or et la Côte des Esclaves. La terre est si proche que l'on aperçoit les villages. Le jour de Pâques, il jette l'ancre à Cotonou. Puis il entre dans une région où règne déjà la saison des pluies. À l'aube, les passagers aperçoivent la puissante montagne du Cameroun, haute de 4070 mètres, couronnée, à mi-hauteur, d'une ceinture de nuages blancs.

Le mercredi 19 avril, à 8 heures du soir, l'*Asie* arrive à Port-Gentil. Les passagers doivent passer la nuit à bord.

Débarquement, douane, récupération des colis, transbordement sur le vapeur fluvial et spectacle grandiose du fleuve et de la forêt vierge qui se déroule devant les yeux d'Albert, comme s'il le voyait pour la première fois. Décidément, Schweitzer est amoureux de cette région !

CHAPITRE XIII

Du dilemme posé par le respect de la vie

Samedi 22 avril 1933, 5 heures du soir. – Arrivée à Lambaréné. Emma Haussknecht et Mme Bonnema attendent avec la pinasse à moteur.

Quand nous débarquons, que de mains à serrer ! Profondément ému, je remercie vivement tous ceux et celles qui ont fait marcher l'hôpital en mon absence.

Quelle agréable surprise de trouver au-dessus de l'hôpital une allée de jeunes arbres à pain, déjà passablement grands et qui commencent à donner des fruits. Les palmiers à huile en plein rapport, les manguiers, les bananiers doux et les papayers sont maintenant si nombreux que les malades ont toute liberté d'y cueillir des fruits à discrétion.

Nos chèvres nous livrent à présent à peu près le cinquième de la quantité de lait dont nous avons besoin pour l'hôpital et le ménage. Mais que de soins elles exigent à cause de la démangeaison qui les tourmente sans cesse !

Hier est reparti vers l'intérieur un groupe de malades venus se faire opérer et plus ou moins guéris. Parmi eux se trouvait un vieillard auquel le docteur Bonnema a rendu la vue par l'opération de la cataracte. Pour donner essor à sa joie, le vieux a exécuté une danse solennelle à travers l'hôpital. Cela a donné l'idée à Schweitzer de faire sa première prédication de retour sur les mots de la Première Épître aux Thessaloniciens : « Soyez reconnaissants de tout ; voilà ce que Dieu veut de vous en Jésus-Christ. »

J'ai dépeint aux malades et à leurs compagnons la détresse actuelle de l'Europe et je leur ai représenté quelle reconnaissance ils devaient avoir envers Dieu et envers leurs bienfaiteurs blancs qui, dans un esprit d'amour chrétien, consentent des sacrifices pour entretenir l'hôpital. Ces explications ont fait une profonde impression sur mon auditoire, mais ces braves gens ne peuvent se rendre compte du privilège que nous avons de pouvoir continuer notre œuvre en ces temps difficiles.

En Allemagne, le processus de l'« ordre moral » engagé par les nazis s'accélère. Des Gauleiter sont nommés à la tête des régions. En novembre, 43 millions d'Allemands ont voté aux élections législatives, et 95 % d'entre eux ont approuvé la politique national-socialiste. En moins d'un an, Hitler a aboli la liberté de la presse et la liberté d'expression ; il a étouffé l'indépendance des tribunaux, et proclamé le boycott des magasins juifs : dans les rues, des affiches, des pancartes, des banderoles annoncent : « Allemands, n'achetez pas aux juifs ».

En Prusse, une série de mesures destinées à éliminer les citoyens juifs des postes à responsabilité est mise en place. Il est vivement recommandé aux fonctionnaires, professeurs, médecins, hommes de loi, artistes « non aryens » de se « libérer de leurs activités ». Très nombreux sont ceux, parmi les savants et les artistes, qui prennent alors le chemin de l'exil.

Le dernier courrier d'Hélène parvenu à Lambaréné informe qu'elle va devoir quitter Königsfeld et se réfugier en Suisse chez des amis. Elle envisagera plus tard de venir à Gunsbach.

La politique national-socialiste révolte Schweitzer. Il demande à Emmy Martin de ne plus accepter de conférences, de concerts ou d'invitations quelconques en Allemagne, tant que cet Hitler sera au pouvoir.

3 décembre 1933. – À l'ombre de l'apatam, en costume blanc, le pasteur Schweitzer se livre à l'un des exercices qu'il affectionne le plus : le sermon à ses fidèles de Lambaréné. Tout doit être dit en langage compréhensible pour les malades de tous les âges, de toutes les ethnies. Schweitzer excelle dans cet exercice :

« Je vous ai souvent parlé des prophètes ; je vous ai cité leurs noms : Élie, Amos, Ésaïe, Ézéchiel, Jérémie. Il y a les grands et les petits prophètes. Vous n'avez sans doute pas retenu leurs noms, mais il faut savoir que c'est à eux que Dieu a envoyé son esprit. Et les prophètes ont été les premiers à annoncer qu'il y aura le royaume de Dieu. Ils l'ont annoncé bien avant Jésus.

« À cette époque-là, c'était comme aujourd'hui dans le monde : il y avait la guerre. Tous les peuples se faisaient la guerre. Ils venaient brûler les villages. Il y avait beaucoup de malheur. Ou bien ils avaient peur et disaient : "L'autre peuple va venir nous faire la guerre", ou bien ils se sentaient forts et disaient : "Nous allons leur faire la guerre, brûler leurs villages, prendre leurs femmes et tuer leurs enfants."

« Pourtant, ils connaissaient Dieu ; ils avaient construit des temples pour lui, ils avaient sacrifié des animaux ; ils priaient même. Mais ils disaient à Dieu : "Donne-nous la force d'être les plus forts ! Donne-nous la force de tuer nos ennemis." »

Le pasteur s'arrête et interroge l'auditoire du regard :

« Est-ce que le bon Dieu veut la guerre ? Personne n'y pensait. Ils ne se disaient pas : "Est-ce que c'est bien de vouloir tuer son ennemi ?" Ils pensaient que cela devait être ainsi : que les hommes riches et forts devaient être méchants envers les autres. Et les pauvres pensaient : "Cela doit être ainsi que les autres soient méchants envers nous, nous mettent en prison, nous battent." Ils pensaient ça, tous.

« Et tout-à-coup, on a entendu les voix de quelques hommes : les prophètes. Ils disaient : "Est-ce que vous avez réfléchi à ce que vous faites ? Est-ce que vous croyez vraiment que Dieu a un esprit aussi méchant que vous ? Est-ce que Dieu veut que les hommes se tuent et se fassent du mal ? Est-ce que Dieu veut que les faibles et les pauvres soient maltraités par les forts et les riches ? Mais non ! disaient les prophètes. Réfléchissez ! Dieu ne peut être que bon, et ceux qui croient en Dieu doivent devenir bons. Dieu ne veut pas qu'un homme soit méchant envers un autre. Dieu ne veut pas le mensonge. Dieu veut que les chefs soient justes et règlent les palabres avec justice. Dieu ne veut pas qu'un homme dise : 'Cet homme n'est pas du même peuple que moi, il ne me regarde pas, je peux faire avec lui ce que je veux.' Non ! Dieu dit : 'Tous les hommes sont mes frères.' " C'est comme ça que les prophètes faisaient entendre la parole de Dieu. Et ils la répandaient dans les montagnes, dans la forêt, partout. Mais les gens disaient : "Qu'est-ce qu'ils veulent, ceux-là qui viennent nous raconter ces histoires ? Ils croient qu'un jour viendra où il n'y aura plus de guerre ?" Alors ils riaient, ils se moquaient, ils leur disaient : "Taisez-vous, vieux fous ! Quittez notre village ! Allez raconter vos histoire ailleurs !" Mais les prophètes ne se taisaient pas. Alors, on envoyait les miliciens et on les mettait en prison ou on les tuait. Mais il y avait toujours de nouveaux prophètes qui arrivaient et ouvraient la bouche pour dire les paroles de Dieu.

« C'est ça, les prophètes ! Dans toutes les églises du monde on parle d'eux. Il ne faut pas les oublier.

« À présent, prions. »

17 décembre 1933. – Ce troisième dimanche de l'Avent est une paisible journée à Lambaréné. Au-dessus des palmiers, devant la fenêtre de Schweitzer, s'étend un ciel bleu pâle. Du fleuve monte un souffle d'air à peine perceptible. Sur la prairie fauchée broutent les chèvres accompagnées chacune d'une aigrette blanche. Aucun bruit ne trouble ce calme.

Le vieux docteur admire son domaine. Sa grande satisfaction vient du jardin, qui produit maintenant beaucoup plus qu'autrefois. Ce qui pousse le mieux, ce sont les tomates, les choux, les haricots, les carottes et la laitue. Les pois ne donnent rien. Inutile de songer à cultiver des pommes de terre ; tous les essais ont échoué. Les indigènes valides trouvent abondamment à s'occuper. Comme il n'y a pas de pluies des semaines durant, il faut arroser copieusement les plates-bandes avec de l'eau puisée au fleuve. Heureusement que la configuration du terrain permet de placer le jardin tout près de l'eau.

« Chère Emma ! » se surprend-il à murmurer, en regardant tout ce qui a changé en son absence.

Lorsque le patron n'est pas là, c'est Emma qui dirige, et fort bien. Le personnel africain l'aime et la respecte. Les aides-infirmiers lui disent souvent :

« Ne t'en fais pas. Nous travaillerons comme si le Grand Docteur était là lui-même. » Et il est vrai que tous se donnent tant de peine pour faire plaisir à Mlle Emma que les choses se font facilement : un caniveau pour l'écoulement des eaux de pluie, un grand fourneau de cuisine en béton, la peinture des toits en tôle ondulée. C'est une joie de travailler avec elle et pour elle.

Tout échec médical est ressenti par Schweitzer comme une défaite personnelle, mais bien entendu il n'en fait pas état. Il n'empêche que parfois, il faut encaisser : coup sur coup, deux opérés atteints d'un tétanos à évolution rapide sont morts à l'hôpital. En conséquence, les médecins ont décidé de faire à tous les blessés et tous les malades à opérer une injection préventive de sérum antitétanique. C'est une grosse dépense. Une contribution spéciale sera demandée aux bienfaiteurs européens.

Le docteur Bonnema a été appelé d'urgence dans une case où une femme vient d'être opérée d'une tumeur abdominale. Avec un gros bâton, elle est en train de frapper sa tumeur à coups redoublés pour se venger de toutes les misères qu'elle lui a fait endurer.

Les opérés donnent toujours de gros soucis à M. Bonnema : ils n'observent aucune règle et aucune prescription. Deux jours après l'opération, ils vont se baigner de nuit dans le fleuve, sans s'inquiéter de mouiller et salir leur pansement. Ou bien tel patient, mis à une diète sévère suite à une suture intestinale, se fatigue de son jeûne prolongé et absorbe en secret, le lendemain de l'opération, un copieux repas. Les patients qui font de quatre à cinq cents kilomètres pour venir se faire opérer arrivent généralement chez nous à demi affamés et très éprouvés par leur long trajet. Souvent, il faut les retaper pendant plusieurs semaines avant d'oser entreprendre l'intervention chirurgicale. Ce matin, un grand chef de l'intérieur que M. Bonnema a délivré d'une énorme tumeur d'éléphantiasis a attendu mon arrivée pour insister auprès de moi afin que j'ouvre un hôpital sur son territoire. J'ai dû lui répondre que, pour le moment, la crise nous empêchait d'y songer[1].

Dans le personnel hospitalier qui se renouvelle, les femmes ont pris une place importante. En ce moment, Mlle Stalder et Mme Bonnema font le service d'infirmières en chirurgie ; en médecine et en pharmacie, ce sont Mlles Koch et Peyer. Mrs Russel surveille les pansements et dirige la plantation. Mlle Hopf a la mission très difficile d'apporter le renfort nécessaire partout où c'est utile ; elle rend surtout de grands services en raccommodant et en ressemelant les chaussures qui s'abîment sur les sentiers caillouteux de l'hôpital. Il n'y a pas de savetier dans le pays et cela coûterait trop cher de renvoyer les chaussures à réparer en Europe. Mlle Hopf vous rafistole l'empeigne, vous change le contrefort, vous renforce la semelle comme saint Crépin[2] en personne.

L'hôpital de Lambaréné est une fourmilière. Mais force est de constater que, sous ce climat, on abat moins de travail qu'en Europe. Les nouveaux en sont souvent tout déprimés ; les « vieux Africains » cherchent, par une sage économie de leurs forces – c'est tout un art – à faire le plus de besogne possible.

Albert Schweitzer a toujours un projet en tête. Ce qui manque encore, c'est une vraie maternité. Qu'à cela ne tienne ! le chantier reprend. En même temps, on en profitera pour construire un pavillon pour les aliénés agités ; et puis une autre case de six chambres pour les malades gravement atteints. Et puis, et puis... Où s'arrêtera-t-il, ce bâtisseur infatigable presque sexagénaire ? L'œuvre est maintenant lancée. Des milliers de donateurs le suivent, attendent ses appels, partout

1. *Lettres de l'hôpital du Dr Albert Schweitzer à Lambaréné.*
2. Saint patron des cordonniers.

dans le monde. Albert Schweitzer, du fond de sa forêt, atteint la célébrité la plus réelle, celle qu'on ne recherche pas. Mais ici, le médecin, le philosophe, le pasteur, le musicien, laissent la première place au chef de village. Schweitzer aime bien les jugements coutumiers, qui lui permettent de trancher les litiges en sage africain.

De très bonne heure, il a appris que, pendant la nuit, un malade s'est approprié la pirogue d'un autre et s'en est allé pêcher au clair de lune. Le propriétaire de la pirogue l'a surpris au retour et réclame tous les poissons pris et, en plus, une forte indemnité en argent pour l'usage de l'embarcation. Selon le droit indigène, ses exigences semblent fondées. Mais le voleur se défend. L'affaire est donc soumise au Grand Docteur.

Schweitzer prend place sous le manguier, et la foule forme cercle.

« Vous savez, dit-il, que l'affaire doit être jugée, non pas d'après la coutume, mais d'après les lois de l'hôpital. Alors, examinons l'affaire. Je constate que les deux parties ont raison et tort en même temps. Toi, tu es dans ton droit, en tant que propriétaire de la pirogue. Ton adversaire aurait dû te demander la permission de la prendre.

– Il a tort.

– Oui. Mais toi, tu t'es mis en tort aussi par ta négligence et par ta paresse. Tu t'es contenté d'enrouler la chaîne de la pirogue autour d'un palmier, au lieu de la cadenasser comme on doit le faire ici. De cette façon, tu as induit l'autre en tentation d'utiliser ton embarcation. Coupable de paresse, parce qu'au lieu de profiter de ce beau clair de lune pour aller pêcher toi-même, tu as préféré dormir dans ta case.

– Oui, c'est ça ! ponctue l'accusé qui sent sa responsabilité s'alléger.

– Tais-toi ! C'est toi qui as pris la pirogue, ne l'oublie pas ! Mais il est vrai que tu voulais profiter du clair de lune pour pêcher, ce qui prouve que tu n'es pas aussi fainéant que lui. Voilà donc mon jugement : l'homme qui est allé pêcher donnera un tiers des poissons au propriétaire de la pirogue. Il pourra garder un tiers pour lui-même parce qu'il s'est donné le mal d'aller pêcher. Mais le dernier tiers, les meilleurs poissons, reviendront à l'hôpital parce que l'affaire s'est passée sur son terrain, et que je perds mon temps à régler votre palabre. Allez ! c'est terminé. »

Les gens de l'intérieur continuent d'affluer à l'hôpital pour se faire opérer. Le nombre des grandes opérations exécutées au cours de l'année dépasse certainement les cinq cents. Pour l'instant, nous avons une quarantaine d'hospitalisés attendant d'être opérés. Nous ne pouvons plus nous contenter d'opérer trois ou quatre jours par semaine ; nous avons dû nous résoudre à le faire presque tous les jours. Comme les médecins sont en nombre suffisant, on peut mener de front les opérations avec les consultations et le reste du service. Depuis huit mois qu'il est ici, le docteur Goldschmid a déjà opéré plus de cent hernies.

Le soir, lorsque le soleil est las d'accabler la terre, lorsque les hommes exténués se laissent tomber sur leur natte, Schweitzer se livre à ses travaux d'écriture. Parfois, sa plume reste en l'air : il écoute la forêt. La faune diurne a fait place à la faune nocturne, et le dernier cri du jour est souvent celui de l'hippopotame qui a élu résidence devant l'hôpital. Il prend son bain au milieu du fleuve. Cela serait plutôt plaisant si l'animal n'exigeait la propriété intégrale des lieux et ne donnait la chasse aux pirogues qui osent passer dans les parages. Plusieurs piroguiers ont été affreusement blessés, mutilés ou noyés. Le pachyderme téméraire s'attaque aussi bien aux canots à moteur qu'au vapeur qui assure la ligne.

C'est en voyant un groupe d'hippopotames s'ébattre dans l'Ogooué, en 1915, qu'est née chez Albert Schweitzer la philosophie du « respect de la vie ». Il est donc un peu surpris quand une délégation du personnel vient lui annoncer que l'hippopotame représente un danger réel et que, en conséquence, l'animal doit être éloigné ou abattu.

« Vous connaissez ma théorie : la vie est intangible, que ce soit celle de l'homme ou de l'animal.

– Soit. Mais le respect de cette vie-là met en péril d'autres vies. Nous avons essayé dix fois de le chasser. Il ne veut rien savoir. Il veut rester là, devant l'hôpital !

– Il a choisi son lieu de vie. Nous avons bien choisi le nôtre. Et personne ne pourrait nous en déloger. Cet animal aime notre compagnie.

– La chose est sérieuse, docteur. Les piroguiers n'osent plus accoster. Il faut éliminer cet animal.

– Il partira tout seul.

– Il est là depuis que nous sommes arrivés. Il ne partira pas. On commence à dire qu'il est habité par les génies du fleuve.

– Ah ! Il fallait s'y attendre.

– Il faut voter, docteur.

– Voter ? Pourquoi voter ?

– Pour connaître le destin du monstre. »

Schweitzer balance sa tête de droite à gauche et de gauche à droite, comme un éléphant agacé. Il ne peut se résoudre à prendre une telle décision.

« Qui est pour éliminer l'hippopotame ? » demande Emma calmement.

Tous les bras se lèvent sauf celui de Schweitzer. Le vieux docteur regarde sa vieille complice :

« Même toi, Emma ?

– Il le faut, docteur. Nous aurions de gros ennuis. »

Vaincu, le vieux docteur bredouille :

« Faites en sorte que je ne sache jamais s'il a été exécuté ou s'il est parti de lui-même. J'espère que les génies du fleuve l'inspireront. »

Au même moment siège à Londres une conférence pour la protection des animaux sauvages d'Afrique. On a, bien sûr, demandé le point de vue de Schweitzer. Il a répondu :

« Les fauves de notre région se protègent fort bien tout seuls, retirés dans les fourrés et les marais où ils croissent et se multiplient au point de devenir un vrai fléau pour la population. C'est dans une crainte perpétuelle des éléphants et des gorilles que les ouvriers forestiers vaquent à leur travail. »

Le biographe Marco Koskas ajoute :

> *Voilà qui peut paraître paradoxal chez cet écologiste de la première heure. Voilà qui semblerait démentir d'un coup son respect de la vie…*
>
> *En réalité, il a adopté le point de vue des Africains sur la question. À savoir que les éléphants, en dévastant les plantations, contribuent aux famines et découragent les Noirs de travailler la terre. Pour autant, Schweitzer ne demande pas qu'on décime les éléphants. Loin de là. Il tient simplement à rappeler que dans cette affaire les bons sentiments ne sont pas de mise. Mais s'il lui fallait choisir entre la survie des éléphants et celle des hommes, hésiterait-il à sacrifier les premiers ? Rien de plus difficile à dire. Il se contente de prier pour que l'hippopotame de l'hôpital, averti par quelque instinct, préfère aller exercer ailleurs ses accès de sauvagerie. Et puis, il n'a jamais porté dans son cœur tous ces conférenciers à lorgnons, ces diplomates à col dur, frileusement retranchés sous les ors et les lambris des palais gouvernementaux. Qu'ils viennent donc vivre en brousse, qu'ils montent sur une pirogue, qu'ils croisent un hippo furieux, qu'ils visitent une plantation de manioc après le passage d'un troupeau d'éléphants, et leur opinion changera.*

Grande journée ! L'armoire frigorifique est arrivée !

Pendant des années, Schweitzer a refusé de dépenser de l'argent pour ce qu'il considérait comme un luxe. Mais à force de boire de la bibine à 25 degrés, sous les tropiques, on découvre qu'un verre d'eau fraîche n'est pas du tout un luxe. Avec de grandes précautions, au milieu des cris divers – les youyous des femmes, les aboiements des chiens et les

Intérieur de l'église de Gunsbach avec son orgue

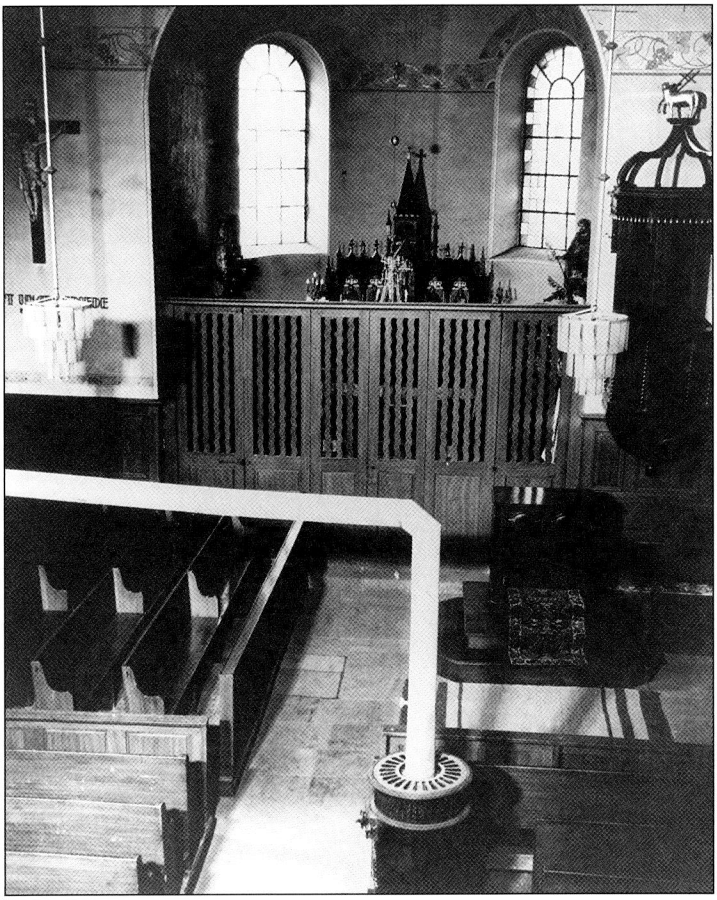

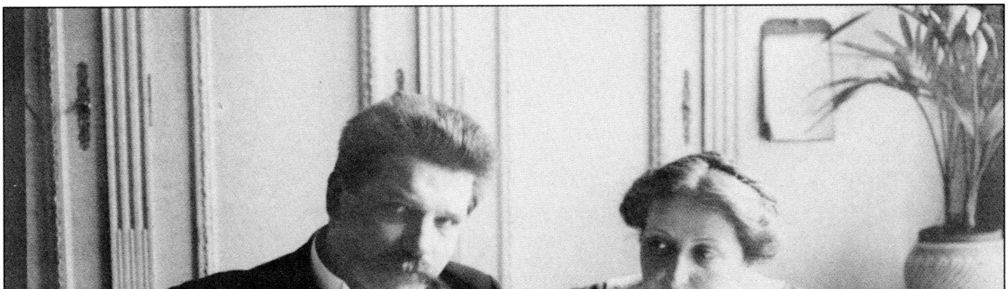

Albert et Hélène Schweitzer, le 19 juin 1912

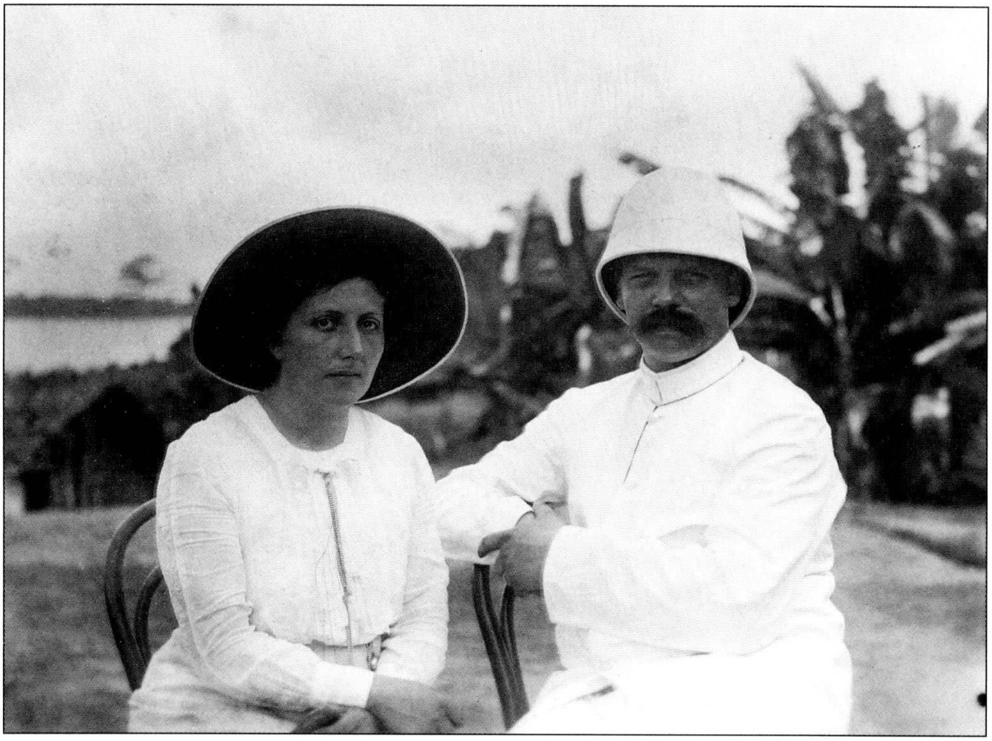

Les époux
à Andendé, 1917

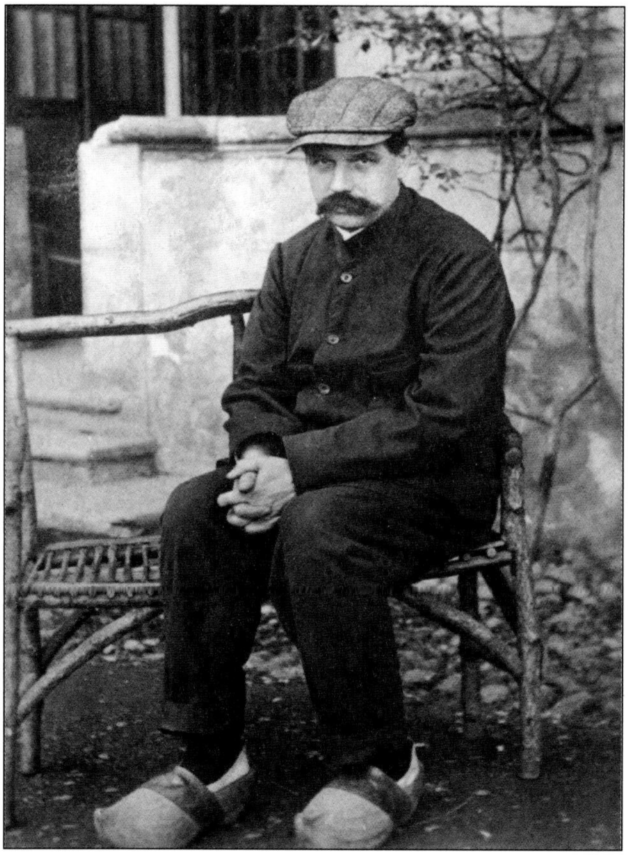

Au camp de Garaison,
1917

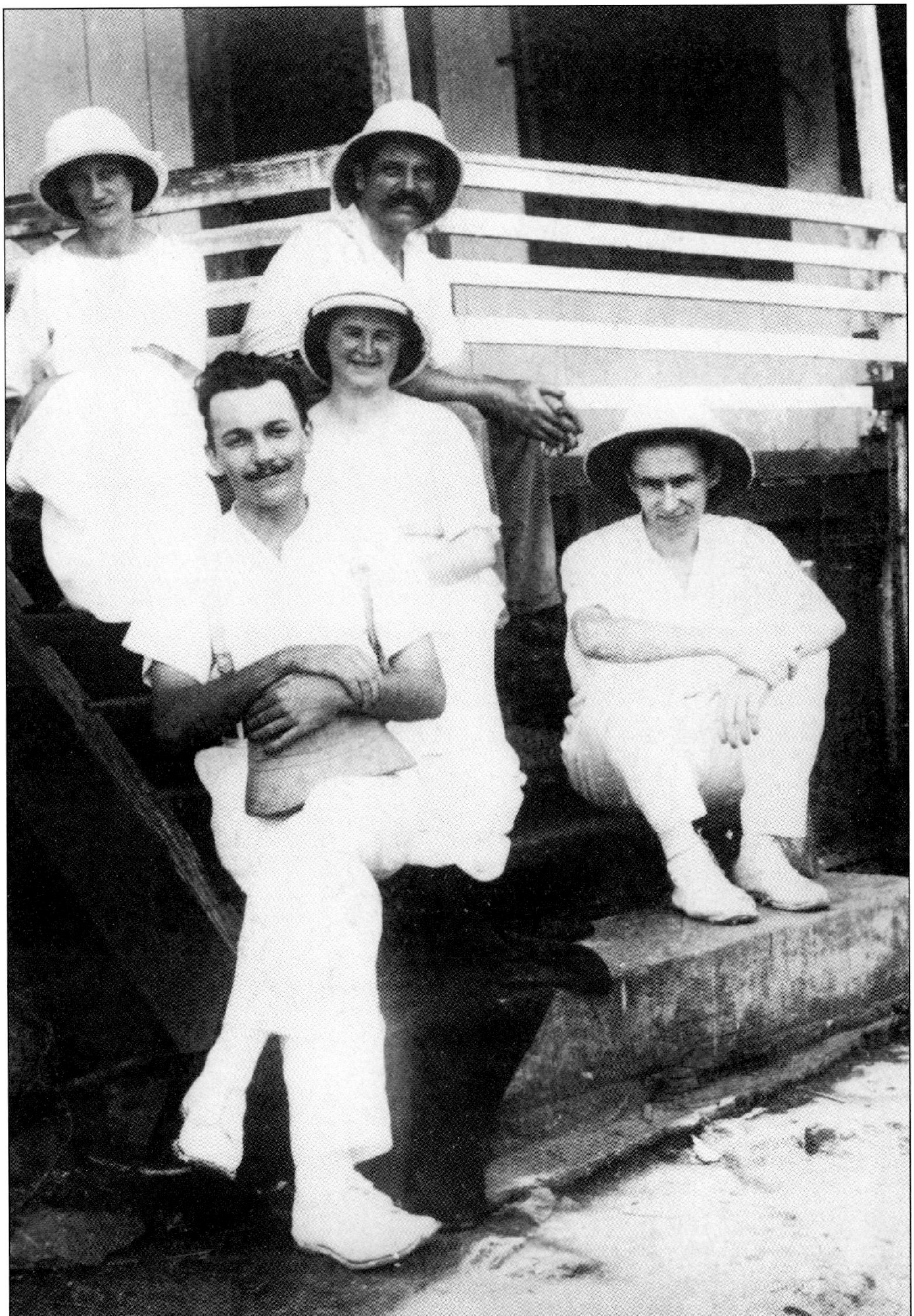

Avec les Dr Nessmann et Lauterburg, Emmy Martin et Mathilde Kottmann à Lambaréné en 1926

Maison de Gunsbach,
construite grâce
au prix Goethe de 1928

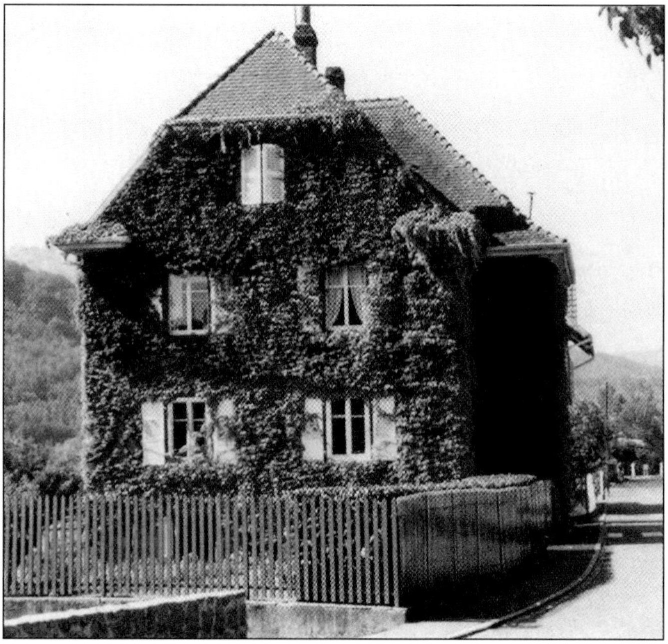

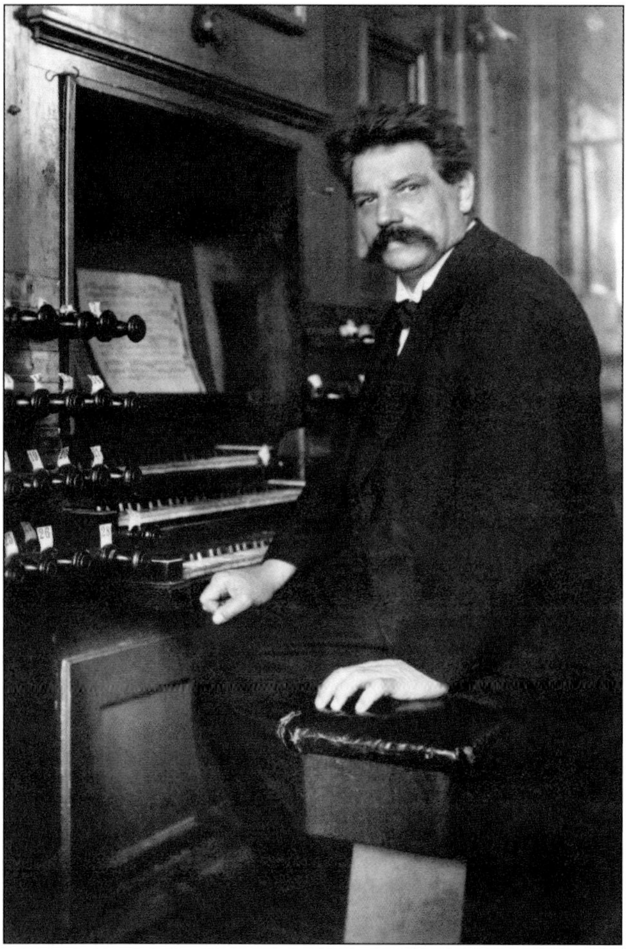

À l'orgue en 1928

Rue principale de l'hôpital de Lambaréné

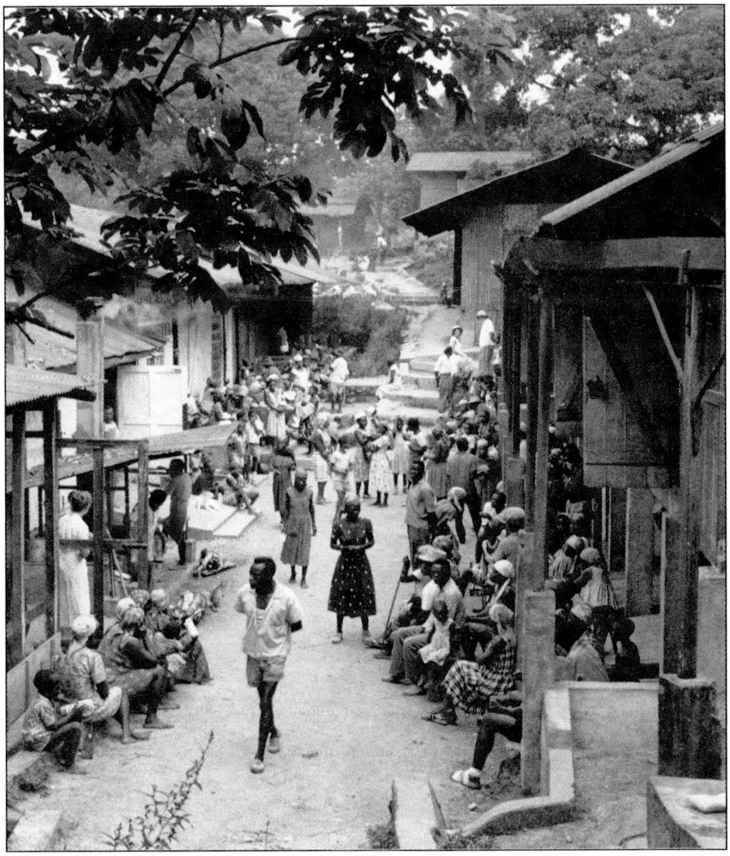

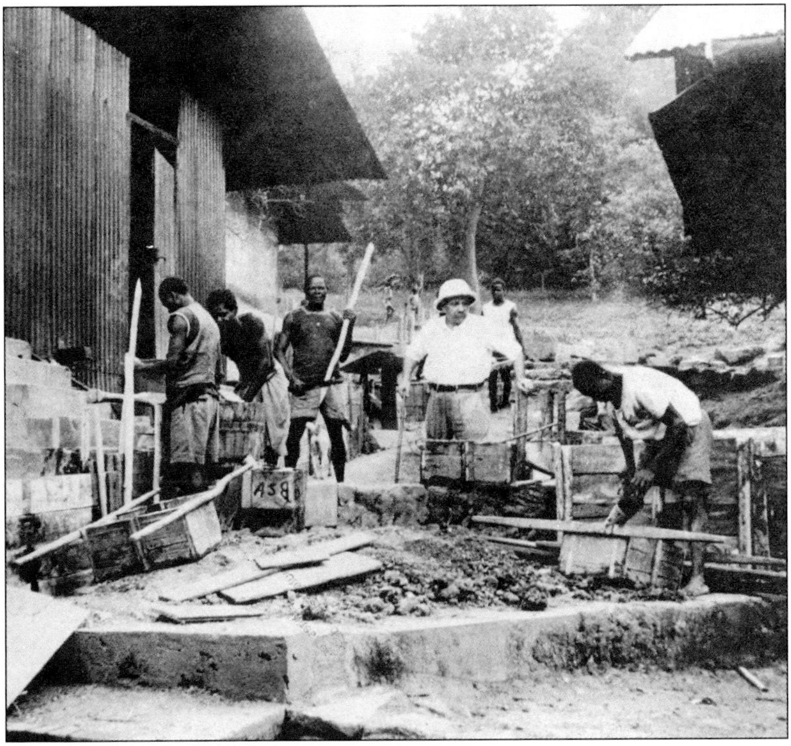

Chantier de construction à l'hôpital

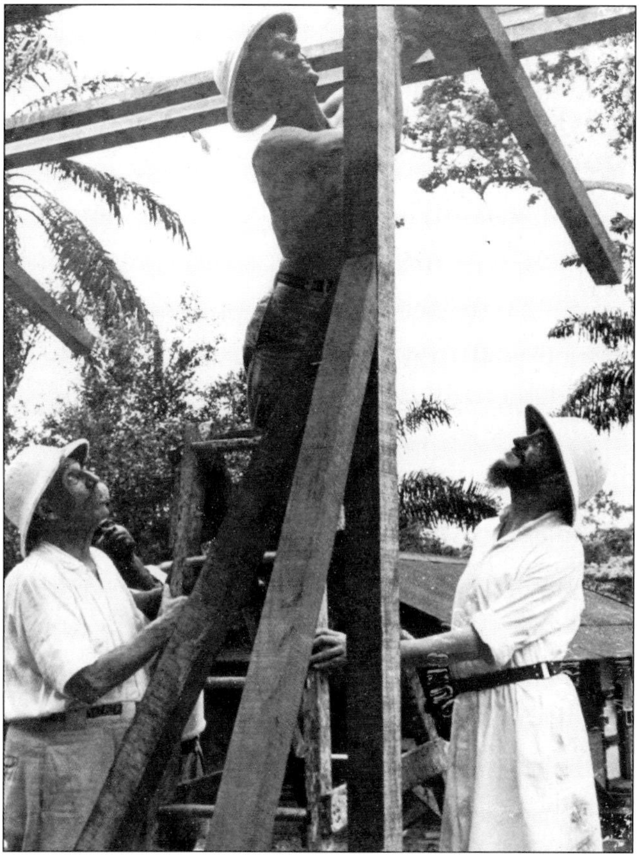

Albert Schweitzer et l'abbé Pierre

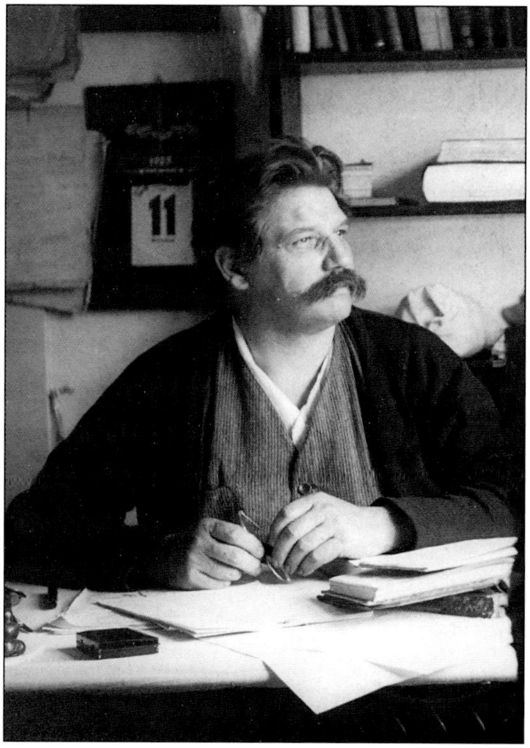

À Konigsfeld en 1929

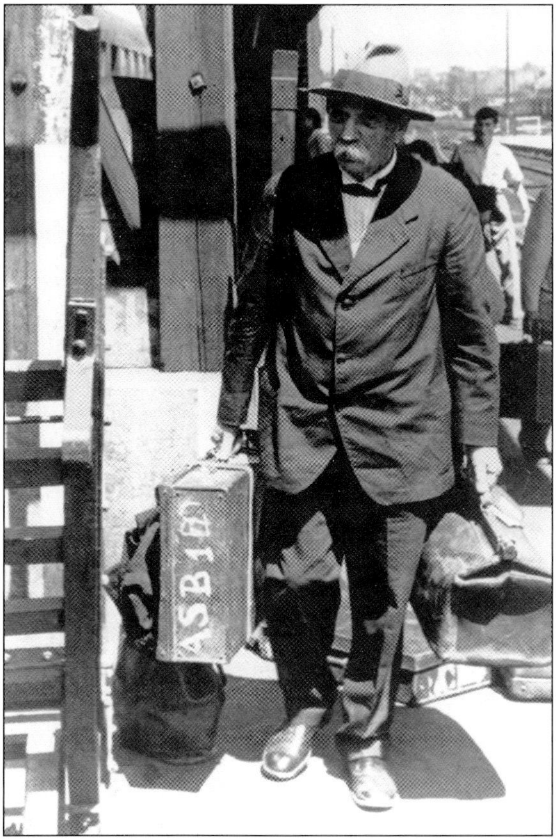

Albert Schweitzer à la gare de Besançon, 1952

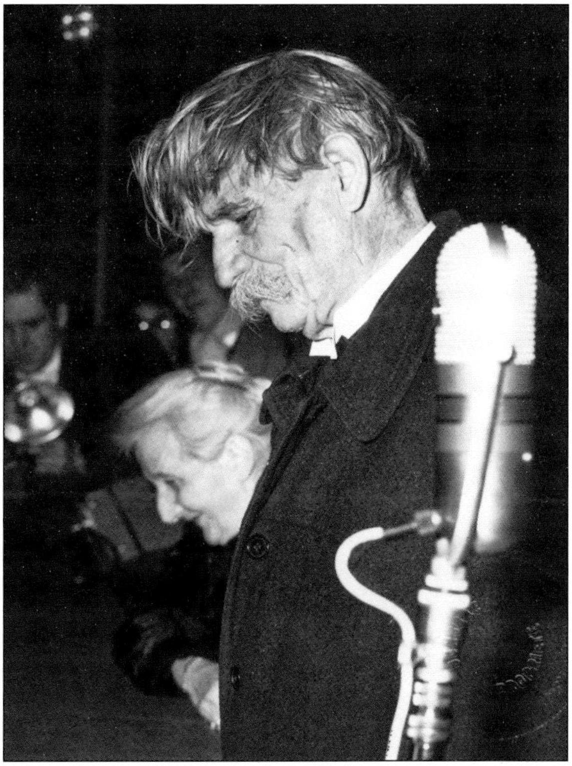

Au balcon de l'hôtel de ville à Oslo, après la remise du prix Nobel, 1954

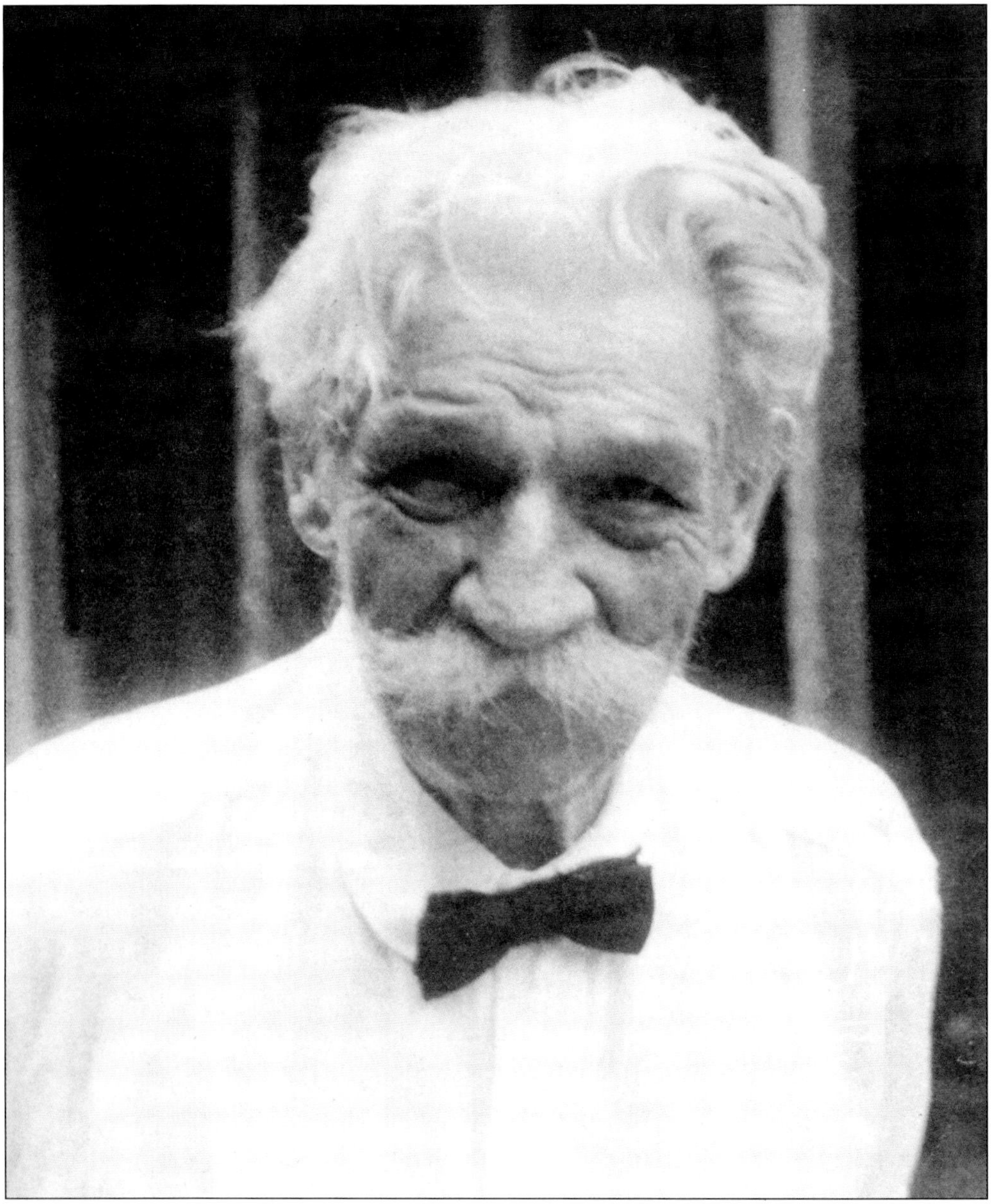

Une des dernières photographies connues, le 11 août 1965

ordres hurlés –, le frigo a été hissé sur la berge, puis transporté jusqu'à son emplacement réservé. L'appareil, fabriqué par une société de Colmar, a été spécialement étudié pour une zone tropicale privée d'électricité. Un petit moteur autonome le fait fonctionner à grand bruit, deux heures par jour. Le règlement est déjà établi : chaque pensionnaire de l'hôpital, soignant comme soigné, viendra chercher son verre d'eau fraîche deux fois par jour, le matin à 10 heures et l'après-midi à 4 heures. Cette distribution doit contribuer à apaiser ce que Schweitzer appelle la « soif torturante ».

Le jour même de son arrivée, vers 15 heures, le frigo fait entendre son raffut bienfaisant, et les gobelets se tendent avec une fiévreuse appétence.

Cinq ans plus tard, Saint-Exupéry écrira dans *Terre des hommes* :

> *Eau, tu n'as ni goût, ni couleur, ni arôme, on ne peut pas te définir, on te goûte sans te connaître. Tu n'es pas nécessaire à la vie, tu es la vie. Tu nous pénètres d'un plaisir qui ne s'explique point par les sens. Avec toi rentrent en nous tous les pouvoirs auxquels nous avions renoncé. Par ta grâce s'ouvrent en nous toutes les sources taries de notre cœur. Tu es la plus grande richesse qui soit au monde, et tu es aussi la plus délicate, toi si pure au ventre de la terre. On peut mourir sur une source d'eau magnésienne. On peut mourir à deux pas d'un lac d'eau salée. On peut mourir malgré deux litres de rosée qui retiennent en suspens quelques sels. Tu n'acceptes point de mélange, tu ne supportes point d'altération, tu es une ombrageuse divinité. Mais tu répands en nous un bonheur infiniment simple.*

Plus l'hôpital grandit – et il ne peut que grandir avec à sa tête un tel bâtisseur –, plus les besoins financiers se font sentir. C'est maintenant plus de quatre cents pensionnaires, malades et accompagnants, qu'il faut loger, soigner, nourrir. Certes, les dons sont de plus en plus nombreux, au fur et à mesure que le nom de Schweitzer se répand dans le monde, mais le « quotidien est exigeant ». Pour entretenir son hôpital, le Grand Docteur n'a pas le choix : il doit repartir, régulièrement, reprendre ses conférences, ses concerts, accepter les invitations, les honneurs, les décorations dont on l'accable dans tous les pays.

CHAPITRE XIV

Gandhi, Einstein, et les autres

30 janvier 1934. – Hitler prend la parole au Reichstag. En regardant derrière lui, il peut voir une année de réalisations sans précédent dans l'histoire allemande. En douze mois, il a renversé la république de Weimar, remplacé la démocratie par sa dictature personnelle, détruit tous les partis politiques sauf le sien, écrasé les gouvernements des États, unifié le Reich, anéanti les syndicats, supprimé toutes les associations démocratiques, chassé les juifs de la vie publique et des professions libérales, aboli la liberté de la presse et la liberté d'expression, étouffé l'indépendance des tribunaux et coordonné sous sa férule la vie politique, économique, culturelle et sociale d'un vieux peuple hautement civilisé.

Tout ce qui se noue en Allemagne dérange au plus haut point Schweitzer. Sans vouloir prendre ouvertement position, il regrette de devoir tourner le dos à la patrie de Goethe.

Il rejoint à Lausanne son épouse Hélène qui se trouve en plein désarroi, prenant brutalement conscience de sa judaïté et laissant en Allemagne une mère malade et un frère.

« Ne t'inquiète pas, Hélène, les choses vont sûrement s'arranger. Je reste avec toi…

– Jusqu'à quand ? Jusqu'à ta prochaine tournée, tes prochains voyages.

– Je ne partirai pas avant juillet. Et puis, tu viendras avec moi. Nous irons d'abord à Paris rendre visite à l'oncle Auguste et à l'oncle Charles.

– Je vois bien que tu n'es déjà plus là.

– Il faut bien que je prépare mes conférences. En Angleterre, je dois parler des religions indiennes et chinoises.

– Est-ce bien le moment ?

– C'est l'existence de l'hôpital qui est en jeu. En rompant avec l'Allemagne, je me prive de ressources considérables. Je dois compenser et accepter ce qu'on me propose d'honorable. Nous ferons un merveilleux périple, tu verras. Nous serons reçus... »

Elle s'énerve :

« Albert ! La terre tremble sous nos pieds ! Ce mégalomane de Berlin ne s'arrêtera pas là. Il va enflammer le monde. J'ai peur.

– Nous allons passer quelque temps à Gunsbach. Nous verrons après. »

À Gunsbach, une partie de la maison est réservée à l'œuvre dont Emmy Martin est la vigilante administratrice. Les Schweitzer s'installeront donc au rez-de-chaussée. Hélène ne se plaît pas à Gunsbach. La situation dans laquelle elle se trouve lui interdit de prendre du plaisir où que ce soit. Hélène est juive allemande et le destin des juifs a été tracé par un homme qui ira jusqu'au bout de sa folie.

La folie des hommes prend des formes multiples. Elle est aussi capable de susciter de grandes choses, mais à quel prix !

29 mai 1934, à Brazzaville. – Les trompes et les tam-tams résonnent pour la fête de l'inauguration du chemin de fer Congo-Océan, qui relie Brazzaville à Pointe-Noire. Le gouverneur Antonetti prononce un discours solennel ; pourtant les larmes qui coulent dans l'assistance ne sont pas des larmes de fierté, mais de douleur. Durant treize années, plus de 120 000 Africains ont été soumis au travail forcé, dans les régions les plus hostiles et dans des conditions d'hygiène et de nourriture très difficiles. Des milliers de travailleurs ne sont plus jamais rentrés dans leur village. Le sang versé sur cette voie ferrée a fait couler beaucoup d'encre, et le journaliste Albert Londres a lancé un acte d'accusation qui a marqué les esprits :

> *Le chemin de fer a coûté cher, trop cher. Le respect de la vie a été bafoué par les représentants d'un pays dont la devise est « Liberté, Égalité, Fraternité ». Les mots ne veulent plus rien dire.*

Juillet 1934. – Albert Schweitzer entame sa première tournée de conférences. Au Manchester College de l'université d'Oxford, il propose le thème *Religion in Modern Civilisation.* D'entrée de jeu, il éclaire son public :

> *De nos jours, l'étude approfondie des sentiments religieux dans le monde religieux se généralise. On étudie de manière objective les religions non chrétiennes du passé et les religions mondiales du présent. Autrefois on se contentait d'étiqueter paganisme tout ce qui n'était pas christianisme, et l'affaire était classée. Aujourd'hui, on fait valoir combien les autres religions renferment de pensées sublimes et de profonde aspiration vers Dieu. Souvent même, on fait ressortir le fait que la conception du monde de certaines de ces religions dénote une pénétration bien supérieure à celle du christianisme qui reste toujours entachée d'une certaine naïveté. Certaines de ces religions mondiales, comme le bouddhisme et l'hindouisme, commencent à se prétendre supérieures au christianisme.*
>
> *N'attendez pas de moi une apologie, au sens d'une défense du christianisme comme on la pratique hélas trop souvent et qui consiste à affirmer que le christianisme renferme des vérités qui sont au-dessus de toute intelligence et qui n'ont donc pas à être expliquées par la raison. Quand le christianisme entre en conflit avec la pensée philosophique et les autres religions, il ne doit, selon moi, revendiquer aucun privilège, mais prendre part au combat des idées, en ne comptant que sur la force de sa vérité intrinsèque.*

Il examine d'abord les recherches historiques touchant au christianisme primitif. Puis, il le place en face des religions qui prétendent aujourd'hui au pouvoir spirituel universel.

> *Pour juger des idées fondamentales des grandes religions et déterminer leurs principes essentiels, nous poserons trois questions. La première est de savoir si une religion donnée est optimiste ou pessimiste, la seconde si elle est moniste ou dualiste, et la troisième quelle importance elle donne à l'élément éthique.*
>
> *Dans la religion, nous cherchons réponse à la question primordiale qui se pose à chacun de nous tous les matins : « Quel sens et quelle valeur devons-nous donner à notre vie ? Que suis-je dans le monde ? Quel est le but de mon existence ? Je ne veux pas considérer mon existence comme une existence quelconque parmi les milliards de milliards d'existences qui constituent l'univers, mais comme une vie qui prend une valeur propre si je lui assigne sa vraie place et si je vis en conséquence. » Tous les problèmes inhérents à la religion tendent à former une seule question qui les comprend toutes : « Comment puis-je concevoir mon être comme appartenant à la fois au monde et à Dieu ? Quelles sont les réponses que nous donnent les religions mondiales ? »*

À la fin de sa conférence, il conclut que le christianisme ne prétend pas tout expliquer, en particulier la présence du mal, car il sait que c'est impossible, mais il s'impose la force éthique de l'amour. Selon lui, sur ce chapitre, les autres religions ne résistent pas à la comparaison.

On peut s'étonner que lorsque Schweitzer parle des autres religions mondiales, il oublie l'islam et toutes les religions animistes et syncrétiques qui existent, ne serait-ce que dans le continent où il se trouve, dans la région où il vit. Si l'on peut admettre qu'il refuse d'assimiler les rites, les traditions, les croyances de l'Afrique noire à une « grande religion », quels arguments utilise-t-il à propos de la religion de Mahomet ? L'islam ne mérite-t-il pas quelque attention, ou pense-t-il qu'il s'engagerait sur un terrain qu'il connaît mal et qui risque de perturber sa pensée ? Schweitzer reste très discret sur ce point, à la limite du sectarisme. Il semble que son public de 1934 ne lui en tienne pas rigueur. Son succès est égal au London University College, à l'université d'Édimbourg où sa conférence porte le titre *The problem of Natural philosophy and Natural Ethies.*

De ces cycles de conférences sortiront deux ouvrages : *Les Religions mondiales et le christianisme* et *Les Grands Penseurs de l'Inde.*

15 août 1934. – Albert Schweitzer écrit à l'un des grands penseurs de son époque :

Cher Rabîndranâth Tagore,

Comme vous le savez par notre ami commun C. F. Andrews, j'ai écrit un livre sur les penseurs hindous. Il a d'abord été écrit en allemand et il paraît en ce moment en plusieurs langues, aussi en anglais. Je crois que M. Andrews vous a déjà donné à lire des parties de la traduction anglaise. Il m'a dit qu'elles vous avaient intéressé. Je vous ai fait envoyer le livre par l'éditeur ces jours-ci. Si vous lisez ce livre, vous verrez que j'ai tenté de faire comprendre la pensée indienne et ce qu'elle a de grand et de profond au public européen, qui est encore très ignorant dans cette matière et qui croit toujours que la pensée hindoue est identique à la pensée d'Arthur Schopenhauer.

En véritable Européen, j'ai présenté la pensée hindoue en l'analysant d'après ce que nous appelons ici la méthode critique et historique. Je ne crois pas que vous soyez d'accord avec toute mon analyse et non plus avec tout ce que je dis sur vous. Mais je crois que vous sentirez dans ce livre la profonde compréhension de la grandeur de la pensée hindoue et la sympathie que j'ai pour elle. Laissez-moi vous dire à cette occasion la grande sympathie que j'ai pour vous et votre pensée. Si je vous nomme dans cet ouvrage le Goethe des Indes, c'est que selon moi vous avez pour les Indes l'importance que Goethe avait pour l'Europe.

Avec mes bonnes pensées. Albert Schweitzer.

Octobre 1934. – À Oxford, lors de sa deuxième conférence sur l'hindouisme, il retrouve son ami Einstein. Ils ne se sont pas vus depuis sept ans, mais ils ont entretenu une correspondance espacée.

Entre Einstein et Schweitzer s'est nouée plus qu'une sympathie intellectuelle, plus qu'une admiration mutuelle : les deux hommes éprouvent l'un pour l'autre de la tendresse. Leur conception du monde est si différente, *a priori*, qu'on se demande ce qui les lie si fort. Mais la tendresse de Schweitzer pour Einstein est une affaire de *Gemüt*, une question d'âme. Le docteur retrouve chez Einstein ce mystérieux alliage de l'âme juive, rapport mélancolique et amusé à la connaissance, qui l'avait déjà ému chez Hélène. Einstein, de son côté, est béat d'admiration pour l'intellectuel qui s'est mué en homme d'action. Il voit en lui un modèle, la perfection faite homme : « S'il existait plus de personnalités de votre trempe, lui écrira-t-il en 1948, nous ne serions jamais tombés dans une situation internationale aussi dangereuse. »

Du reste, leurs façons de penser ne sont pas si éloignées l'une de l'autre. Elles se complètent ou se répondent étonnamment. Schweitzer est un mystique avide de connaissance : Einstein est un savant amateur de mystère. « On ne peut s'empêcher d'être plein d'admiration quand on contemple les mystères de l'éternité de la vie, de la matière. Il faut un peu de mystère chaque jour », pense Einstein. Ce qui fera dire à Schweitzer : « En esprit nous étions comme des frères. »

La rencontre des deux hommes à Oxford est brève, mais leurs points de vue convergent rapidement. Einstein a quitté son pays un an plus tôt :

« Les chercheurs, les intellectuels, les créateurs non aryens ont dû fuir. J'ai suivi Bertolt Brecht, Fritz Lang et Thomas Mann.

– Les nazis n'auraient pas osé vous toucher.

– Vous ne les connaissez pas. Mon dossier était prêt. À leurs yeux, je suis certainement responsable de la débâcle économique et peut-être même de l'incendie du Reichstag. Vous savez ce qui s'est passé la semaine dernière à Munich et en Prusse : la nuit des Longs Couteaux. Hitler est le maître absolu du Reich ; il ne s'arrêtera pas. »

Puis soudain changeant de ton, presque enjoué :

« Et Bach ?

Oh ! Bach est toujours le plus grand.

– Vous venez aussi pour lui ?

– Pour lui et pour mon hôpital. J'ai tant de malades à nourrir !

– J'admire votre dynamisme. Vous ignorez donc la paresse ?

– Je l'ai rencontrée bien des fois, mais je l'évite.

– Moi, je ne peux pas. La volupté de ne rien faire est un vice chez moi. Je ne comprends pas : nous nous appelons tous deux Albert, nous sommes tous deux connus et applaudis, mais l'un est un homme d'action infatigable, et l'autre le plus grand paresseux de la terre ! Comment expliquez-vous ça ?

– Tout est relatif, mon cher Einstein. »

Si Einstein entra ouvertement en lutte contre le nazisme et écrivit au président Roosevelt pour lui indiquer la nécessité de fabriquer une arme atomique avant les Allemands, Schweitzer, lui, crut longtemps que le nazisme, par ses excès, portait en lui sa propre fin ; il persista dans sa philosophie du pacifisme et du respect de l'autre.

Novembre 1934. – Albert Schweitzer prépare son nouveau départ pour Lambaréné. Il sait que si une guerre éclate en Europe, son hôpital sera très vite sans ressources et sans pilote. Il doit donc repartir en emportant un maximum de matériel et de médicaments.

Il a entendu parler d'un vaccin expérimental contre la fièvre jaune, mis au point par le professeur Bueding qui travaille à l'Institut Pasteur. Il téléphone, et on lui répond que l'expérimentation sur les hommes n'est pas encore achevée.

« Vous cherchez encore des cobayes ?

– Oui. Mais pas n'importe lesquels.

– Je suis médecin à Colmar. Je suis volontaire.

– Quel âge avez-vous ?

– La soixantaine.

– Vous avez vécu dans certaines régions infestées ?

– Oui.

– Où cela ?

– En Afrique. Au Gabon.

– Quel est votre nom, docteur, s'il vous plaît ?

– Schweitzer. »

Un grand silence au téléphone. Puis la voix demande :

« Schweitzer ? Vous êtes le docteur Albert Schweitzer ?

– Oui. Mais je peux être aussi un excellent cobaye.

– Vous pouvez passer nous voir à l'institut, docteur ?

– Certainement. »

Le surlendemain, le professeur Bueding reçoit Schweitzer. Après moult remerciements pour son action en Afrique, il ajoute :

« J'ai quelque chose à vous proposer, docteur. Le vaccin a donné des résultats remarquables sur les premiers cobayes, mais nous devons maintenant l'expérimenter sur le terrain, en zone infestée, sur les autochtones. Si nous vous confions un certain nombre d'échantillons, accepterez-vous d'en étudier les effets sur quelques-uns de vos clients ? »

Schweitzer fronce sa moustache et réfléchit. Le professeur est un peu gêné :

« Je sais que ma proposition a quelque chose de cynique, mais tôt ou tard nous devrons en arriver à ce stade expérimental avant de donner l'autorisation de lancer le produit. J'aimerais que ce soit chez vous que cet aval soit donné. C'est une lourde responsabilité, je le sais, et croyez bien que si vous n'acceptez pas...

– J'accepte, coupe Schweitzer. J'accepte à une condition.

– Laquelle ?

– Je veux être le premier cobaye. Inoculez-moi une dose.

– Mais... il est nécessaire de rester en observation.

– Combien de temps ?

– Oh ! deux jours.

– Ça ira. Je vais téléphoner chez moi pour prévenir.

– Vous voulez... là ? tout de suite ?

– Pourquoi pas ? »

Deux jours d'hôpital en tant que patient, c'est beaucoup trop pour la patience de Schweitzer. Il ne tient plus en place. Le professeur Bueding reconnaît en lui un « très mauvais malade ». Mais l'observation clinique du vaccin sera faite et Schweitzer repartira avec ses échantillons ; il pourra, sans doute, sauver quelques vies de plus.

13 janvier 1935. – La Sarre a voté et réclame son rattachement au Reich. Comme il n'y a aucune contestation ni du côté de la France ni du côté de la SDN, ce rattachement de la Sarre à l'Allemagne deviendra officiel le 1er mars. Dès aujourd'hui, le salut hitlérien est enseigné aux écoliers par leurs maîtres.

« Ce salut me glace, avoue Schweitzer à un ami juif. Je dois hâter mon départ, sinon je risque d'être coupé de l'Afrique. »

5 février 1935. – Le navire *Amérique* emporte une nouvelle infirmière, Lydia Müller, un nouveau médecin, le docteur Heinz Barasch, et Albert Schweitzer. Le patron est satisfait car il a obtenu l'accord de deux autres médecins femmes, Elsie Brunner et Anna Wildikann, qui assureront à Lambaréné la relève de Le Forestier et surtout de Holm et de Goldschmid qui sont là depuis deux ans.

C'est le cinquième départ de Schweitzer pour l'Afrique et ce sera son séjour le plus bref au Gabon. Pourquoi ? D'abord parce que maintenant l'hôpital est sur ses rails. Le personnel blanc qui s'y relaie est tout à fait compétent. Marie Secrétan, grande prêtresse des plantations, a fait délimiter la concession. Il ne reste plus qu'à signer le contrat de propriété. Schweitzer a suffisamment trimé sur cette terre pour s'en croire le légitime propriétaire. Mais attention ! La perspective d'une guerre entre la France et l'Allemagne recommande d'agir avec précaution.

Deux heures à peine après avoir quitté le port, le navire touche le fond près de l'île Verte, dans la Gironde. Il faut attendre la marée haute et l'aide de deux remorqueurs pour le remettre à flot.

Le dimanche 24 février, au cours de l'après-midi, l'*Amérique* passe la ligne et entre dans l'été tropical, la saison des tornades ; le 25 il est en vue de Cap Lopez qu'on appelle de plus en plus, maintenant, Port-Gentil. L'aviation vient d'organiser une ligne de trafic postal aérien du Congo en Europe par le Sahara, l'Algérie et la Méditerranée. Les indigènes, en voyant les avions passer, demandent des explications aux féticheurs. Ceux-ci racontent que dans ce grand oiseau blanc, Dieu descend sur terre pour punir les hommes de leurs péchés. La crédulité de ces pauvres gens est amusante et catastrophique. Les catalogues des grands magasins font des ravages considérables dans la population noire. Les indigènes plongent avec délice dans ces catalogues et commandent des colis contre remboursement, ce qui occasionne quelques surprises. Un Pahouin avertit ses amis qu'il aura bientôt besoin d'eux pour transporter un piano qu'on doit lui livrer incessamment. Lorsque arrive le piano, il n'a pas besoin d'aide, car ce piano est un piano de poupée.

Quand le catalogue indique que le soulier Oscar existe dans les tailles 38 à 45, le pauvre Noir commande toutes les tailles. S'il est indiqué que la chemise Auguste existe en blanc, jaune, vert, rose et bleu, l'indigène commande toutes les couleurs pour une seule chemise. Si le catalogue donne la liste des diverses villes où se trouvent des succursales, l'indigène inscrit sur l'adresse de la commande le nom des six villes différentes.

CHAPITRE XV

Où l'approche de la guerre place le docteur dans une position inconfortable

Dimanche 3 mars 1935. – La cloche retentit. Le patron est de retour : le culte de l'hôpital reprend. Tranquillement, mains derrière le dos, Schweitzer fait son tour du propriétaire.

Tôt après mon arrivée, j'ai dû me remettre à bâtir. Je ne pouvais fermer les oreilles plus longtemps aux plaintes justifiées des médecins et des infirmières me disant que notre salle de consultation est devenue beaucoup trop exiguë. Les jours où, dans cette unique pièce, trois ou quatre médecins interrogent à la fois les malades, où l'on distribue des médicaments pour tous les hospitalisés, où l'on fait de nombreuses piqûres, c'est vraiment la foire ! Et souvent encore, dominant tout ce vacarme, on entend, derrière un rideau, les plaintes d'une femme noire en travail ; en effet, la salle de consultation nous sert aussi de salle d'accouchement. Autrefois, quand l'hôpital était moins peuplé, les inconvénients de cette unique pièce n'étaient pas aussi sensibles ; maintenant, la situation est devenue proprement intenable. Aussi, je me décide à allonger la case de 8 mètres. Nous aurons ainsi trois pièces de plus, chacune d'environ 2,60 mètres sur 7,80. L'une servira de seconde salle de consultation, la deuxième de salle de pansement et la troisième de salle d'accouchement.

« Il me faut, dès demain matin, une équipe de douze hommes pour les fondations des pilotis en béton. J'ai besoin aussi de notre vieil ami le charpentier Monenzalie.

– Il n'est pas là et…

– Qu'on le trouve ! Il doit venir. Il aura un cadeau. Dans un mois, ces locaux doivent être occupés. »

En signe de gratitude, un malade européen a offert à l'hôpital une grosse lanterne à gaz de pétrole avec manchon Auer, qui donne une belle lumière claire. Elle rend de grands services en salle d'opération, où le travail se poursuit souvent la nuit. La narcose à l'éther n'est naturellement pas possible avec l'éclairage au pétrole, à cause du danger d'incendie. D'ailleurs, la plupart des opérations se font sous anesthésie locale.

> *Quelle reconnaissance ne devons-nous pas, nous autres médecins coloniaux, à Charles Louis Schleich qui découvrit en 1892 l'anesthésie locale, simplifiant ainsi considérablement la technique opératoire! Dans certains cas, nous recourons aussi à la rachi-anesthésie, par injection de novocaïne dans le liquide rachidien. Nous ne faisons de narcose à l'éther ou au chloroforme que dans les cas indispensables. En 1934, on a fait à l'hôpital 622 opérations.*

Les principaux collaborateurs européens de l'hôpital sont réunis sous la véranda. Albert Schweitzer livre ses états d'âme :

« Nous ne sommes pas à l'abri d'un nouveau conflit. Imaginons que je sois le propriétaire de cette concession et qu'il m'arrive la même chose qu'en 1914! Que deviendra l'hôpital? Je crois qu'il serait plus prudent de désigner comme propriétaire de la concession notre comité strasbourgeois. Si je suis remis à l'index, la boutique pourra marcher sans moi. Qu'en pensez-vous? »

Sage décision car, si Schweitzer est bien connu et reconnu de tous, les manœuvres sournoises dirigées contre lui ne sont pas éteintes. Marco Koskas en fait état :

> [...] *nouvelle demande de surveillance, provenant du gouverneur général à l'administrateur supérieur. Celui-ci, un certain Louis Bonvin, répond au gouverneur qu'il commence à en avoir assez de la méfiance des autorités coloniales à l'égard de Schweitzer : « Cette lutte sourde contre le docteur a un but qui, sous des allures patriotiques, pourrait bien être confessionnel. » La preuve est ainsi faite que, malgré les bonnes relations de Schweitzer avec la mission catholique, l'hôpital draine vers l'obédience protestante une clientèle noire trop importante pour ne pas susciter des jalousies tenaces.*
>
> *Le gouverneur du Gabon demande alors un rapport sur le budget de l'hôpital et sur le personnel de Schweitzer. Bonvin répond, tout aussi agacé : « Quelle n'a pas été ma surprise de constater la pauvreté du dossier Schweitzer, que je vous adresse en communication. Quant à établir un budget de l'œuvre, je n'ai pas pu demander à ce praticien de me donner des précisions, étant donné le caractère secret de notre correspondance et pour ne pas lui donner l'éveil. »*

5 mars 1935. – Lettre d'Albert Schweitzer :

> *Après une grave opération, on était en grand souci pour l'opérée. À trois reprises, pendant la nuit, le Dr Hom se glissa vers son lit et souleva*

sa moustiquaire pour lui tâter le pouls et observer sa respiration. À trois reprises, l'infirmière vint de son côté dans la même intention. Au matin, on demanda à la malade comment elle allait ; elle répondit avec humeur : J'aurais bien dormi si on m'avait laissée tranquille.

Nous essayons actuellement un nouveau traitement de l'éléphantiasis. Cette maladie, qui donne aux pieds l'aspect informe de ceux de l'éléphant, est causée par la présence d'innombrables microfilaires dans les vaisseaux lymphatiques, qu'elles obstruent. Autrefois, on essayait d'opérer l'éléphantiasis. Mais les résultats étaient peu satisfaisants. Notre traitement consistait jusqu'ici à administrer au patient des doses croissantes de fer, à masser chaque jour les pieds enflés et à les entourer d'un bandage élastique très serré. Nous avons eu de bons résultats, surtout quand les gens restaient assez longtemps à l'hôpital et observaient la prescription de rester couchés avec les pieds en position surelevée. Or, il y a quelque temps, le Dr Goldschmid lut dans une revue médicale qu'on avait tenté de traiter l'éléphantiasis par des injections intraveineuses de lugol. En conséquence, il a combiné ce procédé avec le nôtre ; il fait tous les quatre jours des injections en doses progressives de 1 cm^3 à 10 cm^3. Les douze malades ainsi traités montrent tous une amélioration assez rapide et assez étendue. Des gens qui se traînaient à grand-peine avec de lourds pieds difformes sont redevenus capables de travailler. Il reste toutefois à constater si l'amélioration est durable. Ce serait magnifique de pouvoir vraiment guérir l'éléphantiasis des pieds, si fréquent dans cette région.

16 mars 1935. – Les grandes puissances européennes s'équipent ouvertement pour faire face à un nouveau conflit. En Allemagne, on annonce la restauration du service militaire obligatoire, ce qui constitue une rupture unilatérale du traité de Versailles. Hitler met sur pied une armée de 500 000 hommes prêts à la guerre. L'Europe prend conscience de l'action entreprise par les nazis. La SDN condamne vivement le réarmement allemand.

Le grand philosophe allemand Ernst Cassirer, effrayé par la prise du pouvoir par les nazis, a trouvé refuge à l'université suédoise de Göteborg. Dans la leçon qu'il prononce pour inaugurer la chaire qui lui a été confiée, le nom d'Albert Schweitzer revient souvent :

Qu'est-ce que la philosophie doit être ? Un des philosophes les plus authentiques de notre temps, un homme aussi digne d'estime par son action que par sa pensée, Albert Schweitzer, a posé à notre civilisation contemporaine cette question fondamentale, cette vraie question de conscience, et il a su y répondre d'une façon claire et décidée. Ayant reconnu de terribles manques, éthiques et spirituels, au sein de notre civilisation, Schweitzer a reproché à la philosophie moderne de n'avoir rien remarqué de ces manques et de n'avoir pu ainsi nous en prévenir, quand il était temps encore d'y remédier.

Schweitzer travaille beaucoup sur *Les Grands Penseurs de l'Inde*, qui est une initiation à la pensée hindoue, mais aussi une méditation personnelle sur les grandes questions de la vie humaine. Ce n'est pas un hasard si le fruit de cette réflexion mûrit au moment même où le ciel se couvre de l'ombre d'un cataclysme mondial. La pensée mystique et l'éthique d'Albert Schweitzer ne quittent jamais le chemin tracé par ces grands penseurs. Lorsque Schweitzer pratique le « respect de la vie », il ne fait que suivre l'enseignement de Bouddha.

Alors même que le commandement de n'anéantir ni de léser les êtres vivants est antérieur à Bouddha, c'est lui cependant qui est le fondateur de l'éthique de la pitié. Les tisserands lui ayant démontré qu'on ne se procure la soie qu'au prix de la mort d'innombrables petits êtres, Bouddha défendit à ses moines, dit-on, de se servir de couvertures de soie. Mais cette éthique de la pitié est incomplète ; elle est limitée par le principe de la non-activité. Nulle part Bouddha ne demande que l'homme s'efforce de porter aide et secours à son semblable et en général à tout être vivant. Il ordonne simplement d'éviter d'agir sans pitié. L'action dictée par la compassion n'entre pas, pour lui, en ligne de compte, parce que la négation du monde implique la non-activité.

La notion même de la douleur et de la délivrance de la douleur exclut, chez Bouddha, l'action miséricordieuse. Si toute douleur a son origine dans le vouloir vivre, elle ne peut vraiment être supprimée que si l'être en question, par un acte conscient et personnel, abdique lui-même la vie. Vouloir supprimer la douleur dans le détail, et par une aide venant d'autrui, est une entreprise vaine et absurde. Car la cause de la douleur n'en subsiste pas moins et se manifestera aussitôt sous d'autres formes.

À cause du principe de la négation du monde, la pitié perd tout sens. S'il veut être logique et s'il ose s'avouer les conséquences de son attitude négative, l'homme reconnaîtra qu'il est inutile de prêter secours à une créature en détresse. La pitié de Bouddha consiste donc surtout dans la représentation continue du fait que tous les êtres sont sans répit soumis à la douleur. C'est plutôt une pitié par raisonnement qu'une pitié de sentiment.

La plus ancienne tradition ne nous apprend pas que Bouddha se soit préoccupé en quoi que ce soit des animaux. Ce n'était pas un François d'Assise.

Ce n'est que dans les Jâtakas, récits légendaires de ses existences antérieures, qu'on le dépeint comme un grand ami des animaux. Une de ces histoires nous apprend qu'il se serait fait dévorer par une tigresse affamée pour la préserver du crime de manger ses propres petits.

La doctrine de Bouddha, qu'il rapproche parfois de celle de l'apôtre Paul, est l'objet d'une analyse minutieuse de la part d'Albert Schweitzer, peut-être parce qu'il cherche son propre reflet dans ce miroir.

Bouddha est le premier à avoir exprimé cette loi fondamentale que l'esprit éthique à lui seul constitue une énergie qui agit dans le monde pour le triomphe du bien.

C'est par la puissance de l'esprit auquel elle s'associe que la parole acquiert un pouvoir réalisateur. Faire le bien par des paroles ou par des silences opportuns dictés par la pure bienveillance, c'est, dit Bouddha, l'une des tâches du moine.

Il faut supporter l'inimitié et pardonner le mal non seulement pour atteindre la perfection, mais aussi parce que de cette façon, on agit sur le monde. « Que par la mansuétude et la patience, dit Bouddha, on surmonte la colère ; qu'on surmonte le mal par le bien ; qu'on surmonte l'avarice par la générosité, le mensonge par la véracité ; par la non-hostilité l'hostilité arrive à s'apaiser. »

En reconnaissant que la pensée éthique est une force agissant sur le monde, Bouddha sort de la négation du monde. Néanmoins, l'éthique de l'activité charitable reste en dehors de son horizon. C'est l'esprit qu'il veut changer dans le monde, et non les conditions de la vie terrestre. Il ne lui vient pas à l'idée de s'écarter du principe de la non-activité quoique son éthique, en fait, soit déjà arrivée au principe de l'activité. Il ne songe pas à se demander si l'éthique peut réellement se limiter à la non-activité ou si au contraire elle ne se trouve pas obligée d'abandonner ce principe. C'est que la négation du monde est pour lui un axiome indiscutable. Il ne se rend pas compte que la pitié est, par sa nature même, une protestation venant du plus profond du cœur humain contre cette attitude.

Quand il décrit la perfection à laquelle le moine doit aspirer, en cette phrase admirable : « Il est miséricordieux et compatissant, animé de bonté, recherchant le bien de tout être vivant », il est bien loin de lui prescrire la charité active. Il lui fait simplement un devoir de rechercher la disposition d'esprit nécessaire à sa perfection et à sa véritable paix intérieure. Pour parvenir à la délivrance, enseigne-t-il, il faut s'engager dans la « noble voie des Huits Vertus » qui sont : foi pure, volonté pure, langage pur, action pure, conduite pure, aspiration pure, compréhension pure, méditation pure. Mais qu'on ne se laisse pas tromper par l'expression « action pure ». Il n'entend par là qu'abstention de l'action mauvaise.

Juillet 1935. – Ce soir, Schweitzer est triste. Depuis plusieurs semaines il déplore l'absence, la « désertion » d'un de ses meilleurs infirmiers, Bolinghi. Bolinghi se trouve dans son village natal du Haut-Ogooué. Il a dû quitter précipitamment l'hôpital pour faire face à des événements familiaux graves qui le laissent seul, désemparé et sans ressources. Ses trois femmes sont parties. Ses voisins lui tournent le dos. C'est sûrement l'Esprit du fleuve qui est en train de le « manger ». Il n'y a guère que les pouvoirs du n'ganga pour faire revenir ses femmes.

La polygamie est une grave question sociale. Nous débarquons en Afrique avec l'idéal de la monogamie. Les missionnaires luttent par tous les moyens contre la polygamie et demandent au gouvernement de l'interdire par une loi. D'autre part, nous tous, qui sommes ici, devons avouer qu'elle est liée très intimement aux conditions économiques et sociales du pays. Là où la société n'est pas organisée de manière à permettre aux femmes de gagner leur vie par un travail indépendant, il n'y a pas de place pour la femme célibataire. Or, la polygamie est la condition première du mariage de toutes les femmes.

De plus, il n'y a dans la forêt vierge ni vaches, ni chèvres laitières. La mère est donc obligée de nourrir son enfant pendant longtemps au sein. La polygamie respecte le droit de l'enfant. La femme a le droit de ne vivre que pour son enfant pendant trois ans. Elle n'est plus épouse avant tout, mais mère. Au bout de trois ans, on célèbre la fête du sevrage et la femme redevient épouse dans la case de son mari. Mais on ne peut concevoir cette période consacrée à l'enfant que si l'homme a, pendant ce temps, une ou plusieurs autres femmes pour s'occuper du ménage et des plantations. Chez ces peuples primitifs, on ne rencontre jamais une veuve ou un orphelin délaissés. Le plus proche parent hérite de la femme du défunt et doit l'entretenir, ainsi que ses enfants. Elle devient de droit sa femme, mais peut ensuite, avec son consentement, épouser un autre homme.

Ébranler les fondements de la polygamie chez les peuples primitifs équivaudrait à faire chanceler tout leur édifice social. Avons-nous le droit de le faire, sans être en mesure d'établir en même temps un nouvel ordre social adapté aux circonstances ? La polygamie ne continuerait-elle pas d'exister en fait avec cette seule différence que les femmes de seconde main, jusqu'alors légitimes, seraient considérées comme illégitimes ?

Plus les conditions économiques s'améliorent, plus la lutte contre la polygamie sera aisée. Dans le peuple d'Israël, grâce aux progrès de la civilisation, la monogamie a remplacé la polygamie. Au temps des prophètes, les deux coutumes coexistaient encore. Mais au temps de Jésus, il n'est plus question de polygamie.

L'État commettrait une erreur en prétendant imposer la monogamie par voie légale. Pour autant que je puisse en juger, jusqu'à maintenant, ce serait également une grave erreur d'identifier la lutte contre l'immoralité avec la lutte contre la polygamie.

Les femmes d'un même mari vivent généralement en bonne harmonie. La femme noire n'aime pas être la seule épouse, car elle doit alors pourvoir seule à l'entretien de la plantation, ce qui est du ressort de la femme. Ce que j'ai vu de la polygamie dans mon hôpital ne me l'a pas montrée sous un jour odieux.

Dans ce pays, on voit parfois un jeune garçon de 14 ans se présenter comme chef de famille. C'est qu'il a hérité une femme et des enfants d'un parent décédé. Il a des droits et des devoirs vis-à-vis de ces enfants. Si ce sont des garçons, il devra plus tard leur acheter une femme ; si ce sont des filles, ceux qui voudront les épouser auront à lui verser le prix d'achat. Faut-il lutter contre l'achat des femmes ou le tolérer ? S'il s'agit de donner une jeune fille pour femme au plus offrant, sans la consulter, on ne manquera pas de protester, cela va sans dire. Que, selon la coutume du pays, l'homme qui recherche une jeune fille et qui est agréé par elle doit verser à la famille une certaine somme est, au fond, aussi peu répréhensible que la coutume de la dot en Europe. Dans les deux cas, c'est une affaire d'argent basée sur les conventions sociales. Ce qui importe, chez nous comme chez les peuples primitifs, c'est que cette coutume demeure un facteur accessoire et non point déterminant du choix. Nous n'avons donc pas à combattre l'achat des femmes en lui-même, mais à exercer sur les indigènes une action éducatrice, afin que la jeune fille ne soit pas offerte au plus offrant, mais à celui qui pourra la rendre heureuse et pour lequel elle ressent quelque inclination.

Par mes conversations avec les Blancs les plus compétents et les plus expérimentés de cette région, j'en suis venu à la conviction que nous devons améliorer les lois et les mœurs existantes, et n'y rien changer sans nécessité[1].

Le retour à Lambaréné un peu précipité, en février dernier, a perturbé les projets d'Albert Schweitzer. Il n'a pas achevé, en Europe, son cycle de conférences dans le cadre des *Gifford Lectures*. Une partie de sa tournée de concerts a été repoussée. Il avait promis à la société des disques Columbia un enregistrement d'orgue à Londres. Tout cela reste à faire.

Août 1935. – L'aviateur Jean Mermoz a relié Paris à Dakar en 15 heures 30. La liaison postale par avion devient une réalité. Il est question de prolonger cette ligne en desservant toutes les grandes villes de la côte occidentale d'Afrique, jusqu'au Gabon. Une lettre partie de Gunsbach pourra arriver à Port-Gentil en quatre ou cinq jours, au lieu d'un mois et demi par bateau. Mais Albert Schweitzer ne veut pas entendre parler de l'avion comme moyen de transport. Dès que la conversation aborde ce sujet, il tranche :

« Jamais ! »

Les autres nouvelles de ce mois d'août ne sont guère réconfortantes. Partout en France, les grèves provoquent des affrontements. La conférence tripartite France, Grande-Bretagne, Italie, réunie pour trouver une solution à la crise éthiopienne, est un échec. En Allemagne, interdiction à tout officier d'état civil de marier entre eux des Aryens et des non-Aryens. Les discours de la radio allemande présentent les citoyens

1. Albert Schweitzer, *À l'orée de la forêt vierge*.

juifs comme des hommes de deuxième catégorie, exclus de toute participation à la vie politique.

Albert s'inquiète pour Hélène. Il doit la rejoindre le plus tôt possible.

Ici, à Lambaréné, c'est la saison sèche. De grands bancs de sable sont apparus dans le lit de l'Ogooué. D'autres se cachent traîtreusement sous les flots jaunes. Quand un vapeur fluvial ou un canot à moteur arrive à l'hôpital, la première question qu'on lui pose est toujours la même : « Comment êtes-vous passés ? »

Bien que Lambaréné ne soit qu'à une soixantaine de kilomètres au sud de l'équateur, on ressent les effets de l'hiver austral.

> *Pendant que j'écris, en ce calme après-midi de dimanche, il nous vient du pôle Sud une petite brise que l'on peut presque dire fraîche, et qui pénètre jusque dans ma chambre à travers les fins treillis métalliques dont elle est garnie contre les moustiques. Cette brise « polaire » se lève vers le point du jour, devient assez forte vers midi et s'apaise le soir. Malheureusement nous n'en bénéficions que durant huit ou dix semaines.*
>
> *Avant-hier, le docteur Goldschmid nous a quittés pour prendre en Europe un congé bien mérité. Au lever du soleil, nous l'avons accompagné au vapeur fluvial. En lui serrant la main une dernière fois, plusieurs des infirmiers indigènes ont à peine pu retenir leurs larmes. Par sa bonté et son amabilité, il a gagné la sympathie des Blancs et des Noirs. Nous sommes heureux de pouvoir nourrir l'espoir qu'il nous reviendra. Le docteur Goldschmid a déployé une grande activité comme chirurgien ; pendant les 28 mois de son séjour, il a fait 510 opérations et a collaboré à 285.*

Apparemment, l'hôpital fonctionne un peu comme un camp militaire, mais les observateurs qui le critiquent ignorent que, sans cette discipline, il n'aurait que quelques mois de survie. Les journées sont orchestrées de la manière suivante :

6 h 45 : coup de gong. Le médecin chargé de la première visite et l'infirmière qui dirige les travailleurs descendent à leur lieu de travail. Appel des journaliers, des accompagnants et des convalescents reconnus aptes à fournir un certain travail. L'hôpital offre aussi l'asile aux chômeurs jusqu'à ce qu'ils aient retrouvé un emploi. Ils reçoivent, outre leur nourriture, une indemnité proportionnée à leur travail.

7 h 30 : coup de gong. Petit déjeuner.

8 heures : les six laveuses de l'hôpital ont déjà allumé leurs chaudières. Elles lavent les bandes, les objets de pansement et le linge de la

salle d'opération. En haut de la colline, près de la maison de Schweitzer sont installées six autres laveuses qui lavent le linge de ménage. On emploie beaucoup plus de linge sous les tropiques qu'en Europe. Dans les périodes de saison chaude, il arrive qu'on en change trois fois par jour.

Près des laveuses, des femmes préparent l'huile de palme. Les régimes, qui pèsent jusqu'à dix kilos, leur sont apportés par les grimpeurs qui, toute la journée, grimpent aux palmiers de la plantation. Les noix sont constituées par une pulpe fibreuse et oléagineuse enveloppant une coque très dure qui renferme une amande. Les femmes séparent la pulpe du noyau, la font chauffer dans de grandes chaudières, la soumettent à l'action d'un petit pressoir d'où coule une huile comestible de couleur rouge. Quant aux noyaux, ils sont concassés, puis leurs amandes sont entassées dans des sacs que l'on peut échanger dans les factoreries contre du riz.

Tout près du fleuve se trouve le bûcheron qui fend le bois de chauffage de la buanderie, de l'huilerie et du fourneau sur lequel on désinfecte par ébullition les instruments de chirurgie et de pansement.

8 h 30 : nouvel appel du gong. Les malades hospitalisés et ceux du dehors commencent à se rassembler près de la salle de consultation. Trois fois par semaine, les jours des injections, Dominique, l'infirmier noir, parcourt l'hôpital en agitant une grosse cloche de vache donnée par un pasteur suisse. Il appelle les lépreux, les tuberculeux, les sommeilleux, les éléphantiasis qui arrivent en se traînant et sont prêts à repartir sans la piqûre si les infirmiers n'y veillent pas. Il y a même les incorrigibles qui se cachent et qu'il faut poursuivre. L'infirmier N'Yama s'épuise à ce jeu-là.

10 h 30 : une infirmière sonne de la trompe pour annoncer que commence la distribution des vivres. Elle prend place dans une sorte de petite boutique munie d'une grande baie avec un volet qui se rabat et qui sert de comptoir. Les patients qui font la queue reçoivent leur ration après avoir présenté leur carte portant un numéro afin que l'infirmière marque par une croix sur sa liste que le malade a reçu sa ration. Sans cela, certains se présenteraient trois ou quatre fois pour recevoir autant de portions.

Les malades ordinaires et leurs compagnons reçoivent non pas la nourriture cuite, mais les denrées nécessaires à deux repas qu'ils préparent eux-mêmes à leur goût.

Jusqu'à midi, consultations et pansements. Ces consultations sont loin d'être terminées quand le gong de midi et demi appelle à déjeuner.

14 heures : les consultations reprennent pour les alités et les cas les plus graves.

Travaux de laboratoire.

En comptant les pensionnaires de l'hôpital et les patients venant de l'extérieur, ce sont 250 à 300 malades que les médecins et les infirmiers voient tous les jours.

L'approche du soir est signalée par l'apparition du gardien des poules et des canards et par celle du berger. Ils rassemblent les bêtes qui, durant la journée, cherchent leur nourriture dans les déchets de la cuisine des Noirs, et ils les poussent vers la colline où se trouvent le poulailler et l'étable.

18 heures : coup de gong. Fin du travail sur les chantiers et les plantations. C'est la cohue aux abords des hangars pour ranger les haches, les scies, les pelles, les machettes. La rentrée des outils se termine en général à la lanterne, car la nuit tombe d'un coup, sous l'équateur.

19 heures : coup de gong. Repas du soir. Après le repas, culte du soir. Le personnel européen passe ensuite une demi-heure ensemble pour faire le point.

20 h 30 : la cloche retentit. Dès ce moment, tout bruit doit cesser dans l'hôpital ; doivent aussi se taire les gramophones des malades européens. Les infirmières se rendent visite dans leurs chambres avec des travaux d'aiguille. Les médecins se plongent dans les revues médicales, tout en tendant l'oreille vers le fleuve pour y percevoir le bruit d'un canot à moteur amenant peut-être un malade.

22 heures : toutes les lumières sont éteintes dans les chambres. On n'entend plus que les grillons et les crapauds qui s'en donnent à cœur joie ; parfois aussi, un tam-tam lointain, sur l'autre rive. Tandis que tout s'endort à l'hôpital, se prépare, au cœur de la forêt, quelque part dans un mbandja[1], le passage dans l'autre monde pour les initiés du

1. Chaque village possède cette grande case faite de bois, d'écorce et de feuilles de raphia, où se déroulent toutes les cérémonies initiatiques.

Bwiti. Cornes d'appel et tambours frénétiques. Les bûcherons, les piroguiers, les chasseurs, les factoriers, méconnaissables dans leur costume rituel, la tête ornée de plumes de touraco bleu ou de poule sultane, en proie à des visions hallucinantes provoquées par l'absorption de l'iboga, s'élancent dans des danses entrecoupées de bonds, de pirouettes, de gestes désordonnés qui les laissent, à l'aube, anéantis, ou absents sur les chantiers pendant quatre ou cinq jours.

Septembre 1935. – À Nuremberg, les « lois raciales » sont votées par le congrès du parti nazi. Ces lois qui doivent exclure les juifs de toute participation à la vie politique allemande, portent sur la citoyenneté allemande et la sauvegarde du sang et de l'honneur allemands.

Toute union entre un juif et un citoyen allemand est interdite. Tout rapport extraconjugal entre juifs et allemands est interdit.

Par principe, les questions politiques ne sont jamais abordées à la salle à manger de l'hôpital Schweitzer. C'est un peu comme à la Légion étrangère : les origines et les opinions de chacun restent personnelles. La petite communauté ne conserve son harmonie qu'à ce prix.

Pourtant, cette nouvelle venue d'Allemagne semble bouleverser tout le personnel soignant. Autour de la table, les médecins Elsie Brunner, Anna Wildikann, Heinz Barasch et les infirmières suisses et hollandaises, ont le nez dans leur assiette. L'atmosphère est pesante. On sent que chacun peut, à tout moment, faire exploser cette chape de silence.

Schweitzer sent la nécessité d'ouvrir la soupape :

« Les choses sont maintenant tout à fait claires. Personnellement, je ne mettrai plus les pieds en Allemagne. »

Toutes les poitrines laissent échapper un soupir de soulagement.

« Comment peut-on en arriver là ? demande Heinz Barasch, le jeune docteur allemand arrivé depuis peu.

– Par le déclin de la civilisation. Le sentiment national trouve sa grandeur lorsqu'il est sous la tutelle de la raison, de la moralité et de la civilisation. S'il lui manque cela, il n'est plus que “nationalisme”. Et qu'est-ce que le nationalisme ? C'est un patriotisme ignoble, exacerbé jusqu'à l'absurde. Il est à l'amour noble et sain de la patrie ce qu'une idée fixe délirante est à une conviction raisonnable. L'Allemagne nazie, dans son délire, quitte le chemin de l'humanité. Elle oublie le respect de la vie et de la personne humaine. La patrie de Bach et de Goethe va à sa perte ! »

CHAPITRE XVI

Bach et l'Amérique au secours des malades

Heureusement, l'Angleterre réserve à Albert Schweitzer le meilleur accueil. La société de disques Columbia attend, depuis plus d'un an, son premier enregistrement qui va constituer un événement.

« Qu'avez-vous choisi de jouer, docteur ?

– J'hésite encore. Je pense surtout à deux toccate qui sont des œuvres monumentales d'idée et d'inspiration. Elles ne peuvent être comparées qu'aux dernières sonates de Beethoven. Par des voies différentes, les deux maîtres sont arrivés à se rejoindre sur les cimes du grand art classique.

– Vous allez donc enregistrer ces toccate ?

– Non.

– Pourquoi ?

– J'en ai peur.

– Et alors ?

– J'ai aussi une grande tendresse pour les *24 nouveaux préludes et fugues* de Bach. Ce recueil fait suite à la première partie du *Clavecin bien tempéré*. Il y a plus d'art dans ce dernier recueil, mais il y a plus de fraîcheur dans le premier.

– Donc ?

– Donc, j'hésite. Peut-être me déciderai-je au dernier moment. »

Il enregistre d'abord à All Hallows Church, à Londres, les *Toccatas, préludes et fugues*, puis, quelques mois plus tard, à l'église Sainte-Aurélie de Strasbourg, sur l'orgue de Silbermann, les *Chorals pour orgue* de Bach dont il fait l'historique dans son étude qui sort en français aux éditions Payot.

Les chorals pour orgue proprement dits sont des préludes et des fantaisies sur des méthodes de choral. Cette façon de paraphraser des mélodies de choral était d'un usage courant, bien longtemps avant qu'on ne se servît de l'orgue pour accompagner le choral. Dans la seconde moitié du XVIe siècle, se fait jour, simultanément dans l'Église catholique et dans l'Église protestante, la tendance à donner à l'orgue une part plus active et plus importante à la fois dans les cérémonies du culte. Des discussions qui eurent lieu lors du concile de Trente (1545-1563), il ressort que l'orgue avait bien sa place à l'église, mais une place, pour ainsi dire, en dehors du culte. On relève de tous côtés le caractère profane du jeu des organistes de l'époque. Sans égard pour la sainteté du lieu, la plupart exécutaient sur l'orgue des mélodies profanes avec force variations et traits brillants. D'une façon générale, la première moitié du XVIe siècle avait été pour l'orgue une époque de décadence.

Vers la fin du siècle, tout change. L'orgue qui n'avait été, jusque-là, que toléré à l'église – qu'on se souvienne que saint Thomas d'Aquin avait été l'un de ses plus grands adversaires – devient l'instrument sacré et se familiarise de plus en plus avec les thèmes de la liturgie. On le charge de répondre à certaines phrases chantées par le chœur ou entonnées par le prêtre ; on le fait alterner avec le chœur dans l'exécution des différents versets des chants liturgiques.

[…]

Voilà donc l'orgue investi de la dignité d'instrument sacré, fait beaucoup plus important pour l'époque que nous ne serions tentés de le croire avec nos idées actuelles. C'est que l'orgue était alors plus universellement répandu qu'aujourd'hui. Loin d'être exclusivement un instrument d'église, il occupait, dans les maisons et dans les salles de concert de l'époque, la place du piano moderne, le clavecin étant encore fort rudimentaire. C'était l'instrument le plus parfait sur lequel un artiste pût se faire entendre. La musique d'orgue était donc, avant tout, musique profane. Sans le moindre scrupule, on y jouait des danses et des variations sur des chants populaires.

[…]

Avec le XVIIe siècle, commence donc la période de transition qui précède le plein épanouissement de l'art pur de l'orgue[1].

À ceux qui reprochent à Schweitzer d'avoir trop d'activité durant cette période qui devrait être celle du repos et de la récupération, le docteur répond :

« Savez-vous ce que coûte un hôpital de deux cents malades ? Croyez-moi, ce ne sont pas mes concerts et mes livres qui financent l'établissement ; ce sont les dons collectés partout dans le monde. Mais j'ai l'impression que l'on entend de moins en moins la voix de la charité chrétienne. L'Europe se replie sur elle-même. »

1. Albert Schweitzer, *J.-S. Bach, le musicien-poète.*

Schweitzer n'est pas homme à se décourager, mais les difficultés pour tenir son œuvre à bout de bras sont de plus en plus nombreuses. C'est son premier collaborateur, Noël Gillespie, maintenant médecin anesthésiste, qui ouvre une fenêtre d'espoir vers les États-Unis. Il est en rapport avec les deux principaux mouvements protestants internationaux qui ont leurs bases en Amérique. Il convainc les responsables, le pasteur Magnus Rather et le docteur Hume, de faire la connaissance du docteur Schweitzer.

Au cours de l'été, Edward Hume arrive à Gunsbach. Il tombe sous le charme de la région et de la personnalité d'Albert. Il est vrai qu'il est difficile de ne pas être fasciné par l'aura de cet homme rayonnant.

Schweitzer fait à Hume les honneurs de sa maison. Puis, soudain :

« Aimez-vous la marche ?

– Beaucoup.

– Alors, suivez-moi. Nous allons faire le tour de mon royaume. »

Il franchit le seuil de sa maison et se retourne pour l'admirer :

« Elle n'a rien de particulier. Mais c'est Goethe qui me l'a offerte.

– Goethe ?

– Oui. En 1925, cette maison n'existait pas. Nous habitions au presbytère que nous verrons tout à l'heure. Mon père, le pasteur, étant mort, nous avons dû partir. Je venais de recevoir le prix Goethe, et ce prix me disait : "Reste dans ton village ! Construis une maison pour ta bibliothèque et pour toi." Et la maison a été construite. C'est Goethe qui m'a offert un chez-moi dans le village où j'ai grandi. Maintenant… venez ! Si vous n'avez pas peur de grimper un peu, jusqu'en haut de ce monticule, je vous montrerai quelque chose. »

Les deux hommes s'engagent sur le sentier qui s'élève au-dessus de la maison, et arrivent au Kantzrain, une petite plate-forme surmontant la vallée, un observatoire poétique dominant les vignes. Un peu essoufflés, ils s'assoient sur le rocher.

« Ici, j'étais occupé à penser. C'était ma patrie intellectuelle. Sur ce rocher sont nés *Civilisation et éthique*, le *Paul* et le *Jésus* historiques. Dans cette solitude, j'étais totalement chez moi. J'écoutais le bruissement de la rivière, les cloches de l'église dans laquelle je prêchais. Ici, j'ai vu les nuages se faire et se défaire, j'ai suivi la métamorphose des saisons. Ce que je suis, je le dois, en partie, à ce rocher. »

Puis, accrochant son regard sur l'église, en bas :

« Vous voyez ce clocher ? Apparemment c'est un clocher comme vous pouvez en voir des dizaines de milliers en France. Et pourtant… venez… descendons ! »

La porte de l'église grince légèrement :

« Ils l'ont graissée. À mon époque, elle grinçait beaucoup plus. Entrez. »

Il présente d'un geste large :

« L'autel, avec ses dorures, ses bouquets de fleurs artificielles, ses candélabres et ses cierges, ses statues de Joseph et de Marie... une église comme les autres, quoi ! Eh bien, non ! Cette église est une église simultanée.

– Simultanée ?

– Lorsque, sous le roi Louis XIV, au XVIIe siècle, l'Alsace devint française, le roi décréta, pour opprimer les protestants, que dans les villages protestants comptant au moins sept foyers catholiques, le chœur de l'église devait être à leur disposition à certaines heures pour célébrer la messe. De là vient que certaines églises alsaciennes étaient à la fois protestantes et catholiques : des églises simultanées. Depuis, évidemment, les villages ont construit d'autres églises pour les catholiques. Mais Gunsbach reste affectée aux deux cultes. »

Il s'est peu à peu rapproché de l'orgue. Il s'assoit, ferme les yeux, pose ses mains sur le clavier et joue. Jamais Bach n'a été chargé d'autant d'émotion et de piété que dans cette petite église vide. Rien n'a été dit. Pas un mot. Les deux hommes sortent, font quelques pas et s'arrêtent devant une bâtisse carrée entourée d'une palissade :

« Le presbytère ! dit Schweitzer. Toute ma jeunesse. Pendant la guerre, la grande cave servait de refuge contre les obus à tout le voisinage. »

Ils suivent la palissade et admirent les arbres fruitiers, les touffes de fleurs mélangées, les herbes folles.

« Une jeunesse heureuse. C'est là, certainement, que je me suis rendu compte que je n'avais pas le droit d'accepter ce bonheur, ma santé, ma faculté de travail comme des dons gratuits. La conscience de mes privilèges me fit comprendre cette parole de Jésus, que nous n'avons pas le droit de garder notre vie pour nous. Celui qui a été comblé de bienfaits par la vie est tenu d'en répandre à son tour. Celui qui a été épargné par la souffrance doit contribuer à diminuer celle d'autrui. Tous, tant que nous sommes, nous avons à assumer une part du fardeau de douleur qui pèse sur le monde. »

Edward Hume est conquis. Il a trouvé en Albert Schweitzer un personnage à l'échelle du continent américain.

« Nous pouvons sans doute faire quelque chose pour vous aider, dit-il. Votre nom commence à être connu aux États-Unis, mais il serait bon que vous veniez faire un tour chez nous ; donner quelques concerts, quelques conférences. Y avez-vous déjà pensé ?

– Pas vraiment.
– Vous devriez.
– C'est-à-dire que mon hôpital…
– Votre hôpital vit en vous comme le bébé vit dans le ventre de sa mère. Si vous ne le nourrissez pas avec votre sang, si vous coupez le cordon ombilical, combien de temps vivra-t-il encore ?
– Vous touchez là le point le plus douloureux. C'est mon obsession. Mais savez-vous combien de temps j'ai passé à l'hôpital, depuis un an et demi ? Six mois !
– Vous avez là-bas une équipe de toute confiance.
– Oui. Mais je ne veux pas abuser de cette confiance. Je ne peux laisser croire que je me livre ici à des mondanités dans les salons, alors qu'en forêt on opère et on construit des cases.
– Si vous allez aux États-Unis, vos collaborateurs savent que c'est pour la bonne cause.
– Bien sûr, bien sûr. »

> *Il eut alors l'idée d'y envoyer Hélène à sa place. Plutôt que de se consumer dans son exil suisse, sa femme trouverait ainsi à s'employer, voir du pays… et consulter son médecin habituel, le docteur Gerson, qui avait également fui l'Allemagne. Schweitzer a une confiance totale dans les capacités intellectuelles d'Hélène à donner des conférences, écrire des articles, faire la propagande de l'hôpital. Il recommande à sa femme de ne pas rapporter l'argent qu'elle pourrait collecter mais de le déposer dans une banque américaine*[1].

La version française des *Grands penseurs de l'Inde* paraît aux éditions Payot.

Dans sa préface, Albert Schweitzer précise que le but de cet ouvrage est de mieux faire connaître au public européen la pensée indienne et son évolution, les problèmes qu'elle envisage, les positions qu'elle défend, les grandes personnalités qui l'ont incarnée.

À l'heure où le monde est prêt à exploser, certaines pages sont à lire avec attention :

> *La résistance passive consiste dans l'emploi non violent de la violence. Par des moyens non violents on exerce une pression sur l'adversaire pour l'obliger à céder. Attaque plus difficile à parer que la résistance active, la résistance passive peut atteindre de plus grands résultats. Mais on risque que cet emploi dissimulé de la violence crée*

1. Marco Koskas, *op. cit.*

plus de rancœur que la résistance ouverte. En tout cas la différence entre les deux n'est que bien relative.

[...]

Gandhi est assuré qu'il pourra pénétrer de spiritualité jusqu'aux affaires de ce monde. C'est avec un profond sérieux qu'il cherche à exercer la résistance passive dans un esprit d'amour, exempt de toute haine. Il rappelle sans cesse à ses adeptes que ce qu'ils entreprennent pour le bien du peuple ne peut se justifier et réussir que si les cœurs de ceux qui s'y emploient sont purifiés. La résistance passive n'a pas pour but unique de parvenir à tel ou tel résultat, mais bien d'instaurer une compréhension mutuelle fondée sur l'amour.

Placé devant le problème de savoir si l'action par des moyens purement moraux et spirituels peut s'accompagner d'une action recourant à des moyens de coercition, Gandhi le résout en posant en principe l'action par les moyens spirituels, mais en admettant toutefois un minimum de moyens de coercition à condition qu'ils soient subordonnés à l'action spirituelle.

Cette solution n'est pas satisfaisante. Elle repose sur la supposition erronée que la violence exercée sans procédés de violence est de toute autre nature que la violence ordinaire. Gandhi veut concilier ce qui ne peut se concilier[1].

Juillet 1936. – À peine la guerre a-t-elle cessé en Éthiopie que l'Espagne s'enflamme. Sous la conduite du général Franco, les militaires d'extrême droite préparent un coup d'État ; c'est le début de la guerre civile.

En Palestine, les Arabes s'opposent par la force à l'arrivée des immigrants fuyant l'Allemagne nazie.

En France, le Front populaire de Léon Blum annonce la réduction du temps de travail et deux semaines de congés payés. Un climat de kermesse s'installe dans les rues. On chante *Tout va très bien, madame la marquise.*

À Berlin, les XIe jeux Olympiques s'ouvrent sur fond de propagande. Lors du défilé des équipes, le salut adressé à la tribune où est assis Hitler indique les orientations politiques des pays représentés. Lorsqu'elles choisissent le salut nazi au lieu du salut olympique, les équipes comme l'Autriche, la Bulgarie, l'Italie et aussi la France, s'attirent les applaudissements.

La remise du prix Nobel de la paix au pacifiste allemand Carl von Ossietzky pose un problème au régime nazi, car le lauréat n'est pas en

1. Albert Schweitzer, *Les Grands Penseurs de l'Inde.*

état de recevoir son prix, étant depuis plusieurs années dans un camp de concentration.

Sous une pluie fine parisienne, Albert Schweitzer, mélancolique, pense à son vieux maître, Charles Widor, qui lui a écrit : « Lorsque vous reviendrez, je ne serai plus là. » Le compositeur de 93 ans n'a plus la force de retenir sa vie. Albert a pu le voir pourtant.

« Je lui dois tant ! » murmure l'ancien élève devenu l'un des organistes les plus réclamés dans le monde. Le jeune Alsacien timide arrivé à Paris un jour de 1905 chez le maître jouera pour lui, ce soir, sur les orgues de Saint-Sulpice.

Septembre 1936. – À Lambaréné, en l'absence du patron, l'hôpital fonctionne normalement. Le docteur Goldschmid est revenu d'Europe et le docteur Barasch n'est pas mécontent de voir arriver du renfort. Le mois dernier, il a pratiqué 63 opérations dont plusieurs très délicates. Il écrit à Schweitzer :

> *En opérant une hernie étranglée vieille déjà de cinq jours, j'ai dû pratiquer une résection de l'intestin. Le patient a été sauvé. Vous pouvez penser combien j'en ai été heureux.*

Les malades européens sont de plus en plus nombreux, car les femmes blanches ont pris l'habitude de venir faire leurs couches à Lambaréné. C'est toujours la fidèle, la solide Emma Haussknecht qui garde la haute surveillance de la cuisine, du ménage, du jardin, de la plantation et des animaux. Elle veille aussi à l'entretien des bâtiments et des embarcations. Un glissement de terrain inquiétant s'étant produit, elle a aussitôt mobilisé ses équipes. Quel travail ! Quelle femme ! Elle a beaucoup de mal à concilier l'élevage des chèvres et la sauvegarde de la plantation. Les deux sont indispensables : le lait pour nourrir les bébés orphelins et les fruits pour les rations alimentaires des malades. Mais allez donc expliquer cela aux chèvres ! Emma a fait entourer les jeunes plants de treillis et de barbelés tenus par des piquets. Mais ces piquets sont aussitôt arrachés la nuit par les femmes indigènes qui, au lieu d'aller chercher du bois en forêt, trouvent plus pratique de se servir des pieux pour faire bouillir leur marmite.

Mlle Emma a fait abattre, ce matin, deux kapokiers majestueux qui menaçaient de tomber. Ceux qui restent dominent la canopée et servent de paratonnerre.

Depuis des semaines, la terre a soif. Les caféiers jaunissent. Les marigots sont réduits à un filet d'eau. À de nombreux endroits de la N'Gounié, les pinasses talonnent les bancs de sable.

Le Grand Docteur étant absent, à l'abri donc de tout reproche, Ladislav Goldschmid a décidé d'accepter l'invitation de Pujol qui, outre ses qualités d'informateur, est aussi un grand chasseur. Schweitzer n'écoute pas ses récits héroïques, mais la cuisine de l'hôpital accepte tout de même ses gigots de phacochère et ses morceaux de buffle.

Goldschmid en est à son deuxième séjour à Lambaréné, et ne veut pas repartir en Europe sans avoir assisté à une grande chasse. C'est pourquoi, en tenue adéquate, il suit Pujol, précédé de ses deux pisteurs ; une trentaine de porteurs trimballent tout un camp mobile.

Au départ, il faisait encore nuit. Le soleil s'est levé, mais la brume est si épaisse qu'à cinquante mètres le voile gris devient impénétrable.

La caravane de fantômes avance lentement, transie de froid.

Après deux heures de marche, le soleil finit par dissiper la brume. Les singes se réveillent dans la canopée. Le grand calao noir s'élance en sifflant ; le touraco bleu caquette et répand les nouvelles fraîches. La rosée est encore si abondante qu'on dirait qu'il a plu. Il faut avancer la machette à la main. Pour ne pas perdre la piste, les hommes marchent le long d'un marigot. Un porteur s'empêtre dans une racine et, avec un juron, s'abat dans l'eau, tête en avant, ce qui déclenche les rires.

On aborde le territoire de chasse. L'ordre de marche est immuable : le pisteur, le chasseur, et le reste de la troupe. Pujol a changé son 22 contre la 9,3 Mauser à balles demi-blindées. Les hommes avancent en évitant de faire craquer les branches, les feuilles mortes, l'œil et l'oreille aux aguets.

Soudain, un bruit se fait entendre, sourd, une sorte de reniflement. Le pisteur et le chasseur approchent de l'aboune[1]. Goldschmid avance sur un signe du chasseur et se tapit contre un petit îlot de broussaille.

Pujol désigne un point, droit devant. D'abord, le docteur ne voit rien, mais bientôt il distingue une boule sombre qui s'agite au ras du sol, et une sorte de grand serpent gris qui pointe vers le ciel. Il réalise : c'est un éléphant qui prend son bain. Le bruit que les hommes ont entendu provient du jet d'eau qu'il lance avec sa trompe pour se doucher. On y voit très mal. Pourtant… là… à gauche… une autre grosse masse noire, un second pachyderme, debout, tournant le dos. Goldschmid fait signe à Pujol, mais celui-ci estime que l'animal est intirable. Du premier, il

1. Terme pahouin pour désigner le terrain marécageux (l'« endroit où le sol remue »).

ne voit que le haut du crâne, au-dessus des herbes. Or, il faut tirer très juste pour arriver jusqu'au cerveau. Le chasseur n'a pas le choix. Il place la lunette sur la carabine, épaule rapidement et tire une balle en avant du trou de l'oreille. L'animal s'affaisse, puis se relève. Le second éléphant s'est retourné, a pris le vent, et fonce, trompe roulée et oreilles déployées, droit sur les hommes. Pujol ne bouge pas, et lorsque le monstre est à vingt mètres, il tire une deuxième balle juste entre les deux yeux. La bête est arrêtée net dans son élan, figée sur ses quatre pattes ; sa grosse tête dodeline, mais il reprend sa marche. Pujol tire une troisième balle dans la tempe. Mort foudroyante. Cependant, le premier éléphant blessé progresse toujours et réussit à disparaître dans les herbes. Il n'ira pas loin.

Aussitôt, les porteurs arrivent en poussant des hurlements de joie. Voilà des tonnes de viande fraîche pour ce soir ; les estomacs seront pleins à craquer ! Dans le poto-poto[1] jusqu'à la taille, les hommes commencent le dépeçage. Les fumoirs sont installés ; les énormes quartiers de viande souillés de boue arrivent et grésillent aussitôt.

Le lendemain matin, le camp est levé, en quelques minutes, et la marche pénible reprend. C'est une gymnastique impossible pour arriver à sortir l'un après l'autre ses pieds de ce compost gluant, en essayant de garder l'équilibre. Il faut escalader les troncs d'arbres glissants, éviter les pièges des lianes-hameçons, et ne pas s'empêtrer dans les racines invisibles.

Un pisteur s'arrête et prête l'oreille : un bruit de branches foulées. De l'autre côté du marigot, les palmes s'agitent et livrent passage à un magnifique buffle, bien encorné, qui a l'air tout étonné de les voir. Il va foncer. Pujol tire presque au jugé. La bête tombe, se relève, fonce obliquement en faisant jaillir l'eau, gravit la montée, et au moment où le chasseur s'apprête à la doubler au cou, s'affaisse, morte. À grands coups de couteau et de machettes, les hommes ouvrent le cadavre. La balle a fait des ravages effroyables.

Un porteur arrive en courant :

« Là ! dans la clairière… le mvoul ! »

Pujol a un geste de lassitude :

« Oh ! vous n'avez pas assez de viande pour aujourd'hui ?

– Très joli ! Des cornes lyres comme ça !

– Bon. Allons-y ! »

Il avait déjà mis sa carabine à la bretelle. La troupe se remet en marche, traverse l'aboune, de la boue jusqu'aux cuisses. En montant sur le

1. La boue.

talus, le pisteur stoppe le groupe en désignant un arbrisseau dont les racines forment un fouillis inextricable. Que peut donc renfermer ce tas de verdure ? Pujol, carabine au poing, s'avance prudemment. Il a vu. Il se tourne vers Goldschmid :

« Un python !... le bandit du marais ! »

Il vise soigneusement. La tête du reptile éclate. Quatre ou cinq mètres de viande pendent lamentablement. Un pisteur s'approche, et sectionne le cou de l'animal, par précaution.

« C'est une femelle pleine d'œufs, dit Pujol. Mais ce soir, nous mangerons le foie ; c'est délicieux. »

À la lueur des lampes-tempête, et du feu entretenu par les cuisiniers, les deux Européens dégustent un whisky bien gagné. Pujol vient de rédiger quelques lignes sur une feuille de papier qu'il tend à son invité :

« C'est le menu de ce soir ».

Goldschmid lit :

Bouillon d'éléphant
Trompe du même mayonnaise
Cervelle de buffle au beurre noir
Foie de python sauté
Chateaubriand aux pommes.

Bordeaux, 29 janvier 1937. – À l'embarquement du vapeur *Foucauld*, il y a trois voyageurs à destination de Lambaréné : Mme Rosa Naef, Mme Meta des Tombe et Albert Schweitzer.

Le temps est affreux jusqu'à Madère : un vent contraire violent provoque un retard d'une journée. Passé Madère, le temps s'améliore. Schweitzer peut s'asseoir à sa table de travail pour répondre aux nombreuses lettres et poursuivre son œuvre philosophique.

À Dakar, surprise : on est passé du froid hivernal de l'Europe au chaud soleil des tropiques. Tous les passagers sortent leur costume blanc et léger.

Le *Foucauld* est le plus récent des navires de cette ligne.

Les nouvelles qui parviennent aux passagers portent essentiellement sur les « purges » politiques en URSS. Treize membres du Parti communiste viennent d'être condamnés à mort. Léon Trotski, réfugié au Mexique, ne peut rien faire pour ses compagnons, sinon alerter l'opinion mondiale et crier l'innocence des accusés.

Appuyé au bastingage, le gérant d'une factorerie de Libreville replie son journal et s'adresse *ex abrupto* à Schweitzer :

« Le plus dangereux, ce n'est ni Hitler, ni Mussolini, ni Franco ; c'est Staline ! moi, je vous le dis, monsieur.

– Si vous le dites ! » souligne docilement Schweitzer.

16 février 1937, 22 heures. – Le *Foucauld* arrive à Port-Gentil. Comme il poursuit sa course vers le sud, les passagers pour Lambaréné doivent débarquer.

Un ami de Schweitzer, Ignace Baumgartner, qui possède un bateau à moteur, propose au docteur de le conduire jusqu'au vapeur fluvial *Adjamé* ancré dans la baie.

Nuit calme, mer paisible.

Le lendemain matin, formalités de douane et de police. À la nuit tombante, le vapeur quitte la baie et se dirige vers le fanal qui indique l'embouchure de l'Ogooué ; c'est une simple lanterne fixée à un arbre. Dans l'obscurité, le vieux pilote noir qui fait le trajet depuis quarante ans sait trouver sa route dans le labyrinthe des différents bras du fleuve.

Les escales sont moins nombreuses qu'autrefois car beaucoup de villages ont disparu, et la remontée du fleuve se fait plus rapidement.

CHAPITRE XVII

La renommée de l'hôpital de la forêt, et les accords de Munich

Jeudi 18 février 1937, 23 heures. – Le vapeur arrive à Lambaréné. De loin, les passagers aperçoivent les lanternes brandies en signe de bienvenue. Mlle Emma, le docteur Anna Wildikann ainsi que quelques infirmières attendent au débarcadère. Par un magnifique clair de lune, deux pinasses à moteur transportent les passagers à l'hôpital, éloigné de quelques kilomètres.

À 1 heure du matin, Albert Schweitzer, rentré chez lui, s'endort accompagné par le chant des grillons et les coassements des crapauds. Au loin, le daman pousse son cri terrible.

Dimanche 21 février 1937. – Schweitzer célèbre le service divin. Puis il va faire son tour. Du premier coup d'œil, il a vu que l'hôpital était surchargé.

« L'affluence a commencé il y a quelques mois, explique Mlle Emma.

– Pourquoi ?

– Ils ont faim. Ici, ils sont sûrs de manger. Mais il n'y a pas que ça. Une fois guéris, ils ne peuvent plus repartir, parce que la petite saison sèche s'est prolongée jusqu'à la semaine dernière. C'est au point terminus de la navigation de la N'Gounié que partent vers l'intérieur les principales pistes. Or, à la suite des basses eaux, le vapeur n'a pas pu remonter la rivière. Les gens sont bloqués ici. Il faut les garder jusqu'au moment où les eaux remonteront.

– Ça ne nous arrange pas. Il faut renvoyer les cas les moins graves qui habitent dans la contrée voisine. Ils reviendront. On ne peut pas loger et nourrir tout ce monde. Et la maternité ?

– C'est pareil. Nous avons en permanence une douzaine d'orphelins à nourrir au biberon. Pour soulager le docteur Wildikann et Mlle Kienli, je leur ai adjoint N'Fagha, une veuve galoa qui s'occupe bien des gosses. Mais les mamans et les bébés qui arrivent ici sont dans un état de sous-alimentation lamentable. On arrive quand même à les retaper avec des fortifiants au calcium. On a aussi deux femmes européennes atteintes de la dengue.

– La dengue? Vous êtes sûre?

– Oui. Violentes douleurs articulaires, exanthème ressemblant à la rougeole...

– Vous les avez isolées?

– Oui, docteur. Elles ne quittent pas leur chambre.

– C'est tout?

– Un cas d'hémoglobinurie aussi. Un forestier blanc. Surmenage. Il s'est crevé en voulant désensabler un train de bois. Épuisé. Déprime. Il émergera quand on lui annoncera que son train de bois est reparti. »

Schweitzer marche, les mains derrière le dos. De temps en temps, il s'arrête pour observer un détail qui l'a frappé, une chose qui a changé; il s'approche d'une fleur, la sent, puis reprend sa marche.

« Je tiens à te dire, Emma, que j'ai trouvé les bâtiments en excellent état. Très bien entretenus.

– Grâce à Gretel Sturm, qui m'aide beaucoup. Elle a pris l'initiative de faire badigeonner toutes les cases des indigènes. Elle a fait cimenter les rigoles d'écoulement des eaux et remplacé les pilotis de bois par des pilotis en béton.

– Bravo à toutes les deux.

– Vous avez remarqué les fruitiers qui bordent les chemins de la plantation?

– Oui. Ils commencent à donner.

– Six sur dix de nos plants ont pris. Nous avons une magnifique allée d'arbres à pain aux grandes feuilles dentelées.

– Très bien, Emma, très bien. Maintenant, nous devons déballer et ranger les médicaments que j'ai rapportés; les mettre à l'abri de l'humidité. J'ai l'impression que des rats se sont introduits dans la pharmacie; je me trompe?

– Nous avons eu des rats, en effet. Il a fallu tout sortir pour boucher les trous. Ils avaient rongé les bois les plus durs. J'ai fait blinder le sol et une partie des parois.

– Parfait. Pour le stock?

– Ça va. Nous avons ce qu'il faut.

– D'autres nouvelles, Emma ?
– Bertha Künzli va nous quitter.
– Déjà ?
– Elle a fait trois ans ! Les infirmières ne doivent faire que deux ans, à cause du climat, c'est vous qui avez établi la règle.
– Tu as fait combien, toi ? »
La vieille compagne lève les bras au ciel :
« Oh ! moi… je suis comme vous, je ne compte plus. »
Un aide-infirmier arrive en courant :
« Docteur ! docteur ! Une hernie étranglée vient d'arriver.
– Va chercher le docteur Goldschmid !
– C'est dimanche, patron. Il se repose.
– Va chercher Goldschmid. En vitesse !
– Oui, patron. »

Alors qu'Albert Schweitzer entame son sixième séjour au Gabon, son épouse et sa fille arrivent en Amérique, où Hélène doit faire une tournée de conférences. Rhéna, qui, à 18 ans, n'a guère vécu avec son père, est partagée entre l'admiration qu'elle voue à son géniteur et la frustration de le connaître si peu.

Hélène s'acquitte parfaitement de sa tâche, et plaide activement pour la bonne cause auprès du public des églises unitariennes. Elle collecte pas mal de fonds. Mais ce qu'attendent les Américains, ce n'est pas une représentante d'Albert Schweitzer, pour si talentueuse et convaincante qu'elle soit ; ils veulent voir la « star » ; ils veulent un contact direct avec celui dont les photos sont dans tous les magazines, celui qui est le symbole de l'humanisme, l'homme qui sort de la forêt vierge pour parler d'amour, alors que le monde est prêt à s'enflammer ; c'est Albert Schweitzer que l'on veut voir aux États-Unis et personne d'autre ! Qu'il vienne ! Qu'il montre sa moustache ! Qu'il pose ses grosses mains sur le clavier de n'importe quel orgue américain et le triomphe est assuré.

Schweitzer sait tout cela ; il connaît sa notoriété en Amérique. Il a écrit à une amie : « Je me sens aussi célèbre qu'un boxeur » (ce qui n'est pas, pour lui, un constat de fierté, au contraire). Les États-Unis, oui, bien sûr ! Les conférences, les concerts, les réceptions, les *honoris causa*, les fonds collectés, tout cela est à considérer. Mais à Lambaréné, il y a encore des cases à construire, le jardin à refaire à la suite du glissement de terrain, la récolte des choux et des tomates perdue après la dernière tornade. Non, non, décidément, Albert Schweitzer n'a pas le temps d'aller jouer les vedettes aux États-Unis, alors qu'il y a tant à faire ici.

Le village est en effervescence. Un monceau de bananes plantain a été déposé près de l'embarcadère : c'est la nourriture de base pour une semaine. Dans la rue principale de l'hôpital, les femmes s'affairent, font leur cuisine, leur vaisselle, pilent du manioc ; les enfants préparent l'huile de palme. Derrière les cases, des hommes fabriquent des cloisons avec des feuilles de palmier. Le vieux cordonnier répare une chaussure crevée. Les tailleurs s'acharnent sur la pédale de leur machine à coudre Singer. Les repasseuses, en tablier blanc, plient soigneusement les draps et le linge médical. Les couturières rapiècent. Un groupe de lépreux participe aux travaux de terrassement et casse des pierres mises dans le ciment pour aplanir les espaces de construction. Mais ils n'aiment pas beaucoup ce travail et parfois s'enfuient, se cachent ou vont à la pêche. Schweitzer en personne doit alors intervenir et faire le garde-chiourme. Il écrit :

> *C'est une misère ! J'en suis à ce point que j'ai presque plus de compassion pour les surveillants qui en Égypte ancienne devaient pousser les enfants d'Israël à la construction des pyramides, que pour les enfants d'Israël eux-mêmes.*

Le patron se promène, les mains derrière le dos.

Les cris, les rires, les gémissements sortent de toutes les cases. Devant les portes, des gosses prennent leur bain dans d'énormes bassines.

Sur le passage du docteur, un vieux se lève, se plante devant lui, ouvre sa bouche et désigne ses dents :

« Faudra écrire, docteur ! et me faire rembourser ! »

Comme ce vieux n'avait plus du tout de dents, Schweitzer a fait venir d'Europe un dentier, d'après l'empreinte qui a été prise. Le dentiste français a eu la bonté de ne faire payer que les matériaux ; le vieux a donc eu un dentier bon marché et qui lui va assez bien. Mais à partir du moment où il a eu ses « nouvelles dents », il a estimé qu'il avait été lésé, et répète à Schweitzer, chaque fois qu'il le rencontre :

« Les nouvelles dents ne tiennent pas aussi bien que les anciennes. Il faut me rembourser ! »

Schweitzer refuse de voir s'incruster dans le village les parents ou les amis des malades qui prennent ce prétexte pour séjourner aux frais de l'hôpital. Le règlement est formel : les personnes accompagnantes peuvent rester, mais doivent se rendre utiles et servir la communauté. Depuis plusieurs jours, Schweitzer a repéré un type qui entretient la conversation avec un malade, mais qui n'a jamais proposé son aide. Alors le patron a dû rappeler le règlement à l'étranger qui, au lieu de travailler, a préféré partir définitivement. Schweitzer s'approche du malade avec lequel l'étranger bavardait et lui dit :

« Je suis désolé, Alphonse, mais j'ai dû rappeler le règlement à cet homme qui te parlait. C'est un de tes parents, un ami ?

– Non, non, au contraire. C'est un type à qui je dois de l'argent et qui venait me rappeler ma dette tous les jours. Tu as bien fait de le chasser. Je te remercie. »

Un malade mental arrive en pirogue. Il est assis au milieu de l'embarcation, les poignets enfilés dans deux trous creusés dans un gros morceau de tronc d'arbre, pour l'empêcher de se servir de ses bras, et les pieds enchaînés. Deux hommes l'encadrent et le surveillent. Il est pris en charge par deux infirmiers à l'embarcadère. Pas un mot, pas un cri. Le fou fait glisser sa chaîne et porte son billot à bout de bras, tels les condamnés du Moyen Âge. Un peu de bave sort de sa bouche et son air hébété traduit la souffrance d'un homme qui, avant d'être livré à l'hôpital, a dû subir le traitement traditionnel infligé aux malades mentaux dans les villages. Pour exorciser les mauvais esprits, on fait souvent danser le malade jusqu'à épuisement. On peut aussi le laisser ligoté au fond d'une fosse recouverte d'une trappe à travers laquelle on passe la nourriture. Les médicaments de la forêt que l'on administre plongent en général le malade dans des périodes d'anéantissement ou d'excitation inattendues.

Dès la prise en charge par l'hôpital, la violence du forcené n'est plus opposée à la violence de son entourage, mais à une aide physique et morale. On l'apaise, parfois il est vrai à l'aide de médicaments, mais tant qu'il n'y a pas danger pour la communauté, le malade jouit de son entière liberté. Pendant les périodes de calme, il rejoint l'équipe de jardinage. À moins de se trouver en pleine bouffée délirante, aucun malade ne reste inactif, face à sa morbidité. La communauté bine, bêche, plante, récolte, arrose ; les malades les plus fatigués sont assis à l'ombre et confectionnent des nattes qui protègent les jeunes pousses de la plantation. Le malade est intégré à un groupe social. Contre toute une communauté, les mauvais esprits ont moins de prise. Le malade se sent protégé, si bien que souvent un malade guéri ne veut pas repartir. L'un d'eux implore encore une fois le Grand Docteur :

« Tu me gardes, hé ? Tu me gardes, docteur ! Ici, il ne peut rien m'arriver. Personne ne peut me faire du mal. Je suis tranquille. Les esprits ne viennent pas ici. Ils ont peur de toi ! Tu nous défends, hé ? Tu es notre père, tu nous défends !

– Bien sûr, bien sûr, Eugène. Comment vont nos tomates ?

– Très bien. Mais tu me gardes, hé ? Même si les autres du village viennent me chercher, tu me gardes ! Tu dis que je ne suis pas guéri ! Je veux rester.

– Je te garde encore quelque temps, Eugène.

– Merci, papa, merci. »

19 septembre 1937. – Dans les mois qui se sont écoulés, le personnel de l'hôpital a eu à faire face à un travail considérable.

Il arrive encore bien souvent qu'on amène trop tardivement des gens avec des hernies étranglées. C'est souvent la faute de l'éloignement où ils se trouvent. Les malheureux doivent marcher des jours, des semaines, sur des sentiers tapissés de lianes à aiguilles, truffés de reptiles, ils doivent traverser les marigots où sont tapis les crocodiles. Quand ils arrivent, à moitié morts de fatigue, les hernieux sont déjà atteints de gangrène. Les médecins doivent aussitôt tenter des opérations délicates, enlever la partie malade de l'intestin et recoudre le reste. À la suite des opérations, une diète sévère est prescrite, mais il est parfois bien difficile d'obtenir que le malade ne mange ni ne boive. Et, chose curieuse, il arrive que cette désobéissance ne leur coûte pas la vie !

Nous voyons parfois des sarcomes, très rarement des cancers. Depuis la création de l'hôpital, nous n'avons jamais eu d'appendicite à opérer chez un indigène ; par contre les ulcères d'estomac sont fréquents. Nous avons pu sauver récemment un cas presque désespéré. Comme c'est un bricoleur émérite, il répare à titre gracieux nos montres sur lesquelles le climat réagit fâcheusement.

Quand ils quittent l'hôpital pour regagner leur village, les patients reçoivent un grand sac en toile grossière où ils peuvent entasser leurs effets. Ce sac peut leur servir aussi de couverture la nuit. On leur donne également quelques vivres, mais comme ces provisions ne suffisent à les nourrir que pendant quatre ou cinq jours et que leur voyage peut durer un mois, chaque malade reçoit, en outre, un petit sac de sel qui lui sert de monnaie d'échange pour acheter des vivres en cours de route et pour payer le bateau s'il doit traverser une rivière.

Nous venons d'avoir le cas très difficile d'un chasseur noir gravement blessé par un énorme gorille. Il l'avait atteint d'un coup de fusil, puis, manquant de munitions, avait renoncé à sa prise. Le gorille l'avait suivi, et avait bondi sur lui, le jetant en l'air comme une balle, faisant sur tout son corps de cruelles morsures. Trois mois après, le chasseur vient de quitter l'hôpital avec une main estropiée ; il a beaucoup de chance.

Les cas de morsures de serpent sont fréquents. Comme il est difficile de savoir s'il s'agit d'un serpent venimeux, on fait toujours une injection de sérum de l'Institut Pasteur.

Récemment, au moment où Mlle Emma montait dans le canot à moteur, les Noirs qui l'accompagnaient la firent descendre en toute hâte, car ils avaient découvert sous un des bancs du bateau un serpent enroulé sur lui-même.

Emma Haussknecht et Albert Schweitzer sont face à face. Sur la table, un plan de l'hôpital ; sur ce plan, une petite croix rouge, et sur la croix, un index, celui de Schweitzer :

« Ici ! Nous l'avions prévu ici !

– L'endroit est toujours valable. Il suffit de creuser à six ou sept mètres, peut-être dix.

– Maintenant, nous n'avons plus le choix. La citerne des eaux de pluie et l'ancien puits sont taris depuis le milieu de la saison sèche. Les malades vont tous au fleuve ; nous allons avoir une terrible épidémie de dysenterie.

– Le nouveau puits est indispensable, j'en conviens. Mais le travail est très difficile pour un non-spécialiste.

– Il faut creuser ce puits.

– C'est très dangereux.

– Vous surveillerez les travaux en permanence.

– Oui, mais pour la muraille intérieure, il faut des pierres ; et personne ici ne sait tailler la pierre.

– Alors nous allons fabriquer des moellons de béton. Je veux deux équipes là-dessus, demain matin.

– Qui va me remplacer pour…

– Nous verrons. L'urgence, c'est le puits. »

25 septembre 1937. – Pendant qu'à Lambaréné on creuse un puits pour sauver une poignée d'hommes, à Berlin, les extravagants jaillissements des fontaines publiques marquent la visite officielle que rend le chef de l'Italie fasciste, Benito Mussolini, au chef de l'Allemagne nazie, Adolf Hitler. On prépare consciencieusement une deuxième guerre mondiale.

12 mars 1938. – La radio de Pujol, qui, à présent, est un meuble superhétérodyne Radialva à six lampes, ne distille pas que des chansons de Tino Rossi ou de Ray Ventura et ses collégiens affirmant que « Tout va très bien, madame la marquise » ; on assiste, heure par heure, à l'aggravation de la situation politique. Cette nuit, l'Autriche a été occupée par les troupes allemandes, et annexée au nom de l'Anschluss. L'Autriche, en tant que nation indépendante, est effacée de la carte d'Europe.

Dans la forêt vierge gabonaise, les enjeux sont différents : tous les matins, la queue des malades s'allonge devant les salles de consultation. Les docteurs Ladislav Goldschmid, Amric Rutishauser et Hans Zellweger n'ont guère le temps de s'intéresser aux « affaires du monde ». Lorsqu'un nouveau médecin débarque à l'hôpital, il ne se trouve plus dans des conditions de travail normales, et le découragement peut succéder à une certaine exaltation.

C'est alors que Schweitzer intervient :

« Alors, docteur ? Quel est le bilan de ton début de séjour, au contact avec tes nouveaux malades ?

– Sur le plan médical et chirurgical, ce contact est un enrichissement considérable. J'ai vu ici, en huit jours, ce que je n'ai pas vu, en Europe, en un an. Je me sens parfaitement à l'aise. Ce qui me gêne est plutôt d'ordre personnel. Je suis une nature calme, placide et je crois pouvoir dire d'une assez grande patience. Mais les comportements de nos pensionnaires me font parfois perdre mon flegme. Leurs réactions me déconcertent, leur paresse, leurs mensonges, leur mauvaise foi m'exaspèrent. »

Schweitzer sourit dans sa moustache.

« Chaque jour, je lutte pour ne pas me mettre en colère, ajoute le jeune médecin.

– Ne lutte pas, ne lutte pas ! Fâche-toi ! C'est très bon de savoir se fâcher.

– J'ai l'impression que je pourrais les haïr.

– Bien, très bien. *Qui ne sait pas haïr, ne sait pas non plus aimer*, dit le proverbe.

– Je me suis surpris à vouloir les frapper.

– C'est normal. Moi-même, je ne puis retenir quelques coups de pied au cul et quelques taloches. Ça nous fait beaucoup de bien, et ça ne leur fait pas de mal. Je dirais même qu'ils seraient déçus si je ne me comportais pas de la sorte. Ils savent que ces petits gestes impulsifs sont affectueux et entretiennent nos relations. Nous sommes leurs “grands frères”, ne l'oublie pas.

– En tout cas, je ne connaissais pas l'impatience, et à présent je la comprends.

– L'essentiel, c'est qu'au moment où tu saisis le bistouri, toute nervosité soit évacuée, et que tu n'aies plus que le souci de soulager un pauvre type docile et confiant.

– Tout de même, il y a des moments où je les déteste : ce n'est pas un comportement chrétien ! »

Schweitzer pose amicalement sa main sur l'épaule de son jeune confrère :

« Méfie-toi plutôt du jour où tu ne les détesteras plus de cette façon, où tu ne sentiras plus cette colère bienfaisante. Ce jour-là, il faudra songer à repartir. »

20 mars 1938 (lettre de l'hôpital).

Depuis plusieurs jours, une brume bleue enveloppe la forêt, et le soir, une lueur rougeâtre apparaît sur l'horizon. Brume et lueur proviennent des incendies qui sont allumés chaque année pendant la saison sèche, afin de gagner de nouvelles terres pour les plantations. Après le 20 septembre, les pluies commencent, c'est pourquoi on allume maintenant les arbres abattus. L'incendie dure des semaines. Même lorsqu'ils sont relativement secs, les troncs puissants ne sont consumés que lentement et incomplètement ; aussi le maïs et les bananes poussent-ils ordinairement dans un véritable chaos de branches et de troncs à demi calcinés.

Quand dans cette saison sèche, je vois dans le ciel nocturne le halo de l'incendie, je suis saisi de pitié à la pensée de toute la faune de la forêt que détruit le feu. Autrefois, en Chine, l'incendie des forêts était considéré comme un crime, parce qu'il précipitait dans une mort affreuse tant d'êtres vivants.

Pour les indigènes de la région, ces feux sont devenus une nécessité, car ils ne sont pas outillés pour la coupe des forêts, et ne sauraient d'ailleurs comment utiliser tout le bois coupé. Quand nous défrichons la forêt pour agrandir les plantations de l'hôpital, nous laissons les grands troncs sur le sol, mais les dépouillons de leurs branches, quand elles ne sont pas trop grosses, et les transportons à la station. En effet, l'hôpital consomme une grande quantité de bois de chauffage.

Mais quelle peine et quels frais entraîne le déboisement d'un seul hectare, conquis sans incendie, pour ne pas perdre ce bois qui est si précieux ?

Du reste, l'incendie de la forêt n'est pas seulement le moyen le plus simple et le plus économique de déboiser ; il a également l'avantage de fumer richement le sol, grâce aux cendres qu'il lui abandonne. C'est le seul engrais dont disposent les indigènes, car ils n'ont pas de bétail.

Le sol d'une plantation conquise de cette manière sur la forêt est épuisé au bout de trois ans. Aussi tous les trois ans, les indigènes doivent-ils recommencer à défricher une nouvelle partie de la forêt.

Mai 1938. – À la demande de ses amis et des donateurs, Schweitzer ouvre un nouveau chantier littéraire : il évoque son arrivée en Afrique, il y a vingt-cinq ans, et les difficultés de son premier séjour. Le livre s'intitulera *À l'orée de la forêt vierge*. Plus tard, dans la préface d'une réédition, il éprouvera le besoin de justifier certains de ses propos :

À l'époque décrite dans ce livre, nous avions le droit de nous sentir vis-à-vis de l'indigène dans la position du frère aîné, qui veut le bien de son cadet et qui, par son instruction et son intelligence, est à même de juger quels facteurs sont les plus favorables à son développement et à son progrès véritables, et nous pouvions nous conduire en conséquence. Nous n'étions pas quelques isolés qui avions cette conviction et cette attitude mentale et qui nous efforcions d'agir en conformité avec elles dans les colonies, mais nous étions le grand nombre : gouverneurs, administrateurs de colonies, missionnaires, médecins, exploitants forestiers, commerçants, colons de tout genre. Avec fierté, nous pouvions constater que les plus sensés et les plus clairvoyants parmi les indigènes voyaient en nous les frères aînés et reconnaissaient que nous voulions leur bien et sa réalisation par les voies justes. Témoin des efforts de cette époque, j'ose affirmer que nous avons obtenu au cours de ces années des résultats non seulement dans le domaine économique, mais aussi dans celui des relations humaines et spirituelles entre les indigènes et nous. Des rapports basés sur une confiance mutuelle étaient en train de se créer. Malgré toutes les insuffisances dans les résultats, malgré toutes les négligences qui se sont produites, malgré toutes les erreurs qui ont été commises, nous avions conscience d'être sur la bonne voie.

Maintenant, nous devons nous résigner à ne plus nous sentir comme des frères aînés et à ne plus agir comme tels. Dans l'opinion qui prévaut aujourd'hui, l'avènement de l'ère du progrès ne peut se faire qu'à condition que le frère cadet soit considéré comme majeur et capable de discernement au même titre que le frère aîné, et que les indigènes prennent de plus en plus les destinées de leur pays en main. Ainsi en a décidé l'esprit de l'époque. En toute chose et sur toute terre, il veut supprimer ce qui reste d'un système patriarcal pour mettre à sa place un système non patriarcal difficile à définir et plus difficile encore à réaliser.

L'histoire, un jour, prononcera son jugement sur les résultats obtenus par cet abandon du système patriarcal dans les territoires qui autrefois s'appelaient les colonies et qui aujourd'hui ne doivent plus porter ce nom. Les événements qui constituent le cours de l'évolution historique sont pour leurs contemporains insondables dans leurs origines et incalculables dans leurs effets.

Ainsi cette relation de mon premier séjour à Lambaréné prend figure d'un modeste monument dédié à l'époque où les colonies étaient encore des colonies[1].

Ces propos contribueront à fournir, plus tard, des arguments à ceux qui accuseront Albert Schweitzer de paternalisme et de colonialisme. Il est, en effet, difficile d'admettre ce raisonnement si l'on n'est pas directement concerné, c'est-à-dire familiarisé avec la vie traditionnelle africaine.

Mai 1938. – Après son périple aux États-Unis, Hélène vient faire son rapport à son mari. Rhéna a suivi sa mère, et se trouve, pour la première fois, à Lambaréné, dans cet hôpital mythique dont elle n'a jamais vu que des photos. Le décor dans lequel elle est plongée est tout à fait favorable à la confidence qu'elle doit faire à son père :

« Je veux devenir médecin ! médecin de brousse. »

Cette révélation n'est peut-être pas inattendue pour Schweitzer, mais il encaisse mal le coup et manifeste brutalement sa désapprobation :

« Jamais ! Jamais je ne laisserai ma fille plonger dans cette vie de folie et de sacrifice ! »

Rhéna ne comprend pas. Comment son père peut-il tenir de tels propos ? Lui qui est toujours à la recherche de médecins, d'infirmières à qui il fait miroiter la grandeur de l'action, le souffle de l'aventure, lui qui ne cesse de porter au pinacle ses collaborateurs et collaboratrices qui se dévouent inlassablement, lui qui place si haut ces femmes qui donnent une partie de leur vie, pourquoi refuse-t-il à sa propre fille le droit de servir ?

Il n'y a pas d'explication : Albert Schweitzer ne veut pas que Rhéna devienne médecin de brousse, un point c'est tout ! Sans doute veut-il éviter à sa fille l'éclatement d'une famille, comme il l'a provoqué lui-même. Peut-être aussi veut-il éviter que l'hôpital de Lambaréné ne devienne une institution familiale. Bref, Albert Schweitzer fait savoir tout net qu'il n'acceptera pas sa fille à Lambaréné en tant que médecin.

Rhéna est consternée. Du coup, la deuxième nouvelle qu'elle apporte risque d'être encore plus mal reçue :

« Je désire me marier. »

Le visage de Schweitzer se détend :

« Ah ! je préfère ça. Et avec qui ?

---

1. Préface de *À l'orée de la forêt vierge*.

– Un garçon que tu connais bien : Jean Eckert.
– Le facteur d'orgues ? Très bien. Je l'apprécie beaucoup. »
Rhéna s'étonne :
« Tu es d'accord ?
– Bien sûr. Quand vous mariez-vous ? »
La jeune fille est décontenancée :
« Je ne sais pas… très vite.
– Je serai de retour en Europe en février prochain. Nous ferons une grande fête. »

Hélas ! d'autres festivités s'annoncent…
Les discours d'Hitler ont désigné le prochain objectif de l'Allemagne : la Tchécoslovaquie. Le Reich réclame l'annexion pure et simple des Sudètes. Le Premier ministre britannique, Neville Chamberlain, et le président du Conseil français, Édouard Daladier, se sont réunis à Londres et cherchent à tout prix à éviter un conflit européen avec l'Allemagne. Le 23 septembre, Hitler a exigé l'évacuation des Sudètes par les Tchèques. La mobilisation a été décrétée le même jour par la Tchécoslovaquie, et le 26, la France et l'Angleterre ont suivi. Pour tenter d'éviter la guerre, Mussolini a proposé des négociations à « quatre ». La rencontre a eu lieu à Munich.

30 septembre 1938, 20 heures. – Une liesse délirante fait grésiller le poste de Pujol : la foule britannique hurle sa joie.
« Ça y est ! ils ont signé ! dit Pujol rayonnant. C'est la radio anglaise ! Chamberlain revient de Munich. Le monde est sauvé !
– Sauvé ? s'exclame le vieux Lecerf, revenu de la guerre de 1914 avec un bras en moins. Sauvé ? Votre Chamberlain et votre Daladier ont été au-dessous de tout !
– Ils ont évité la guerre.
– Mon cul ! La guerre, vous allez l'avoir ! et pire que l'autre. Vous croyez qu'Hitler va se contenter de la Tchécoslovaquie ?
– Il a signé.
– Mon cul ! »
Pujol cherche les arguments de sa satisfaction en tournant le bouton de son récepteur, en changeant de station ; les crépitements, les sifflements, les ronflements, les éclats de paroles, de chants, de musiques se mêlent, se chevauchent. Et soudain, claires, tonitruantes… les premières mesures de *La Marseillaise* suivies des cris « Vive Daladier ! vive la paix ! »

« Et ça ! c'est pas une preuve, ça ? triomphe Pujol, fort du témoignage de son Radialva superhétérodyne six lampes. J'ai entendu les premiers bulletins. Paris est en fête. Toutes les rues sont pavoisées. Les journaux sont unanimes : ils ont signé le pacte à quatre ! La paix est sauvée ! C'est un mariage !

– Oui, mais le marié est cocu. Qu'en pensez-vous, docteur ? »

Dans son coin, tassé, Schweitzer a tout écouté, sans mot dire. Le visage terriblement marqué par l'inquiétude, il se lève pesamment et bredouille en quittant la pièce :

« Je crois que nous aurons de la pluie en saison sèche. »

À Londres et à Paris tout le monde exulte, sauf Churchill, qui voit en ces accords la pire des erreurs, et Henry de Montherlant qui affirme ironiquement que « la France est rendue à la belote et à Tino Rossi ».

La guerre ne sera pas évitée. Schweitzer, qui a été victime de la précédente, sait que son hôpital ne s'en relèvera pas. Pourtant, il fait son compte rendu annuel, comme d'habitude, à ses amis de l'Association :

2e dimanche de l'Avent, 4 décembre 1938

Pendant cette année, la chirurgie n'a pas chômé. Les indigènes ont été violemment impressionnés par le cas d'une femme menacée d'étouffement par un tubercule lépreux au larynx. Elle a retrouvé le souffle à la suite d'une trachéotomie et peut circuler dans l'hôpital. On continue à nous amener des gens qui ont été blessés par des bêtes sauvages, surtout par des éléphants, des buffles ou des gorilles. On raconte que l'une des femmes qui sont chez nous apportait le repas à son mari, en forêt, quand un gorille surgit devant elle. Elle jeta sa marmite et s'enfuit en courant en dénouant même son pagne pour courir plus vite. Le gorille ne la poursuivit pas, mais trouvant le repas à son goût sans doute, les jours suivants, il attendit les femmes sur le chemin à la même heure. Et toutes les femmes partaient en courant en laissant leur marmite. Un jour, les habitants décidèrent d'organiser une battue. Les chasseurs traquèrent le gorille qui se cacha dans le tronc d'un énorme arbre creux. Ils le tuèrent et trouvèrent dans l'arbre les marmites et les pagnes des femmes.

Quand on nous amène des enfants anémiques, au visage bouffi, et retardés dans leur développement, il s'agit, dans la majorité des cas, d'enfants qui sont parasités. Généralement la cure vermifuge a le meilleur résultat. Au bout de quelques jours, les enfants retrouvent l'appétit, cessent d'être affaissés et reprennent leur gaieté. C'est à l'huile de chénopode que nous faisons appel pour la cure vermifuge. Mais ce produit n'est pas sans danger. Il peut causer des inflammations de l'intestin. Pendant la durée de leur cure, les patients, petits et grands, sont enfermés dans une cage grillagée afin de rester sous notre surveillance.

Si nous n'avions pas recours à ce moyen, les malades iraient, malgré nos instructions, se promener dans la forêt ou iraient à la pêche.

Nous avons de nombreux cas de dysenterie. Cette terrible maladie intestinale est causée par l'absorption d'une eau où se trouvent des amibes. Pour nous protéger, nous ne buvons que de l'eau préalablement bouillie. Les indigènes, eux se contentent de n'importe quelle eau. Ils la puisent là où l'on fait la lessive et où l'on vide dans le fleuve toutes sortes de récipients. Avant que nous eussions creusé nos puits, nos malades buvaient l'eau du fleuve. Nous traitons cette dysenterie avec de l'émétine, de la poudre de café carbonisé et de l'iodalguine, provenant des algues marines, riches en iode organique.

Peu à peu, nous sommes mieux équipés dans la lutte contre l'immense détresse physiologique des indigènes que nous devons soigner chaque jour. Cela nous aide à conserver intacte notre joie au travail.

La plupart des indigènes reconnaissent la valeur de l'aide qu'ils trouvent dans notre hôpital et éprouvent de la gratitude envers les médecins et les infirmières qui travaillent pour eux, mais ils sont incapables d'estimer à leur juste prix les médicaments qu'on utilise pour eux. Il serait vain de tenter de faire comprendre aux malades que nous traitons pour le pian ce que nous coûtent les injections de novarsenobenzol que nous leur faisons deux fois par semaine. Ils considèrent comme tout naturel que ces petites ampoules pleines de poudre jaune qui les guérit, soient à la disposition de tous ceux qu'a frappés cette maladie. Si je leur citais la somme considérable que nous devons dépenser par année pour en avoir une provision suffisante, ils auraient un sourire sceptique et penseraient que je leur dis une plaisanterie. Quand ils nous donnent un poulet ou un régime de bananes pour tout leur traitement, ils ont l'impression de nous avoir largement dédommagés des dépenses que le traitement nous a causées.

Il y a eu 25 ans, le 16 avril dernier, que ma femme et moi arrivâmes la première fois à Lambaréné. Je n'avais jamais parlé à personne de cet anniversaire. Mais quelques Européens de ceux qui, à cette époque, habitaient le pays, se rappelèrent la date de mon premier voyage. Je fus profondément ému que ces Européens, au moment où éclate une crise si dure pour eux, aient eu cette pensée pour notre hôpital. Les missionnaires nous donnèrent à cette occasion une grande armoire pour notre réfectoire et de précieux ouvrages médicaux. Le lundi de Pâques, il y eut dans l'église de la station missionnaire de Lambaréné une fête commémorative au cours de laquelle les missionnaires et nous évoquâmes ce que, pendant 25 ans, la mission et l'hôpital avaient été l'un pour l'autre. Je n'aurais jamais cru que les Noirs et les Blancs s'associeraient aussi nombreux à mon œuvre.

Les semaines angoissantes où la guerre menaçait l'Europe, nous les avons aussi vécues ici. Cependant, parmi les Blancs qui travaillaient avec les indigènes, au cœur de la forêt, il en est qui n'apprirent les événements inquiétants de septembre que lorsqu'ils étaient passés. Les Noirs eux-mêmes nous demandaient s'il s'agissait d'un « palabre » d'où pourrait sortir la guerre.

Chez nous, c'est maintenant le début de l'été. Mais tous les arbres fruitiers ne fleurissent pas pendant que nous avons ici le printemps, et ne portent pas de fruits pendant notre automne. Il y a des arbres, tel le manguier, qui, importé du Nord, continuent à fleurir pendant le printemps et à porter des fruits pendant l'automne de leur pays d'origine. Les orangers et les citronniers se sont acclimatés à leur nouvel habitat. Ils fleurissent en septembre et sont couverts en mai de fruits mûrs.

Dans la pleine saison d'été vers laquelle nous allons, nous avons beaucoup à souffrir de la chaleur et de l'humidité accablante. Mais la joie de pouvoir venir en aide à tant de pauvres êtres et la certitude que tant d'amis en Europe demeurent fidèles à notre œuvre philanthropique nous donnent les moyens de la continuer à travers ces temps difficiles, et nous permet de triompher de la fatigue que nous cause ce climat épuisant[1].

Albert Schweitzer reçoit un livre dédicacé : « À mon cher oncle Albert, très affectueusement. Jean-Paul Sartre ». Il s'agit du premier roman de celui qui est, en réalité, le petit-fils du frère de Louis Schweitzer, le père d'Albert. Les deux hommes ne sont donc que petits-cousins. Jean-Paul Sartre, le futur pape de l'existentialisme, fait-il de la provocation en envoyant à cet homme de foi et de labeur son livre *La Nausée* ? L'après-guerre nous fixera sur les relations entre ces deux hommes célèbres. Quoi qu'il en soit, Albert Schweitzer n'a aucune prévention, et s'applique à lire les premiers chapitres. Le style lui paraît clair, incisif, mais les idées développées le plongent dans un grand embarras, au point que, écartant un jugement hâtif, il remet la suite de la lecture à plus tard, au cours de son prochain voyage, par exemple, où il aura le temps de digérer les idées existentialistes.

1. *Lettres de l'hôpital du Dr Albert Schweitzer à Lambaréné* n° 12.

CHAPITRE XVIII

Comment les rumeurs de guerre provoquent un demi-tour

Schweitzer quitte Lambaréné pour se rendre en Europe, malgré les menaces de guerre qui se précisent. Ce qu'il voit, au cours du voyage, ne le rassure guère :

> *Dans la rade de Douala, deux croiseurs pointaient leurs canons vers le large ; dans celle de Dakar, un destroyer et des avisos faisaient de même. À bord du SS*[1] Asie, *la radio égrenait de sinistres nouvelles tandis que la conversation des passagers tournait à la veillée d'armes. Schweitzer prêtait une oreille indulgente à ses compagnons de voyage, stratèges en chambre et diplomates émérites comme il se doit dans ce genre de circonstances et, s'il n'accordait pas beaucoup d'importance aux prédictions des uns et aux fanfaronnades des autres, il se laissa pourtant convaincre que cette guerre-là ne perturberait pas le trafic maritime. Telle était l'opinion farouchement optimiste de tous les colons et, bien qu'infondée, pour ne pas dire délirante, Schweitzer voulut y croire. Au cas où elle se révélerait juste, l'hôpital aurait alors une petite chance de survivre. Le riz, disait-on entre autres, continuerait d'arriver d'Indochine*[2].

Dans le bateau, Albert reprend la lecture de *La Nausée*, de son petit-cousin Jean-Paul Sartre.

> *Schweitzer n'était pas prude avec les idées, loin de là. Il avait dévoré Nietzsche sans sourciller ni s'émouvoir de ses proclamations déicides. Il voulait bien qu'on en finisse avec les idées de Dieu, à condition que l'idée de l'homme demeurât haute, pour ne pas dire transcendante. Mais l'absence de Dieu, plus l'absence de tout déter-*

1. SS pour *Steam Ship*.
2. Marco Koskas, *op. cit.*

minisme pour l'homme, cet existentialisme surgi des nues, ça ne passait pas[1].

Ça passe d'autant moins que, si l'existentialisme est une vérité, la doctrine, l'œuvre et la vie même de Schweitzer, n'ont plus de signification. Cela veut dire qu'Albert s'est trompé, fourvoyé, pendant un demi-siècle… Comment donc rapprocher Jean-Paul Sartre d'Albert Schweitzer ? Ces deux personnalités sont tellement opposées qu'on a du mal à les voir accrochées au même arbre généalogique. Sartre, obsédé de l'angoisse, de l'échec, de la solitude, est un existentialiste athée, alors que Schweitzer, constructeur optimiste, cherche le contact avec l'Autre dans un spiritualisme mystique. Assurément, ce petit Sartre a du talent, c'est un très bon écrivain et un penseur profond, mais son nihilisme contemporain donne effectivement la nausée à celui qui veut croire encore à demain, à l'amélioration de l'homme par la bonté et l'amour de Dieu.

10 janvier 1939. – Arrivée à Bordeaux. La radio parle de l'action incessante des politiciens franco-anglais pour maintenir la paix, et multiplie les discours optimistes du président Daladier, tout en rapportant des événements inquiétants.

Les accords de Munich n'ont pas arrangé l'Espagne républicaine, qui espérait, à la faveur d'un conflit généralisé, se ranger dans le camp des démocraties pour obtenir leur appui. À la SDN, devant l'indifférence qu'on lui témoigne, le représentant de l'Espagne républicaine s'écrie :

« Trahi, abandonné de tous, le peuple espagnol continuera la résistance. Il ne nous reste plus qu'à combattre jusqu'à la mort. Mais un jour, on se souviendra de nos avertissements. On s'apercevra que l'Espagne était le premier champ de bataille de la deuxième guerre mondiale qui s'approche, maintenant inévitable ! »

Albert Schweitzer est revenu pour établir la version française de ses ouvrages non encore parus en France. Il a décidé de consacrer dix mois à ce travail. Mais le moment est-il vraiment bien choisi ?

Je n'arrive pas à éprouver une vraie joie à la pensée du temps de détente qui s'ouvre devant moi. Je suis trop préoccupé par la situation

1. Marco Koskas, *op. cit.*

politique. Les discours que nous entendons, les conversations des gens, ne sont pas de nature à dissiper mes craintes. Si la guerre éclate, où est ma place? dans mon hôpital assurément, parmi mes malades. Il faut que je sois à mon poste et garde la direction de l'hôpital dans la situation difficile qu'amènera ce conflit. La guerre peut éclater dans un mois, une semaine, demain. La sagesse n'est-elle pas de faire demi-tour? Oui, c'est cela. Je repartirai par le même bateau. Au cours de ce minuscule séjour en France, je mettrai de l'ordre dans les affaires de l'hôpital et dans les miennes.

26 janvier 1939. – Les troupes nationalistes espagnoles pénètrent dans Barcelone, et le 10 février, elles achèvent la conquête de la Catalogne. Des dizaines de milliers de combattants, de civils, passent la frontière : une armée en déroute qui semble sortie des *Horreurs de la guerre* de Goya déferle sur le sud-ouest de la France.

Cette fois, la chose est claire pour Schweitzer :

« Nous vivons une veillée d'armes : la guerre est imminente. »

Le 12 février 1939, il rembarque et retourne au Gabon.

CHAPITRE XIX

Comment la guerre en Europe atteint un village de la forêt équatoriale

3 mars 1939. – Le vapeur fluvial ramène Albert Schweitzer chez lui. Le vieux docteur mélancolique contemple les rives de l'Ogooué bordées de forêts.

« Je me demande ce qui se sera passé quand, à nouveau, je pourrai redescendre sur ce fleuve vers la mer. »

La voix du pilote s'élève :

« Nous devons accoster, messieurs dames ! La tornade approche. »

Ici, en effet, les saisons des pluies ne se composent pas de jours et de semaines d'averses continuelles, mais on est gratifié de deux ou trois tornades par semaine, pendant lesquelles il pleut des hallebardes, quatre ou cinq heures d'affilée. Ces tornades arrivent en général le soir ou au cours de la nuit. Souvent, il fait beau pendant la journée et il pleut la nuit, ce qui ne dérange personne.

Schweitzer n'a pas bougé. Il réfléchit :

« Je dois employer toutes les disponibilités de l'hôpital pour faire venir d'Europe des médicaments et du matériel, avant qu'il ne soit trop tard. »

On peut encore faire des achats dans les factoreries. Des marchands viennent offrir à l'hôpital du riz en quantité considérable, à un prix extrêmement bas.

« C'est une affaire ! dit le factorier.

– Pour vous ou pour nous ? demande Schweitzer, grincheux. Soyons clairs. Vous savez que si j'achète trois tonnes de riz à bas prix, c'est pour éviter la famine à l'hôpital. Mais je sais que si vous voulez vous débarrasser de ce riz, c'est parce que le charançon s'y est mis. Personne n'est dupe. Cela dit, fixons un prix. »

Au cours du printemps et au début de l'été, les infirmières suisses Emma Ott et Rosa Naef ainsi que les médecins Amric Rutishauser et Hans Zellweger repartent chez eux.

1er août 1939. – Les préparatifs militaires allemands s'intensifient. Le Reich est en état de mobilisation générale. L'Allemagne compte 1 500 000 hommes sur le pied de guerre. L'armée, la marine, l'aviation, les industries d'armement, la propagande sont regroupées sous l'autorité directe du Führer.

23 août 1939. – À Moscou, Molotov pour l'URSS et Ribbentrop pour le Reich signent un pacte de non-agression germano-soviétique.

25 août 1939. – Le gouvernement britannique signe un traité d'alliance avec la Pologne. Cette prise de position semble faire hésiter Hitler, qui avait ordonné à la Wehrmacht d'attaquer la Pologne dans la nuit du 25 au 26. L'opération est reportée.

29 août 1939. – L'Allemagne lance un ultimatum à la Pologne. Elle exige la cession de Dantzig et l'organisation d'un plébiscite dans le « couloir ».

1er septembre 1939. – Malgré les appels du roi des Belges, du président des États-Unis et du pape, les troupes allemandes sont entrées en Pologne ce matin, à 4 h 45. Dans le port de Dantzig, le croiseur cuirassé *Schloswig-Holstein* a ouvert le feu sur l'arsenal de la marine polonaise. La Luftwaffe a immédiatement détruit au sol l'essentiel de la chasse polonaise. La « guerre éclair » a commencé.

2 septembre 1939. – Les journaux français titrent en pleine page :

> *HITLER A ATTAQUÉ*
> *MOBILISATION GÉNÉRALE AUJOURD'HUI, EN FRANCE ET EN ANGLETERRE*
> *Sur quatre points, les troupes allemandes ont violé la frontière polonaise. Tout en réaffirmant leur neutralité, la Belgique, les Pays-Bas et la Suisse mobilisent.*

« Cette fois, ça y est ! Nous voilà isolés, coupés du monde dans notre forêt. Combien de temps pourrons-nous tenir ? »

Des factoriers viennent heureusement proposer du riz qui peut rendre de grands services, car on n'est jamais sûr de la récolte de bananes et de manioc. Schweitzer achète. L'hôpital pourra se nourrir pendant trois ans. On évitera ces famines que l'on a connues en 1925 et en 1934, dues aux fortes pluies qui tombent en saison sèche. Les indigènes ne peuvent pas alors brûler la forêt coupée pour y installer leurs nouvelles plantations.

À la suite des ordres de mobilisation, beaucoup d'Européens quittent la région. Leurs femmes qui ne veulent pas rester seules dans des maisons situées en pleine forêt viennent chercher refuge à l'hôpital. Maintenant, il y a de la place. Le village semble même un peu mort. La censure est rétablie au bureau de poste de Port-Gentil. Toutes les embarcations à moteur sont réquisitionnées.

Conseil de guerre dans le bureau de Schweitzer. Tout le personnel européen est réuni. Le patron parle sur un ton morne :

« Combien de temps durera cette guerre ? Combien de temps l'hôpital pourra-t-il tenir ? Impossible à dire. Nous avons des vivres, des médicaments et du matériel pour un an. Mais il s'agit d'économiser au maximum. Nos moyens ne nous permettent pas de nourrir trois cents personnes.

– Cela veut-il dire, docteur, que nous allons renvoyer chez eux une partie des malades ?

– À contrecœur, oui. Dès demain, nous établirons des listes. Nous devons alléger le nombre de pensionnaires de moitié. »

Les médecins et les infirmières se regardent.

« Vous voyez une autre solution ? demande le patron, agacé par sa propre impuissance. Toutes les opérations bénignes sont reportées.

– Et qui va décider de ceux qui seront sacrifiés ? »

Cette fois, les yeux de Schweitzer flambent :

« Tu préfères que tout le monde crève ? »

Il pointe son doigt sur celui qui a posé la question douloureuse :

« C'est toi qui désigneras les patients qui peuvent attendre. C'est toi, parce que tu es leur médecin, et c'est toi qui les connais le mieux ! C'est toi, parce que tu n'as pas le droit de te dérober ! D'accord ?

– D'accord. »

Comment organiser ces départs sans provoquer des remous ? Tous les malades veulent rester. Il faut expliquer pourquoi on ne peut pas céder à leurs prières, pourquoi ils doivent quitter l'hôpital. Ils ne comprennent pas. Ils protestent, agressent le personnel :

« La guerre ? Elle est loin, la guerre !

– Vous nous mentez !

– Pourquoi nous chassez-vous ?

– Dieu vous punira.

– Vous ne nous aimez plus. »

Tristes journées que celles de ces départs ! Il faut expliquer à chacun pourquoi il ne peut rester, pourquoi il faut quitter l'hôpital. Les uns utilisent le vapeur fluvial ou les canots à moteur qui veulent bien les emmener ; les autres sont obligés de partir sur les sentiers de la forêt vierge et de se lancer, malades, clopinants, dans un voyage long et difficile. On assiste à des scènes déchirantes : les querelles d'ethnies éclatent, les Fang, les Galoas, les Mitsogho, les Eshira s'affrontent, en viennent aux mains. Schweitzer doit même renoncer à garder une partie des aides-infirmiers indigènes.

Combien arriveront dans leur village lointain ? Combien resteront en forêt, épuisés ou attaqués par les bêtes sauvages ? C'est les larmes aux yeux que les infirmières voient partir ceux qu'elles considèrent comme condamnés. Les scènes poignantes se renouvellent tous les matins, au moment où les pirogues quittent le débarcadère. Des femmes avec leur enfant dans les bras, muettes, sont poussées par leurs compagnons qui grommellent des injures dans leur langue maternelle. À leurs yeux, « ceux qui retirent l'espoir donné sont pires que ceux qui n'ont jamais rien promis ».

La vie de l'hôpital se retire, peu à peu : on n'entend plus les danses joyeuses, les cris des travailleurs et des enfants ; le chant des grillons n'est plus aussi strident ; l'orgue ne se fait plus entendre dans la forêt.

11 janvier 1940. – Le docteur Anna Wildikann, qui a déjà effectué un séjour à Lambaréné de 1935 à 1937, arrive en surprenant tout le monde. Elle a réussi ce miracle de quitter Riga, sa patrie, en pleine guerre, pour aller à Bordeaux, et s'embarquer pour l'Afrique équatoriale.

28 février 1940. – La radio de la mission capte maintenant assez bien la BBC et plus faiblement le poste parisien.

Pour lutter contre la concurrence, Pujol a sorti son arme secrète : un superbe récepteur Grammont neuf lampes, qu'il gardait en caisse depuis plusieurs mois. Du coup, les amateurs de nouvelles fraîches délaissent l'écoute vespérale de la mission et vont traîner du côté de la factorerie. En réglant son cadran escamotable, Pujol a le triomphe modeste, et accepte tous les auditeurs, même ceux qui ne sont pas ses clients. Il n'exige qu'une chose : le silence le plus complet au moment où retentit l'indicatif musical (pour la mise au point).

Ce soir, la voix du speaker parisien est nette et claire :

« La situation en Finlande s'aggrave : les Soviétiques ont enfoncé la ligne Mannerheim.

« Malgré la guerre, le *Queen Elisabeth*, le plus grand paquebot du monde, vient de partir pour son premier voyage, dans le plus grand secret. Il devrait atteindre New York le 7 mars. »

« Vous voyez bien qu'on peut naviguer sur l'Atlantique ! dit le représentant de la SHO. Le *Queen Elisabeth*, c'est pas une pinasse ! Si un paquebot arrive à passer, nos rafiots qui apportent la marchandise peuvent passer aussi !

– Souvenez-vous du bulletin allemand de la semaine dernière : “Les cargos seront désormais considérés comme navires de guerre.” Tu penses que les armateurs français ont envie de jouer à la bataille navale ? Il faudra que tu attendes la fin de la guerre pour voir arriver tes casseroles et tes machines à coudre. Nous sommes isolés ! »

Mars 1940. – Le paquebot *Brazza*, qui depuis des années assure la liaison entre Bordeaux et l'Afrique, est torpillé à proximité du cap Finisterre. Il coule si vite que peu de passagers peuvent être sauvés. Parmi les victimes se trouvent des gens de la région de l'Ogooué. Le dernier envoi de médicaments et de matériel chirurgical qui était expédié d'Europe à l'hôpital Schweitzer est perdu.

24 mars 1940. – Albert Schweitzer répond à la lettre de son ami le professeur Oskar Kraus, qui ne s'était pas manifesté depuis longtemps et qu'il croyait en difficulté à Prague :

Cher ami,

Que je suis heureux d'avoir par ta lettre des nouvelles de toi ! Que de malheur tu as dû supporter. Je pensais si souvent à toi. Je croyais que tu étais en Amérique. Quant à moi, je suis depuis trois ans sur l'équateur et il faudra que je reste à Lambaréné jusqu'à la fin de la guerre. Mais je tiens assez bien debout, malgré la grande chaleur et le mauvais climat. Le soir, je travaille à une histoire de la pensée de l'humanité avec Philosophie, Religion et Mystique de tous les temps et de tous les peuples. Je viens de terminer le premier chapitre sur la pensée chinoise.

Nous avons assez à manger, grâce au jardin et à la plantation. Nous n'avons plus de pommes de terre depuis des mois, car elles venaient d'Europe. Ma fille est mariée. Je connaissais à Paris un jeune facteur d'orgues alsacien avec lequel je traitais des théories de constructions. Il est venu à Gunsbach et ma fille l'a trouvé très sympathique. Et voici qu'elle s'est mariée, sans que je le sache, en Europe.

Si tu m'écris encore, écris sur du papier très mince et adresse la lettre à Gunsbach, à mon nom, et de là, on tente de me la faire suivre par avion. Car, la poste ordinaire, c'est trop incertain et cela dure trop longtemps.

Avec mes bonnes pensées pour toi, ta femme et ta fille.

A. Schweitzer.

Une curieuse chasse est organisée dans l'est du pays, à cheval sur la frontière du Gabon et du Congo. Les autorités religieuses se sont mis en tête d'éradiquer les « croyances et les superstitions conduisant à la sorcellerie », en faisant l'autodafé des sculptures et figures de reliquaires qui relient les humains au monde des ancêtres. Tout ce matériel rituel est activement recherché par les missionnaires, depuis le début des persécussions religieuses, il y a cinq ou six ans. Les Mahongwé ont enterré les sculptures et les reliques dans des lieux considérés comme des nécropoles et dont il est difficile de déterminer l'emplacement dans une forêt aussi dense. Jusqu'à ces dernières années, la dévotion aux reliques des morts était répandue dans toutes les populations du Gabon. C'était la philosophie et la religion fondamentale de toutes les tribus forestières du bassin de l'Ogooué. Le panier en vannerie ou en écorce qui contient les reliques est, en général, surmonté d'une statuette ou d'une effigie sculptée représentant l'ancêtre fondateur du clan. Les missionnaires catholiques voulant lutter contre les « superstitions » et le culte des ancêtres, qu'ils croient magique, ont entrepris une destruction systématique de cet art funéraire remarquable. Quelques pièces ont échappé à ce vandalisme et se cachent encore dans des trous ou dans des mares. Cet épisode n'est guère à la gloire du catholicisme en Afrique.

14 juin 1940. – Les Allemands sont entrés dans Paris. Partout, le drapeau tricolore est remplacé par la croix gammée. Sur les routes de France, les réfugiés fuient, à pied, à bicyclette, à cheval, en automobile. Les habitants des régions du Nord et de l'Est se dirigent vers le Centre et le Midi dans l'espoir d'échapper aux bombardements.

Trois jours plus tard, par la voix du maréchal Pétain, la France demande l'armistice : « C'est le cœur serré que je vous dis aujourd'hui qu'il faut cesser le combat. »

Mais le lendemain, une autre voix s'élève de Londres : « Moi, général de Gaulle, j'invite les officiers et les soldats français qui se trouvent en territoire britannique ou ailleurs, j'invite les ingénieurs et les ouvriers spécialisés dans l'industrie d'armement à se mettre en rapport avec moi. »

Les auditeurs du Grammont neuf lampes sont ébahis :

« Qui c'est, celui-là ?

– De Gaulle. Un colonel des blindés, paraît-il.

– De quoi je me mêle ?

– Il ne veut pas lâcher ; il a raison.

– Qu'est-ce qu'il croit ? qu'on va prendre une pirogue et qu'on va pagayer jusqu'à Londres ?

– Ce type est un jean-foutre ! tranche le vieux Lecerf qui veut imposer son avis de mutilé de Verdun. Pétain a dit ce qu'il fallait faire ! et Pétain… c'est Pétain !

– Un défaitiste ! » objecte Lucas du télégraphe.

Lecerf se dresse et lève son moignon. Pujol calme l'assistance :

« Messieurs ! Je vous rappelle que vous êtes chez moi. »

La voix de De Gaulle continue : « … Car la France n'est pas seule. Elle a un empire derrière elle.

– Chut ! écoutez !

– … Quoi qu'il arrive, la flamme de la résistance française ne doit pas s'éteindre et ne s'éteindra pas !

– Mon cul ! » grogne Lecerf.

En quelques jours, le Grammont de Pujol est devenu le pôle d'attraction de Lambaréné. Le soir, on refuse des places à la factorerie. Ils sont tous là, groupés, l'oreille aux aguets, lorsque la BBC annonce que, sous l'impulsion de son gouverneur, Félix Éboué, le Tchad va certainement se rallier à la France libre. Ils sont encore là quand on annonce que certains territoires africains sont occupés par les Forces françaises libres, basées au Nigeria et conduites par le colonel Leclerc.

« Les voilà au Cameroun !
– La prochaine fois, c'est pour nous. »
On annonce, en effet, des expéditions contre le Moyen-Congo.

3 juillet 1940. – L'amirauté et le gouvernement de la Grande-Bretagne craignant que la flotte française n'aille grossir les rangs de la Kriegsmarine, Wiston Churchill a donné ordre à la Royal Navy de prendre le contrôle de tous les navires de guerre français qui ne se sont pas ralliés au général de Gaulle. Un ultimatum a été adressé à l'ensemble de la marine française qui mouillait à Mers el-Kébir, près d'Oran. L'ultimatum ayant été repoussé, la flotte britannique qui bloquait la rade a ouvert le feu. 1 300 matelots français ont été tués. La nouvelle a été accueillie en France avec indignation. Le gouvernement du maréchal Pétain qui prépare un projet d'État français a rompu immédiatement toute relation avec la Grande-Bretagne.

Cette tragédie divise encore plus l'auditoire de Lambaréné : il y a désormais les « auditeurs Grammont », qui écoutent la BBC, et les « auditeurs mission », qui ont encore une oreille pour Radio Paris.

25 août 1940. – Le gouverneur du Tchad, Félix Éboué, se rallie à la France libre. Il déclare :

« Le gouverneur du Tchad et le commandant militaire du territoire, constatant que les intérêts de toute nature confiés à leur garde sont mis en péril par une politique qui ignore les nécessités de la vie du territoire, convaincus que la restauration de la grandeur et de l'indépendance françaises exige que la France d'outre-mer continue à se battre aux côtés de la Grande-Bretagne, décident de proclamer l'union du territoire et des troupes qui le protègent aux Forces françaises libres du général de Gaulle, d'organiser immédiatement une coopération économique étroite avec les colonies britanniques voisines et de faire appel aux autres parties de l'Afrique française, également menacées, pour qu'elles imitent l'exemple du Tchad. »

Cette déclaration ne plaît pas au gouvernement de Vichy, qui condamne Éboué à mort. Cette condamnation lui vaut, par contre, de la part du général de Gaulle, le titre de gouverneur général de l'A-ÉF.

La guerre est perdue pour le gouvernement de Pétain. La radio française est devenue muette. Vichy voudrait reprendre ses émissions en ondes courtes pour atteindre les colonies, mais l'émetteur d'Allouis se trouve en zone occupée.

À Lambaréné, Pujol réussit pourtant à capter une nouvelle station, « Radio mondial ».

25 septembre 1940. – Les forces de la France libre, avec l'appui des Britanniques, ont tenté de débarquer à Dakar. De Gaulle a envoyé un message aux autorités vichystes de la colonie française. Il ne s'agit pas seulement de rallier la ville, mais la plus grande partie possible de l'A-OF. Le refus énergique du gouverneur Boisson, le tir des batteries côtières, le fait que deux cuirassés britanniques ont été touchés, ont obligé les Forces françaises libres à renoncer à leur entreprise.

Au Gabon, l'administration coloniale reste fidèle à Vichy. Les troupes vichystes et celles de la France libre s'affrontent dans la région de Lambaréné. La chance pour l'hôpital est qu'il ne se trouve pas à Lambaréné même, mais à quatre kilomètres plus haut sur le fleuve. Il est aussi séparé du village par un bras fluvial large de 500 mètres. Les avions des deux partis évitent donc de bombarder ce village thérapeuthique qui devient un lieu de refuge pour les Européens et pour les indigènes. Il n'en reste pas moins que les combats sont tout proches et que les balles égarées ont obligé Schweitzer à faire poser des plaques de tôle sur les murs exposés.

Les hommes des deux camps s'affrontent dans la journée, viennent le soir voir leurs épouses à l'hôpital, et se croisent sans animosité.

Un matin, alors que Schweitzer fait sa tournée, une mitrailleuse partie du fleuve fait siffler quelques balles aux oreilles du Grand Docteur, qui se jette à terre pour attendre la fin de l'escarmouche. Le soir même, il rédige un avertissement aux belligérants des deux camps qu'il fait parvenir par porteurs. Il annonce que si les coups de feu mettent en danger la population de l'hôpital, celui-ci, désormais, ne recevra plus les blessés et n'hébergera plus les familles.

Le bruit de la mitrailleuse s'éloigne le lendemain.

Les vichystes se cramponnent ainsi quelques jours dans la région de Lambaréné et de Port-Gentil, puis l'arrivée des renforts des Forces françaises libres, et la chute de Libreville, le 9 novembre, les obligent à capituler. La plupart d'entre eux se rallient très facilement. La bataille de Lambaréné a duré un mois. Le Gabon passe à la France libre. De ce fait, ce territoire, coupé de l'Europe, a peut-être une possibilité de trafic avec l'Angleterre et l'Amérique. Mais les relations maritimes sont très menacées et ne peuvent guère être utilisées pour les envois postaux. C'est pourquoi Schweitzer reste sans nouvelles d'Alsace. Il a appris que des combats ont gravement endommagé certains villages, et que Wihr-au-Val, près de Gunsbach, est presque entièrement détruit.

Le général de Gaulle, dont le prestige s'est effondré en Angleterre après l'échec de Dakar, mais qui sait que la France libre peut compter sur ses colonies, a créé à Londres le Conseil de défense de l'empire.

De son côté, Pétain, dans un message aux Français, présente la nouvelle politique de collaboration avec l'Allemagne. Le chef de l'État espère se servir de la flotte et de l'empire pour faire du pays un partenaire à part entière du Reich dans l'Europe hitlérienne.

25 décembre 1940. – Plus de cinq cents Français ont déjà été intégrés dans les *scadrons* de la RAF. La première escadrille française, le *Free French Flight 1*, a été engagée en Érythrée. Le premier groupe d'aviateurs de la France Libre, le Groupe de réserve de bombardement n° 1, est constitué au Tchad, à Fort-Lamy. Il opère à partir de la base d'Ounianga en plein Sahara.

La bataille de Lambaréné est terminée, mais l'hôpital, depuis plus d'un an, vit sur ses réserves. Les rayons de la pharmacie sont clairsemés. Les comptes révèlent que des économies draconiennes doivent être faites. Schweitzer a demandé d'intensifier la production du jardin pour pouvoir vendre les légumes. Naguère, on les donnait ; c'est par paniers que l'hôpital faisait parvenir à la mission, aux factoreries, les tomates, les choux-fleurs, les courges. À présent ce maraîchage est payant.

À la fin de l'année 1940, l'espoir qu'a suscité la lettre de Hume annonçant la réunion de dons américains a été suivi d'une déception car la réponse immédiate de Schweitzer qui faisait une liste des médicaments et du matériel à envoyer en urgence a dû s'égarer. La bataille navale que se livrent les navires alliés et les sous-marins allemands est impitoyable. L'appel de Schweitzer est certainement au fond de l'océan.

On dit que la compagnie d'aviation américaine Panam va ouvrir une ligne entre New York et Léopoldville. On le dit, comme on dit beaucoup de choses à la colonie.

L'hôpital a cessé de fonctionner à plein rendement, si bien qu'il n'y a plus suffisamment d'occupation pour les infirmières européennes, qui ne peuvent pas repartir chez elles. Certaines d'entre elles ont été obligées d'accepter d'aller travailler dans les hôpitaux de Port-Gentil et de Libreville ou dans des entreprises de la région. Il ne reste à l'hôpital que quatre infirmières : Mlles Gertrude Noetzli, Lydia Müller, Maria Lagendijk et Emma Haussknecht.

> *Je dirige toujours le travail médical avec le docteur Goldschmid et le docteur Anna Wildikann. Je m'occupe également de la surveillance des bâtiments et des chemins et de la direction des plantations. Comme le commerce du bois est peu florissant depuis la guerre, il est possible de trouver à bon marché des ouvriers ; je décide donc d'entreprendre maintenant les travaux différés jusqu'alors. Plusieurs hectares de terre doivent être nettoyés afin que tous les jeunes arbres ayant poussé dans notre pépinière puissent être plantés. De grands espaces de la plantation de palmiers à huile sont en train d'être envahis par des buissons et des plantes parasites. Il faut s'en occuper, car c'est grâce aux nombreux palmiers à huile de notre plantation que le problème de la graisse nécessaire pour l'alimentation des indigènes malades est résolu.*
>
> *Un autre travail pénible que je dois entreprendre avec les ouvriers consiste à retenir et à fixer la terre de notre grand jardin qui s'étend en pente vers le fleuve et qui, durant la période de pluie de ces dernières années, avait commencé à glisser. Il faudra dresser des murs, longs de plusieurs centaines de mètres et reposant sur des fondements profonds. Rien que le transport des pierres nécessaires représente un travail très long car on n'en trouve pas au voisinage.*

Certains membres de l'équipe soignante se plaignent souvent du peu de gratitude des malades et surtout de leur impolitesse. Schweitzer a expliqué maintes fois que la politesse relevait de la culture, mais comme le personnel change sans cesse, il faut rabâcher cette notion pour éviter les ambiguïtés et les vexations.

Ce soir, à la suite d'une escapade d'un ouvrier sur lequel on comptait beaucoup et qui n'est revenu que trois jours après, sans s'excuser, l'infirmière chef de chantier raconte sa déception et déclare que le coupable a eu droit à un sérieux savon pour le rappeler à la plus élémentaire des politesses.

Schweitzer lève la tête :

« Qu'est-ce que ça veut dire ?

– Quoi donc, docteur ?

– La "plus élémentaire des politesses" ? Ça ne veut rien dire pour un Pahouin. Tu lui parles javanais. Entendons-nous bien sur les termes, mes amis, et sur les individus. Avec nos malades, la discipline s'impose ; mais point de rancune, parce qu'ils ignorent notre morale. Pour le personnel blanc, pas de règlement, mais le respect de l'indispensable et l'application de la politesse. La politesse, non pas dans la forme, mais dans l'esprit. Être poli, c'est avant tout être humain avec naturel. L'observation des règles dans les rapports avec les autres individus est insuffisante. C'est comme en musique : la seule connaissance du solfège ne vous fera pas inventer des mélodies ; mais le solfège est indispensable pour écrire ces mélodies. L'idéal de la politesse correspond aux paroles de l'apôtre Paul : "Que votre douceur soit connue de tous les hommes."

– Même par les coups de pied au cul, ajoute Goldschmid, avec une ironie autorisée par son troisième séjour.

– Même par les coups de pied au cul, quand ce sont des coups de pied au cul d'amour », rectifie finement le patron...

2 mars 1941. – En Libye, les Forces françaises libres commandées par le colonel Leclerc ont vaincu les Italiens à Koufra. La prise de cette citadelle interdit désormais à l'ennemi toute tentative d'incursion au Soudan. À l'issue de cette victoire, le colonel Leclerc a fait devant ses hommes le serment de ne plus cesser le combat tant que le drapeau français ne flottera pas sur Metz et sur Strasbourg. La nouvelle a, évidemment, bouleversé Schweitzer. Mais un autre événement va le surprendre encore davantage : Hélène est parvenue à quitter la France, à passer en Espagne puis au Portugal et s'est embarquée à Lisbonne sur un bateau qui l'a emmenée dans la colonie portugaise d'Angola. De là, en passant par le Congo belge, elle a pu parvenir à Lambaréné. C'est une épouse exténuée qui retrouve son mari en pleine réorganisation de son hôpital.

Hier, une case s'est affaissée parce qu'un de ses pilotis était entièrement dévoré par les termites. L'aide-infirmier de la pharmacie fait le point avec le patron :

« Les bestioles, là... ça y est ! elles sont à la pharmacie ! dans les poutres du plafond, dans les murs, dans le plancher, sur les étagères, dans les boîtes de pansements maintenant, dans les papiers, tout ! C'est trop emmerdant, patron !

– Tous les médicaments qui sont dans des boîtes en carton doivent être rangés dans des boîtes en fer.

– C'est un boulot terrible !

– Il faut le faire. Tu as passé du produit anti-termites sur les rayonnages ?

– C'est de la merde, ce produit nouveau, là. Le termite, il rigole.

– Alors revenons au vieux procédé : DDT, mon vieux, DDT !
– Ça pue.
– Oui, mais c'est efficace. Allez ! allez ! N'attend pas que les baraques s'écroulent. »

L'hôpital (c'est-à-dire Schweitzer) ne désirant pas avoir la TSF, on ignore au quotidien ce qui se passe dans le monde. La principale source d'informations officielles est une feuille d'environ cinquante lignes que le fonctionnaire de la station de radio de Lambaréné tape à la machine pour les abonnés. Deux fois par semaine, un pensionnaire de l'hôpital va chercher cette feuille.

Mais Pujol est arrivé chez Schweitzer avec sa dysenterie amibienne et tout son matériel radio pour en faire profiter le personnel, pendant la durée de son traitement. Le Grammont neuf lampes de Pujol est une « tolérance » dans l'hôpital, une sorte de cas de force majeure, du matériel de guerre de première nécessité.

22 juin 1941. – Pour l'Allemagne hitlérienne, le leitmotiv de la guerre est la conquête de l'espace vital. L'armée allemande est entrée en URSS. Les troupes soviétiques sont submergées, les aérodromes détruits par la Luftwaffe. À la fin du mois, les groupes d'assaut de la Wehrmacht atteignent la Berezina. Hitler songe-t-il à ce qui attendait Napoléon à cet endroit-là, cent trente ans plus tôt ?

1er août 1941. – Une nouvelle station de radio portant le titre de La Voix de la France se fait entendre entre 6 h 30 et 22 heures GMT, sur les longues ondes de 19,68 mètres et 25,33 mètres. Toute la partie informations et les commentaires politiques sont inspirés par le ministère de l'Information, évidemment. C'est une branche de la radiodiffusion dite « nationale » ; c'est la voix de Vichy. Mais dans cette guerre des ondes qui commence, elle n'est pas la seule voix française qui se fait entendre. On écoute aussi Radio Brazzaville II, au grand dam de Pujol qui voudrait garder le monopole de l'information patriotique :

« Radio Brazzaville ? Et vous croyez être informés par les Alliés ?
Bien sûr.
– Mes pauvres amis ! Radio Brazzaville est une station allemande qui a pour but de nous désinformer en nous faisant croire que c'est une radio dissidente de la France libre.

– Tu n'es pas sérieux.

– Très sérieux. Cette station n'est pas à Brazzaville, mais à Vichy. Ses rédacteurs sont tous des fascistes du parti de Doriot. N'écoutez pas ça !

– Alors, la France libre est muette ?

– Pas du tout. Il y a bien un poste émetteur à Brazzaville. Mais pas celui que vous croyez. Deux Français, purs gaullistes, Philippe Desjardins et Michel Bréal, ont bricolé un émetteur local et un poste de télégraphie ondes courtes qui émet depuis six mois. Sa puissance est faible, mais j'arrive à le capter. Je vous communiquerai les fréquences.

– Mais comment sais-tu tout ça ? »

Pujol, en parfait conspirateur, met un doigt sur sa bouche.

La deuxième grande période de la colonisation, marquée par la révolte des paysans, la guerre du Kongo-Wara, a donné un avertissement sérieux aux colons à la recherche d'une politique de transformation du milieu rural. Il faut bien dire que les choses ne se sont guère améliorées depuis l'arrivée de la France libre en Afrique équatoriale. Le premier souci des gaullistes a été d'enrôler des hommes pour la longue marche jusqu'en Libye. Le RPF[1] invite maintenant les populations à participer à toutes les quêtes effectuées pour la défense nationale. Partout, les prix des produits flambent et la misère s'intensifie. Pour le paysan africain, la France libre, de Gaulle, le RPF, tout cela n'est autre que le nouveau visage du régime de la chicotte : travailler plus pour gagner moins, ou s'engager dans l'armée.

15 août 1941. – La BBC rapporte que le Premier ministre Winston Churchill et le président américain Roosevelt se sont rencontrés, au large de Terre-Neuve, sur le navire *Augusta* pour une conférence au sommet. Churchill souhaite l'entrée en guerre des États-Unis, mais les isolationnistes américains font encore hésiter le président Roosevelt. Le traité Atlantique a néanmoins été signé. Il stipule au paragraphe 6 : « Après la destruction définitive du national-socialisme et de sa tyrannie, nous espérons voir s'ériger un État où chacun pourra vivre en paix dans ses propres frontières, où tous les hommes de tous les pays pourront passer toute leur vie à l'abri de la peur et du besoin. »

On croirait un texte écrit par Albert Schweitzer !

---

1. Rassemblement du peuple français.

Mais la radio fait aussi état de la nouvelle ordonnance du gouvernement nazi : « Il est interdit aux juifs de plus de 6 ans de se montrer en public sans porter sur la poitrine une étoile jaune bordée de noir, avec l'inscription "Juif". »

Albert et Hélène, consternés, pensent à leurs amis juifs allemands et alsaciens, à la situation désormais intenable des intellectuels, des artistes, des savants israélites poussés à l'exil. Comment Hitler peut-il être assez fou pour se priver de ces élites qui ont toujours contribué à la grandeur de l'Allemagne ? Cela lui coûtera la guerre !

L'élevage de la volaille en forêt équatoriale est très délicat. Ces pauvres volatiles encourent toutes les maladies et tous les dangers.

Les Européens ont introduit l'usage de mettre des œufs de faïence dans les nids pour que les poules ne s'aperçoivent pas que ceux qu'elles ont pondus sont enlevés au fur et à mesure. Mais le responsable du poulailler de l'hôpital a eu hier matin une bonne surprise : le ramassage des œufs se faisant à l'aube, notre homme passa sa main par le portillon du poulailler et, à tâtons, chercha les œufs. À son grand étonnement, il rencontra un objet lisse et froid qui pendait au-dessus du nid. Quand il éclaira la pièce, il vit qu'il s'agissait d'un serpent de deux mètres de long, portant dans sa bouche l'œuf de faïence. Il s'était introduit par un trou du toit et était resté suspendu au-dessus du nid. Les œufs des poules avaient passé facilement dans son gosier, mais l'œuf artificiel était resté coincé et l'avait étouffé.

Cet œuf, peu de temps après, eut un autre destin. Upsi, le singe de l'hôpital, qui vole continuellement des œufs, est tombé dans le piège : on l'a trouvé assis sur un poteau de la clôture du poulailler, la mine hagarde, et tenant un œuf à la main. Il n'avait pas l'air de comprendre ce qui lui arrivait : il heurtait l'œuf contre le poteau mais ne pouvait le casser. Il le roulait dans ses mains mais ne pouvait l'écraser. Il le heurtait violemment, rien à faire. C'est alors qu'il vit les hommes qui le regardaient en riant. Il ne faut jamais faire cela devant un singe agacé parce qu'il s'excite et peut devenir agressif. Après plusieurs tentatives, Upsi, comprenant que son malheur venait de l'infamie des hommes, manifesta son indignation par des grimaces et des cris rauques, lança l'œuf dans la direction des singes évolués, et s'enfuit en courant.

7 décembre 1941, 21 heures. – « Chut ! »

Les « auditeurs Grammont » se taisent et resserrent le cercle. La voix du speaker de Londres nasille :

« … Ce matin, à 7 h 49, l'aviation japonaise a attaqué par surprise la base américaine de Pearl Harbor, dans les îles Hawaï. La flotte du Pacifique concentrée dans ce port a subi des pertes considérables : trois croiseurs, quatre destroyers, cinq croiseurs de combat, cent quatre-vingt-huit avions ont été détruit. Les États-Unis ont immédiatement déclaré la guerre au Japon. De son côté, Hitler, qui a promis son soutien à l'empire du Soleil-Levant, a déclaré la guerre aux États-Unis.

– Ça y est ! Nous allons être ravitaillés !

– Pourquoi ?

– Tout le monde est en guerre maintenant. Les Américains vont vouloir venir en Afrique. Ils ne laisseront pas les Allemands s'installer ici. Messieurs, les affaires reprennent ! La guerre sera finie bientôt !

– Je vous trouve un peu optimiste, messieurs », dit la voix de Schweitzer qu'on avait oublié dans son coin.

Depuis quelques mois, la région est transformée par la construction d'une route permettant la circulation de camions. Ces constructions sont une nécessité stratégique. Les transports de troupes par voie de mer devenant dangereux, les routes apparaissent comme une solution. La grande route du Cap à Alger en passant par Léopoldville et Brazzaville touche Lambaréné. À peine cinq cents mètres en aval de l'hôpital commence la partie de la route qui mène au nord vers le Cameroun et le Nigeria. Les Anglais se rendant du Nigeria au Cap passent donc par Lambaréné. Certes ces routes présentent encore beaucoup d'imperfections, mais on peut accéder, en quelques jours, à des villages qu'on atteignait naguère après un voyage de plusieurs semaines avec une caravane de porteurs. La route relie maintenant Lambaréné à des stations de missions anglaises, américaines et suédoises situées à l'intérieur du pays. C'est aussi du Cap qu'arrivent les semences dont l'hôpital a besoin pour son jardin.

Le nombre de malades blancs s'accroît de jour en jour. Certains sont sous l'équateur depuis cinq ou six ans parce que la guerre les empêche de rentrer en Europe. À bout de forces, ils sont obligés d'aller chez le docteur pour y être « en réparation » comme on dit dans l'Ogooué. Ils séjournent à l'hôpital souvent plusieurs semaines, plusieurs mois. Tous les lits disponibles sont de nouveau occupés.

> *Je cède alors ma chambre à coucher et je dors sur la véranda. Ce n'est pas un gros sacrifice, car j'ai plus d'air sur la véranda que dans ma chambre. Pour rétablir ces malades, l'essentiel n'est pas tant les médicaments que la bonne nourriture préparée par ma femme.*

J'ai déjà dû m'opposer à ce que les malades de Port-Gentil vinssent à Lambaréné, attirés par le bon régime, au lieu de se faire soigner par le médecin de là-bas. Par bonheur, j'ai encore une bonne provision de lait condensé pour ces malades.

Les femmes et les enfants sont affaiblis par le long séjour africain, par le climat et le manque de chaux dans la nourriture. L'eau ici, est si pauvre en cette matière que dans les casseroles dans lesquelles on l'a fait bouillir, il ne se forme jamais de dépôt.

Heureusement, nous avons encore les précieux médicaments suisses à base de calcium que nous administrons soit par voie orale soit par injections intraveineuses. Nous en avons un grand stock déjà acheté avant la guerre. Nous l'économisons au point d'en avoir encore pendant des années pour les cures les plus urgentes. Un certain nombre d'Européens viennent nous trouver avec des ulcères à l'estomac. Comme il nous est impossible de les renvoyer en Europe, il faut les traiter comme nous le pouvons, avec la Laristine et l'Alucol. Naturellement, les cas de malaria ne manquent pas parmi les malades blancs qui viennent nous trouver. La quinine et l'atébrine ne nous font heureusement pas défaut.

Chez les malades noirs, nous soignons de nombreux cas d'abcès phagédéniques. L'espoir que nous avions eu de pouvoir combattre efficacement cette maladie par les sulfamides, cette nouveauté pharmaceutique, est quelque peu déçu. En outre, nous ne possédons les sulfamides qu'en petit nombre et nous ne pouvons les utiliser que pour les pneumonies ou autres cas graves. Mais quelle richesse pour nous que de disposer de pareils médicaments inconnus auparavant!

11 mai 1942. – Merveilleuse nouvelle! Les caisses de médicaments et de matériel américains que l'on attendait depuis un an sont arrivées à Lambaréné! Le personnel européen remercie Dieu, le personnel et les malades africains remercient N'Zambe.

Les caisses sont débarquées dans la joie. Les rayons de la pharmacie se remplissent.

Il n'a fallu que deux jours pour faire savoir dans la région que l'hôpital pouvait reprendre ses activités. Les malades font déjà la queue. On revoit avec plaisir ceux que l'on avait dû renvoyer au début de la guerre. Il semble maintenant que la brèche soit ouverte : les cargos américains ont trouvé la manière de se faufiler à travers les U-boats, d'arriver à Douala et de Douala à Port-Gentil, en quelques semaines seulement. L'hôpital est peut-être sauvé. Les caisses sont là, sur le vapeur! Quel soulagement pour Schweitzer! Pendant des mois, en a-t-il rêvé de ces caisses ! a-t-il tremblé pour elles ! Il les a vues torpillées, flottant, glissant au fond de l'océan ! Et à présent, elles sont là ! elles sortent, une à une, du ventre du bateau, intactes, bienvenues, porteuses de nouveaux espoirs, d'apaisement, de rémission, de guérison. Il était temps ! La tuberculose va plutôt en augmentant. La tuberculose pulmonaire prend souvent une mauvaise tournure contre laquelle les médecins restent impuissants. Les tuberculoses osseuses et intestinales ne sont pas plus faciles à traiter. La framboesia, qu'on appelle ici le pian, cette maladie tropicale si redoutable, est traitée au salvarsan.

> *Pendant un certain temps nous avons essayé un procédé moins onéreux, l'injection de bismuth. Nous avons dû y renoncer, parce qu'il en résulte de graves ulcérations de la bouche très longues à soigner et d'autant plus douloureuses que les indigènes n'ont aucune hygiène buccale.*

Dans plusieurs cas de tétanos, les médecins n'ont pu avoir recours au sérum antitétanique parce que celui qui est en stock est trop vieux pour être efficace. Ils pratiquent alors avec succès des piqûres de sulfate de magnésie en y adjoignant de la morphine, du luminal et des chlorhydrates.

> *La maladie du sommeil nous donne maintenant moins de travail qu'autrefois, parce qu'un médecin du gouvernement s'est chargé de la combattre dans notre région. Un grand centre de malades du sommeil se trouve en aval du fleuve, non loin de Lambaréné. Malheureusement, cette maladie n'a pas diminué dans notre région, mais plutôt augmenté.*

Dans les médicaments américains se trouve du diphtéritoxoyde, qu'on emploie pour soigner la lèpre. Les médecins de Lambaréné combinent ce produit avec un traitement d'huile de chaulmoogra, d'arsénieux, de piqûres de trypaflavine et de bleu de méthylène. Les résultats sont à la longue très intéressants, mais ces pauvres malades n'ont pas la patience de rester à l'hôpital de nombreux mois pour suivre une bonne cure. À peine vont-ils un peu mieux, à peine leurs ulcères ont-ils quelque tendance à s'améliorer, qu'ils croient pouvoir renoncer au traitement et quittent l'hôpital sans prévenir. S'ils reviennent, leur état s'est fatalement aggravé.

22 mai 1942. – La guerre des ondes parvient jusqu'à Lambaréné. Tantôt le poste national fait entendre la voix de Pierre Laval :

« ... Je souhaite la victoire de l'Allemagne parce que sans elle, demain, le bolchevisme s'installerait partout. Cette guerre n'est pas une guerre comme les autres, c'est une révolution. Vous n'avez rien à redouter mais tout à espérer du régime qui s'instaurera chez nous. Le socialisme s'instaurera partout en Europe et la forme qu'il trouvera en France sera désignée par notre caractère national. »

À cette voix répond celle de De Gaulle :

« ... Moi-même et l'immense majorité des Français dont je connais l'opinion, sommes tout à fait résolus à recouvrer intégralement la souveraineté nationale et la forme républicaine du gouvernement. La démocratie se confond exactement pour nous avec la souveraineté nationale. »

Novembre 1942. – Le petit groupe d'Européens se resserre autour du Grammont de Pujol dont les lampes commencent à être fatiguées. Les auditeurs de la forêt collent l'oreille au haut-parleur. Chaque soir amène son lot de surprises ; les événements se précipitent.

Le 8, le débarquement allié en Algérie et au Maroc confirme la reconquête complète de l'Afrique du Nord annoncée par la victoire alliée d'El-Alamein, en Libye, le 23 octobre. Le 11, Hitler, violant l'armistice, envahit la zone libre française. Le 12, les Russes commencent l'encerclement de l'armée allemande. Le 27, la flotte française se saborde dans le port de Toulon pour ne pas tomber aux mains des Allemands.

À l'hôpital Schweitzer, les grands événements sont d'un autre ordre :

> *Nos malades indigènes se sont enfin décidés à porter des sandales. Depuis toujours j'ai essayé de leur faire fabriquer des sandales en bois léger ou en cuir pour éviter de marcher pieds nus, car ils se blessent et infectent leurs plaies. Mais je prêchais à des sourds. Mais voilà que sur quelques revues illustrées reçues dernièrement de Libreville, mes pensionnaires ont vu des dames élégantes portant des sandales aux pieds. L'effet a été presque immédiat : tout le monde a voulu porter des sandales. Même ceux qui n'ont pas de pansements aux pieds. Comme nous n'avons pas les moyens d'en acheter, un Galoa futé s'est assis sur la véranda, devant ma fenêtre, et, équipé d'un outillage rustique de cordonnier, fabrique des sandales découpées dans de vieux pneus que nous mendions un peu partout dans le pays. La semelle est faite avec les pneus, les chambres à air fournissent la matière des lanières. Bénies soient les élégantes européennes qui sont opportunément venues à notre secours*[1].

1. *Lettres de l'hôpital du Dr Albert Schweitzer à Lambaréné* n° 14.

16 janvier 1943. – Radio Brazzaville – pas celle de Vichy, l'autre – croit savoir que Churchill et Roosevelt se sont réunis en secret, hier ou avant-hier, à Casablanca, pour fixer les modalités de l'ouverture d'un deuxième front. Le général Giraud représentait les intérêts français, tandis que de Gaulle n'était qu'invité, à la demande de Churchill.

Commentaires d'un auditeur de la factorerie :

« Un débarquement en Europe se prépare, mes amis !

– En France ?

– Je le vois plutôt en Italie, c'est plus près de l'Afrique.

– Par la Sicile, peut-être.

– Messieurs, je crois que c'est le commencement de la fin. Les Boches ont capitulé à Stalingrad et Rommel est encerclé en Tunisie. »

Lecerf grommelle en caressant son moignon :

« Ils tiendront, les salauds ! Ils ont tenu deux ans à Verdun. »

Personne ne relève cette remarque défaitiste.

À l'hôpital, les plantations produisent bien, mais la période est aux économies. Le stock américain de médicaments s'amenuise sérieusement. Il ne faudrait pas que la guerre dure un an de plus.

Le docteur Goldschmid n'opère plus que deux fois par semaine. La longue période d'isolement de Lambaréné n'en finit plus et sape le moral des plus endurcis.

Le docteur Joy, directeur du comité exécutif du mouvement unitarien de New York, ne cesse d'envoyer des secours à l'hôpital, par bateaux de guerre, alors que les relations sont complètement coupées entre les États-Unis et l'Europe et l'Afrique. À deux reprises au moins, il a sauvé l'hôpital de la disette. Albert Schweitzer s'en souviendra.

La lueur de la lampe-tempête tenue à bout de bras prolonge la silhouette de l'infirmier préféré de Schweitzer.

« Ah ! Te voilà, Joseph ! Assieds-toi, dit le vieux docteur sans lever la tête. Je voulais te parler de… de ce que tu as vu ce matin.

– Ce matin ?

– Ne fais pas l'idiot. Ce matin, quand j'étais au fleuve avec le paquet. Tu sais ce qu'il y avait dans ce paquet ? »

L'infirmier baisse la tête, honteux d'avoir été témoin malgré lui :

« Oui, souffle-t-il, des chats.

– Des petits chats, oui. Les derniers-nés de la chatte noire. Sais-tu combien on a de chats à l'hôpital, Joseph ?

– Non.

– Plus de cinquante. C'est trop. Beaucoup trop. Et il n'est pas possible de leur dire de ne pas se reproduire. Ces chats peuvent devenir sauvages et dangereux. Ils peuvent transporter des maladies. Il faut donc limiter les naissances. Mais ce n'est pas la peine de le faire savoir. Tu dois donc garder le secret. D'accord, Joseph ?

– D'accord, docteur.

– Personne ne doit savoir que… enfin, que ces chats ont disparu. On n'en parle plus.

– On n'en parle plus, docteur. Dis-moi seulement.

– Quoi ?

– Puisque tu es si malheureux d'avoir tué ces chats, pourquoi tu n'as pas demandé à quelqu'un de le faire à ta place ?

– Parce que tuer est une mauvaise action, Joseph. Et je ne peux demander à personne de commettre une mauvaise action ; je préfère la commettre moi-même. »

Comme l'infirmier a l'air sceptique, Schweitzer poursuit :

« Tu sais qu'il y a le bien et qu'il y a le mal. Le bien consiste à conserver la vie ; le mal consiste à détruire la vie. L'homme, qui est l'animal le plus intelligent, doit s'attacher à conserver toute vie, parce que la vie est sacrée. Il doit prendre garde de ne pas écraser des insectes en passant, il ne doit pas arracher les feuilles des arbres, ni les fleurs des tiges. »

Joseph sourit :

« Les feuilles et les fleurs n'ont pas mal ; elles ne disent rien ; elles ne pensent pas.

– En es-tu sûr ? Alors, pourquoi, lorsque le n'ganga ramasse ses médicaments dans la forêt, il parle à l'arbre, il demande la permission à la feuille de la cueillir ? »

L'argument semble imparable. Bien sûr que la feuille, la fleur, la racine, l'écorce ont une vie, puisque le médicament ne peut être efficace que s'il a fait l'objet d'une demande, d'une prière, et s'il a été ramassé dans certaines conditions. Joseph n'a pas pensé à ça. Le patron a raison. Ce soir, il lui a encore appris quelque chose. Il s'en va satisfait, mais il se retourne :

« Alors, pour les chats, patron…

– Les chats ? Quels chats ? Bonne nuit, Joseph. »

Schweitzer rédige une de ses « lettres de Lambaréné ». Depuis quarante ans, son éthique reste inchangée. Il ressent la nécessité de témoigner à toute volonté de vivre le même respect pour la vie qu'à la sienne. Un homme n'est véritablement éthique que s'il obéit à l'obligation de secourir toute vie. Il ne doit point se demander si telle vie mérite qu'on lui accorde de l'intérêt, selon qu'elle est capable ou pas d'éprouver des sensations.

« Patron, je crois que j'ai compris.

– Qu'est-ce que tu as compris, Joseph ?

– Tout. Y faut pas arracher la feuilles des arbres, et tout...

– On doit respecter tout ce qui est vivant. »

Un détail embarrasse encore l'infirmier :

« Même la saloperie de termite, là, qui ronge tout ?

– Oui, même les termites.

– Même la tique qui bouffe les pieds ?

– Même les tiques. »

Il est vrai que lorsque Schweitzer travaille sous la lampe, le soir, il préfère laisser sa fenêtre fermée et respirer un air lourd, plutôt que de voir une hécatombe d'insectes aux ailes roussies s'abattre sur sa table.

« Tu vois, Joseph, si un homme voit un ver de terre égaré, il l'enlèvera et le remettra dans l'herbe. Si, en passant devant une flaque d'eau, il voit un insecte qui se débat, il lui tendra une feuille ou un brin de paille pour le sauver. Tu as compris, Joseph ?

– Oui. Non.

– Qu'est-ce que tu ne comprends pas, encore ?

– Pourquoi tu viens de tuer un moustique, patron. »

Schweitzer est très embarrassé : un geste machinal, une simple claque sur le cou.

« Tu vois, Joseph, en Europe, je n'aurais pas fait ça ; je n'aurais pas tué ce moustique. Pourquoi ? Parce qu'en Europe, les moustiques n'apportent pas la malaria. Ici, les moustiques sont dangereux pour l'homme ; alors je me donne le droit de les tuer. Mais je n'aime pas le faire. Tu as compris ?

– Oui. Non. Comment tu sais que ce moustique est vraiment dangereux et qu'il faut le tuer ? Tu tues le moustique et tu ne tues pas le buffle et l'éléphant.

– Pour défendre ma vie, oui. Mais pour chasser, pour le plaisir, non.

– La chasse n'est pas un plaisir pour nous ; c'est la viande pour manger.

– Alors, tu as le droit.

– Le Blanc, lui, il chasse pour tuer le gros gibier.

– Il n'a pas le droit. Un grand progrès serait fait si les hommes se rendaient compte qu'ils n'ont le droit de nuire, détruire ou tuer, qu'en cas de besoin. Tu as compris ?

– Oui. Non. On a apporté à l'hôpital quatre pélicans blessés. Tous les matins, les pêcheurs leur apportent de la nourriture : des poissons. C'est toi qui l'as commandé. Alors ?

– Alors quoi ?

– Est-ce que les poissons n'ont pas le droit de vivre autant que les pélicans ? »

Schweitzer est dérouté : non par manque d'arguments, mais faute de mode d'emploi.

Le leader politique algérien Ferhat Abbas adresse aux Français le manifeste du peuple algérien :

> *La colonie française n'admet l'égalité avec l'Algérie musulmane que sur un seul plan : les sacrifices sur les champs de bataille. Et là, encore faut-il que l'indigène se batte et meure « à titre indigène », avec une solde et une pension de mercenaire, même s'il est diplômé et spécialisé…*
>
> *Le bloc européen et le bloc musulman restent distincts l'un de l'autre sans âme commune. Le refus systématique ou déguisé de donner accès dans la cité française aux Algériens musulmans a découragé tous les artisans de la politique d'assimilation. Cette politique apparaît aujourd'hui comme une chimère dangereuse mise au service de la colonisation. Désormais, un musulman algérien ne demandera pas autre chose que d'être un Algérien musulman…*
>
> *Fort de cette déclaration, le peuple algérien demande dès aujourd'hui pour éviter tout malentendu et barrer la route aux visées et aux convoitises :*
>
> *a) La condamnation et l'abolition de la colonisation.*
>
> *b) L'application par tous les pays, du droit des peuples à disposer d'eux-mêmes.*
>
> *c) La dotation de l'Algérie d'une Constitution propre.*
>
> *d) La participation immédiate effective des musulmans algériens au gouvernement de leur pays.*
>
> *La libération de tous les condamnés et internés politiques.*

« Ils ne doutent de rien, les Algériens !

– Nous en reparlerons après la guerre. »

8 juin 1943. – L'infirmière Gertrude Noetzli quitte Lambaréné. Elle était à l'hôpital depuis 1938 et dirigeait le service de la cuisine. Si elle veut regagner la Suisse, elle devra aller à Brazzaville pour prendre un bateau portugais, et elle fera encore un long séjour à Lisbonne avant d'atteindre son pays. C'est Mlle Gertrude Koch qui la remplace. Il lui a fallu des mois pour réunir les papiers nécessaires et se lancer dans cette aventure qui n'était pas sans danger. Mais elle est passée ! Non seulement elle est là, mais elle est arrivée avec douze caisses de médicaments dont les fabriques pharmaceutiques suisses ont fait don à l'hôpital.

> *Mlle Koch s'occupe donc de la cuisine et aidera en même temps Mlle Maria, l'infirmière hollandaise qui doit se ménager à cause de sa santé ébranlée. Le docteur Goldschmid passe en ce moment ses vacances au Congo belge. En son absence, c'est moi qui opère, comme au début de mon activité africaine, tandis qu'en général j'assume les fonction d'assistant.*

Grâce à quelques revues médicales qui parviennent en Afrique équatoriale, Schweitzer suit les découvertes des laboratoires pharmaceutiques. Les savants américains, après plusieurs années de recherches, sont arrivés à créer synthétiquement la cortisone. Mais ce qui intéresse encore plus Schweitzer, ce sont les premières applications médicales de la pénicilline, quinze ans après son identification par Fleming. La préparation industrielle est lancée. Les troupes américaines vont pouvoir en bénéficier.

Ah ! si ce produit miracle pouvait parvenir jusqu'à Lambaréné !

C'est peut-être Mlle Koch qui a révélé aux Schweitzer les atrocités commises contre les juifs, et les camps de concentration. La propre cousine d'Hélène, Johana Engel, a préféré se suicider plutôt que d'être déportée. L'ami d'Albert Stefan Zweig a fait de même. Le docteur Nessmann, qui a rendu tant de services à Lambaréné et qui, à son retour en France, est entré dans la Résistance, est mort sous la torture à la Gestapo de Strasbourg.

Schweitzer refuse cette germanité-là ; ce n'est pas l'Allemagne de Goethe et de Bach. Il ne remettra plus les pieds en Allemagne tant qu'un régime pareil subsistera.

Le dieu Mars semble avoir choisi son camp : la Wehrmacht s'enlise en Russie ; l'Afrikakorps est vaincu en Tunisie ; l'Italie signe l'armistice ; l'aviation alliée pilonne, jour et nuit, les villes allemandes. Sur Radio Londres, l'émission « Les Français parlent aux Français » entretient le moral de la Résistance. Les auditeurs de France ou d'Afrique savent que le compte à rebours a commencé. À coup sûr, l'année 1944 sera bonne !

Sur tous les fronts, partout où les Forces françaises libres sont engagées, les peuples colonisés apportent une large contribution, et le général de Gaulle estime que le temps est venu de leur manifester la reconnaissance de la « mère patrie ».

30 janvier 1944. – À Brazzaville s'ouvre la conférence africaine dont le thème est l'Empire français. Dans son discours d'ouverture, le chef du gouvernement de la France libre demande que l'on étudie les conditions morales, sociales, politiques et économiques à appliquer pour que « les populations des territoires s'intègrent dans la communauté française avec leur personnalité, leurs intérêts, leurs aspirations, leur avenir ».

Il ajoute :

« Il n'y aurait aucun progrès qui soit un progrès, si les hommes, si leur terre natale, n'en profitaient pas moralement et matériellement, s'ils ne pouvaient s'élever peu à peu jusqu'au niveau où ils seront capables de participer chez eux à la gestion de leur propres affaires. »

Nous sommes sur le sentier de l'indépendance, qui est encore loin ; son nom n'a même pas été prononcé. « L'Afrique n'est pas apte à se diriger elle-même », c'est ce que pensent les colons qui se trouvent sur le terrain. Schweitzer lui-même, vis-à-vis des Africains, sent encore peser sur lui les responsabilités du « grand frère ». Il estime que nous ne sommes plus au temps du portage et de la chicotte, mais que le devoir du Blanc est celui de l'assistance et de l'éducation, et non celui de l'abandon :

> *Les Africains ne sont pas prêts. On ne leur a pas donné la formation et l'esprit d'initiative qui leur permettraient d'être réellement indépendants dans le monde moderne. Aussi longtemps que les Noirs préféreront le commerce du bois à l'agriculture, l'indépendance demeurera une notion abstraite.*

Schweitzer pense également que la liberté accordée sera pure chimère si les Africains ne sont pas formés à toutes sortes d'artisanats. Les charpentiers et les maçons lui semblent plus utiles au Gabon que les intellectuels.

En attendant, la situation à l'hôpital n'est guère brillante ; la pharmacie répond encore aux besoins les plus urgents grâce à quelques envois américains qui arrivent par bateaux de guerre, mais de subsides, point. Le compte bancaire de l'hôpital atteint la cote d'alerte.

Avril 1944. – Le docteur Goldschmid a accepté de suppléer le médecin du gouvernement à Lambaréné appelé aux armées. Il ne dispose donc plus pour l'hôpital Schweitzer que des matinées pendant lesquelles il opère, et de quelques heures l'après-midi.

> *Dans le courant de l'année 1944, nous nous rendons compte à quel point nous sommes fatigués. Cette fatigue est causée tout autant par un séjour trop long dans le climat chaud et lourd de l'équateur que par le surmenage constant. Sans arrêt il nous faut faire appel aux dernières réserves de notre énergie pour pouvoir fournir journellement ce qu'exige l'activité de l'hôpital. Surtout ne pas tomber malade, surtout pouvoir travailler encore : voilà ce qui est notre préoccupation quotidienne. Pour l'un d'entre nous qui serait obligé de renoncer, il ne serait plus possible maintenant de trouver un remplaçant; nous nous en rendons nettement compte. Il ne faut pas s'attendre à des remplaçants venus du dehors… Et nous restons debout.*
>
> *Un certain nombre d'Européens viennent nous trouver avec des ulcères à l'estomac. Comme il est impossible de les renvoyer en Europe, il faut les traiter comme nous le pouvons. Heureusement, nous avons les médicaments principaux, tels que la Laristine et l'Alucol. L'origine de ces nombreux ulcères est due non seulement à l'épuisement par un trop long séjour, mais aussi au fait que beaucoup d'Européens font leur cuisine avec de l'huile de palmier à défaut de graisse. Souvent on rencontre chez les Européens affaiblis de redoutables abcès musculaires profonds et multiples. Les patients qui souffrent de cette maladie appelée pyomyositis restent couchés pendant des mois. Un abcès après l'autre mûrit lentement dans la profondeur des muscles et doit être recherché et incisé. Une forte fièvre constante affaiblit le malheureux et met ses jours en danger. Le jour où nous posséderons de la pénicilline, le moyen le plus efficace dans de pareils cas, nous ne connaîtrons plus d'aussi graves soucis*[1].

Faible compensation : Radio Alger fait entendre la voix de De Gaulle :

« La France émerge de son malheur provisoire. Dans la bataille qui s'engage et où la suprême bataille sera la bataille de France, nous, Français, nous jouons littéralement notre rang de grande puissance. »

> *Beaucoup de nos proches se trouvent en danger et nous ne cessons de penser à eux. Nous sommes presque honteux d'avoir ici suffisamment à manger, tandis qu'au loin des millions d'êtres souffrent de la faim. Les nouvelles sur les horreurs des camps, les atrocités commises contre les juifs, les souffrances de millions de gens arrachés de force à leur domicile, nous remplissent d'effroi*[2].

---

1. *Lettres de l'hôpital du Dr Albert Schweitzer à Lambaréné*, mars 1946.
2. *Id.*

15 août 1944. – Col dur, nœud papillon, costume noir, le Grand Docteur se présente au supérieur de la mission catholique de Lambaréné, le révérend père Fauret[1]. Celui-ci connaît bien Schweitzer car, de 1934 à 1943, il a rempli les fonctions d'aumônier dans son hôpital. Il se souvient du jour où, étant devenu supérieur de la mission catholique, il se présenta à lui pour connaître le moment le plus favorable pour ses visites à l'hôpital. Schweitzer avait répondu sur un ton bourru :

« Ecoutez, mon Révérend, et sachez-le bien : vous viendrez le jour ou la nuit, vous serez toujours le bienvenu à l'hôpital. Et si quelqu'un voulait vous en empêcher, faites-le-moi savoir.

– C'est que, pour apporter mon soutien aux malades catholiques… »

Schweitzer le coupa vivement :

« Je ne veux pas savoir si mes malades sont catholiques, protestants ou païens. Arrangez-vous avec les infirmières pour repérer vos hommes et faites pour le mieux. Si les malades sont des Européens, je vous appellerai moi-même. »

« Prendrez-vous le thé avec moi, docteur ?

– Volontiers. Je suis venu vous voir aujourd'hui, parce que je sais que le 15 août est pour vous une fête importante.

– En effet.

– Alors, je vous souhaite une bonne fête. J'ai… j'ai beaucoup d'estime pour votre mission et pour vous-même, père Fauret.

– Je le sais, docteur. Je n'oublie pas, non plus, que j'ai été l'un de vos patients, et que si je suis encore ici aujourd'hui, je vous le dois sans doute.

– Vous nous avez payé.

– Payé ?

– Oui. Avec des briques, des planches, du café. »

Le père Fauret sourit :

« Mon Dieu, c'est vrai, je l'avais oublié.

– Moi, je n'oublie jamais ceux qui me donnent des briques et des planches. Je suis un constructeur, mon Père. »

Un jeune missionnaire surgit, bouleversé :

« Veuillez m'excuser, docteur, mon Révérend, mais une nouvelle importante vient d'être diffusée à la radio. Les Alliés viennent de débarquer en Provence.

---

1. Il deviendra évêque de Brazzaville.

– Un débarquement chez nous ! dit le père Fauret.
– Vous êtes méditerranéen, mon Père ? demande Schweitzer.
– Pas du tout. Je suis pyrénéen. Des Hautes-Pyrénées. Une vallée magnifique : la vallée d'Azun. Mon village, Arrens, est un petit village de six cents habitants.
– Comme Gunsbach. On dit qu'il n'y a que les montagnes qui ne se rencontrent pas. Les Vosges et les Pyrénées se rencontrent, la preuve.
– Croyez-vous que nous verrons bientôt la fin de cette guerre, docteur ?
– Paris sera libéré dans quelques jours ; l'Armée rouge est entrée dans Bucarest...
– Mais les souffrances continuent. Tous ici, nous ressentons comme une grâce incompréhensible que pendant que d'autres sont obligés de souffrir ou sont forcés de se mettre au service du mal, nous pouvons exercer notre métier de charité. Être ainsi privilégiés nous donne journellement de nouvelles forces pour travailler et nous rend précieux notre travail. Venez ce soir à l'hôpital, mon Père, nous jouerons du Bach pour fêter le débarquement.
– Et la Vierge.
– Et la Vierge ! » acquiesce le médecin protestant.

22 octobre 1944. – Les auditeurs de la factorerie sont désemparés : Radio Londres vient d'annoncer que l'émission « Les Français parlent aux Français » est diffusée pour la dernière fois. Tous les hommes qui, pendant quatre ans, ont été la voix de la France libre, sont de nouveau sur leur sol natal. On n'entendra plus le timbre grasseyant et éraillé de Maurice Schumann qui galvanisait tous les soirs des milliers de gens vissés à leur poste. À Lambaréné, ce silence précédant la victoire a un goût amer pour les auditeurs du « groupe Grammont », qui avaient fini par croire que leur réunion du soir était un acte héroïque de résistance. Que vont-ils faire désormais de leurs soirées ? Si Londres est muette, il ne reste plus qu'à écouter le poste de la mission et faire semblant de croire aux « nouvelles officielles » de Radio Paris ou de Radio Brazzaville.

Albert Schweitzer ne veut toujours pas de radio dans l'hôpital, mais écoute volontiers les nouvelles qu'on lui apporte.

Lorsqu'on me demande si je suis pessimiste ou optimiste, je réponds qu'en moi la connaissance est pessimiste, mais le vouloir et l'espoir sont optimistes. Je suis pessimiste quant à la situation actuelle du monde. Je n'arrive pas à me persuader qu'elle soit moins mauvaise qu'elle ne le paraît. J'ai conscience, au contraire, que nous entrons dans une voie qui fatalement nous mènera à un nouveau Moyen Âge. Je me représente dans toute son étendue la misère spirituelle et matérielle à laquelle l'humanité d'aujourd'hui s'abandonne parce qu'elle renonce à la pensée et aux idéaux que celle-ci engendre.

Mais parce que j'ai confiance en la puissance de la Vérité et de l'Esprit, je crois à l'avenir de l'humanité. L'affirmation éthique de la vie et du monde contient en soi une volonté optimiste et un espoir qui ne peuvent se perdre[1].

Les premières nouvelles d'Alsace datent de décembre 1944. Elles parviennent à Lambaréné sous forme d'une lettre écrite à Strasbourg le 6 décembre et arrivent le jour de la Saint-Étienne. Mlle Mathilde Kottmann avait confié cette lettre à un voyageur se rendant à Paris, qui ensuite l'avait expédiée par avion.

En recevant ces lignes, nous sommes en grand souci pour l'Alsace. Les quelques nouvelles assez confuses que nous communique la feuille de la station radiophonique de Lambaréné nous font réaliser que l'Alsace est de nouveau en grand danger. Les premiers jours de janvier, je dis à ma femme et à Mlle Haussknecht mes craintes : les habitants de Strasbourg ne sont-ils pas en train de fuir vers Saverne ? Peu à peu, les nouvelles se précisent sur les durs combats dans le Bas-Rhin et le Haut-Rhin. Avec une douleur profonde, nous rétablissons sur les communiqués les noms généralement mutilés de tant de villages alsaciens qui ne sont plus que ruines. À partir des premiers jours de février, les nouvelles indiquent que l'Alsace est sauvée. Par un télégramme expédié à Paris le 28 février et arrivé ici le 2 mars, nous apprenons que les villages de la vallée de Munster n'ont pas été endommagés pendant ces mois terribles. Je peux à peine croire que Gunsbach, que je voyais déjà perdu, soit encore debout. Il me semble, pendant tous ces jours, être comme dans un rêve.

Le 30 janvier, les journaux français annoncent la mort de Romain Rolland. Cet écrivain lumineux, passionné d'art, d'histoire et de musique, partagé entre la pensée de Nietzsche et de Tolstoï, celui qui rêva d'un héros non violent cherchant à tout comprendre pour tout aimer, cet esprit indépendant dialoguant avec Gandhi et Gorki, réunissant la pensée de l'Inde et celle de Moscou, ce communiste libre collectant les souvenirs de Péguy, ne pouvait être que l'ami d'Albert Schweitzer. Sa disparition frappe de plein fouet l'homme de Lambaréné.

1. Albert Schweitzer, *Ma vie et ma pensée*.

2 février 1945.

« Docteur ! docteur ! Colmar est libéré !

– Colmar ?

– Oui. Les Allemands abandonnent les Vosges centrales. Munster sera libéré dans deux ou trois jours.

– Munster ! Mon Dieu ! Ma chère vallée.

– De Lattre de Tassigny va franchir le Rhin. »

7 avril 1945. – Schweitzer écrit à son ami le professeur Gustave Woytt.

> *Mon cher Gustave,*
>
> *Merci de ta bonne lettre chroniqueuse du 5/3/45 que j'ai reçue le 2/4/45.*
>
> *Que de lettres je voudrais écrire ! Mais ma main torturée par la crampe des écrivains et mes yeux ne me le permettent pas. Et mes 70 ans m'ont amené tant de lettres d'un peu partout et m'obligent à passer de longues heures à répondre et à exprimer les remerciements pour les dons qu'a reçus à cette occasion l'hôpital. On était vraiment très bon pour moi. Mais toutes ces lettres m'empêchent de travailler à la philosophie comme je voudrais. C'est très rare que je puisse me coucher avant minuit. Et à 5 h 45, il faut que je sois dehors à répartir le travail entre les ouvriers que la cloche appelle…*
>
> *Les mandarines commencent à mûrir. C'est précoce cette année.*

Dimanche 29 avril 1945.

> *Nous apprenons par des malades blancs que des pourparlers pour la cessation des hostilités en Europe sont en train. Serait-ce aujourd'hui le dernier dimanche de la guerre*[1] *?*

30 avril 1945. – Les « auditeurs Grammont » ont fini par se rallier et écoutent la station de la mission. Pujol tente de récupérer sa clientèle en captant des radios étrangères qui, selon lui, diffusent les vraies nouvelles.

En quelques jours, les événements se sont précipités :

---

1. Journal personnel d'Albert Schweitzer (archives de Gunsbach).

Le 20, après la mort de Roosevelt, les États-Unis ont élu un nouveau président : Harry Truman.

Le 24, le maréchal Pétain a quitté Sigmaringen et s'est constitué prisonnier à Paris.

Le 28, Mussolini, arrêté par les partisans, a été exécuté. Pendu par les pieds, son cadavre a été exposé sur la piazza Loretto à Milan.

Le 30, dans son bunker de la chancellerie du Reich, Hitler s'est suicidé. Son corps a été arrosé d'essence et brûlé.

Lundi 7 mai 1945. – C'est après le repas de midi (vers 13 h 30, heure de l'hôpital) que parvient la nouvelle.

À sa table, Schweitzer, la tête appuyée sur son front, termine une lettre à Mathilde, qui se trouve en Europe et veut revenir à Lambaréné, une lettre urgente qui doit être remise à 2 heures au bateau à vapeur.

Apparaît à la fenêtre la tête de M. Sauvy, l'homme à tout faire de l'hôpital :

« L'armistice va être signé ! Léopoldville a transmis l'annonce de la radio allemande : les forces sur terre et sur mer ont cessé le combat.

– Ah bon ! fait Schweitzer, sans broncher.

– C'est tout ce que ça vous fait ? Il faut aller sonner la cloche ! Vite !

– Doucement, doucement ! Nous avons attendu quatre ans, nous attendrons bien encore quelques minutes. »

La cloche a retenti vers 3 heures pour annoncer aux habitants de l'hôpital la fin de la guerre. Mais Schweitzer doit encore visiter la plantation avant de savourer l'événement.

> *C'est le soir seulement que je trouve un peu de calme et peux me représenter ce que signifie la fin des hostilités en Europe et ce que doivent ressentir des millions d'êtres qui, depuis des années, passent une première nuit sans peur des bombardements. Voici donc le commencement de cette paix si longtemps attendue… que va-t-elle nous apporter ?*
>
> *Pendant que dehors, dans l'obscurité, bruissent les palmiers, je prends sur les rayons le livre contenant les paroles de Lao-tseu, le grand penseur chinois du VIe siècle avant J.-C., et je lis ses paroles émouvantes sur la guerre et la victoire :*
>
> *« Les armes sont des objets néfastes, et non pas des objets pour un esprit noble. Celui-ci ne les emploie que lorsqu'il n'y a plus d'autre recours. Le calme et la paix sont pour lui les biens suprêmes. Il est vainqueur, mais ne s'en réjouit pas. Celui qui se réjouirait se réjouirait d'un massacre d'humains. C'est pourquoi celui qui a vaincu dans une lutte doit se comporter comme dans une cérémonie funéraire. »*

Mai 1945. – Les journaux français arrivent enfin à Lambaréné. Les habitants de la forêt peuvent suivre la fin des hostilités :

Berlin est tombé ; il n'y a plus de Reich. Le bilan des pertes allemandes est effrayant : 10 % de la population a disparu. Sept millions d'Allemands n'ont plus de toit. 40 % des installations de transport, 20 % des installations industrielles, 50 % des écoles sont détruites.

Mozart, Beethoven, Bach, Goethe ! Où êtes-vous dans ces décombres ?

Lambaréné, 10 juin 1945

Mon cher Gustave,

Hier, j'ai posé le grillage clôturant le jardin de saison chaude tout seul, avec Mafoumbi. Nous continuons donc à nous débrouiller (démerder, comme dit mon infirmier Tiburce) comme on peut. Tous les jours je suis étonné de tenir encore debout. J'attribue cela à la nourriture presque végétarienne que nous avons. Pendant des mois, il y a à tous les repas la salade d'oranges, après ce sera la salade de mangues. Souvent je ne mange (quand je suis fatigué) que la soupe, la salade verte et la salade d'oranges. Il y a aussi presque tous les jours un verre de jus d'orange pour chacun. Maintenant, on plante le grand jardin de saison sèche, un demi-hectare. C'est un travail dont, à côté du travail avec les malades, je dois assumer une part.

De cœur, ton dévoué Albert Schweitzer[1].

1er juillet 1945. – Les Alliés s'installent en Allemagne dans leur secteur respectif. Le Bade et le Wurtemberg sont partagés entre Français et Américains.

Mais la guerre continue en Asie. La marine américaine encercle le Japon, qui ne veut pas capituler.

À Lambaréné :

Bientôt des infirmières et des médecins nous viendront en aide. En Alsace, Mathilde Kottmann et Élise Stalder sont prêtes à partir à la première occasion. Mais les papiers nécessaires demandent des mois. Il sera difficile de se procurer une place sur un bateau ou dans un avion, mais, grâce à l'intervention du gouvernement général de notre colonie et à nos amis de Paris, Mlle Mathilde pourra arriver certainement dans quelques jours[2].

1. *Études schweitzériennes* n° 2.
2. *Lettres de l'hôpital du Dr Albert Schweitzer à Lambaréné* n° 13.

En effet, la fidèle infirmière atteint Libreville fin juillet, part aussitôt en automobile sur la rive de l'Ogooué, puis en canot à moteur jusqu'à Lambaréné où elle accoste le 6 août, à l'heure où le ciel matutinal rougit au-dessus de la canopée.

Au même moment se produit, sur l'empire du Soleil-Levant, un événement qui va bouleverser l'humanité : le bombardier *Enola Gay* largue, à 8 h 15, sur la ville d'Hiroshima, la première bombe atomique. Un énorme nuage rouge en forme de champignon se développe au-dessus du lieu de l'explosion. Le rayonnement nucléaire détruit toute vie dans un rayon d'un kilomètre. Une seule bombe a provoqué la mort de 80 000 personnes.

Schweitzer est terrassé, anéanti par la nouvelle :

« Je crois qu'une page de l'histoire des hommes vient d'être tournée. Elle n'est pas la plus glorieuse. L'éthique (ou la morale) va aussi loin que va le sentiment d'humanité, c'est-à-dire le respect que nous avons pour l'existence et le bonheur de chaque être humain. L'origine de toutes les tragédies qui enflamment le monde est à chercher dans l'inhumanité des humains ; plus le pouvoir des hommes est sur-humain, plus il risque aussi de devenir in-humain. La seule façon de remédier à cela et de retrouver toute notre humanité, consiste à aller à la rencontre des membres des autres peuples qui ont passé comme nous par les mêmes événements terribles, et en nous souvenant que nous sommes tous des hommes et qu'eux aussi sont doués du même don de sentir, de penser, de vouloir que nous. »

Mardi 14 août 1945.

À minuit, les Alliés ont annoncé la capitulation du Japon. Les hostilités ont déjà cessé[1].

À l'hôpital, Mlle Mathilde a commencé immédiatement son travail à la cuisine pour décharger un peu Mlle Emma. L'alimentation des malades cause de sérieux soucis. Le manque de bananes et de manioc est occasionné par le fait que les pluies tombées pendant la dernière sécheresse ont empêché les indigènes de brûler le bois afin d'aménager les plantations. L'hôpital vit sur son stock de riz, qui s'épuise peu à peu.

1. Journal de Schweitzer (archives de Gunsbach).

De plus, les prix ont considérablement augmenté. Non seulement les produits importés coûtent plus cher, mais le personnel demande aussi une augmentation de salaire. L'existence de l'hôpital risque d'être de plus en plus difficile. L'œuvre pourra-t-elle continuer à subsister ? Les dons américains ne suffisent plus pour maintenir à flot ce navire-hôpital de plus de trois cents passagers, quotidiennement nourris, logés, soignés, opérés, suivis. En interrompant les concerts et les conférences, la guerre a fatalement amorcé la faillite. Le compte en banque de l'hôpital présente un découvert important, et ce ne sont pas les droits d'auteur des *Grands penseurs de l'Inde* ou de *Histoires de la forêt vierge* qui vont combler ce trou.

L'heure n'est pas à l'optimisme, mais abdiquer après tant d'années, après tant d'efforts, après tant de résultats obtenus, est-ce la seule solution ? Schweitzer ne peut l'envisager. Et pourtant…

Un soir de tête-à-tête morose avec Hélène, le regard d'Albert tombe sur l'enveloppe d'une lettre sans en-tête qui n'a pas encore été ouverte. Il la décachette machinalement et parcourt distraitement les lignes suivantes :

> *Monsieur,*
>
> *Veuillez nous excuser de vous faire parvenir cet avis par courrier ordinaire, mais nous ne disposons plus d'enveloppes à en-tête.*
> *Nous avons l'honneur de vous informer qu'un virement d'un montant de 380 822 francs a été porté à votre compte par l'Église unitarienne. Signé : X…, directeur de la BNCI de Port-Gentil.*

Schweitzer ne réalise pas bien :

« Hélène… dit-il à mi-voix, crois-tu aux miracles ? »

Il n'attend pas la réponse et lui tend la lettre. Le visage d'Hélène s'illumine :

« Les Américains ! murmure-t-elle. L'avenir de l'hôpital est en Amérique, Albert ! Il faut que tu y ailles… pour les remercier.

– Oui, oui.

– Pourquoi hésites-tu encore ? Tu dois y aller, sans attendre.

– Oui, oui…

– Qu'est-ce qui te retient encore ?

– Le travail. Je dois construire le nouveau débarcadère. Je dois faire face à la famine qui menace. Je dois…

– Albert ! Tu sais bien que ce sont des prétextes. Tu n'as pas envie d'aller aux États-Unis.

– Non, avoue-t-il, de nouveau accablé. Après la tragédie d'Hiroshima, après cette apothéose effroyable...

– Les Américains sauvent ton hôpital, Albert !

– Ils ont tué 80 000 personnes en une minute.

– C'était la seule solution pour arrêter la guerre.

– Peut-être, peut-être. Mais désormais, le monde ne sera plus comme avant, Hélène. Quelle place aurons-nous ? N'est-il pas temps de se retirer ?

– Albert ! Les Américains t'attendent ! Tu es connu, là-bas, très connu. Quand j'y suis allée, ils étaient très déçus de ne pas te voir. Si tu y vas, c'est la gloire assurée.

– Je crois que j'ai besoin de plus de repos que de gloire. »

À l'occasion de son soixante-dixième anniversaire, un éditeur américain eut l'idée de publier un livre de témoignage, qu'il voulut habiller d'un bandeau tapageur : « le plus grand chrétien du monde », et Schweitzer s'était fermement opposé à cette outrance. L'éditeur n'avait rien compris à la modestie du docteur. Il avait pourtant fait le voyage jusqu'à Lambaréné pour lui présenter l'ouvrage. Que d'histoires pour un petit bandeau ! Une petite accroche de rien du tout ! N'empêche que Schweitzer renvoie l'éditeur aux Amériques en le priant de revoir son bandeau... et son régime alimentaire. Car, en plus des critiques, il lui a diagnostiqué un méchant ulcère à l'estomac[1].

L'infirmière suisse Élise Stalder est une « ancienne » de Lambaréné. Elle y a séjourné de février 1930 à janvier 1932 et de décembre 1932 à novembre 1934.

Schweitzer, qui a bien besoin, en ce moment, de personnel qualifié, lui a écrit pour lui dire combien il souhaiterait qu'elle revienne faire un troisième séjour. Et Élise s'est laissé convaincre ; peut-on dire non à Schweitzer ? Elle est arrivée un peu avant Noël.

Nous constatons que médecins et infirmières, malgré le travail à accomplir dans les conditions climatiques qui règnent ici, restent en général deux ans, parfois beaucoup plus longtemps parmi nous. Ils supportent donc bien et le travail et le climat. Cet état sanitaire satisfaisant s'explique par le fait que médecins et infirmières habitent des pièces protégées contre les moustiques par de la toile métallique, et au fait qu'ils bénéficient d'une alimentation rationnelle, bien préparée et qu'ils sont astreints à observer toutes les prescriptions nécessaires au maintien d'une bonne santé.

1. Marco Koskas, *op. cit.*

Étant donné les frais importants qu'occasionnent les voyages, il importe que nos collaborateurs prolongent autant que possible leur séjour parmi nous. Si, au lieu de séjourner deux ans, un médecin ou une infirmière restent deux ans et demi, le bénéfice retiré du prix du voyage aller et retour se trouve amélioré d'un cinquième et les économies faites par l'hôpital sont considérables. J'ai pu constater par moi-même que des séjours assez prolongés sont bien supportés et ne diminuent pas la puissance de travail[1].

28 décembre 1945. – Le ministre du Ravitaillement français a annoncé le rétablissement des cartes de pain, supprimées en novembre. M. Pineau s'est, en effet, trouvé dépassé par une forte augmentation de la consommation à laquelle les importations de blé ne font pas face.

À Lambaréné, ce souci n'existe pas, car on ne sait pas ce qu'est le pain ; mais on sait ce qu'est la famine ; on en connaît les causes.

À l'embarcadère, un jeune Français disert montre à quelques enfants sa carte d'alimentation J-3 et ses tickets de rationnement, plus précieux, affirme-il, que les billets de banque.

Un infirmier admire ces tickets *anti-famine.*

« Avec ceux-là... tu manges la viande, explique le Français. Avec ceux-là... tu manges le sucre. Avec ceux-là... tu manges l'huile ou le beurre...

– Alors, plus tu as de tickets, plus tu manges ? demande l'infirmier.

– Oui. Enfin, chacun a le même nombre de tickets. En principe.

– Ah ! là là ! ces Français ! » dit l'autre, choqué par le fait que les Blancs osent jouer avec une chose aussi sérieuse que la faim.

Mars 1946. – Le personnel médical se renouvelle à Lambaréné. L'infirmière Lydia Müller, qui a travaillé à l'hôpital durant toute la guerre, en tant que surveillante des ouvriers sur le chantier et dans les plantations, retourne dans sa patrie, la Suisse. En revanche, l'hôpital accueille un nouveau médecin, le docteur alsacien René Kopp, accompagné de sa femme. Il prend la place du docteur Goldschmid qui, après douze années de présence, est devenu médecin du gouvernement à Port-Gentil.

Je pense avec gratitude aux services qu'il a rendus à mon hôpital. Nous sommes encore actuellement liés par une sincère amitié.

---

1. *Lettres de l'hôpital du Dr Albert Schweitzer à Lambaréné* n° 14.

L'arrivée d'un nouveau « soignant » prend toujours des allures de fête à l'hôpital Schweitzer.

Celui (ou celle) qui accoste pour la première fois devient acteur d'un rituel unique. La pirogue ou le canot à moteur est encore à plusieurs minutes de l'embarcadère quand on entend les cloches, les tambours et les cris. Bientôt, en se rapprochant, il est escorté par une nuée d'enfants qui courent sur la rive à la hauteur de l'embarcation, gesticulant, stridulant, glapissant, you-youtant. Des infirmes agitent leur prothèse. Un jeune homme marche sur les mains aussi rapidement que les suiveurs. Ici, on ne réclame pas, on donne; on accueille avec joie celui ou celle qui vient offrir ses compétences, son temps, sa santé peut-être, celui devant lequel on s'allongera sans appréhension pour se laisser ouvrir le ventre et fouiller les entrailles.

Au milieu de cet essaim noir, grouillant, exubérant, quelques costumes blancs, et un homme grand, massif, chemise immaculée et nœud papillon, moustachu, casque colonial légèrement relevé en arrière. C'est le maître des lieux, le chef de village, le patron, le Grand Docteur, qui attend son « nouveau » avec toujours la même impatience contenue. Il tend sa grosse main de charpentier-musicien en disant : « Bienvenue. » Pour l'arrivant, une autre vie commence.

Avant toute chose, le tour de l'hôpital, et en premier, la salle d'opération si l'arrivant est chirurgien. La visite est presque muette. Le patron conduit lui-même le nouveau dans sa chambre, prend une chaise et se plante devant lui :

« Maintenant, je dois te dire une chose que je ne te dirai plus. La vie communautaire que tu vas vivre a ses règles. Si tu veux exister ici, il faut le mériter. Les relations que nous avons, nous les Blancs, avec les Noirs, vont d'abord te sembler étranges, inégales, peut-être même contraires à l'idée que tu te fais de l'esprit de l'hôpital. Mais, avant de juger, tu dois attendre d'avoir vécu quelques semaines ici. Nous avons tous de la sympathie pour les Noirs que nous soignons, sinon nous ne serions pas là. Nous sommes tous venus ici dans un esprit de charité et de fraternité chrétienne qui exige un sentiment d'égalité entre tous les hommes. Mais, une fois sur place, tu vas découvrir qu'il faut t'imposer par la maîtrise de ton travail et des responsabilités qui te sont confiées. Ne doute pas une seconde de l'intelligence et de la perspicacité de l'Africain. Dès ton arrivée, il t'a à l'œil, il sait très vite ce qu'il pourra tirer de toi et comment il l'obtiendra. À la moindre défaillance de ta part, il ne te ratera pas. Il ne te juge ni sur ton nom ni sur ton titre; il te juge uniquement d'après ce que tu sais faire. Il te regarde, il estime ta force, ton adresse, tes connaissances et ta façon d'aborder les difficultés. En quarante-huit heures, tu es jugé ; il se trompe rarement. Ton rapport avec lui sera donc un rapport de force. Si tu lui prouves que tu as raison, tu es un chef ; si tu hésites, si tu recules, si tu échoues, tu es un petit Blanc. Et il n'y a pas de titre de docteur qui tienne. Ne demande jamais à un Noir de faire ce que tu ne sais pas faire mieux que lui.

« Maintenant, montre-moi tes mains ! Ce sont des mains de gynéco ! Tu iras une semaine avec l'équipe qui rassemble les billes de bois sur le fleuve. Tu as déjà scié, taillé, cloué, fabriqué des briques ?

– Non.

– Tu viendras au chantier.

– Mais les malades...

– Ils te respecteront quand tu auras placé une toiture. Tu ne peux montrer aucune faiblesse, même par humanité. Un artisan ou un chef d'orchestre ne peut se montrer aussi humain qu'il le voudrait. L'artisan doit licencier un travailleur incapable ou soiffard ; le chef d'orchestre ne peut avoir pitié de la cantatrice qui n'a plus de voix. Tu seras amené à sacrifier ton humanité au bénéfice de ta responsabilité, parce que tu appartiens à un groupe social à qui tu dois des comptes. Maintenant, oublie ce que je viens de te dire, et rendez-vous dans une demi-heure à la salle à manger. »

Il ajoute :

« Les retards ne sont guère appréciés. »

23 mars 1946. – À la tribune de l'Assemblée constituante française, qui comporte maintenant des élus africains, Félix Houphouët-Boigny prend la parole. Il se fait le « défenseur de ceux qui gémissent par milliers sur les routes, devant les gardes porteurs de chicotes, sur les plantations ou dans les coupes de bois, arrachés à leur foyer, à leur propriété [et] regrette de ne pouvoir trouver les mots justes pour dépeindre comme il convient la souffrance, la grande souffrance de cette multitude qui attend, depuis des années, l'abolition de cet esclavage déguisé qu'est le travail forcé ».

Le réquisitoire du député de la Côte d'Ivoire résonne dans les esprits et les cœurs. La loi abolissant le travail forcé est votée sans débat le 5 avril qui suit. Sa promulgation sera datée du 11. Désormais le travail forcé est interdit.

Les responsables forestiers et les planteurs réagissent, évidemment de façons diverses, mais la loi est la loi. Albert Schweitzer a aussi son avis, mais n'ira pas au-delà de son opinion sur l'Africain et le travail. On lui a reproché, précisément, d'avoir contraint des malades guéris ou des accompagnants à travailler pour l'hôpital. Il s'en est expliqué maintes fois. Il s'agit là, répétons-le, d'un simple dédommagement, d'un échange : le travailleur paie sa pension, ou celle de son frère. En Afrique traditionnelle, rien n'est donné, tout service mérite « cadeau », même infime. Ne pas respecter cette coutume, c'est ignorer ou mépriser les règles établies par la tradition.

Le climat a encore eu raison de la santé chancelante d'Hélène, qui doit absolument regagner l'Europe où Albert la suivra dans quelque temps, lorsqu'il aura soudé sa nouvelle équipe soignante d'après-guerre et bien engagé les constructions du futur village des lépreux. Hélène repart donc pour la France, où elle va retrouver sa fille, Rhéna.

La Constitution de la IVe République française, adoptée le 13 octobre 1946, transforme l'empire colonial en « Union française ». Les colonies, qui deviennent « territoires d'Outre-mer », ont le droit d'envoyer leurs députés à l'Assemblée nationale et d'élire des assemblées locales, avec une double représentation des Africains et des Français expatriés.

Cependant, les États-Unis réclament de plus en plus Schweitzer, dont les unitariens ont décidé de faire une star. Par le truchement d'Emery Ross, les Américains répondent à toutes ses demandes de subsides, à tous ses « caprices » pourrions-nous dire. « Viendra, viendra pas, peut-être, bientôt, patience... ! » Les États-Unis attendent le bon vouloir de cet homme hors du commun, les États-Unis espèrent, les États-Unis entretiennent l'image de « l'orgue dans la forêt ». La pression monte dans les médias. Un journaliste de *Life* arrive impromptu à Lambaréné, et Schweitzer n'ose pas le renvoyer. Il le laisse donc observer la vie de l'hôpital, ses activités personnelles, les opérations, le chantier, la plantation, le culte, l'orgue, les commandements autoritaires et la générosité attendrissante du maître ; sous la plume du journaliste, le portrait du Grand Docteur prend du relief, et début 1947, *Life* présente « La plus grande âme de la chrétienté ».

Schweitzer hausse les épaules, mais l'Amérique est sous le choc. Ce genre d'homme existe donc ? Il doit absolument venir aux États-Unis. Emery Ross en rajoute en écrivant lui-même un article portant le même titre : « Le plus grand homme du monde ». Cette fois, c'en est trop ! Schweitzer s'adresse au bienfaiteur de son œuvre :

« Je suis humilié, blessé, flétri par ce super-superlatif. Je n'ai aucun droit et aucune prétention à un qualificatif de ce genre. Dieu m'a donné des dons, une santé robuste, de l'équilibre mental, il m'a comblé de bienfaits et par les paroles du Christ je me suis senti appelé à employer ce qui m'a été donné pour l'avènement du royaume de Dieu ; c'est tout ! »

Presque en même temps, à Boston, sort son anthologie dont la couverture porte un bandeau disant que ce livre contient les idées du *greatest man* de notre temps. Schweitzer est furieux :

> *Je suis totalement malade de honte et de tristesse. J'ai envoyé une dépêche par laquelle je demande que tous ces bandeaux disparaissent, et on doit m'obéir ! J'ai fait usage de mon droit de censure et j'ai supprimé de l'introduction vingt-cinq superlatifs. Cela m'apparaît comme une profanation de ma pensée qu'il soit fait un tel battage autour de moi. Je suis destiné à être du levain. Mais le levain ne peut qu'agir silencieusement et lentement. Je ferai tout pour qu'un terme soit mis à ces excès*[1].

Deux journalistes de la revue *Christian Register* demandent une interview et sont surpris, en arrivant à Lambaréné, par le caractère sombre et peu amène du Grand Docteur :

« La guerre est finie, docteur ! Vous devriez vous réjouir, dit l'un des journalistes.

– Oui, répond Schweitzer songeur, nous sortons d'une épouvantable nuit : domination du fascisme, soixante millions de morts, des bombes sur Hiroshima et Nagasaki… un bilan pire que celui de la Première Guerre mondiale. Ce sont les effets de la décomposition de la civilisation, avant d'en être une cause. Les forces de la décadence n'ont pas cessé de se déchaîner. Nous naviguons sur un fleuve, en amont d'une cataracte, sans remarquer que le courant devient de plus en plus puissant et que bientôt nous ne pourrons plus éviter d'être précipités au bas de la chute qui nous attend plus bas. J'ai une profonde conscience du tragique de notre époque et je suis affligé de constater que ce que j'avais prophétisé dans mon ancien livre se réalise.

– La guerre a remis bien des choses en place.

– Les guerres montrent l'extrême fragilité de l'humanité de l'homme moderne.

– Nous repartons sur de nouvelles bases. Les structures économiques de demain…

---

1. Lettre à Greta Lagerfeld datée du 30 décembre 1947.

– Les structures économiques ne font pas une civilisation viable. Sans éthique, point de salut.

– Auriez-vous quelques orientations à indiquer ?

– Oui. Au lieu de la propagande, le courage de regarder ce qui est. Au lieu du nationalisme, un dévouement à la cause de l'humanité entière. Au lieu d'adorer les nations, un souci de l'universel. Au lieu d'une société dénuée d'idéal et livrée à ses seules forces économiques, une société qui donne foi dans les valeurs de la civilisation. Au lieu d'une politique de circonstance, une politique au service d'un projet humanitaire. Au lieu d'une existence préoccupée uniquement par la consommation, une existence qui participe à l'histoire, à l'évolution des idées. Au lieu d'une pensée qui sait seulement calculer les intérêts du moment, une pensée qui s'attache au progrès et cherche des raisons d'y croire. »

30 janvier 1948. – Gandhi est assassiné par un extrémiste hindou, à cause de son attitude en faveur des musulmans. Schweitzer est très affecté par cette perte. :

« Gandhi !... le "fakir à demi nu" comme l'appelait Churchill ! L'homme de la non-violence, de la résistance passive, du satyagraha ! Pourquoi es-tu mort, Mahatma ? Tu voulais l'indépendance de ton pays, mais l'Inde libre que tu as découverte n'est pas le pays dont tu rêvais ! »

Schweitzer a toujours marqué son intérêt pour les penseurs de l'Inde, et la personnalité de Gandhi le fascine.

Cette ouverture sur la pensée indienne s'est renforcée lorsque, à Lausanne où sa femme et sa fille s'étaient réfugiées, Schweitzer hébergea pendant une semaine, à la demande de Gandhi, un jeune homme, Nehru, qui venait d'être libéré d'une prison britannique. On peut supposer que Nehru apporta à Schweitzer des éléments susceptibles d'enrichir son approche d'une pensée qu'il percevait comme voisine de certaines de ses intuitions. Albert trouve dans le jaïnisme, pourtant antérieur de sept siècles à l'ère chrétienne, ce commandement de non-violence, l'ahimsâ, et il y voit l'un des événements les plus importants de la pensée humaine, puisque, comme lui-même l'éprouve, il s'agit là de respecter toute créature vivante...

Il ne fait donc pas de doute que Schweitzer se sente en harmonie avec ces grands penseurs de l'Inde qui, tout en prônant le détachement et, à terme, la non-vie, sont tellement respectueux de cette vie[1].

1. Pierre Lassus, *op. cit.*

Février 1948. – Arrivée à Lambaréné du médecin suisse Margrit Schroeder.

Mars 1948. – L'Amérique veut son idole. Einstein s'en mêle et écrit à son ami que l'université de Princeton l'attend. Il n'aura même pas à donner des cours pour être payé. Il lui suffira d'être là, de se faire voir.

C'est la mort dans l'âme qu'Albert répond à l'autre Albert :

Lambaréné
Afrique équatoriale
Le 30 avril 1948

Cher ami,

Si souvent je vous ai déjà écrit en pensée, car même de loin je m'intéresse à votre vie, à votre travail et aux positions que vous prenez, face à l'actualité. Hélas, la crampe de l'écrivain, que je tiens de ma mère, m'empêche d'écrire autant que je le voudrais, de sorte que beaucoup de lettres que je conçois dans ma tête, je ne parviens pas à les coucher sur le papier. Mais maintenant que les circonstances m'obligent à décliner l'invitation qui m'a été faite de me rendre à Princeton et de m'y retrouver avec vous, je ne peux faire moins que vous écrire, afin de vous exprimer tous mes regrets... C'est que je ne suis plus un homme libre ; en toute chose, je dois tenir compte de mon hôpital et me montrer prêt à agir à tout moment, pour assurer son maintien. C'est ainsi qu'en ce moment je n'ai aucun médecin qui soit suffisamment initié à la marche de l'hôpital. Les deux qui m'assistent vont terminer dans les prochaines semaines leurs deux années et être remplacés par des nouveaux à qui il me faudra expliquer le travail qui les attend. Et pour ce qui concerne l'ensemble des tâches administratives, je n'ai personne capable de prendre les responsabilités et les décisions qui pourraient s'imposer...

Je garde quand même l'espoir de poursuivre d'autres travaux. Ce que je réussis à faire au moins en musique : chaque soir, ne serait-ce que trois quarts d'heure, je m'entraîne sur mon piano à pédalier, non seulement afin de rester en forme, mais encore en vue d'améliorer ma technique d'organiste.

Quant à la philosophie, je ne cesse de la porter en moi. De nombreux chapitres du troisième tome de ma Philosophie de la civilisation *sont achevés, les autres sont mûrs dans mon esprit et ne demandent qu'à être rédigés. Mais pour pouvoir m'y appliquer vraiment, dans un calme relatif et sans trop d'interruptions, il faut qu'au préalable je liquide des travaux annexes, parmi lesquels ceux de maçon...*

Actuellement, nous sommes à trois médecins et sept infirmières blanches dont une Américaine. Sans l'aide matérielle apportée par les amis des États-Unis, le fonctionnement de l'hôpital ne saurait être maintenu, malgré notre politique d'économie. Mon domaine spécial est l'urologie. En même temps, je suis le pharmacien-chef qui s'occupe de toutes les commandes et du rangement. De plus, en ce moment, je m'intéresse tout particulièrement au traitement de la lèpre. Nous appliquons les nouveaux remèdes américains, Pronin et Diasom, avec lesquels nous obtenons des résultats supérieurs à ce que nous réussissions jusqu'ici. Ci-joint un plan de l'hôpital dessiné par un ingénieur suisse qui était parmi nous de passage et qui m'en a laissé des copies. Ces bâtiments que vous voyez, je les ai pour la plupart construits avec l'aide d'un charpentier noir. On ne trouve plus de bons artisans dans la nouvelle génération des indigènes. Les anciens avaient suivi un réel temps d'apprentissage auprès de missionnaires artisans, alors que les nouveaux cherchent leur connaissance dans les prétendus collèges industriels. Ils se sentent ensuite trop bons pour devenir de vrais ouvriers. D'une façon générale, je me demande ce qu'il adviendra des populations indigènes là où partout, dans les colonies, s'affirment les tendances de la nouvelle génération à s'émanciper de l'agriculture et du travail manuel. Considérés de près et de l'intérieur, les problèmes coloniaux se posent tout autrement que si on les regarde de loin et de l'extérieur...

Quand nous sera-t-il donné d'être réellement ensemble ? Connaîtrons-nous encore ce bonheur ?

Transmettez, je vous prie, mes meilleurs hommages au docteur Oppenheimer. J'aurais tant aimé le rencontrer. Que devient votre violon ?

Avec mes meilleures pensées.

Votre dévoué Albert Schweitzer.

6 juin 1948. – Arrivée des deux médecins alsaciens, Paul Israël et sa femme, Jeannette. La relève est assurée ! Schweitzer va pouvoir aller se reposer. Après neuf années d'affilée à Lambaréné, le patron embarque en septembre à destination de Bordeaux.

Quelques articles de presse français commencent à parler d'Albert Schweitzer, pour ne point être en reste avec les journaux américains. En Angleterre sort en librairie la première étude sur l'homme et l'œuvre de Lambaréné. Le temps des honneurs est venu ; l'Alsacien est brusquement « prophète en son pays ». Réceptions officielles à Colmar, à Strasbourg, à Nancy, à Paris où on lui offre un cadeau qui lui fait un immense plaisir : un autographe de Liszt. Dans un même élan, on lui octroie le titre de chevalier de la Légion d'honneur. Le ruban rouge fera très bien sur son costume noir. Il reçoit une lettre d'un écrivain qui s'était déjà manifesté et qui revient à la charge :

Il faut que votre autobiographie paraisse vite ! Il faut des livres, des articles, des brochures, des films documentaires en France sur votre exemple.

Gilbert Cesbron.

Gilbert Cesbron est un jeune écrivain catholique plein de ferveur mais qui a les deux pieds dans son monde moderne. Pour ce social-chrétien, le christianisme a besoin d'un sérieux coup de pouce, et les images de chrétiens exemplaires comme celle de Schweitzer doivent être largement diffusées par tous les moyens : presse écrite, radio, télévision, cinéma. Il se propose d'ailleurs d'écrire lui-même une pièce de théâtre sur le premier séjour de Schweitzer au Gabon et dont il tient déjà le titre : *Il est minuit, docteur Schweitzer.*

Albert, un peu effrayé par ce tourbillon publicitaire qui le met mal à l'aise et ne correspond pas du tout à son tempérament, se laisse néanmoins convaincre et accepte d'emprunter le sentier de la gloire. Après tout, si son œuvre peut en bénéficier !

Et dans le même élan, il accepte enfin l'invitation des États-Unis.

CHAPITRE XX

L'Amérique !

À peine Schweitzer a-t-il quitté le Gabon que débarque à Lambaréné un curieux personnage de 39 ans, gentleman farmer, très sûr de lui et de ses origines :

« Je m'appelle Larimer Mellon, dit-il en arrivant à Mlle Haussknecht. Ma famille a fondé la Aluminium Corporation of America et la Gulf Oil Company.

– Oui, répond la vieille infirmière, sans sourciller. Que puis-je pour vous, monsieur ?

– J'apprends que le docteur Schweitzer est en Europe.

– Oui. Et il l'a bien mérité, après neuf années d'affilée ici, sans le moindre repos. »

L'Américain ne cache pas sa déception :

« Cela est fâcheux. Mon comptable et sa femme sont déjà venus ici, l'an dernier, et je désirais me rendre compte par moi-même. J'ai l'intention de fonder un hôpital semblable à celui-ci dans un pays de l'Amérique du Sud ou des Caraïbes.

– Très bien. Vous êtes médecin, bien sûr.

– Pas du tout. Mais j'ai l'intention de le devenir. Combien de temps faut-il : cinq ans ? six ans ? C'est le temps qu'il me faut pour obtenir les autorisations du gouvernement du pays choisi et terminer la construction des bâtiments. Je serai prêt à ouvrir cet hôpital et à le diriger en 1953-1954. Mais j'ai besoin de discuter avec le docteur pour éviter certaines erreurs. Bien entendu, mon hôpital s'appellera l'hôpital Schweitzer.

– Bien entendu.

– Où se trouve le docteur, en ce moment ?

– Chez lui, je suppose, à Gunsbach, un petit village alsacien près de Colmar.

– Très bien. J'y vais.

– Le prochain bateau partira dans huit jours.

– Je prendrai l'avion à Brazzaville. Vous êtes certaine que je le trouverai là-bas ?

– Pas du tout. Le docteur est un pigeon voyageur. Quand il est en Europe, il est... en Europe : Paris, Londres, Genève, Stockholm, Madrid...

– Bon, bon, je télégraphierai. Puis-je faire un don à votre hôpital avant de partir ?

– Mais certainement, monsieur. Nous l'accepterons avec gratitude.

– Ce sera fait. Mes hommages, madame. »

Larimer Mellon fait toujours ce qu'il dit. Il est parvenu à Gunsbach et a réussi à avoir une conversation avec Schweitzer. Celui-ci a d'abord été amusé par la personnalité, l'aplomb et la volonté de cet homme dans lequel il se reconnaît peut-être un peu. Puis il a été séduit par son projet ; Mellon a beaucoup d'atouts dans son jeu : c'est un fonceur et il est l'héritier de l'Aluminium Corporation et de la Gulf Oil Company. Albert Schweitzer s'est lancé dans l'aventure avec beaucoup moins que ça.

« Revoyons-nous aux États-Unis, si vous voulez. Je dois m'y rendre dans quelques mois. »

Rendez-vous est pris.

Gunsbach, avril 1949. – Les Schweitzer ont une invitée très chère : l'Anglaise Mrs Russel, qui rendit de si grands services à Lambaréné au moment de la construction du nouvel hôpital en 1927. Elle avait pris alors le commandement de l'équipe qui défrichait la forêt et préparait le sol de la plantation. Les Noirs avaient appris bien vite à aimer leur surveillante et lui obéissaient sans réticence. Elle était revenue ensuite à plusieurs reprises et durant d'assez longues périodes. Elle traduisait les ouvrages d'Albert et restait à ses côtés lorsqu'il donnait des cours en allemand ou en français dans les universités britanniques. Après avoir subi au Canada une grave opération gastrique, elle revint à Lambaréné, et la voici à présent à Gunsbach, souriante, malgré ses crises qui sont de véritables tortures. Elle aime à se tenir aux côtés du maître, devant les orgues sur lesquelles il s'exerce pour les concerts qu'il doit donner au cours de l'été.

Elle devra retourner au Canada pour une nouvelle opération, et mourra le 1er octobre.

19 mai 1949. – Le couple Schweitzer se trouve-t-il à Paris au moment où arrivent sous l'arc de triomphe de la place de l'Étoile les cendres de Victor Schoelcher et de Félix Éboué ? Nous n'en avons pas la preuve.

La France rend les honneurs à ces deux grands hommes. Le sénateur Gaston Monnerville ne cache pas son émotion en prononçant l'éloge funèbre :

« L'homme qui a consacré sa vie à la lutte pour la libération des hommes, Victor Schoelcher, et l'un des fils les plus représentatifs de cette libération, Félix Éboué, sont solennellement inhumés au Panthéon par la volonté de la nation française. »

22 juin 1949. – Albert et Hélène embarquent au Havre. Une ligne aérienne traverse maintenant l'Atlantique en dix heures, mais Schweitzer préfère la sécurité du paquebot, sur lequel, pendant une douzaine de jours, il met au point ses diverses conférences.

Émerveillé et néanmoins distant, voire provocant, tel apparaît Schweitzer devant le monde moderne qu'il va affronter. Lorsqu'on lui demande pourquoi il voyage en wagon de troisième classe, il répond goguenard : « C'est parce que les quatrièmes n'existent plus. » Pareil pour une vieille bourse de toile où il fourre son argent alors que la mode du portefeuille fait rage. Nul doute qu'il contrarie à plaisir la fierté que tirent ses contemporains du progrès technique. Le voyage en Amérique lui fournit d'ailleurs une nouvelle occasion de se démarquer d'eux. Dans ses bagages, le docteur a emporté un costume gris et un smoking noir que lui a taillé son ami d'enfance Jean-Baptiste Kempf, en 1924 ; le même smoking qu'il portait déjà chez le major Ruxton au Cameroun ; le seul qu'il possédera jamais. Avant de partir, Schweitzer a donné au tailleur ami ces deux tenues à « remettre en état » et voilà qu'à la douane américaine il doit expliquer qu'il ne s'agit pas de vêtements neufs. On ne le croit pas ; on lui répond que de tels habits sont, non seulement neufs, mais proviennent certainement de chez un grand couturier. Schweitzer maintient que ces vêtements sont usagés. Un gradé intervient :

« Peut-on savoir comment s'appelle ce tailleur qui vous aurait confectionné du neuf avec du vieux ? demande-t-il en relevant sa casquette.

– Jean-Baptiste Kempf, de Gunsbach, répond Schweitzer sans se démonter.

– Oh! mais il fallait le dire tout de suite! réplique l'autre, faussement épaté, Jean-Baptiste Kempf est un maître de la vieille école!»

On ne sait pas si Schweitzer finit par payer la taxe, mais l'ironie du douanier américain le comble d'aise. Il l'entendit comme un hommage à l'artisanat et à l'objet durable, aux dépens du prêt-à-jeter...

À l'inverse, il ne cesse d'admirer le progrès au cours de ce voyage. Dans le train qui le conduit de New York à Aspen, Schweitzer voit tout à coup des avions lâcher d'étranges ballots au-dessus d'une plaine. L'éditeur Arnold qui l'accompagne lui explique qu'il s'agit de nourriture pour la faune sauvage de cette région, menacée de famine par les neiges tardives. Et Schweitzer de s'étonner : «Voir ça en Amérique! Vive l'Amérique!» Le seul usage du progrès, le seul qui vaille à ses yeux, est celui-là. Nul autre. N'est-ce pas ainsi qu'il faut concevoir la solidarité entre toutes les espèces vivantes? N'est-ce pas un bel exemple d'éthique de la civilisation? Décidément ce pays est capable du meilleur comme du pire. Larguer un fléau sur Hiroshima et la miséricorde sur un peuple d'animaux promis à la mort, quel paradoxe! Quelle contradiction[1] *!*

Schweitzer s'émerveille de tout : l'air conditionné dans les trains, les lumières au néon, les parcs d'attractions, les buildings. L'homme de la brousse est bluffé; l'Amérique l'épate : l'accueil, les réceptions, les honneurs, les ovations le laissent sans voix. C'est une tournée de vedette internationale qu'il entreprend, précédé d'une publicité tapageuse. L'Amérique a trouvé son symbole du bien et veut en faire son image de marque : le visage du héros soutenu par une autorité morale incontestable.

Dans le train, un voyageur, assis en face de lui, semble fasciné par ce visage moustachu, cette chevelure broussailleuse... N'y tenant plus, le voyageur dit :

«Je vous prie de m'excuser, monsieur. Mais ne seriez-vous pas Albert Einstein?»

Schweitzer lève la tête et regarde son interlocuteur :

«Je m'appelle Albert, en effet, mais pas Einstein. Et je le regrette. Mais je connais bien M. Einstein et nous correspondons assez souvent. Puis-je lui transmettre votre considération?»

L'homme, décontenancé, croit à une réponse ironique.

«Oui, oui, certainement, bredouille-t-il, mais votre visage ne m'est pas inconnu. Vous êtes aussi un savant?

– Si l'on veut.

1. Marco Koskas, *op. cit.*

– Musicien, peut-être ?
– Peut-être.
– Prêtre ?
– À mes heures. »
Découragé, le voyageur curieux n'insiste pas.
« Excusez-moi de vous avoir dérangé.
– Ce n'est rien. »
Et le voyageur, vexé mais non renseigné, replonge dans son journal.

8 juillet 1949. – À Aspen, dans le Colorado, on demande à Schweitzer de faire une conférence à l'occasion du bicentenaire de la naissance de Goethe. Pour satisfaire ses admirateurs d'origines différentes, il prononce cette conférence en allemand le 7 juillet, et le lendemain en français.

Après avoir reconnu en Goethe un grand poète, un maître en sciences naturelles, un grand penseur, il aborde la personnalité moins connue du grand homme :

« Ceux qui entreprennent de critiquer Goethe trouvent de quoi. Il a commis des fautes. Sa façon d'être, sous bien des rapports, est étrange et nous déconcerte. Nous ne comprenons pas, par exemple, pourquoi, vivant maritalement avec Christine Vulpius, il laisse passer dix-huit ans avant d'en faire légalement son épouse et de lui donner devant le monde le rang qu'elle occupe effectivement. Comment, en général, comprendre l'esprit d'indécision dont il fait preuve en plus d'une occasion ? Et ce manque de naturel dont également il fait preuve ! À la mort de Karl August, son prince et son ami, au lieu de lui rendre les derniers honneurs, il demande à son fils et successeur d'être dispensé de prendre part aux cérémonies funéraires et de pouvoir se retirer à la campagne pour mieux maîtriser la tristesse dans laquelle il se trouve plongé par ce deuil. Pourquoi, lui, animé des meilleurs sentiments, se plaît-il à affecter parfois la froideur ? Pourquoi se laisse-t-il aller à des sarcasmes dans lesquels l'esprit de Méphistophélès semble prendre la parole ?

« Il estime posséder la totalité des contradictions que la nature humaine puisse réunir en elle. Il se plaît à constater qu'il se sent porté aussi bien vers la joie que vers la mélancolie et qu'il possède la légèreté unie à la pondération et la froideur unie à un cœur chaleureux. Dans sa vieillesse, il est d'avis que somme toute il vaut certainement mieux vivre en Goethe qu'avec Goethe.

« Il n'est donc ni une personnalité harmonieuse ni une personnalité idéale. Et cependant, les contemporains, qui le connaissent bien, se prononcent élogieusement sur lui. Knebel, qui vit avec lui à Weimar, écrit : "Je sais bien qu'il n'est pas aimable tous les jours : il a des côtés déplaisants. Mais pris dans son ensemble, il est remarquablement bien. Il est surprenant, même en bonté."

« Ce qui, tout d'abord, nous frappe chez lui, c'est le profond sérieux qui, dès sa jeunesse, le caractérise. Par ce profond sérieux il est occupé avec lui-même. Il a à cœur d'arriver à bout de sa nature emportée, qui veut toujours prendre le dessus. Par ce contrôle continu de lui-même, sa façon de se donner prend à la longue quelque chose de raide et d'artificiel qui peut être interprété comme de l'orgueil. Les yeux si grands et si impressionnants et les traits sévères de son visage contribuent à le laisser paraître comme l'Olympien qu'au fond il n'est pas. Mais aussitôt qu'il se rend compte qu'il n'a pas affaire à des visiteurs venus tout simplement par curiosité, mais à des personnes qui ont quelque droit à son intérêt, il abandonne son attitude olympienne et se montre affable. Un de ceux qui ont fait cette expérience, le poète autrichien Grillparzer, dit : "À moitié il avait l'air d'un roi, à moitié d'un père."

« Un autre trait fondamental du caractère de Goethe est la véracité. Il a à cœur de rester toujours absolument vrai et sincère, même au prix d'être taxé de manquer d'amabilité. L'intrigue lui est complètement étrangère. De sa bonté, les témoignages abondent. Par son médecin, nous savons qu'il mettait à sa disposition le nécessaire pour aider ceux que dans sa pratique il jugeait nécessaire de secourir. Dans bien des cas, il s'est employé, sacrifiant son temps et sa peine, à rendre service à ceux que les circonstances lui désignaient comme devant bénéficier de son amour du prochain. Le besoin de servir le domine. Il ne se soustrait à aucun devoir qui lui incombe, il ne tend à éviter aucune responsabilité. Toujours il s'engage jusqu'aux limites de ses possibilités[1]. »

En lisant ce texte, on se demande si, en peignant Goethe, Schweitzer ne brosse pas un autoportrait. Comme Goethe, son modèle, il tient à joindre les travaux pratiques aux travaux intellectuels. Le subtil serviteur des plus grandes orgues du monde se fait charpentier à Lambaréné, le prédicateur de Saint-Nicolas devient terrassier dans la forêt vierge. Toutes ces fonctions sont non seulement conciliables, mais indispensables au fonctionnement harmonieux de son corps et de son esprit.

---

1. Conférence d'Aspen, 8 juillet 1949.

Quoi qu'il en soit, les Américains restent sur leur première impression : un homme qui tient à bout de bras une œuvre humanitaire comme celle de Lambaréné, qui joue du Bach comme personne, qui s'inscrit comme l'un des philosophes de notre époque, et qui n'est arrivé que par l'amour du prochain et le respect de la vie, cet homme-là ne peut être que le « plus grand homme du monde ».

Août 1949. – À Gramercy Park, l'extravagant Larimer Mellon retrouve Albert Schweitzer, comme convenu. Le docteur est en compagnie du docteur Emory Ross et d'un représentant d'une firme pharmaceutique désireux de contribuer à l'approvisionnement de l'hôpital.

Après plusieurs conversations, Schweitzer découvre que Larimer Mellon n'est pas un farfelu animé par des idées de milliardaire capricieux, mais un garçon déterminé et très intelligent :

« Vos études de médecine… objecte-t-il.

– Elles sont en route. Je suis à l'université de Tulane. Si vous m'y encouragez et si j'ai votre confiance, j'irai probablement jusqu'au bout et je ferai chirurgie pour pouvoir ouvrir l'hôpital Schweitzer à Haïti. Le gouvernement m'a accordé un site et les travaux doivent commencer prochainement. Nous l'inaugurerons en 1954. J'espère que vous serez là.

– Je l'espère aussi », dit Schweitzer, moins convaincu.

La tournée américaine a été harassante et bénéfique pour l'œuvre d'Albert Schweitzer. Il retourne dans sa forêt avec la certitude que l'Amérique est prête à le soutenir pendant de nombreuses années, à condition qu'il se laisse traiter en vedette.

> *L'histoire de Schweitzer ne serait qu'une* success story *de plus aux yeux des Américains, si elle ne recelait pas d'autres arguments émotionnels. Car le triomphe de cet individu-là est celui de la compassion, et chacun en éprouve. Mais comment l'exprimer ? Comment y consacrer sa vie ? Comment en faire une œuvre ? Schweitzer incarne l'aspiration profonde de l'Amérique aux grands sentiments. Il donne envie de se surpasser, il faut oublier la menace des soviets. L'humanisme de Schweitzer n'a rien à voir avec les utopies marxistes, pas plus que sa vision du futur ne correspond aux description apocalyptiques d'un George Orwell ou d'un Aldous Huxley. C'est donc un Européen sans être un communiste. Il s'occupe des Noirs sans préconiser l'égalité des races. Enfin c'est un homme de cœur tout en étant un grand homme. Tout pour plaire. Les musiciens pensent qu'il est un des plus grands organistes vivants, les théologiens voient en lui un maître, les*

philosophes le reconnaissent comme un critique puissant de la métaphysique kantienne. Tous les facteurs d'orgues du monde se sont référés à ses ouvrages. Mais qui sait combien sa vie a été dramatique ? ajoute le rédacteur de l'article. Cette complexité pourrait dérouter l'Américain moyen. La mayonnaise prend quand même. Emery Ross n'aura qu'à ouvrir les caisses de la Fellowship pour que les dollars y tombent par dizaines de mille. Une étoile est née. Dans les trois années qui vont suivre, Schweitzer moissonne, engrange et capitalise distinctions et honneurs[1].

Les médias américains lui façonnent une personnalité de saint François d'Assise moderne, de sorcier blanc ; il est « le plus grand homme du monde ». Les grands vainqueurs de la Seconde Guerre mondiale le veulent ainsi. Schweitzer n'a gagné qu'une bataille : celle des cœurs. Mais tout cela l'embarrasse, le gêne, ces superlatifs le blessent, cette légende que l'on forge lui apparaît comme une trahison par manque de rigueur. A-t-il le choix ? Son œuvre peut-elle compter sur une Europe exsangue ? Son hôpital, sans apports permanents de l'extérieur, est condamné à court terme. Alors ! Les Américains veulent Schweitzer superstar ? Allons-y !

1. Marco Koskas, *op. cit.*

Deuxième partie

LA LUTTE POUR LA PAIX

CHAPITRE XXI

Notoriété, honneurs, et prise de position

24 octobre 1949. – Albert et son épouse reprennent le chemin du Gabon. La santé d'Hélène ne lui permettra pas d'y rester plus de huit mois.

Le premier souci de Schweitzer est celui de recomposer une équipe médicale, car le couple Israël doit repartir fin décembre, ainsi que Margrit Schroeder qui a fait ses deux ans. Il compte beaucoup sur deux recrues de poids, le chirurgien hongrois Emeric Percy, qui arrivera en janvier, et le médecin français J.-P. Naegele qui le rejoindra en février. En attendant, Schweitzer doit se retrousser les manches et reprendre les opérations les plus urgentes. Les plantations et le nouveau chantier attendront.

15 janvier 1950. – Le soixante-quinzième anniversaire d'Albert Schweitzer ne peut pas passer inaperçu. Lambaréné reçoit des messages de personnalités politiques, scientifiques, artistiques, religieuses, du monde entier. Schweitzer et ses « copistes clandestines » répondent à toutes les lettres. Très tard dans la nuit, la chambre du docteur est éclairée par la lampe-tempête.

25 mars 1950. – L'appel de Stockholm contre la bombe atomique rencontre un grand succès. En France, cet appel a été signé par de célèbres « compagnons de route » du PCF, comme Yves Montand et Simone Signoret, mais aussi par des centaines de milliers d'anonymes, intellectuels, ouvriers, étudiants, dont un certain Jacques Chirac.

Schweitzer suit l'affaire dans les journaux. Qu'en pense-t-il? A-t-il déjà rédigé ce qui deviendra son credo?

> *En renonçant aux armes atomiques, notre génération fera le premier pas sur le chemin conduisant au but lointain de la suppression de la guerre. Si elle ne renonce pas à ces armes, elle persévérera sur le chemin conduisant à la guerre atomique et à la misère. Les hommes qui doivent se rencontrer au sommet doivent être pleinement conscients de cette alternative, s'ils veulent mener les négociations avec toute l'objectivité, tout le sérieux, dans l'esprit et la pleine conscience de leur responsabilité, qu'exige impérieusement la situation.*

Mai 1950. – Le XIIe Festival de musique de Strasbourg a mis à son programme une étude d'Albert Schweitzer : *Les Œuvres pour violon seul de Bach, et de l'archet à utiliser pour leur exécution.*

On sait qu'en matière de musique il ne se contente pas d'être interprète; il veut être fabricant de sons. Il n'hésite pas à pénétrer dans les entrailles des orgues, à les démonter, à les réparer, à améliorer leurs possibilités; il se fait médecin du bois et du métal, diagnostique, opère pour prolonger la vie, ressusciter certains instruments moribonds.

25 juillet 1950. – Une lettre officielle apprend à Albert qu'il vient d'être promu officier de la Légion d'honneur. Dans la généreuse distribution de récompenses d'après-guerre, on avait oublié qu'au fond de la forêt africaine, un Français, depuis trente-sept ans, honorait son pays par une action unique. Certes, Albert Schweitzer n'a jamais accompli de hauts faits d'armes; il s'est même plutôt éloigné des conflits. Mais, si l'on s'en tient à sa définition, cette haute distinction est attribuée à ceux qui « par leur travail, leurs vertus ou leur talent » ont contribué à la renommée de leur pays; le grade d'officier accordé à Schweitzer n'est donc pas usurpé. Il semble même que cette reconnaissance tardive ait été provoquée par les remous schweitzériens des pays anglo-saxons. Les livres du Grand Docteur de la forêt se vendent bien aux États-Unis : plus d'un million et demi de francs de droits d'auteur pour la seule année 1950!

Pour ne pas être en reste, le roi Gustave VI de Suède lui a décerné la médaille du Prince Charles. Parfois, Albert regarde avec un certain sourire toutes ces décorations qui flattent son amour-propre. Le diplôme dont il se montre le plus fier est le « prix du Concours agricole des animaux reproducteurs de l'Afrique-Équatoriale française ».

Ses amis, son éditeur, Payot, qui publie *Schweitzer : une anthologie*, le poussent à déposer sa candidature à l'Académie des sciences morales et politiques, où la condamnation du maréchal Pétain a laissé un fauteuil vide. Mais il laisse passer la date limite du dépôt de candidature, et néglige les visites d'usage aux académiciens. Comme on lui fait observer que ce manque de bienséance risque de lui coûter le fauteuil, il fait savoir à l'Académie que ses lépreux l'attendent depuis trop longtemps à Lambaréné et qu'il ne peut différer son retour.

27 juillet 1950. – Albert Schweitzer écrit à son amie Madre Maria, au couvent des franciscaines en Ombrie :

Chère et vénérée Mère,

J'ai été ému en lisant la lettre que vous m'avez écrite pour mon 75e anniversaire. J'avais fêté ce jour dans une des périodes les plus difficiles de la vie. Mes deux médecins sont partis. Ainsi je portais le fardeau du travail et de la responsabilité, en me demandant si j'aurais l'énergie de faire seulement ce qui était le plus nécessaire, si je tiendrais debout avec la grande fatigue qui m'accable. Depuis, ma situation s'est bien améliorée. J'ai trouvé deux médecins, l'un hongrois, l'autre alsacien, qui veulent se dévouer à mon œuvre d'une façon définitive, pas seulement pour un ou deux ans. C'est ainsi que se réalise le rêve que je portais en moi depuis des années. Car c'était mon grand souci de trouver deux ou trois médecins auxquels je pourrais abandonner mon œuvre le jour où je devrai quitter cette terre. Je ne savais comment trouver ces médecins.

J'ai bien aimé apprendre que vous vous recueillez avant le travail journalier dans la musique, et que vous aimez Bach. Moi, je me recueille le soir, après le labeur de la journée, en étudiant sur mon piano à pédales d'orgue. Justement avant de vous écrire j'ai joué le prélude du choral de l'Avent Veni Redemptor Gentium.

Je suis également le médecin de la Station missionnaire catholique qui se trouve juste en face de nous sur l'autre rive du fleuve. Dernièrement, il y a eu deux sœurs hospitalisées chez nous durant de longues semaines. La sonnerie des cloches de leur mission nous parvient pardessus le fleuve. Mais nous avons aussi à l'hôpital une cloche sous les palmiers. Elle sonne l'angélus le soir et appelle au culte du dimanche matin.

Ainsi, j'ai beaucoup à faire, non seulement en médecine, mais pour tout ce qui doit contribuer à la bonne marche de l'hôpital. Maintenant, en saison des pluies, il s'agit de faire les réparations des maisons, de remettre en état les chemins ravagés par les pluies torrentielles des tornades, de s'occuper de la plantation, du jardin. Les jours prochains, je serai maçon et charpentier. J'espère ne pas trop me fatiguer pour pouvoir dans les soirées travailler à donner une forme définitive à une étude, Royaume de Dieu et christianisme. *Quand j'en serai venu à bout, je me mettrai à donner sa forme définitive à mon troisième volume de philosophie.*

Pendant que je vous écris, l'infirmière hollandaise Ali vient donner le biberon à une antilope de trois semaines que les indigènes ont trouvée dans la forêt. Elle s'appelle Théodore et sera mon compagnon de chambre pendant au moins un an. Après, elle vivra dans un enclos devant la maison, en compagnie d'autres antilopes que nous avons recueillies et élevées de la même façon.

Quand je prêchais à Saint-Nicolas de Strasbourg, je donnais la bénédiction à la fin de l'office en citant le verset de l'Épître aux Philippiens : « Que la paix de Dieu, qui surpasse toute intelligence, garde vos cœur et vos pensées en Jésus-Christ. » Laissez-moi prendre congé de vous et de vos compagnes avec ce même verset, qui est pour moi une des perles de l'Évangile...

Votre Albert Schweitzer.

Albert Schweitzer ne veut toujours pas de poste de radio à l'hôpital, si bien que le personnel friand de nouvelles fraîches va les écouter, le soir, chez les forestiers, à la mission ou chez Pujol qui garde sa clientèle d'auditeurs « résistants ». Pour conserver son prestige, il reste à la pointe de la technologie, et fait venir ce qui se fait de mieux en matière de TSF. Il a reçu de Grenoble le récepteur Célard à cadres orientables, six lampes Noval, PO-GO-OC-BE. Avec cet appareil, il accroche à peu près tout ce qui se transmet sur les ondes.

Ce soir, la station de Brazzaville, claire et en verve, annonce :

« ... France !

« Une fédération, née à Bordeaux, dans la nuit du 31 décembre au 1er janvier 1951, va permettre aux étudiants africains en France de se regrouper, de défendre leurs droits, leurs conditions de vie et de définir leur identité. Le premier congrès constitutif de la Fédération des étudiants d'Afrique noire se tiendra à Paris le 20 mars prochain.

« Asie !

« En Corée, rien ne peut arrêter l'offensive des troupes nord-coréennes et chinoises. Les troupes communistes ont atteint le 38e parallèle. Les États-Unis ont proclamé l'état d'urgence. Les effectifs globaux américains pour la Corée sont portés à 3,5 millions d'hommes. Les bombardiers B-29 transforment les villes nord-coréennes en monceaux de ruines.

« Indochine !

« Le général de Lattre de Tassigny a brisé l'assaut des troupes viêt-minh, lancé sur Hanoi. L'ennemi en retraite laisse derrière lui 6000 morts.

« Afrique !

« Côte d'Ivoire. François Mitterand, ministre français des Territoires d'outre-mer, a inauguré aujourd'hui le port d'Abidjan. »

Sourd à tous les échos du monde, Schweitzer écrit à son ami Albert Einstein :

> *Cher ami,*
>
> *Permettez-moi de vous appeler ainsi, car rien ne correspond mieux aux sentiments que j'éprouve pour vous et au fait que l'avenir de l'humanité nous inspire à tous deux les mêmes espoirs et les mêmes soucis. Je sais les mots aimables que vous avez dits pour mon 75ᵉ anniversaire, et je voudrais ici vous exprimer le plaisir qu'ils m'ont causé. Je regrette tellement que l'occasion ne m'ait pas été donnée de vous rencontrer, lorsque j'ai passé trois semaines aux USA. Mais je n'abandonne pas tout espoir de réussir à vous revoir encore une fois.*
>
> *Avec mes meilleurs vœux pour votre santé et votre travail.*
>
> *Votre dévoué Albert Schweitzer.*

Quels sont donc ces « mots aimables » prononcés par Albert Einstein ? Les voici :

> *Je n'ai guère rencontré d'homme chez qui la bonté et l'aspiration à la beauté aient été aussi idéalement unies que chez Albert Schweitzer. Cette union semble particulièrement fructueuse chez quelqu'un doté comme lui d'une robuste santé et qui a plaisir à travailler de ses mains pour réaliser ce que la nature lui inspire. Sa sensibilité morale aurait pu le disposer à la résignation mélancolique devant les douleurs du monde, mais sa grande santé qui le pousse à l'action directe l'en a préservé. Aussi, en dépit de toutes les désillusions que notre époque inflige aux âmes sensibles, a-t-il su garder une personnalité portée à la joie et à l'approbation de la vie.*
>
> *Il aime la beauté non seulement dans les arts, mais également dans les domaines intellectuels, dans le pur royaume de l'esprit, sans se laisser impressionner par les jeux de la sophistique. Un instinct très sûr le guide en toutes circonstances vers l'essentiel, l'élémentaire. Il évite en général les traditions figées et, lorsqu'il y va du développement de l'individu, il les combat. On remarque cela très nettement dans son livre sur Bach, devenu un classique. Il y a dénoncé tous les maniérismes et enlevé toutes les scories dont les académies avaient chargé l'œuvre du maître, au point de l'obscurcir et de réduire ses effets simples.*
>
> *Il me semble encore que, dans une certaine mesure, non négligeable, l'action entreprise à Lambaréné puisse être comprise comme une fuite loin de la morale pétrifiée et des routines d'une civilisation sans âme. Il a voulu échapper ainsi à des pouvoirs malfaisants qui le plus souvent paralysent les individus.*

Il n'a pas sermonné, il n'a pas vaticiné et n'a jamais rêvé que son seul exemple représenterait un idéal et une consolation pour d'innombrables personnes. Il a agi par une nécessité intérieure.

À croire qu'il y a malgré tout chez beaucoup d'hommes un noyau de bonté indestructible, sinon ils n'auraient pas reconnu dans sa simplicité la grandeur.

Cet homme agit sur le monde moins par tout ce qu'il a accompli et qui en soi est déjà étonnant, que par un élément indéfinissable de sa personnalité qui échappe à l'analyse purement rationnelle.

Schweitzer est le seul homme, dans le monde occidental, qui a produit sur notre génération un effet moral de portée planétaire, comparable à celui de Gandhi. Comme chez Gandhi, la force de son action morale réside essentiellement dans l'exemple qu'il a donné d'une concordance entre l'idéal et la pratique, tout au long de sa vie[1].

Au cours d'un repas du soir, à la lueur des lampes à pétrole couvertes de leurs abat-jour verts, Schweitzer dit négligemment :

« J'ai reçu une curieuse demande. Un écrivain veut écrire une pièce de théâtre sur les débuts de l'hôpital. »

Il tend une lettre à son voisin :

« Lisez, et faites passer. »

Les convives parcourent la lettre de Gilbert Cesbron.

« Qu'en pensez-vous ? demande Schweitzer.

– Pourquoi pas ? Si cette pièce est...

– Non ! coupe Schweitzer, je ne parle pas de la pièce de théâtre, je parle de l'écriture de son auteur.

– L'écriture ?

– Oui. Qu'en pensez-vous graphologiquement ?

– Je ne connais pas la graphologie. Vous croyez à cette science, vous, docteur ?

– Si j'y crois ? Bien sûr que j'y crois. La révélation du caractère par l'écriture, comment ne pas y croire ? L'écriture, c'est le geste ; le geste a pour causes les os et les muscles, les nerfs, les dispositions psychiques, les influences physiques : la fatigue, le chaud, le froid, la gêne, la souffrance. C'est de la variété et de la complexité des causes que l'on peut déduire la loi de la variabilité et de la contingence des significations. Goethe ne doutait pas un instant de la graphologie.

– Elle n'est tout de même pas reconnue comme une science exacte, objecte un convive.

– C'est peut-être une erreur. Car, de quoi est-il question ? Le point de départ de la graphologie est que chacun de nous trace, à son insu, une

1. Nous avons regroupé ici plusieurs paroles et écrits d'Einstein pour préciser sa pensée. La plupart de ces citations ont été dites ou écrites en 1955.

réduction de ses gestes préférés et révèle ainsi son tempérament et son caractère. La diversité des écritures est donc prodigieuse. À quel point? En avez-vous idée? Le seul tracé d'un bâton produit au moins huit milliards cinq cent quarante-neuf millions de variétés. Il n'y a donc aucune chance de rencontrer jamais une écriture absolument identique à une autre. L'infinie diversité de l'écriture est la conséquence de l'infinie diversité des caractères. Quelques savants se sont penchés sur ce problème.

– À quand remonte la graphologie ? »

Schweitzer lève son bras vers l'infini :

« Oh ! c'est un prêtre, l'abbé Michon, qui prêchait le carême à Notre-Dame de Paris, qui en a été le pionnier. Mais c'est Crépieux-Jamin qui a érigé la graphologie en méthode d'expérimentation et d'interprétation, en 1929. Depuis ce temps, je confie toujours un exemplaire de l'écriture de mes futurs collaborateurs à un graphologue. »

Tous les convives lèvent la tête :

« Nous avons tous été "analysés" ?

– Presque tous. Mais rassurez-vous : le jugement du graphologue ne m'influence pas; il me prévient. Je vous découvre plus rapidement, avec vos défauts et vos qualités. L'analyse graphologique n'est jamais rédhibitoire. »

Une infirmière sourit :

« Je serais curieuse de savoir ce que...

– Non. Non, vous ne saurez pas ce que m'a dit de vous le graphologue. Vous êtes là, c'est l'essentiel.

– Et... que fait apparaître, par exemple, cette lettre que nous avons sous les yeux ? L'écriture de cet écrivain est assez bizarre.

– Je ne suis pas graphologue, mais je pense que par sa forme elle peut être classée dans les écritures "typographiques". Elle a tendance à reproduire les caractères d'imprimerie.

– Et cela signifie ?

– C'est un signe de culture, de goût, de distinction. C'est un homme dont la culture résulte d'un long commerce avec les livres. Les écritures des plus grands maîtres de la Renaissance, Vinci, Michel-Ange, Titien, Raphaël, sont des exemples d'écriture typographiques. Racine, Bergson, Leibniz ont des écritures typographiques. »

Un long silence, puis une voix timide demande :

« Cela signifie que vous donnez l'autorisation d'écrire cette pièce de théâtre ?

– J'y réfléchis », bredouille Schweitzer en continuant de manger.

CHAPITRE XXII

« Il est minuit, docteur Schweitzer ! »

Mai 1951. – Retour en France. La célébrité a ses exigences. À présent que les États-Unis ont fait de Schweitzer une sorte de saint François d'Assise moderne, les Européens se croient obligés de naviguer dans le sens du vent. Le Grand Docteur doit répondre aux nombreuses invitations, étudier toutes les propositions, même si elles viennent d'Allemagne qu'il boycotte depuis plusieurs années.

La pièce de théâtre de Gilbert Cesbron *Il est minuit docteur Schweitzer* est présentée au Centre dramatique de l'Est, à Colmar.

> *Obnubilé par le message spirituel qu'il veut faire endosser à Schweitzer, Cesbron a pondu un texte déclamatoire, oiseux et franchement barbant. Schweitzer est évidemment très ému de voir ainsi sa vie portée en scène. Il est également touché de ce que la première représentation ait lieu en Alsace et que la pièce soit jouée par une troupe locale mais, dès la deuxième réplique, il comprend qu'il y a erreur sur sa personne. La pièce commence par l'irruption d'une infirmière dans le bureau du docteur. Elle s'écrie : « Il est minuit, docteur Schweitzer ! » Sous-entendu : allez vous coucher. Et Schweitzer de répliquer : « Chez moi il est six heures, mademoiselle Marie. L'angélus sonne en ce moment même au clocher de Gunsbach. » Or il n'y a pas de décalage horaire entre l'Alsace et le Gabon. On vit à la même heure à Gunsbach et à Lambaréné*[1].

Schweitzer ne relève pas cette erreur, mais il se méfiera désormais de tout ce qui échappe à son contrôle concernant sa vie et ses œuvres.

Plus facile à vérifier, à rectifier, est la nouvelle édition de *J.-S. Bach, le musicien-poète* devant sortir chez Foetisch à Lausanne.

1. Marco Koskas, *op. cit.*

Schweitzer n'analyse pas seulement l'œuvre de Bach en grand spécialiste, il décortique le caractère du compositeur en fin psychologue, il brosse de lui des tableaux comme s'il avait vécu dans son ombre.

> *Bach ne se contentait pas de formuler des observations pratiques : il inventait. En vue de la rénovation de l'orgue de Mühlausen, il avait entrepris la construction d'un carillon de vingt-quatre cloches qui devaient être reliées à la pédale. À Cöthen, il inventa la* viola pomposa, *instrument qui tenait le milieu entre l'alto et le violoncelle.* [...]
>
> *C'était lui-même qui accordait ses instruments, et avec tant d'habileté qu'il ne lui fallait jamais plus d'un quart d'heure.* [...]
>
> *C'est lui qui fut l'inventeur du doigté moderne. Jusqu'au commencement du* XVIII*e siècle, les clavecinistes ne faisaient point usage du pouce ; on jouait avec trois doigts ou quatre qu'on tenait allongés et qu'on superposait et croisait à volonté. Bach, le premier, eut l'idée du doigté normal et constant de la gamme.*

22 mai 1951. – C'est à la gare de Hambourg qu'il a fixé le rendez-vous.

Il a très envie de sillonner le Wurtemberg qu'il ne connaît pas, mais il n'a pas de voiture, n'en veut pas, et n'a pas de temps à perdre pour passer le permis de conduire. La proposition qui lui a été faite est donc, peut-être, une occasion : il y a quelque temps, il a reçu à Lambaréné la lettre d'un cinéaste américain, Jerome Hill, lui demandant l'autorisation de faire un film sur lui. Bien entendu, il a refusé. Le cinéaste a insisté et il a refusé de nouveau, prétextant qu'il n'avait pas le temps et qu'il devait retourner en Europe. Jerome Hill ne s'est pas découragé et a fait une autre proposition. Il met à sa disposition une voiture avec chauffeur pour aller partout où il le désire en Europe. Le chauffeur-guide sera en même temps reporter-photographe et aura pour mission de faire un reportage sur ce voyage itinérant. Le guide choisi est une photographe américaine de grand talent, Erica Anderson.

L'idée a séduit Schweitzer. Il attend donc Erica à la gare d'Hambourg.

C'est une jeune femme de 35 ans, pas très belle, mais rayonnante et animée par une joie de vivre qui frappe immédiatement ce vieux docteur de 76 ans.

Juin 1951. – Gilbert Cesbron a invité Schweitzer à déjeuner chez lui. Tout de suite, il lui a parlé du projet de tirer un film de la pièce de théâtre *Il est minuit docteur Schweitzer*.

Schweitzer s'est renfrogné et n'a pas répondu. Quand Cesbron a insisté en montrant son enthousiasme, le bougon a fini par grommeler :

« Je ne peux rien faire pour vous en empêcher. »

L'écrivain s'attendait à une tout autre réaction.

« Vous savez, docteur, que je ne ferai rien qui puisse vous déplaire. Ce film sera fidèle…

– Faites-le, si vous voulez, mais en langue française uniquement.

– J'ai pensé à un producteur, Pierre Legrand, et à un metteur en scène, André Haguet, qui vous admirent beaucoup. J'envisage aussi le concours d'un acteur qui incarnerait merveilleusement votre personnage : Pierre Fresnay.

– Il est tout petit !

– Immense par le talent. Et il est alsacien.

– Ah, oui. Mais… n'en rajoutez pas dans l'accent. *Cheu ne feux pas d'accent.*

– Nous ferions les prises de vues d'extérieur à Lambaréné, au printemps prochain.

– Au printemps, cher ami, là-bas c'est la saison des pluies. Il faudra protéger votre matériel. Mais vous aurez un ciel magnifique.

Septembre 1951. – Albert Schweitzer reçoit le « prix de la Paix » des libraires allemands, réunis à Francfort-sur-le-Main.

Presque en même temps, la *Revue métapsychique* de Paris publie un article d'Albert Schweitzer : « La magie au Gabon ».

> *Il serait absolument erroné de croire que ces croyances primitives non religieuses mais magiques, issues de l'expérience de l'extase, disparaissent devant l'infiltration des idées occidentales dites civilisées. Depuis quelques années, on assiste au contraire à un nouvel essor de ces croyances. Les missionnaires européens arrivèrent pour la première fois au Gabon dans la région de Lambaréné, en 1874. Vers 1890, ils étaient solidement installés et développaient leur apostolat avec une grande rapidité. Aussi, quand j'arrivai au Gabon en 1913, toutes ces croyances avaient pratiquement disparu. Elles n'étaient plus conservées que chez les peuplades de la forêt, c'est-à-dire chez les « sauvages » si l'on adopte la définition indigène du sauvage : celui qui habite cinquante kilomètres plus loin. Mais aujourd'hui se précise une évolution que j'ai pu observer à partir de 1924. Le nationalisme se réveille sous l'impulsion européenne. Et les croyances magiques forment le cœur du nationalisme indigène. Les croyances primitives renaissent parce que l'indigène cherche ce qu'il peut opposer à l'invasion des idées des Blancs. Comme les mystères grecs du* II*e siècle, les vieilles croyances*

traditionnelles revivent, se perfectionnent au contact d'une civilisation étrangère. Mieux encore, les indigènes découvrent, à la lecture des horoscopes quotidiens publiés par les journaux européens, devant les petites annonces qui offrent des pierres de protection et des talismans, devant toute la publicité des « mages » professionnels de la métropole, que les Blancs partagent les idées qu'ils ont voulu extirper de la mentalité noire.

C'est donc bien à une régénération des idées traditionnelles et magiques que nous assistons aujourd'hui au Gabon. Mais cette régénération est plus une renaissance qu'une véritable évolution. Les indigènes reviennent à leurs croyances les plus anciennes. Aucun progrès ne peut être décelé dans le développement de ces idées. La notion de salut, de dépendance à l'égard d'une personne divine, la notion de religion en un mot demeure inconnue ou tout au plus très secondaire. Les croyances primitives ne montrent aucun signe de véritable spiritualisation. C'est toujours le pouvoir, utilisé ou non, qui reste au centre de la foi indigène. La transformation qui fit du brahma, cette force surnaturelle, une divinité, ne s'est pas produite chez les indigènes qui vivent au bord de l'Ogooué[1].

3 décembre 1951. – Albert Schweitzer devient membre de l'Académie des sciences morales et politiques. Ça n'a pas été sans mal. Les adversaires de Schweitzer ont fini par baisser pavillon. La campagne a été rude. Marco Koskas en fait une analyse :

Les partisans de Schweitzer durent le dénouement heureux de l'affaire au général Kœnig. Comment n'avaient-ils pas pensé plus tôt à ce précieux allié ? Gaulliste de la première heure, Alsacien et vainqueur d'El-Alamein, Kœnig était à l'époque député du Bas-Rhin. Sa voix pouvait-elle aller à un autre candidat que ce pays ? C'est ainsi que les votes initialement destinés à Rist, plus ceux des protestants, plus ceux qu'apporta Kœnig, permirent l'élection de Schweitzer contre de Peyerimhoff.

Albert Schweitzer est à présent sollicité par les journaux alsaciens pour faire connaître la vie quotidienne de son hôpital. Dans la revue trimestrielle *Saisons d'Alsace*, il explique que le bon fonctionnement de l'hôpital exige deux ou trois médecins et sept ou huit infirmières blanches : trois pour le service médical, quatre ou cinq à la maison, au jardin et à la plantation, huit aides-infirmiers indigènes et une quinzaine d'ouvriers, cuisiniers, garçons, laveurs, repasseurs, tailleurs, jardiniers, maçons, charpentiers, ébénistes. Particulièrement important est celui

1. « La magie au Gabon », in *Revue métapsychique*, 1951.

qui est chargé de grimper sur les palmiers pour couper les grappes de noix rouges, pesant plusieurs kilos.

Le fonctionnement de l'hôpital est différent de celui d'un hôpital européen. À l'admission, on ne désigne guère au malade un lit déterminé. On lui dit simplement : « Il faut rester ici ; tâche de trouver une place pour toi et ceux qui t'accompagnent. » Le malade se met alors à la recherche de gens de sa tribu et il s'installe à côté d'eux. Seuls les patients ayant subi une intervention chirurgicale sont alités dans une même pièce. En règle générale, les malades et leurs parents ne reçoivent point les repas préparés par la cuisine de l'hôpital, mais seulement les éléments nécessaires pour préparer ceux-ci. Seules les personnes atteintes de maladie grave reçoivent une nourriture spéciale préparée dans la cuisine.

C'est pendant ce séjour en France que doit paraître la nouvelle édition de *À l'orée de la forêt vierge*. L'éditeur, Albin Michel, a demandé à Schweitzer d'écrire une préface, car non seulement ce livre a le caractère d'un document historique, mais deux guerres mondiales ont, entre-temps, apporté de profondes modifications dans les sociétés.

Lucidement, Schweitzer fait le point :

> *Malgré ces changements et des progrès nombreux, les problèmes fondamentaux tels qu'ils existaient autrefois subsistent cependant encore aujourd'hui. Leur solution n'a guère avancé ; sous certains rapports, elle est même devenue plus difficile.*
>
> *Le premier est celui du ravitaillement. Une saine économie exigerait en effet que le pays produise lui-même les vivres nécessaires pour nourrir sa population ; il en est aujourd'hui moins capable qu'autrefois. Les indigènes ont tendance à déserter la terre, comme aussi l'artisanat.*
>
> *La solution du problème de la main-d'œuvre est aujourd'hui plus difficile que jadis.*
>
> *Le problème des relations entre Blancs et indigènes n'a pas changé dans ses données fondamentales. Il ne peut recevoir une solution définitive que si nous arrivons à établir de vrais rapports spirituels entre les deux groupes.*

Avec le recul du temps, ces propos résonnent étrangement, mais déjà, à l'époque, le député Alain Peyrefitte ramenait de Lambaréné des impressions franchement négatives. Il rejoignait le camp de ceux qui voyaient en Schweitzer un colonialiste, paternaliste, raciste. Comme eux, il jugeait sur les apparences que peuvent recueillir les visiteurs de passage. Quant à Schweitzer, qui en est à sa trente-huitième année d'Afrique profonde, les critiques glissent sur lui comme sur la peau du crocodile. Pourquoi n'a-t-il pas évolué dans ses convictions ? Parce qu'en trente-huit ans, il n'a remarqué aucun changement. Il n'a pas vu évoluer chez les Noirs de la forêt cette fraternité repliée sur la tribu. Les appels, les encouragements, les sanctions, les pratiques médicales modernes, les améliorations de la vie quotidienne, n'ont eu aucun effet dans l'ordre de la pensée et de la morale. Ces deux mots, d'ailleurs, semblent appartenir au vocabulaire occidental, ou, en tout cas, ne s'interprètent pas de la même façon en Afrique traditionnelle.

Schweitzer est-il un pessimiste ? Pas du tout. Ses yeux sont grands ouverts, son esprit et son cœur aussi. Il est prêt à aller toujours de l'avant, à accepter d'être encore celui qui soigne, qui conseille, qui rassure. Il reste réaliste : l'Afrique n'est pas prête à voler de ses propres ailes dans un monde en pleine mutation.

L'homme de la brousse, sans modifier sa position, ouvre une brèche dans laquelle s'engouffrera le général de Gaulle, sept ans plus tard, quand il dira :

« Schweitzer a raison et il a tort. C'est vrai que les indigènes ne sont pas encore mûrs pour se gouverner vraiment par eux-mêmes [...]. Un jour viendra où les peuples colonisés ne se supporteront plus eux-mêmes. En attendant, nous sommes obligés de tenir compte des réalités [...]. Nous avons grand avantage à passer le témoin à des responsables locaux, avant qu'on nous arrache la main pour nous le prendre [1]. »

Mars 1952. – Erica Anderson écrit à Schweitzer pour proposer de tourner un film sur l'hôpital. En souvenir des moments agréables qu'ils ont passés ensemble l'an dernier, la réponse négative du vieux docteur est moins formelle :

« Venez vous rendre compte vous-même, et vous verrez que c'est impossible. »

20 octobre 1952. – Le quai Conti est en effervescence. L'Académie des sciences morales et politiques intronise Albert Schweitzer.

L'Institut joue le grand jeu. La chapelle Vaudoyer, transformée en salle des séances, reçoit les membres invités des autres académies. Y en a-t-il, des habits verts brodés et des épées engainées ! L'événement est

1. *In* Alain Peyrefitte, *C'était de Gaulle.*

de taille. On veut voir l'homme qui, du fond de sa forêt vierge, fait tant parler de lui. On veut entendre sa voix raboteuse et son accent de Colmar. On veut savoir surtout comment le vieux bougon a digéré le cadeau qu'on vient de lui faire : le fauteuil du maréchal Pétain dont il doit faire l'éloge, puisque c'est la règle. Or, Pétain a été condamné à mort, et gracié par de Gaulle ; sa peine a été commuée en détention à perpétuité, et il est mort l'an dernier. Comment faire son éloge devant cette assemblée d'écrivains, d'historiens, de philosophes, de savants, aussi prestigieuse ?

Schweitzer a d'abord refusé le fauteuil. Alors, après en avoir délibéré, l'Assemblée lui a fait grâce de l'éloge funèbre de son prédécesseur ; il ne répondra que par son discours d'intronisation.

Le matin de sa réception, il trouve dans sa chambre d'hôtel un journal, certainement laissé là par un client. Sur la première page s'étale, avec force photos, le compte rendu d'une chasse présidentielle : des milliers de petits cadavres d'animaux, alignés aux pieds des tireurs bottés et triomphants.

« Regarde ! dit-il à un ami venu le chercher, regarde ce massacre ! Quelle honte ! Comme au Moyen Âge ! Je suis écœuré. Aussi ai-je modifié la communication que je vais faire tout à l'heure à l'Institut.

– Ce n'est pas un peu tard... ?

– Il n'est jamais trop tard pour dire ce qu'on pense. Écoute ! »

Il prend ses papiers et lit :

« Il incombe à chacun de nous de juger si nous nous trouvons dans la nécessité inéluctable de faire souffrir et de tuer, et de nous résigner à devenir, par nécessité, coupables. Le pardon, nous devons le chercher en ne manquant aucune occasion de secourir des êtres vivants. La lutte contre les traditions inhumaines et les sentiments inhumains qui ont encore cours à notre époque s'impose à notre civilisation, si elle est soucieuse du respect d'elle-même. C'est donc l'exigence de la compassion envers tous les êtres vivants qui rend l'éthique aussi complète qu'elle doit l'être. Celui qui doit tuer pour se nourrir ou pour nourrir les autres est soumis à la nécessité de la vie. Ce qui m'apparaît inadmissible, c'est la recherche d'un plaisir au prix de la souffrance et de la mort infligées aux créatures. C'est ce qui, particulièrement, m'a toujours fait m'élever contre ces monstruosité morales que sont la chasse à courre, les courses de taureaux, le tir au pigeon, les combats d'animaux. »

Il lève la tête et regarde son ami :

« Qu'en penses-tu ?

– C'est très bien, mais ça change un peu le thème de...

– M'en fous ! Je dis ce que j'ai envie de dire. S'ils ne sont pas contents, ils n'ont qu'à me destituer. »

Albert Schweitzer a l'habitude de converser avec les plus grands, mais ici, sous la coupole, au milieu de cet aréopage prestigieux, il ne se sent pas chez lui. En fait, que va-t-il dire ? Peu de choses. Il se perd dans les arcanes du « respect de la vie », et s'égare dans la critique de la corrida et de la chasse à courre. Il termine heureusement dans une belle envolée lyrique :

« Le monde nous offre le spectacle déconcertant de la volonté de la vie en conflit avec elle-même. Une existence se maintient aux dépens d'une autre. Le monde, c'est l'horreur dans la magnificence, l'absurdité dans l'intelligible, la souffrance dans la joie [1]. »

Le film tiré de la pièce de Gilbert Cesbron *Il est minuit docteur Schweitzer* est enfanté dans la douleur. Le caractère difficile du « héros » n'aide pas beaucoup la réalisation. Le patron n'a donné l'autorisation de filmer à Lambaréné que des décors naturels. Toutes les scènes doivent être tournées en studio à Paris. En réalité, la technique cinématographique le dérange parce qu'elle lui échappe ; il perd la maîtrise d'œuvre, et ça l'agace ; il doute, il hésite, il change d'avis, il discute, il chicane, il brandit son veto, sans souci des investissements consentis. Et soudain, alors qu'il a accepté le scénario et la distribution, il désavoue le film sans l'avoir visionné. Il écrit à Cesbron :

> *Je ne sais pas comment les gens se sont arrogé le droit de traiter mon existence antérieure.*

Le film ne contient pourtant aucune scène, aucun dialogue désobligeants, bien au contraire. Cesbron, blessé, répond :

> *Est-ce donc pour aboutir à cela que cette somme d'admiration, de risques, d'amour, d'espoir, a été accumulée par Pierre Legrand, André Haguet et Pierre Fresnay ?*

Il rappelle au docteur qu'il a agréé le scénario, les dialogues et le choix des acteurs. Voyant Cesbron très contrarié, Schweitzer se calme et laisser achever la production. Le film sort en première à Paris, en novembre 1952 : beau succès.

---

1. In *Revue de l'Académie des sciences morales et politiques.*

Pendant un certain temps, Schweitzer a cru qu'il allait facilement s'accommoder de la gloire, mais à l'usage, cette gloire lui pèse. Il se montre irascible avec les journalistes, les photographes. Ses opposants – de plus en plus nombreux au fur et à mesure que s'affirme sa célébrité – ne voient là qu'ingratitude. À tout propos, Schweitzer sort ses griffes, bougonne, s'enferme dans son silence ; il rabroue même les associations américaines qui, à deux reprises, ont sauvé son hôpital. Il râle parce qu'il faut serrer des mains, parce qu'il faut raconter, remercier, sourire, être là, et qu'il n'en a pas envie.

Il n'y a que les nouvelles de son éditeur qui lui remontent le moral. Albin Michel a vendu plus de 70 000 exemplaires de *À l'orée de la forêt vierge* en quelques mois. Schweitzer lui écrit :

> *La vieille vache que je vous ai vendue donne encore du lait. Vous devez avoir de bons fétiches, comme on dit au Gabon.*

L'orgue construit d'après les indications d'Albert Schweitzer retentit dans l'église de Gunsbach. La firme Philips enregistre des œuvres de Bach, Mendelssohn, Charles-Marie Widor et César Franck.

Albert Schweitzer est presque heureux : il communie avec son village, avec Bach, avec Dieu. Ce séjour en France ne pouvait pas mieux se terminer.

CHAPITRE XXIII

Un charpentier-maçon, Prix Nobel

Lambaréné, novembre 1952. – Erica est arrivée !

Très à l'aise partout où elle passe, elle prend sa place à l'hôpital, non seulement en tant que photographe, mais à la cuisine et au jardin. La sévère infirmière Ali Silver, véritable majordome, la remettrait volontiers à sa place si elle ne sentait pas une certaine « faiblesse » du docteur pour cette femme qui a l'âge de sa fille.

Erica, avec sa joie juvénile, anime l'hôpital en piétinant innocemment le règlement. Elle fait sortir Schweitzer de ses habitudes. On le voit rire, jouer à l'orgue autre chose que du Bach ou du Wagner. Les observateurs regardent le grand homme rajeunir. Quel est le véritable sentiment de Schweitzer, à ce moment-là ? Il ne le sait pas lui-même. Sait-il seulement ce qu'est le sentiment amoureux, ce vieil homme qui connaît tant de choses ? Quand il écrira à Erica, sa prose ne sera guère plus flamboyante que lorsqu'il écrivait à Hélène dans sa jeunesse. Ce sentiment étrange qui le rapproche d'Erica ressemble plutôt à celui que lui inspiraient sa tante Mathilde et Cosima Wagner, avec lesquelles il se sentait en parfaite communion.

Quant à la vénération qu'Erica porte à cet homme, elle éclate sur les photos : les plus belles qu'on ait jamais faites d'Albert Schweitzer. Des instantanés de « bonheur ». On peut se poser la question : pendant ces huit mois, Schweitzer a-t-il été heureux ? En tout cas, huit mois d'un plaisir qui n'est peut-être pas du bonheur mais qui lui ressemble beaucoup ; une période enchanteresse, euphorique, qui n'empêche pas l'écrivain-musicien de travailler.

Erica entretient la conversation dans la salle à manger et semble être la préposée à combler les silences, même si ses interventions ne sont pas toujours pertinentes, ni à l'ordre du jour. Sans cesse en action, elle s'attache à fixer sur la pellicule non seulement toutes les attitudes du patron, mais la vie quotidienne de ce qu'elle appelle « le plus ancien village thérapeutique du monde ». Comme elle prononce cette phrase pour la énième fois, Schweitzer pose gentiment sa main sur son bras :

« Si tu crois que notre institution est le plus ancien village thérapeutique du monde, tu te trompes de quelques siècles.

– Vraiment ?

– Seize siècles, sans doute. Asseyons-nous là. Je te raconte. Vers 370 après Jésus-Christ, il y avait à Césarée, au centre de la Turquie, un certain Basile, homme d'études et homme de Dieu qui, après avoir été moine, fut professeur de rhétorique, puis évêque. Voyant la grande misère du peuple, il imagina une structure hospitalière, un peu semblable à la nôtre, que les pauvres appelèrent aussitôt la Basiliade. Ce centre comprenait un hospice où l'on recevait les indigents, l'hôtellerie pour recevoir les étrangers, et le nosokoméron réservé aux malades. Il y avait aussi une foule de dépendances, et Basile fut amené à y concentrer presque toutes les formes de l'activité humaine. Il y avait des médecins, des infirmiers, des ouvriers pour la construction et l'entretien. Tous les métiers y étaient représentés, car Basile voulait que la Basiliade se suffise à elle-même. Et les personnes soignées étaient toutes, plus ou moins, associées aux travaux.

– Comme ici ?

– Comme ici. Son centre hospitalier avait pris une telle extension et jouissait d'une telle célébrité, que certains jaloux dénoncèrent l'évêque au gouverneur et le firent passer pour un dangereux rival. Quand il mourut, toute la foule pleura et l'accompagna en gémissant. »

Il ajoute à mi-voix :

« Sauf, peut-être, le gouverneur, et les autres évêques. »

Si Schweitzer se soucie de sa santé, c'est dans le but de « durer » le plus longtemps possible pour son œuvre. En réalité, il est beaucoup plus soucieux de la santé des autres que de la sienne. Ce sont plutôt ses proches, son entourage médical, qui le surveillent. Il écrit souvent au docteur Trensz parce qu'il a promis de lui donner régulièrement de ses nouvelles :

17 février 1953

Cher ami,

Voici que se présente enfin une occasion de t'écrire. Je l'aurais fait depuis longtemps, mais la vie que je mène ici m'accapare à tel point que je n'arrive à rien d'autre qu'à travailler quotidiennement à l'hôpital, à faire des travaux de construction avec Mlle Emma, à revoir le manuscrit sur J.-S. Bach et à répondre aux lettres les plus urgentes, dans la nuit. Je me couche généralement entre minuit et 1 heure du matin et ne refuse pas le premier appel de 6 h 30, afin que l'ordre règne dans l'entreprise. En ce qui concerne ma santé, je me sens bien et malgré ma grande fatigue j'ai du plaisir à travailler et me sens rentable. Selon Wagner dans La Walkyrie *: « Courageusement pense l'homme, même s'il se laisse glisser dans sa fatigue ». Je me nourris parfaitement et tu recevras prochainement un échantillon pour analyse de mon sang précieux.*

Schweitzer et le docteur Percy sont penchés sur un plan de l'hôpital tracé par un ami ingénieur de Port-Gentil.

« Je crois qu'il n'y a pas à hésiter, dit le patron, c'est ici, sur la colline et pas ailleurs !

– À la place des cases en bambou ?

– Oui. Les cases en bambou ne résistent que trois ans. Ce sont des abris précaires contre le vent et l'humidité. Leurs toits en feuilles de raphia se fendillent, pourrissent. Il faut se résoudre à édifier ce village de lépreux en habitations durables.

– Il faut d'abord aménager la colline ; le terrain du bas ne convient pas.

– Non. Trop près des marais. Ce serait un garde-manger pour les moustiques.

– La colline, la colline… (Percy dodeline de la tête.) Il faut l'aplanir !

– Niveler le sommet et déverser la terre enlevée sur ses flancs. Il faut un terrain plat de 200 mètres sur 90 à peu près… comme ça ! »

Il trace un rectangle sur le plan. Percy reste sceptique.

« Les lépreux vont se demander pourquoi on entreprend ces travaux de terrassement, alors qu'ils se trouvent très bien dans leurs cases en bambou.

– Ils seront très satisfaits quand ils seront dans leurs cases en dur, crois-moi. Si on les écoutait, on n'entreprendrait jamais rien.

– C'est un travail considérable. Il faudra des surveillants.

– Je serai là, en permanence. Nous demanderons aussi à M. Vigne de venir sur le chantier. Et puis une infirmière, ou deux, nous verrons. Bon, maintenant, organisons le chantier. »

L'aplanissement de la colline donne une idée du chantier entrepris.

La terre est transportée dans des caisses fixées entre des brancards et portées, chacune, par deux hommes. Tous les lépreux valides sont mobilisés. Une soixantaine en tout. Douze femmes se joignent à eux et transportent de plus petites caisses.

Un exploitant forestier a prêté un wagonnet et 180 mètres de rails, ce qui permet de transporter la terre du chantier supérieur vers le chantier inférieur.

La voie a une pente assez rapide. Abandonnés à eux-mêmes, les Noirs laissent rouler les wagonnets, et, à la descente, s'y installent en plus de la lourde charge, sans se préoccuper de savoir s'ils peuvent en rester maîtres. Il faut désigner un surveillant pour chaque wagonnet, et malgré cela les accidents sont nombreux.

Les bâtiments du village sont conçus de façon à représenter une dépense relativement modeste, tout en étant aussi solides que possible. La charpente est en bois dur que les termites ne peuvent attaquer. Elle est érigée sur des murs de béton d'environ trente centimètres de hauteur. De cette façon, aucun élément de la charpente n'entre en contact avec la terre ou l'eau. Le toit est en tôle ondulée.

> *Il ne faut pas s'imaginer qu'un toit en tôle ondulée ne puisse être utilisé sous les tropiques, parce qu'il réchaufferait trop intensément la pièce par la chaleur solaire qu'il emmagasine. Si l'on construit de telle façon que l'air puisse circuler au-dessous du faîte du toit, dans l'axe longitudinal, l'air réchauffé s'écoule constamment. De plus, nos lépreux ne se tiennent pas dans les cases pendant la journée, mais devant celles-ci, sous la vaste avancée du toit qui leur donne de l'ombre. Ils ne passent que la nuit à l'intérieur*[1].

La lèpre se présente sous des aspects différents. Tantôt elle évolue rapidement et tantôt lentement. Au Gabon, on a plutôt affaire à une lèpre lente. Le médicament le plus efficace est l'huile de chaulmoogra indienne, qui, hélas, est trop souvent falsifiée. On en mélange sept à dix grammes avec cent grammes d'huile ordinaire et l'on ordonne cette solution en doses croissantes, en commençant par une cuillerée à café par jour. Outre cela, on prescrit l'emploi de savons contenant de cette

1. *Lettres de l'hôpital du Dr Albert Schweitzer à Lambaréné* n° 14.

huile. Pour fortifier l'état général des malades, on ajoute un traitement aux pilules ferrugineuses et arséniées.

*Le diagnostic de la lèpre n'est pas difficile à établir, pourvu qu'on ait vu quelques cas typiques. Elle débute par des périodes de fièvre que les indigènes confondent d'ordinaire avec avec les accès de paludisme. Le malade ressent une grande lassitude. À l'apparition des taches rouges, les indigènes sont fixés sur leur état. Très souvent le nez et les lèvres se tuméfient et le visage du lépreux ressemble alors, quelque peu, à celui d'un lion (*facies leonina*). Dans la plupart des cas, les extrémités accusent une insensibilité marquée. Ce phénomène est de première importance pour le diagnostic. Je procède en posant au client quelques questions insignifiantes, afin de détourner son attention. En même temps, je le pique très fortement avec un épingle dans les extrémités et dans les taches rouges. S'il continue à répondre comme si de rien n'était, il est à peu près certain qu'il est lépreux. L'épingle est flambée aussitôt. Si quelqu'un se piquait avec elle avant qu'elle fût désinfectée, il pourrait gagner la maladie.*

La propagation de la lèpre se fait le plus souvent par le contact des objets d'habillement et de literie. Un indigène qui couche sur la même natte qu'un lépreux doit s'attendre tôt ou tard à gagner la maladie. L'infection pénètre dans le corps par la moindre éraflure ou blessure.

Pour éviter, autant que possible, le danger de contagion, le Blanc évitera de toucher les objets dont les lépreux se sont servis. Aux stations missionnaires, on a l'habiture de serrer la main aux indigènes, le dimanche après le culte. C'est très beau et très fraternel, mais il y a toujours, à cela, du danger.

La guérison de la lèpre n'est jamais complète. Les abus d'alcool sont particulièrement funestes. Mais une vie régulière et la répétition périodique du traitement peuvent enrayer les progrès de la maladie[1].

Pour construire un village de 250 personnes, les dépenses à faire pour le ciment, la tôle ondulée, le bois dur débité, les clous, les vis, les paumelles, les serrures et les charnières sont naturellement importantes. Les bâtiments sont plus ou moins longs. Les plus petits contiennent six pièces, les plus grands, douze. À chaque construction correspond une maison identique. Les pièces d'un deuxième bâtiment servent de cuisine aux lépreux, qui y utilisent un feu découvert (qu'ils ne laissent jamais éteindre).

Mais pourquoi ne pas avoir confié les travaux à une entreprise de construction, plutôt que de m'en être chargé moi-même ? demanderez-vous. Si j'avais dû m'adresser à un entrepreneur blanc, les frais eussent dépassé mes moyens. D'autre part, il ne serait pas possible de mettre à

---

1. Journal d'Albert Schweitzer, juillet 1913-janvier 1914 (archives centrales de Gunsbach).

la disposition de cet entrepreneur des lépreux encore capables de travailler. Je n'aurais pas la certitude qu'il les traiterait avec les ménagements nécessaires. D'ailleurs, rien ne pourrait décider les lépreux à travailler sous ses ordres.

Naturellement, ceux qui travaillent sur le chantier reçoivent en fin de semaine une rémunération. Deux ou trois fois par semaine, on leur distribue, le soir après le travail, du pain. Ils apprécient aussi beaucoup le sucre. Ils ont droit à des habillements de tout genre. Le dimanche on reconnaît à leurs robes et leurs fichus les femmes qui portent de la terre au cours de la semaine[1].

Le chantier est un véritable spectacle : à l'ombre des manguiers et des palmiers, une quinzaine de lépreux, assis, cassent avec de gros marteaux des pierres pour la préparation du béton. Ils rigolent, se racontent des histoires. Souvent, les marteaux restent silencieux plus longtemps qu'ils ne devraient. Alors, le patron aboie un bon coup, et les marteaux reprennent.

Quelque part dans la forêt, des hommes armés de barres à mine et de pics extraient des pierres qu'ils morcèlent. D'autres ouvriers apportent ces pierres aux « casseurs » qui sont à l'ombre.

Sur le terrain de construction, vingt hommes et une douzaine de femmes sont occupés à des travaux de terrassement. Une équipe creuse les fondements des murs et dispose les coffrages. En bas, on mélange sable et ciment. Puis, on ajoute les pierres cassées et lavées et le mélange est consciencieusement retourné à la pelle. Cinq ou six « spécialistes » coulent et dament.

Lorsque les murs extérieurs et les parois sont terminés, le charpentier noir, Monenzalie, qui a déjà participé il y a trente ans à la construction du premier hôpital, se met au travail avec ses quatre aides. Puis les charpentiers font place à ceux qui dressent les murs en raphia. Le chef de ces ouvriers, Obianghé, est un lépreux guéri qui, par attachement à l'hôpital, continue à y séjourner comme ouvrier. Cette équipe a le plus vif sentiment de sa valeur professionnelle et il n'est pas question de demander à ceux qui en font partie un tout autre travail.

Si l'on veut avoir une image exacte du chantier, il faut s'imaginer le soleil qui le brûle, la forêt qui le borde comme une mer de verdure, les torses dégoulinant de sueur et les aboiements des surveillants.

Il faut contrôler si les gens viennent réellement travailler et s'ils restent à leur travail. Il n'est pas rare qu'après l'appel, ils aillent se cacher

1. *Lettres de l'hôpital du Dr Albert Schweitzer à Lambaréné* n° 14.

dans leur chambre ou ailleurs, comme les écoliers font l'école buissonnière. Une surveillance est également nécessaire pour que le travail soit bien fait. Il ne faut jamais compter que les Noirs continueront à suivre les instructions qu'ils ont reçues. Ils inclinent à simplifier l'ouvrage, sans réfléchir aux conséquences qui peuvent en découler. Au début de chaque travail, il faut s'assurer que les ouvriers apportent les outils nécessaires. Ils trouvent tout naturel de s'en aller avec une pelle, en laissant sur place la machette ou le pic qui leur a été distribué, simplement parce que c'est moins lourd à porter. Lorsque la cloche annonce la fin du travail, il faut faire bien attention que tous les outils soient rapportés à la remise. Il faut toujours s'attendre à ce que l'un ou l'autre des Noirs garde par-devers lui une de nos bonnes machettes et nous remette à sa place sa vieille machette usée. Il arrive souvent à ces êtres primitifs – et même à ceux qui le sont moins – de jeter n'importe où la hache, la pelle ou la pioche dont le manche s'est cassé au cours du travail. Nos indigènes ont de bons côtés. Avant tout ils sont débonnaires et attachés. Mais, comme tous les primitifs et semi-primitifs, ce ne sont pas des travailleurs sur lesquels on peut compter. Celui qui n'en a pas fait l'expérience par lui-même, ne saurait s'imaginer combien énervant, fatigant et déprimant peut être le travail avec eux sur le chantier[1].

Pourtant, le soir, après le culte et avant le repos, quel spectacle atroce et merveilleux dans ce village ! Des êtres humains sans mains, sans pieds, mais encore vivants, attendant la mort ou la fin des tortures, couverts par le silence déchiré par le cri plaintif du calao, l'oiseau de deuil aux longs cils soyeux recourbés par quelque Rimmel naturel. Les vieux disent que cet oiseau sinistre, lorsqu'il est pris au filet, découpé vivant et mangé cru, est le meilleur remède des lépreux. C'est sans doute pour cela qu'il perce la forêt de son térébrant lamento.

Avril 1953. – Ce soir, à la salle à manger, le patron ressasse ses pensées de la sieste, et les rumine sans se soucier de son auditoire. Il est question de la décadence, du déclin, de la disparition de la civilisation.

« Une civilisation peut-elle vraiment disparaître ? » demande le docteur Percy, entre deux bouchées.

Schweitzer s'arrête de mastiquer :

« Bien sûr. Une civilisation naît, croît et meurt quand elle a fait son temps. L'histoire de l'humanité nous raconte les vies de toutes ses civilisations.

– Et où en sommes-nous avec la nôtre ?

---

1. *Lettres de l'hôpital du Dr Albert Schweitzer à Lambaréné* n° 14.

– Nous traversons, sans doute, une belle arrière-saison. Profitons-en.

– Doit-on être aussi pessimiste ? Le déclin de la civilisation est un phénomène naturel. Une civilisation disparaît mais non *la* civilisation. Une nouvelle civilisation fleurira. »

Schweitzer réfléchit.

« C'est une erreur, murmure-t-il. Notre terre ne possède plus en réserve des peuples neufs et habiles qui pourraient nous relayer pour construire l'histoire de l'humanité. Nous connaissons aujourd'hui toutes les ressources du globe, et il n'existe plus aucun peuple qui ne participe pas déjà au mouvement de la civilisation moderne. Tous sont liés à la modernité. Tous, éloignés ou proches, subissent les forces négatives qui sont à l'œuvre dans notre civilisation. Tous sont malades avec nous, et tous ne pourront recouvrer la santé qu'avec nous. Ce n'est pas la civilisation d'une race, mais celle de l'humanité qui serait vouée à disparaître si la possibilité d'une "recomposition" n'était qu'une illusion. »

Il prend une bouchée de nourriture, et mâchonne un instant en regardant droit devant lui, comme si une image apparaissait au fond de la salle.

« Regardons en face la situation. L'homme est devenu un surhomme. Il ne dispose plus seulement de ses forces physiques innées, mais il commande aux forces latentes de la nature qu'il peut placer à son service. Longtemps, pour tuer à distance, l'homme, réduit à lui-même, ne disposait que de sa force physique et de son adresse, avec son javelot, ses flèches. Le surhomme utilise l'énergie que dégage la déflagration d'un mélange de produits chimiques. Cela lui permet d'armer un projectile beaucoup plus meurtrier et de l'envoyer à une distance bien plus grande. Mais ainsi équipé, le surhomme souffre d'une imperfection funeste de son esprit. Il ne s'est pas élevé au niveau d'une raison surhumaine qui devrait correspondre à sa force surhumaine. Et faute d'être parvenu à cette raison supérieure, il voit les conquêtes de la science et de la technique s'avérer plus maléfiques que bénéfiques.

– Certaines découvertes ont tout de suite été bénéfiques.

– Lesquelles ?

– Je ne sais pas… la conquête de l'air.

– Les hommes en ont tout de suite profité pour bombarder leurs semblables.

– L'énergie nucléaire.

– Tu vois où nous allons. »

Après un très long silence, un nouveau médecin, promu chef de chantier, intervient :

« En tout cas, une pelle mécanique serait la bienvenue pour niveler la colline. »

Juillet 1953. – Aux États-Unis, le maccarthysme fait des ravages, bien que le président Eisenhower se soit prononcé contre ; la psychose persiste : le 19 juin dernier, les époux Rosenberg ont été exécutés.

Erica Anderson a fait savoir à Schweitzer que cette situation la poussait à prendre une certaine distance avec son pays, et à se rapprocher de la nature.

Elle est donc revenue à Lambaréné avec son barda de photographe-cinéaste. Son producteur lui a accordé plusieurs semaines pour réaliser son reportage, mais elle ne s'est fixé aucune limite pour célébrer le culte schweitzérien. Nulle part elle ne se trouve mieux qu'à Lambaréné, auprès de ce personnage qui aurait été l'homme de sa vie si elle n'était pas arrivée trop tard. Schweitzer, lui, ressent ce qu'il n'a jamais ressenti dans sa jeunesse : une sorte de flamme intérieure qui ne s'appelle ni ivresse, ni passion, ni amour physique, ni amour filial. À 78 ans, il s'est « énamouré », dirait-on, si ce terme n'était pas désuet.

Le reportage photographique d'Erica est encore exceptionnel parce qu'il transpire le bonheur de l'artiste et de son modèle.

Lambaréné, 1er septembre 1953

À Madre Maria,
Campello sul Clitunno, Umbria.

Chère Madre Maria,

Je suis touché que vous me permettiez d'être en communion de pensée avec vous dans votre tristesse même et vos souffrances. [...] *Je suis heureux que vous aimiez aussi la parole de notre vénéré saint Paul : « Que la paix de Dieu... » Pour moi elle a été d'un grand soutien. Le Christ nous dit : « Cherchez avant tout le royaume de Dieu. » Et saint Paul : « Cherchez la paix. » Les deux se complètent. Une autre grande parole de saint Paul est une lumière sur mon chemin : « La charité excuse tout, elle croit tout, elle espère tout, elle supporte tout. » Elle nous aide à traverser les tristesses que nous causent les hommes. Elle ne nous permet pas de les juger, ni de désespérer d'eux. Tout ce que j'ai à endurer de ces grands insoucieux que sont les Noirs, je ne le pourrais pas, si cette parole ne m'y aidait pas.* [...] *Car avec les 250 lépreux, mon hôpital est devenu le double de ce qu'il était, ce qui veut dire que le travail a doublé et les soucis également, surtout les soucis matériels. Cependant, je trouve toujours à nouveau les moyens. Les gens sont tellement bons pour moi !*

Au revoir, chère Mère Maria. Que la paix de Dieu soit avec vous. Que Dieu vous permette de rester encore longtemps avec les sœurs qui ont besoin de vous.

De cœur, votre profondément dévoué,

Albert Schweitzer[1].

30 novembre 1953. – Qui n'a pas assisté à la naissance d'une antilope, ne connaît pas le spectacle de la vie et de la beauté.

On trouve une demi-douzaine d'espèces de petits bovidés dans le biotope de Lambaréné : du céphalophe bleu, dont la taille est celle d'un gros lièvre, à l'antilope bongo, magnifique animal au pelage acajou rayé de blanc avec une encornure contournée des plus harmonieuses. Farouche et bien camouflé, il est extrêmement difficile à approcher. Les ethnies Bakouélé et Bakota ne consomment pas sa chair, frappée d'interdits magiques, mais les chasseurs européens recherchent ce trophée rare.

Le céphalophe rouge, frémissant de douleur et de peur, couché devant Schweitzer, est une petite antilope aux pattes grêles, au museau allongé, au ventre palpitant; c'est la proie des panthères et des villageois qui tirent de ces animaux le principal de leur ration en protéines animales. La gracieuse femelle va mettre bas; le petit a du mal à sortir.

Schweitzer n'intervient pas; il laisse faire la nature. Il sait que, de toute façon, il sauve deux vies : si la mère et l'enfant sont abandonnés dans la forêt, ils seront dévorés dans la nuit. Schweitzer les gardera donc dans sa « nursery animalière » et le bébé sera nourri au biberon d'Emma.

Celle-ci arrive d'ailleurs, essoufflée, suffoquée par la nouvelle qu'elle apporte :

« Docteur! docteur! La radio de la mission vient de dire... Oh! là là!...

– Quoi? Que dit-elle, la radio?

– Que... qu'on vient de vous attribuer le prix Nobel de la paix! »

Schweitzer n'a pas bronché; il réfléchit :

« Nous allons pouvoir terminer notre village de lépreux, Emma, dit-il simplement. Cette bourse arrive à point nommé.

– Le Nobel! Vous vous rendez compte? Vous allez pouvoir dire à ces messieurs comment vous voyez la paix!

– Je vois surtout leurs guerres. Sais-tu, Emma, ce qui se passe en Indochine? Les parachutistes français ont sauté sur la cuvette de Diên

1. *Études schweitzériennes* n° 9.

Biên Phu… Ce sera encore une boucherie. Et on me décerne le prix Nobel de la paix, à moi, qui ne parle que du respect de la vie ! »

Emma se rembrunit :

« Vous n'allez pas refuser le prix Nobel ?

– Non, rassure-toi, Emma. Les lépreux avant tout. »

L'œuvre de Schweitzer répand ses ondes humanitaires dans le monde ; ses écrits s'arrachent dans toutes les langues ; sa notoriété d'organiste n'a plus de frontières. L'homme entre dans la légende.

Ses détracteurs n'en sont que plus agressifs. Les critiques portent souvent sur son attitude détachée devant les événements désastreux qui ont frappé son pays. Il est parti en Afrique quelque temps avant que n'éclate la guerre de 1914, et il a regagné le Gabon en 1939 lorsqu'il a compris qu'une autre guerre se profilait. Certes, il n'est pas allé en Allemagne durant toute la période hitlérienne, mais il n'a jamais pris ouvertement parti politiquement. Lorsque Carl Gustav Jung, le célèbre psychologue, parlera de ceux qui ont pris la fuite au lieu de rester dans une Europe en plein désastre, Schweitzer aura sa volée de bois vert :

> *En dernière analyse, il existe une fuite générale vers l'extérieur, une réticence à propos de la « psychologie », une méconnaissance effrayante en ce qui la concerne, et la* cura animarum *est à un niveau très bas. C'est pour cela que l'on s'engage dans la mission auprès de païens. Une bonne illustration en est Albert Schweitzer, dont on aurait un urgent besoin en Europe, mais qui préfère devenir un émouvant Sauveur de Noirs et mettre sa théologie au rancart. Nous avons le droit d'être missionnaires seulement lorsque nous sommes au clair avec nous-mêmes ; sinon nous ne répandons que notre propre maladie. Ne pensez-vous pas que nous ferions mieux de nous préoccuper de l'état du christianisme en Europe plutôt que de mesures d'hygiène du côté de Lambaréné ? La première de ces choses est extrêmement impopulaire, tandis que la dernière procède d'un idéalisme exemplaire qui nous assure une bonne conscience de tout premier ordre et ne vient en aucune façon remettre en question le sentiment de supériorité dominatrice de l'homme blanc.*

Plus tard, Jung ajoutera :

> *Que dirait-on d'un chirurgien très doué et pratiquement irremplaçable, qui, confronté à un mystère médical, suivrait soudainement une formation de père franciscain, afin de pouvoir lire la messe aux paysans du fin fond du Lötschental et recevoir leur confession ?*

Et encore ceci, écrit au pasteur Willi Bremi :

> *Lorsque vous écrivez « de Luther à Schweitzer », cela signifie que vous mettez Luther et Schweitzer sur le même plan, à fins de comparaison ? Si oui, alors se pose une question : quelles sont les nouveautés et le changement d'orientation que Schweitzer a apportés au monde ? Il est un savant et un chercheur hors pair, un organiste très doué et un médecin bienfaiteur des Noirs à Lambaréné. Il a exprimé à haute voix la vérité bien connue que le Christ s'est trompé par rapport à la parousie, et ce faisant il a présenté au monde un Christ relativisé et conditionné par un contexte précis. Ce dernier mérite pourrait également être mis au bénéfice du professeur Volz qui a donné une présentation impressionnante de la démonie de Yahwé. Ce Yahwé-là est-il également le Dieu du Nouveau Testament ?*
>
> *L'activité philanthropique de Schweitzer atteint à peine au point de vue de la* caritas, *la performance du pasteur von Bodelschwingh, du général Booth et de maints autres* sancti minores *du protestantisme.*

Il est vrai que Schweitzer ne fait guère d'efforts pour plaire. Il est très peu affable et pas du tout conciliant. Travailler avec lui n'est pas de tout repos. Ceux qui ne sont pas ses amis inconditionnels ont du mal à accepter son caractère autoritaire, cassant, exigeant, refusant la moindre contrainte. Un jour, en plaisantant, son ami Niels-Berger lui a dit :

« On vous accuse d'être un dictateur, comme Staline.

– Je suis peut-être un dictateur, mais un dictateur pour le bien. »

En réalité, Schweitzer est plutôt un rebelle, et qui sait, peut-être un anarchiste mystique. Comme dit Malraux : « Le Christ est un anarchiste qui a réussi ; c'est le seul. »

Novembre 1953. – Erica a quitté Lambaréné. Tel un jouvenceau, Albert lui écrit deux ou trois fois par semaine en lui recommandant de déchirer ses lettres pour éviter le qu'en-dira-t-on. Mais Erica n'en fait rien.

Marco Koskas, qui a consulté les archives de Syracuse (États-Unis), résume l'idylle épistolaire :

> [...] *dans ses lettres elle devait rester assez évasive sur ses sentiments. Il lui avait demandé aussi de ne pas se couper les cheveux. Cela dit, si elle voulait absolument les couper, il ne s'y opposerait pas, pourvu qu'ils eussent repoussé quand ils se reverraient. Parfois Schweitzer trouvait son amour pour Erica comparable à celui du poète Hans Sachs pour sa compagne Evchen. D'autres fois, l'absence d'Erica le mettait en colère et cette colère se retournait contre la bien-aimée. Il lui reprochait de trop affranchir certaines lettres et d'autres pas assez. D'une manière générale de lui écrire trop rarement. De petites choses*

comme ça. Mais à la seule idée qu'il allait bientôt la revoir, son cœur battait la chamade[1].

Le comité du prix Nobel a demandé à Schweitzer quel serait le thème de son discours à Oslo. Il a répondu :

Étant lauréat du prix Nobel de la paix, je me sens obligé de parler du problème de la paix tel qu'il se pose de nos jours. Je vous l'avais déjà signalé, non sans savoir que c'est un sujet délicat. Mais il serait peut-être tout de même intéressant de le retenir et d'essayer de le traiter à fond, de réfléchir sur la manière dont l'humanité d'aujourd'hui pourrait être modifiée en vue d'exiger une paix véritable, et sur la manière aussi dont cette paix pourrait être concrétisée. Si vous ne voyez pas d'objection à ce que je traite ce sujet si important et si actuel, je le choisirai. Selon mon habitude, je commencerai à prendre des notes et à esquisser des plans plusieurs mois auparavant. Si toutefois, pour une raison ou une autre, vous estimiez que ce sujet ne serait pas approprié, je vous prie de me le faire savoir très franchement. J'y renoncerais et à la place je parlerais de l'idée de respect de la vie comme d'une idée fondamentale pour la paix[2].

1er janvier 1954. – À Lambaréné, la sécheresse d'été plombe le ciel et pèse sur les organismes européens.

À Paris, il fait très froid. L'abbé Pierre, ancien aumônier du Vercors, compagnon de la Libération et député de Meurthe-et-Moselle, lance un appel en faveur des sans-logis.

1er mars 1954. – Dans un atoll des îles Marshall explose la plus puissante bombe atomique jamais expérimentée. 287 personnes sont irradiées dans un rayon de 255 kilomètres. L'explosion a créé une grande inquiétude dans le monde entier. Le Japon demande que ces expérimentations soient placées sous contrôle international.

Albert Schweitzer bâtit son futur discours du prix Nobel sur ce thème.

23 mars 1954. – L'abbé Pierre crée une organisation humanitaire : Emmaüs. Il lance un pressant appel aux personnes disposant de locaux inoccupés pour loger des milliers de sans-abri. Il s'écrie :

---

1. Marco Koskas, *op. cit.*
2. Lettre du 30 novembre 1953.

« Alors que des enfants meurent de froid, la mauvaise utilisation des locaux est criminelle. »

L'opération « Débarras » est lancée et connaît l'adhésion populaire.

Grand événement à l'hôpital Schweitzer ! Un appareil de radiographie vient d'arriver. Le docteur Percy et le patron se sont décidés à cette acquisition parce que, en l'absence d'un contrôle de l'état pulmonaire, il est impossible de faire bénéficier les tuberculeux des traitements modernes. Ce qui a décidé le patron, c'est que le docteur Percy possède de solides connaissances en électronique : il est capable de monter, démonter et réparer l'appareil. C'est une fabrique hollandaise qui a conçu spécialement cet appareil pour les tropiques et qui a consenti des conditions de paiement particulièrement généreuses.

30 mars 1954. – Sir Alexander Haddow, le futur président de la *Medical Association for the Prevention of War*, publie dans le *Times* une lettre ouverte où, expliquant les effets organiques à long terme que produisent les explosions atomiques radioactives dans l'atmosphère, il dénonce l'ignorance et l'irrésolution des gouvernements ; il en appelle à une rencontre internationale des scientifiques dans le cadre de l'ONU afin que les dangers de ces expérimentations soient signalés à l'opinion publique.

Le lendemain, un rédacteur du *Daily Herald* télégraphie à Schweitzer, le priant de faire entendre son avis à ce sujet et de dire comment, selon lui, l'humanité pourra conjurer ces nouveaux périls.

Schweitzer répond qu'effectivement les conséquences des explosions expérimentales de bombes à hydrogène représentent un phénomène des plus inquiétants, mais une conférence internationale des scientifiques n'est pas le meilleur moyen d'aborder le problème. Dans ces conférences tapageuses, on prend toujours des résolutions qui n'aboutissent jamais à rien. Il faut plutôt que les savants les plus compétents élèvent individuellement leur voix pour dire ces terribles réalités et mettent sous pression les hommes politiques qui nous gouvernent.

Schweitzer se dérobe-t-il ? Il hésite à se mêler d'affaires politiques, dans lesquelles il ne se sent pas du tout à sa place. Mais là, il ne s'agit plus de guerres opposant des pays ; c'est le sort des hommes qui est en jeu. A-t-il le droit d'atermoyer, de biaiser ? Il confiera plus tard à Norman Cousins, rédacteur en chef du *Saturday Review* :

« Ma vie durant, j'ai toujours eu pour règle de ne pas faire des déclarations publiques sur les affaires politiques du moment. Des groupes me demandaient un soutien ou l'on me sollicitait pour signer une pétition ou encore un journal désirait m'entendre sur certaines questions d'actualité. Cependant, j'ai chaque fois eu le réflexe de dire non. Non pas par indifférence, les questions de politique et les affaires du monde m'ont toujours vivement intéressé et préoccupé. Mais j'avais le sentiment que mes rapports avec le monde devaient découler de mon travail, de mon activité artistique en musique ou de ma pensée, théologique ou philosophique. Je voulais m'occuper des problèmes personnels des hommes plutôt que de me laisser entraîner dans des débats qui opposaient un camp à un autre. Je voulais être simplement un homme parlant à d'autres hommes. »

N'a-t-il pas peur plutôt qu'on lui dénie toute compétence dans ces questions de l'atome ? N'a-t-il pas peur de s'impliquer dans des combats idéologiques ? Non ! Schweitzer n'est pas encore prêt à briser sa loi du silence.

6 avril 1954

Cher Abbé Pierre,

Je vous écris en me servant d'un crayon et assis sur une barcasse qui descend le fleuve. Je suis votre action depuis plus longtemps que vous n'imaginez et ressens pour vous une grande sympathie. Je vous écris aujourd'hui, après quatre jours de réflexion. Prenez mes remarques comme un hommage de l'aîné envers un cadet.

Votre mission, c'est de faire comprendre aux Français la question : « Qui est mon prochain, qu'ai-je à faire pour lui ? » Là, vous êtes dans votre élément, vous êtes un fleuve qui fertilise la terre.

Vous avez l'énorme privilège de prêcher par l'activité. Les idées adéquates en découlent. Gardez ce privilège ! Accueillez tous ceux qui se sentent appelés à secourir leur prochain. Organisez alors le travail qui leur incombe, personnellement ou en commun. Éveillez en eux l'esprit de fidélité et de simplicité. Vous n'en êtes qu'au début de votre mission. Les débuts sont aisés. Vous avez soulevé l'enthousiasme. Mais à présent, il s'agit d'entretenir cet enthousiasme, de le guider, afin qu'il rapporte ! Là, des difficultés vous guettent, qui surviennent inévitablement après le temps des naissances. Tenez bon !

Ce que le monde attend, ce sont des idées efficientes. Ce que vous devez au monde, c'est ceci : rassembler toutes les bonnes volontés et les amener à un engagement personnel et rationnel. Dans son dernier discours au temple de Jérusalem, d'après Matthieu, XXV, notre Seigneur Jésus-Christ nous a exhortés à nous engager pour tous ceux qui connaissent la détresse, les affamés, les nus, les sans-abri, les étrangers, les prisonniers. Au jugement dernier, nous serons pesés selon le poids de nos responsabilités et jugés selon nos engagements effectifs !

Quand je serai de passage à Paris, j'aimerais vous serrer la main. Il y a longtemps que j'en ai l'intention.

27 avril 1954. – Autre événement à Lambaréné. Les médecins ont pratiqué la première opération d'appendicite sur un indigène de la région. En effet, cette maladie si fréquente chez les Blancs ne se rencontre presque jamais chez les Noirs, on ne sait trop pourquoi. On constate que les quelques cas connus sont ceux d'autochtones qui ne se nourrissent plus exclusivement de manioc, de bananes, de patates et de fruits, mais avec des conserves de viande, de poisson, de pain, et de lait en boîte.

> *On m'a demandé quelle était la date de l'apparition du cancer, cette maladie des pays civilisés, dans notre région. Elle ne peut être fixée de façon précise et nous ne pouvons pas affirmer que le cancer était absolument inconnu ici, parce que l'examen microscopique de toutes les tumeurs observées n'est pratiqué chez nous que depuis peu de temps. En se basant sur mon expérience personnelle qui remonte jusqu'en 1913, je puis seulement dire que la maladie a dû être très rare et qu'elle ne l'est devenue moins qu'avec le temps. Mais elle est loin d'être aussi répandue que chez les Blancs d'Europe et d'Amérique.*
>
> *On est tenté d'établir un rapport entre ce fait et la consommation accrue de sel faite par les indigènes. Autrefois, ils ne disposaient que de petites quantités de sel extrait de la mer qui étaient transportées jusqu'à l'arrière-pays. Peu à peu seulement, la consommation de sel augmenta. Actuellement encore, elle est moins importante chez les Noirs d'ici que chez les Blancs. À l'hôpital, les malades que nous soignons ne reçoivent que quelques grammes de sel par mois et se contentent de cette faible quantité. Il est donc possible que la rareté du cancer dans ces régions, autrefois, et sa moindre fréquence actuellement, soient liées à la consommation inexistante ou très réduite de sel. Il est étonnant que nous n'ayons pas encore vu de cancer gastrique à notre hôpital. Signalons en passant que les maladies infectieuses répandues chez les Blancs font, peu à peu, leur apparition ici.*
>
> *Je pense retourner en Europe d'ici quelque temps. J'ai la satisfaction de voir presque terminés les travaux de terrassement qui sont les plus difficiles à diriger. À mon retour, qui aura lieu à la fin de l'année, je me rendrai compte de ce qui restera à faire et j'entreprendrai les travaux nécessaires à l'achèvement du village de lépreux*[1].

Arrive alors Sonja Muller, originaire de Kirrwiller, près de Strasbourg. Elle a déjà travaillé comme infirmière-major de l'armée, à Conakry, en Guinée. Mme Martin, chargée du premier tri de recrutement à Gunsbach, l'a sélectionnée pour « plus tard », car l'hôpital Schweitzer est très demandé par le personnel soignant. Pourtant, un mois après, Sonja est appelée et expédiée tout de suite au Gabon.

---

1. *Études schweitzériennes* n° 7.

Le premier soir, à table, le dialogue habituel s'engage entre le patron et la nouvelle arrivante :

« Qu'est-ce que tu aimerais faire ? »

Sonja hésite :

« Je n'aimerais pas trop les accouchements, ni soigner les tuberculeux, car à Conakry j'en ai trop connu. »

Le patron réfléchit un instant, puis :

« Ça tombe bien, on a justement besoin de quelqu'un à la maternité et chez les tuberculeux. Tu feras les piqûres. »

Il y a quelque chose de militaire dans ce dialogue, et pourtant, aucun de ceux et celles qui ont passé des années à l'hôpital Schweitzer n'ont eu l'impression de se trouver dans une caserne ou dans une mission. On ne peut même pas parler de discipline, en ce qui concerne les Européens.

> *C'est une démarche librement consentie, préalablement annoncée. On sait, au départ, que les diplômes professionnels, le rang social, n'ont plus aucun sens en arrivant à Lambaréné. S'il le faut, le médecin donnera un coup de main pour construire une baraque, l'infirmière de la salle d'opération travaillera au jardin, à la plantation ou à la buanderie. Quiconque ne veut s'investir que dans sa véritable fonction, n'a pas sa place à Lambaréné. La vie communautaire n'est pas imposée ; elle va de soi. Chacun conserve son identité. Les personnalités sont minutieusement préservées, marquées par les anniversaires qui font l'objet de fêtes, d'échanges de petits cadeaux, mais l'individualisme n'existe pas ; le « chacun pour soi » est exclu. C'est une chaleur de grande famille que l'on ressent, où chacun s'emploie au mieux et au maximum, pour une prime de trente francs CFA*[1] *par mois, comme argent de poche*[2].

Il serait faux de dire que tous ceux et celles qui sont arrivés à Lambaréné y sont restés longtemps et ont « rempilé ». Certains n'ont pas supporté cette règle du jeu et cette vie spartiate. D'autres ont refusé de vivre sous la férule permanente du Grand Docteur, de subir sa mauvaise humeur, ses réprimandes, ou de suivre aveuglément ses principes. Il n'y a aucun engagement irréversible ; si l'on n'est pas prêt à accepter tout cela, on s'en va comme on est venu, chaleureusement remercié d'avoir voulu tenter l'aventure.

7 mai 1954. – Les paras français et vietnamiens retranchés dans le camp de Diên Biên Phu subissent les assauts répétés du Viêt-minh,

---

1. Soixante francs français – un peu moins de dix euros.
2. Voir « Interview de M. et Mme Poteau », *Études schweitzériennes* n° 3 (1992).

depuis six mois. Les avant-postes sont tombés les uns après les autres, et ce matin, le camp retranché, après un combat au corps-à-corps, a dû déposer les armes. 200 000 obus ont perforé la cuvette. L'armée française compte 8 000 morts. Diên Biên Phu est tombé ; c'est l'effondrement de la France au Vietnam.

> *L'absence de paix sur la scène politique, avec tous les dangers que cela comporte, ne doit pas être considérée comme un état allant de soi ; elle n'est en réalité que la terrible résultante d'une absence de paix qui est commune, qui est répandue partout et qui provient de ce que nous acceptons comme raisonnable et naturel que le cours des choses soit déterminé par la puissance et donc les seuls rapports de force. Nous acceptons que dans tous les domaines les questions existantes soient résolues par les combats que se livrent les différentes puissances et les groupes d'influence. Et nous nous résignons à ce que les accords censés mettre fin à ces combats n'aient qu'une valeur temporaire. Ainsi n'arrive-t-on jamais à une entente durable. Mais les conditions qui sont imposées à notre époque ne nous permettent plus de placer notre espoir dans l'évolution naturelle des choses. Elles nous obligent à nous représenter un état du monde qui, produit par l'esprit de paix, corresponde à l'idée chrétienne du royaume des cieux. Cette idée n'appartient pas seulement au domaine de la religion. En quoi on se trompe : cette idée demande à être réalisée et elle doit être réalisée. Les temps dans lesquels nous vivons nous imposent de reconnaître cette exigence*[1].

Les projets se précisent :

> *Je pense pouvoir retourner en Europe d'ici quelque temps. Pourvu qu'il me soit accordé de pouvoir y travailler, dans une paix et une concentration relatives, aux manuscrits dont la mise au point me tient à cœur et d'apporter un peu d'ordre dans le chaos de ma correspondance !*
>
> *En mon absence, Mlle Emma Haussknecht, secondée par le docteur Percy, assurera la direction du chantier. Les travaux de terrassement qui sont les plus difficiles à diriger sont presque achevés. Il s'agit donc de surveiller la construction des maisons proprement dites. À mon retour qui aura lieu à la fin de l'année, je me rendrai compte de ce qui restera à faire et j'entreprendrai les travaux nécessaires à l'achèvement du village de lépreux.*

Schweitzer embarque le 19 mai 1954.

---

1. Albert Schweitzer, « Le besoin le plus urgent : le besoin de paix », texte paru dans *Svenska Morgonbladet*.

PLAN
DE
l'HOPITAL du Dr. ALBERT SCHWEITZER
à LAMBARÉNÉ

Afrique Equatoriale Française

GABON

SITUATION AVRIL 1954

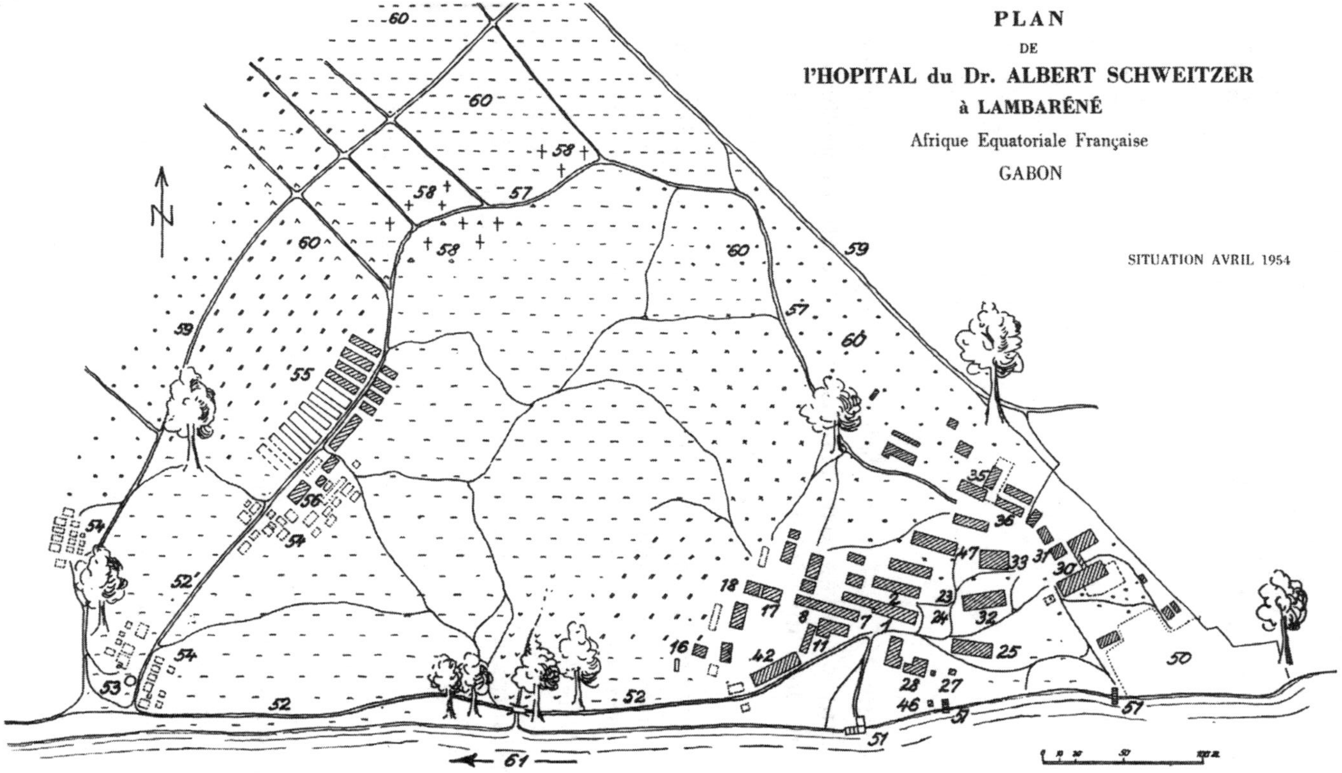

1 Salles de consultation et salle d'opération
2 Malades opérés
7 Case pour les vivres à distribuer aux hospitalisés
8 Malades venus de loin de l'arrière-pays
11 Malades indigènes, cas graves
16 Case pour aliénés agités
17 Case pour aliénés calmes
18 Anatomie
23 Grand réservoir d'eau en béton
24 La cloche
25 Maison des malades européens
27 Le puits
28 Hangar pour embarcations et atelier de réparation
30 Maison d'habitation p. infirmières europ.
31 Cuisine et magasin pour vivres de réserve
32 Maison d'habitation pour européens
33 Salle à manger
35 Bergerie et bâtiment de réserves
36 Chèvrerie et bâtiment de réserves
42 Maison pour les grands malades
46 Le puits de la saison sèche
47 Case Sans-Souci
50 Jardin potager
51 Embarcadères
52 Chemin bas vers le village des lépreux
53 Puits du village des lépreux
54 Premières cases primitives des lépreux
55 Nouveau village des lépreux
56 Case «Greta Lagerfelt»
57 Chemin haut vers le village des lépreux
58 Cimetière
59 Route
60 Plantations d'arbres fruitiers
61 Ogooué

CHAPITRE XXIV

Un Prix Nobel atypique à Oslo

Gunsbach, juin 1954. – Albert Schweitzer déguste la joie pure et simple d'être dans son village, dans la maison que Goethe lui a offerte[1]. De son bureau, dont un côté donne sur la route, il ouvre parfois la fenêtre pour discuter avec un paysan qui lui fait goûter un fruit frais cueilli.

Le paysage alsacien compte de magnifiques belvédères, des balcons naturels qui semblent faits pour admirer les horizons de ce vaste jardin. La plate-forme de Sainte-Odile, les tours du Hohbarr, le cône du Hohkoenigsbourg, le nid d'aigle d'Altenberg, font s'extasier les touristes. Mais à tous ces hauts lieux Albert préfère le petit monticule du Kantzrain, qui surplombe sa maison. C'est là qu'il monte tous les jours, à petits pas, par le sentier caillouteux. Il arrive là-haut, s'assoit sur le rocher et célèbre le culte de la vallée. C'est là son pèlerinage quotidien.

Des admirateurs ont proposé de lui ériger une statue et de la placer où il voudrait. Il a répondu :

> *Une statue ne devrait être érigée qu'un siècle après la mort de la personne concernée. Où devrait être érigée ma statue ? Sur mon rocher ! Là-bas est ma patrie intellectuelle, là-bas j'aimerais demeurer dans la pierre et que l'on m'y rende visite. Là-bas, ceux qui viendront entendront le bruissement de la rivière dont la musique a accompagné ma réflexion. Sur le rocher sont nés* Civilisation et éthique, *le* Paul *et le* Jésus *historiques. Là-bas, je suis totalement chez moi, là-bas dans cette solitude créatrice, je veux demeurer dans la pierre, je veux continuer à entendre le bruissement de la rivière, les cloches de l'église dans*

1. C'est avec le montant du prix Goethe reçu en 1928 qu'il a fait construire cette maison.

laquelle j'ai prêché, continuer à suivre le jeu des nuages, continuer à vivre les transformations des saisons [1].

Erica arrive à Gunsbach pour filmer Albert chez lui, au milieu des siens.

Il est probable que l'Américaine emplit la maison alsacienne de ses rires, de sa jeunesse, de son talent, plongeant la famille et les proches dans un abîme de réflexions.

Parmi les manuscrits que Schweitzer veut mettre au point, il y a le tome VI des *Préludes et fugues pour orgue de J.-S. Bach*, une édition critique avec des suggestions pratiques pour l'exécution de ces œuvres. Le permier tome de cette étude écrite en collaboration avec Charles-Marie Widor est sorti en 1911. Il a été suivi de quatre autres tomes.

> *C'est dans les compositions pour orgue que Bach atteint la pleine maîtrise.* [...] *Laissant bien loin derrière lui les maîtres allemands, d'un bond, il atteint la perfection. Il reste allemand, car des ses préludes et fugues on trouve encore l'art surchargé, mais au lieu du laisser-aller d'autrefois, on sent l'effort vers la netteté et la simplicité du plan. Or, ce qui donne à ses compositions pour orgue leur grandeur et leur valeur d'œuvres classiques, c'est précisément la fusion intime de l'esprit allemand et de la forme pure italienne. Les fugues en* la *mineur et en* sol *mineur sont essentiellement classiques, parce que le souci de la forme pure y prédomine. Par contre, là où il y a de l'imprévu, des surprises, des retours subits, là où la structure procède non du raisonnement, mais du sentiment, c'est l'esprit allemand qui l'a emporté.* [...]
>
> *Les œuvres destinées à l'enseignement tiennent une grande place dans les compositions pour orgue. Bach, par une coïncidence rare chez les grands génies, se sentait la vocation d'enseigner, et ce, à un tel point, que toute une série de ses plus belles œuvres ont été écrites dans cette intention* [2].

28 juillet 1954. – Albert Schweitzer donne un concert en l'église Saint-Thomas de Strasbourg, pour la commémoration de la mort de Jean-Sébastien Bach. Énorme succès, qui l'oblige à recommencer le lendemain dans une autre église. Ce sont ses deux derniers concerts publics.

Il faut dire qu'à près de 80 ans, il n'est plus le musicien des années 1920. De plus, ses longues années sous l'équateur, ses travaux de maçon, de charpentier, ne lui ont pas permis de rester à la pointe de son talent

1. Lettre à Fritz Behn.
2. Albert Schweitzer, *J.-S. Bach, le poète-musicien.*

et de sa technique. Un piano à pédalier et le bruissement des animaux nocturnes de la forêt vierge ne rassemblent pas les conditions idéales pour l'entraînement d'un virtuose. Bref, la qualité de son jeu est en baisse et les critiques ne l'épargnent pas.

> *C'était d'ailleurs moins sa dextérité qui pouvait être remise en cause que sa manière d'interpréter Bach. Sur le plan de la technique d'interprétation, on avait réalisé des progrès qu'il ne connaissait pas ou dont il refusait de tenir compte. Mais pour lui, il n'était pas seulement question de musique, de technique musicale, il y avait quelque chose de plus, le recueillement, l'atmosphère spirituelle. Un concert ne devait pas être seulement un divertissement agréable, mais une méditation, une élévation de la pensée. Et il y avait bien quelque chose, un courant spirituel qui passait entre lui et le public, puisque celui-ci revenait régulièrement remplir les salles et les églises.* [...] *Pour Schweitzer, la musique était une autre façon de prêcher. Le concert était une forme de culte, c'est vrai, mais pas de la personnalité, ça portait bien au-delà*[1].

Septembre 1954. – L'enveloppe qu'Albert tient dans ses mains réjouit déjà son cœur, car il a reconnu l'écriture de son vieil ami, son premier collaborateur, Noël Gillespie. Mais les confidences de celui-ci sont très mélancoliques. Sa carrière professionnelle ne lui a pas donné entière satisfaction aux États-Unis :

> *C'est un pays de malades imaginaires. Ici, il n'y a que deux choses qui comptent : la science inhumaine et le dollar.*

4 novembre 1954. – Le Front de libération nationale (FLN) algérien, qui vient d'être créé, lance son appel :

> *Notre action est dirigée uniquement contre le colonialisme, seul ennemi, obstiné et aveugle, qui s'est toujours refusé à accorder la moindre liberté par des moyens de lutte pacifique.* [...] *Notre mouvement de rénovation offre la possibilité à tous les patriotes algériens de toutes les couches sociales, de tous les partis, de s'intégrer dans la lutte de libération sans aucune autre considération. But : indépendance nationale par :*
>
> *1°- La restauration de l'État algérien souverain, démocratique et social dans le cadre des principes islamiques.*
>
> *2°- Le respect de toutes les libertés fondamentales, sans distinction de race et de confession.*

---

1. J.-P. Sorg, *Entretien avec Harold Schützeichel.*

Au même moment, Albert Schweitzer est à Oslo pour recevoir son prix Nobel de la paix. Il est accompagné de son épouse, Hélène, déjà très fatiguée. Ils écoutent l'éloge du président, puis arrive l'instant où Schweitzer doit se lever et prononcer son discours.

Visiblement, il n'est pas très à l'aise au milieu de cette prestigieuse assemblée. Sa voix, mal assurée au début, va s'affermir au fur et à mesure qu'il déroule le fil de sa pensée :

« Le fait essentiel que nous devons ressentir dans notre conscience, et que nous aurions dû ressentir depuis longtemps, est que nous devenions inhumains à mesure que nous devenions des surhommes. Nous avons toléré qu'au cours des guerres les hommes aient été tués en masse – vingt millions environ dans la Deuxième Guerre mondiale –, que des villes entières avec leurs habitants aient été réduites à néant par la bombe atomique, que des hommes aient été transformés en torches vivantes par les bombes incendiaires. Nous prenions connaissance de ces faits par la radio, ou par les journaux, et nous jugions qu'ils signifiaient un succès pour le groupe de peuples auquel nous appartenions, ou pour nos adversaires. Quand nous nous avouâmes que ces faits étaient les résultats d'une action inhumaine, cet aveu s'accompagnait de la réflexion que le fait de guerre nous condamnait à les accepter. En nous résignant sans résistance à notre sort, nous nous rendons coupables d'inhumanité. Ce qui importe, c'est de reconnaître, tous ensemble, que nous sommes coupables d'inhumanité. L'horreur de cette expérience doit nous arracher à notre torpeur, pour que nous tendions nos volontés et nos espoirs vers l'avènement d'une ère dans laquelle la guerre ne sera plus.

« Cette volonté et cet espoir ne peuvent avoir qu'un seul but : atteindre, par un nouvel esprit, cette raison supérieure qui nous détournera de faire de la puissance qui est à notre disposition un usage funeste.

« Le premier qui ait eu le courage de mettre en avant des arguments purement éthiques pour combattre la guerre et d'exiger une raison supérieure déterminée par un vouloir éthique, fut le grand humaniste Érasme de Rotterdam. Érasme trouva peu de successeurs dans cette voie. On considérait comme une utopie d'attendre de l'affirmation d'une nécessité éthique un avantage pour la paix. Kant aussi partage cette opinion. Dans son écrit *De la paix perpétuelle*, paru en 1795, il croit que sa réalisation viendra uniquement de l'autorité croissante d'un droit international selon lequel une cour d'arbitrage internationale réglerait les conflits entre peuples. Cette autorité, d'après lui, doit se fonder uniquement sur le respect croissant qu'avec le temps les hommes, pour des motifs purement pratiques, témoigneraient au droit en tant que tel. Kant insiste sans cesse sur l'idée qu'il ne faut pas mettre en avant des raisons éthiques en faveur de l'idée d'une société des nations, mais qu'il faut la considérer comme l'aboutissement d'un droit qui va se perfectionnant. Il pense que ce perfectionnement se produira au cours d'un progrès qui se réalisera de lui-même. À son avis, "la nature, cette grande artiste", amènera les hommes, très progressivement, il est vrai, et au terme d'un temps très long, par la marche des événements historiques et par la misère des guerres, à se mettre d'accord sur un droit international garantissant la paix perpétuelle.

« Le plan d'une société des nations avec pouvoir d'arbitrage a été formulé pour la première fois avec quelques précisions par Sully, l'ami et le ministre d'Henri IV. [...]

« Aujourd'hui, nous disposons de l'expérience de la Société des Nations de Genève et de l'Organisation des Nations unies pour juger de l'efficacité d'institutions nationales. Celles-ci pourront rendre des services considérables, en proposant leur médiation dans les conflits à leur naissance, en prenant l'initiative de créer des entreprises communes aux nations et par d'autres actes de cette nature, selon les circonstances.

« Ces deux institutions pourtant n'ont pas été capables d'amener un état de paix. Leurs efforts étaient condamnés à l'échec, parce qu'elles étaient obligées de les tenter dans un monde où ne régnait nullement un esprit dirigé vers la réalisation de la paix. N'étant que des institutions juridiques, elles étaient incapables de le créer. L'esprit éthique seul a ce pouvoir. Kant s'est trompé quand il croyait pouvoir s'en passer pour son entreprise de paix. Nous devons suivre le chemin sur lequel il n'a pas voulu s'engager. Et qui plus est, le temps extrêmement long, sur lequel il comptait pour ce mouvement vers la paix, nous n'en disposons plus. Les guerres d'aujourd'hui sont des guerres d'anéantissement, celles qu'il supposait ne l'étaient pas. Des mesures décisives pour la cause de la paix doivent être entreprises et des résultats décisifs acquis, et cela à bref délai. De cela aussi, l'esprit seul est capable. »

Albert Schweitzer est entouré, encensé, louangé, accaparé... fatigué. Il doit encore assister à la réception donnée à l'hôtel de ville. Au cours de cette réception, un bruit de fanfare et de foule en liesse parvient du dehors. On ouvre les fenêtres du balcon : ce sont les étudiants d'Oslo qui forment un cortège aux flambeaux. Schweitzer doit s'avancer et prononcer encore quelques mots.

Le couple rentre en France ravi et épuisé.

CHAPITRE XXV

Le Village de Lumière

Janvier 1955. – Onzième séjour en Afrique.

À peine arrivé, Schweitzer doit faire semblant de ne pas remarquer l'effervescence du village-hôpital à l'approche du 80e anniversaire du patron. Les décorations, les petits cadeaux, les discours, les chants ne se préparent pas dans la totale discrétion, mais qu'importe.

Le 15 janvier, quand la première aubade se fait entendre, Albert Schweitzer paraît surpris. En réalité, il est surtout ému de voir autour de lui tous ces pauvres gens, éclopés, opérés, lépreux, offrant une bricole pour remercier le Grand Docteur d'avoir consacré quarante années de sa vie à ce coin de forêt équatoriale. L'équipe de médecins blancs et d'infirmières qui chantent et tapent dans leurs mains ne sont que les maillons d'une chaîne ininterrompue depuis 1913. Suisses, Allemands, Français, Hollandais, Hongrois, Danois, Anglais, Américains, ils ont tous donné leur temps, leur savoir, leur santé, pendant un an ou deux, plus encore, beaucoup plus. Mathilde Kottmann est là depuis 1924. Emma Haussknecht depuis 1925. Elles ont occupé tous les postes, à l'infirmerie, à la salle d'opération, à la pharmacie, à la cuisine, au jardin, à la plantation, au chantier ; elles ont fait les pansements, les piqûres, ont surveillé les travaux de terrassement, ont donné le biberon aux animaux sauvages, ont assuré le secrétariat et la correspondance du patron.

Tous les organismes et tous les caractères ne s'adaptent pas au régime de l'hôpital Schweitzer. Certains se sont trompés, croyant aborder une sorte de paradis terrestre, loin du tumulte occidental, où chacun peut vivre à sa guise, à son rythme, paisiblement. La vie quotidienne de l'hôpital est particulièrement dure et les premiers mois de séjour représentent une véritable épreuve. Sonja Muller, l'une des dernières arrivées, en fait l'expérience.

Elle racontera, quarante ans plus tard :

> *Nous étions mobilisés du matin au soir, et tous les jours de la semaine, et pourtant chacun se sentait comme porté par tous les autres, la solidarité, l'entraide était naturelle. Quand nous avions fini nos opérations d'urgence, tard dans la nuit et que le groupe électrogène s'arrêtait, on accourait spontanément à la cuisine ou ailleurs pour nous aider à nettoyer, afin de pouvoir être plus vite au lit.* [...] *Nous n'avions aucun salaire. Juste de l'argent de poche. Mais qu'avions-nous besoin de plus ? Nous étions logés, blanchis, nourris, nous avions à notre disposition papier-lettres, timbres, cartes postales. Le voyage aller et retour nous était payé. L'argent n'avait pas de valeur à Lambaréné. Avions-nous besoin d'une nouvelle paire de chaussures, parce que celles que nous portions étaient trouées, nous allions chez Mlle Mathilde ou chez Mlle Emma qui allait dans la réserve et nous remettait le nécessaire.* [...] *La vie communautaire n'était pas imposée ; elle allait de soi. Chacun conservait sa personnalité et son identité. Il n'était pas question de la sacrifier au profit du groupe. Bien au contraire. Preuve en était la célébration des anniversaires, une façon de souligner l'individualité des personnes. Schweitzer y tenait beaucoup. On faisait toujours une gâterie à la personne qui avait son anniversaire et on lui offrait des cadeaux que généralement on confectionnait soi-même. Une des plus belles coutumes était de réaliser un « pagne d'anniversaire » en raphia que l'on décorait d'un dessin souvent comique qui représentait le travail de la personne ou son caractère, ses petits travers.* [...] *Nous étions une vingtaine de personnes, logées toutes à la même enseigne, et il fallait se serrer les coudes. Vêtues de blanc, les femmes apparaissaient toutes comme des infirmières, travaillant dans le service médical ou ailleurs. Lingerie, cuisine, secrétariat, plantation, tout était important, car nécessaire. Prenez l'exemple de la lingerie. Chacun, sous ce climat, devait se changer au minimum une fois par jour. Le linge était lavé deux à trois fois par semaine. Des femmes de malades aidaient. Il fallait sécher le tout dans des grillages, surtout le linge de corps, pour éviter la ponte des mouches. Des œufs sur la peau provoquaient immédiatement des inflammations ou même des ulcères qui pouvaient être très graves. Pour laver, il n'y avait pas de machines. Les femmes lavaient au bord du fleuve et pour bouillir il y avait une buanderie en plein air. On allumait un feu entre trois pierres et on y plaçait les grandes cuves. C'était une tâche très pénible. Ensuite, tout devait être repassé, pour être désinfecté. On se servait de fer à charbon de bois. Dernière opération : le rangement. Vous vous rendez compte de tout le travail que cela représentait et qui, pour des raisons d'hygiène, devait être fait soigneusement*[1].

1. *Études schweitzériennes* n° 3.

Et Hélène, pendant ce temps-là ? Que fait Hélène, l'épouse ? Elle traîne sa carcasse délabrée de pièce en pièce dans la maison, passe des heures dans son transat, sur la terrasse, regarde ce monde s'agiter, se dépenser, vivre. Sa santé ne lui permet plus de donner un simple coup de main à l'infirmerie, à la pharmacie ni au secrétariat. Elle a juste la force de lancer quelques réflexions aigres-douces, d'apostropher un paresseux, un plaisantin, de jeter un ordre, plus ou moins suivi, car il n'y a que les ordres du Grand Docteur que l'on exécute aussitôt. Hélène n'est plus qu'un être dolent, accablé, venu effilocher sa vie dans la forêt.

Ce soir, à petits pas, les mains dans le dos, le patron fait son tour, accompagné de son chien et de son antilope. Il monte jusqu'à son « Village de Lumière », le nouveau village de lépreux qui attend ses pensionnaires. Il visite aussi ses malades mentaux.

Lorsque Schweitzer est arrivé en Afrique, il y a quarante-trois ans, ce n'était pas pour soigner les malades mentaux. Il soignait tout ce qui se présentait. Mais très vite, il a constaté que la maladie mentale occupait en brousse une place importante.

Jusqu'au début des années 1950, même en Europe, il n'y avait que peu de médicaments efficaces (morphine, bromure, scopolamine). Schweitzer fit parvenir à Lambaréné de la chlorpromazine, et fit bénéficier ainsi ses malades des produits les plus récents. Pour les patients agités, il construisit des cellules en bois, car le ciment était trop froid la nuit. Il suivit de très près la fabrication de ces cellules, bâties sur pilotis pour décourager les insectes, et entourées, tous les soirs, de cendres chaudes pour les protéger des fourmis guerrières.

Dans cette population de malades mentaux qui salue, ce soir, le Grand Docteur, on relève des pathologies identiques à celles qu'on observe en Europe, mais il existe aussi des troubles affectifs propres aux croyances de ces régions.

> *L'Européen ne saura jamais à quel point est effroyable la vie de ces malheureux qui passent leur temps dans la crainte des sortilèges dirigés contre eux.*

Les plus courantes de ces anxiétés sont les croyances en un sortilège maléfique et l'errance de l'esprit, une sorte de double de soi qui, dans les rêves ou la transe, peut abandonner le corps, et en pénétrer un autre pour le persécuter, le « manger ». Cet esprit possesseur peut être identifié par le n'ganga, lequel a alors une fonction de devin-guérisseur : son rôle est d'entrer en communication avec l'esprit. Au cours d'une cérémonie, qui peut durer plusieurs jours, le possédé, maquillé d'argile blanche, se bat contre son « occupant » à coups de libations, de médications de la forêt, de danses, de chants, d'incantations du n'ganga, jusqu'à ce que l'ombwiri, vaincu, quitte le corps du possédé.

Les thérapies traditionnelles apportent des solutions à ces troubles, par leur aspect magico-religieux et grâce à la participation de la communauté. Mais les psychoses, elles, sont incurables par ces méthodes, car le malade fait l'objet d'un rejet de la part de son entourage. Il est isolé du groupe, donc considéré comme inguérissable. Seul l'hôpital peut le prendre en charge[1].

Schweitzer discute, plaisante avec ses malades. Ce soir, les fous ne sont pas agités ; il n'y aura pas de tornade.

À partir de la semaine prochaine, il faudra du renfort pour répondre à tous les hommages qui vont arriver du monde entier. Une première liste a été établie :

Albert Schweitzer a reçu la médaille d'or de la Ville de Paris et de la chambre de commerce de Marseille.

Monaco a émis deux timbres à l'effigie du docteur.

Des expositions sont organisées dans plusieurs villes de France.

La Monnaie de Paris frappe une médaille.

Le prince Rainier offre un bloc opératoire ultramoderne préfabriqué, mais Schweitzer refuse ce somptueux cadeau. Il en discute avec un homme en qui il a toute confiance, Guy Barthélémy, technicien de la forêt.

« Il paraît que vous avez des relations à la principauté de Monaco, Barthélémy ?

– Je connais pas mal de gens.

– Comment faire comprendre au prince, sans le désobliger, que son bloc opératoire ne nous sera guère utile, ici ?

– Vous refusez ce cadeau ?

– Je ne refuse pas un cadeau du prince ; mais celui-là n'est pas adapté.

– S'il vous avait laissé le choix, qu'auriez-vous demandé ?

– Un Scialytique pour la salle d'opération, des nouveaux réfrigérateurs pour la cuisine, un groupe électrogène pour éclairer tout l'hôpital et des rideaux pour la maison d'enfants, par exemple.

1. Voir l'article du docteur Jean-Claude Huck, « La psychiatrie à Lambaréné, d'Albert Schweitzer à nos jours », *Études schweitzériennes* n° 1.

– Souhaitez-vous que j'essaye d'expliquer cela à la principauté, par mes intermédiaires ?
– Ce serait une bonne chose. »
Il lui pose sa grosse patte sur l'épaule, et ajoute en souriant :
« Si vous réussissez, Barthélémy, vous aurez bien mérité de l'hôpital, et vous aurez droit, vous aussi, à une récompense. »

Une seule ombre au tableau, au milieu de tous ces honneurs : Erica est absente. Elle n'a pas osé entreprendre ce grand voyage États-Unis-Afrique, car sa santé la préoccupe quelque peu. Oh ! presque rien : une petite boule sous l'aisselle. Schweitzer se souvient alors de cette tumeur mammaire dont est morte tante Mathilde. Il prend peur et demande à Erica de consulter immédiatement un spécialiste. Elle promet.

20 février 1955

Au Dr Albert Einstein
Institut de recherche physique
Princeton.

Cher Albert Einstein,
De tout cœur je vous remercie de votre dernière lettre si aimable et qui, datée du 6 décembre 1954, a mis du temps à me parvenir ici, en Afrique. Ces dernières années, je vous ai souvent écrit en pensée. Mais pas en réalité. C'est que j'ai tellement de correspondance commerciale pour le fonctionnement de l'hôpital et que depuis de longs mois je me sens si fatigué, sans compter que je souffre toujours d'une grave crampe des écrivains, de sorte que beaucoup de lettres personnelles que j'aimerais écrire restent à l'état de projet.

Mais nous, n'est-ce pas, sans nous écrire, nous restons unis par la pensée, car l'un et l'autre nous vivons notre terrifiante époque de la même manière, en ressentant les mêmes peurs pour l'avenir de l'humanité. Lorsque nous nous sommes connus à Berlin, nous n'aurions jamais pu nous imaginer que des liens aussi forts existeraient entre nous. Il me paraît remarquable que si souvent l'actualité associe nos deux noms. Et que nous portions le même prénom, cela est beau je trouve.

En ce qui concerne la relance des expérimentations sur les armes atomiques les plus modernes, je n'arrive pas à comprendre pourquoi l'ONU ne se résout pas à imposer des négociations. Je reçois des lettres où l'on demande que vous, moi et d'autres, nous élevions nos voix, pour que l'ONU s'occupe de ce problème. Mais nous n'avons déjà que trop élevé la voix. Nous n'avons rien à prescrire à l'ONU qui, en tant qu'organisation autonome, doit prendre elle-même conscience de ses responsabilités et trouver en elle l'énergie nécessaire pour tenter d'écarter les malheurs qui nous menacent. De loin je ne puis juger et dire ce qui la retient de se mobiliser dans ce sens. Même si ces tentatives s'avéraient infructueuses, du moins les initiatives auraient été prises et on verrait clairement de quel côté proviennent les résistances. [...]

Me voici de nouveau confronté aux multiples formes de mon travail en Afrique. Pendant des semaines encore, il faudra que je consacre une grande partie de mon temps à achever la construction d'un village destiné aux 250 lépreux de mon hôpital. [...] Quand ces travaux seront terminés, je pourrai de nouveau trouver suffisamment de loisir pour me remettre à des œuvres spirituelles qui depuis longtemps attendent d'être terminées. Comme vous à Princeton, je cherche à vivre dans la forêt vierge d'une manière aussi discrète que possible... Ma seule récréation consiste à exercer mon jeu d'orgue sur le piano à pédalier. Je reprends en ce moment les dernières œuvres de César Franck. J'imagine que vous, vous avez toujours plaisir à jouer du violon.

Mais voilà que je vous ai écrit une longue lettre. Ma crampe ne s'est pas trop fait sentir!

De tout cœur.

Votre dévoué Albert Schweitzer.

Avril 1955.

« Maintenant, les avions atterrissent près de Lambaréné, ce qui change tout, évidemment, mais l'arrivée à l'hôpital se fait toujours par le fleuve. »

La brume matinale dissimule les grands arbres haubanés qui se dressent sur les rives comme des fantômes. L'eau est rougeâtre, opaque, presque chaude. Dans la grande pirogue, une dizaine de pagayeurs lépreux, entraînés par Obianghé, marquent la cadence en chantant, ce qui ravit la « nouvelle arrivée », Margrieth Van der Kreek, qui doit prendre ses fonctions de chirurgien.

C'est le professeur Burger qui, il y a un peu plus d'un an, lui a suggéré de se présenter au docteur Schweitzer. La jeune Hollandaise est arrivée chez le maître, à Gunsbach, qui l'a reçue comme il reçoit tous les candidats, mi-cordial, mi-bougon, posant les questions les plus déroutantes, les plus inattendues :

« Comment t'appelle-t-on dans l'intimité ?

– Greet.

– Tu souhaites venir à Lambaréné ?

– Oui.

– Dors-tu bien ?

– Heu... oui.

– As-tu le sens de l'humour ? »

Greet rit franchement :
« Je crois, oui.
– Sais-tu soigner les poules ?
– Je ne l'ai jamais fait, mais je peux m'y mettre.
– As-tu déjà planté du maïs en Afrique ?
– Je n'ai jamais mis les pieds en Afrique.
– Très bien. Je peux te prendre, mais pas cette année ; l'année prochaine. En attendant, tu dois compléter ta formation comme assistante en clinique et en suivant des études en pathologie tropicale. Si tu es d'accord, on se revoit dans un an. »

Et Greet se trouve aujourd'hui dans la pirogue d'accueil. Mlle Emma, assise à côté d'elle, lui demande :
« Entendez-vous les cloches ? »
Deux cloches, en effet, se mêlent au chant des piroguiers.
Sur la rive, une nuée d'enfants, puis d'adultes, suivent en courant la pirogue qui accoste. Sur l'embarcadère, les battements de mains accueillent le nouveau médecin submergé par cette bienvenue bruyante.
Les infirmières blanches dans leur costume immaculé et les médecins européens encadrent le maître des lieux, formant le comité d'accueil le plus impressionnant que cette jeune fille ait jamais connu. Albert Schweitzer tient énormément à ce rituel pour associer d'emblée le nouveau venu à son équipe.
Schweitzer tend ses mains expressives. La chirurgienne est arrivée.
Lorsqu'un nouveau médecin, surtout s'il est encore inexpérimenté, vient à l'hôpital Schweitzer, il doit laisser en Europe ses états d'âme et ses préjugés. Il ne doit pas compter non plus sur une période « d'adaptation ». Dès qu'il a posé le pied sur le débarcadère, il est en fonction, et s'il est chirurgien, il peut avoir à pratiquer sa première opération dans l'heure qui suit, sous l'œil inquisiteur du patron.
Il y a déjà un certain temps que Schweitzer n'opère plus lui-même, mais il est toujours là, vigilant, prêt à intervenir, à donner des indications, fort de son expérience. Ceux qui l'ont critiqué dans ce domaine ont peut-être été des virtuoses du bistouri, mais n'ont certainement jamais pratiqué tant d'opérations de toutes sortes avec autant de succès. De plus, il a instauré un règlement de travail très strict ; le cahier des opérations est minutieusement tenu ; les soins postopératoires sont surveillés de très près. Albert Schweitzer mène tout cela comme un chef d'orchestre et supporte mal les initiatives imprévues. Les infirmiers qu'il

a formés sont souvent illettrés mais très efficaces. Actuellement, en salle d'opération, la personnalité de Pierre s'impose ; Pierre, l'incomparable Pierre, qui n'hésite pas à donner son avis au chirurgien, et qui a presque toujours raison. Greet se souviendra d'un cas de ventre dur chez une femme arrivée quasi mourante. Une fois l'abdomen ouvert, on découvre plus d'un litre et demi de sang. Au moment d'enlever cette masse liquide, Pierre dit :

« Il faut garder son sang et le lui réinjecter. »

Ce qui est fait : on récupère tout le sang à la cuillère, et on le réinjecte à la malade, qui est sauvée.

Un autre jour, le chirurgien a travaillé longtemps sur un intestin sans découvrir la moindre anomalie. Il est sur le point d'abandonner et de recoudre le malade, quand Pierre dit :

« Non. Tu dois encore chercher, tu dois fouiller jusqu'au fond. »

Et l'on découvre un cas rarissime d'inclusion dans un recoin caché, au plus profond.

Pierre a sûrement une expérience que peu d'infirmiers de blocs opératoires européens peuvent avoir.

Souvent, les visiteurs sont effarés par le village-hôpital qu'ils voient vétuste et sale. Schweitzer a souvent dit qu'il n'avait pas voulu faire un hôpital-clinique, mais un village-hôpital africain où le malade se sent chez lui, où il se retrouve avec sa famille, ses habitudes, conditions indispensables pour sa guérison.

« Après tout, dit Greet, pourtant habituée à la netteté et à l'antisepsie hollandaise, ce village est un exemple d'écologie assez réussi, puisque la plus grande partie des déchets disparaissent dans l'estomac des cabris promeneurs, à commencer par les monceaux de peaux de banane jetées devant les cases. »

On a souvent reproché au docteur Schweitzer de refuser la modernisation. Il a maintes fois prouvé qu'il n'est pas contre la modernisation, mais il a une idée précise de la modernisation qui convient, en forêt équatoriale, à des populations peu évoluées. En matière de soins, il innove souvent, en faisant par exemple les essais de chaulmoogra sur les lépreux, ou en expérimentant des produits nouveaux contre le cancer. Il dit d'ailleurs en souriant :

« Je peux me permettre d'innover. J'ai les épaules assez larges pour cela. »

Ses épaules ont, en effet, reçu des volées de bois vert qui n'ont jamais entamé sa détermination, et ne l'ont jamais fait dévier du chemin qu'il s'était tracé.

Mi-avril 1955. – Très mauvaise nouvelle pour Albert Schweitzer : son vieil ami, son premier collaborateur, Noël Gillespie, vient de mourir d'une crise cardiaque. Ce qui attriste le plus Albert, c'est que dans sa dernière lettre de septembre son ami lui avouait qu'il pensait avoir raté sa carrière en n'allant pas jusqu'au bout de son aventure gabonaise et en ayant finalement préféré une situation confortable à un véritable parcours humanitaire. Cher Noël Gillespie !

18 avril 1955. – Comme le bonheur, un malheur n'arrive jamais seul : une lettre de Princeton annonce la mort d'Albert Einstein. L'humanité prend-elle conscience de la perte qu'elle subit ce jour ?

Peu de temps avant sa disparition, le physicien a envoyé à Lambaréné une cargaison de médicaments et une photo de lui avec les étudiants bénévoles qui ont rassemblé ce don. Il a dit à propos de Schweitzer :

> *Cet homme agit sur le monde moins par tout ce qu'il a accompli et qui en soi est déjà étonnant, que par un élément indéfinissable de sa personnalité qui échappe à l'analyse purement rationnelle.*

Albert lit la biographie qui lui est consacrée : *A. Schweitzer das Leben eines guten Menschen*, aux éditions Kindler à Munich. Le maître d'œuvre de cet ouvrage est Jean Pierhal et la postface a été écrite par Nikos Kazantzaki. Ce penseur grec qui opère la synthèse des doctrines les plus diverses : socialisme, philosophie hindoue, christianisme, Nietzsche, Bergson et existentialisme, a acquis une célébrité mondiale grâce à certains de ses romans[1]. Dans la postface qu'il consacre à Albert Schweitzer, il compare celui-ci à saint François d'Assise. Très touché, Schweitzer lui écrit :

> *C'est avec émotion que j'ai lu votre postface à la biographie de Pierhal... Elle m'a rappelé l'émotion que je ressentis quand, jeune étudiant, je lus de plus près l'œuvre de saint François d'Assise. Je vis que depuis mon enfance je me trouvais sur un chemin analogue et dans une même disposition d'esprit. Mais en fait, je n'ai jamais pu en parlant ou en écrivant m'associer ni me référer à lui. Une sorte de pudeur me retenait.*
>
> *Il est, lui, un saint célèbre alors que je suis un homme ordinaire. Il y a dans sa parole une force intérieure qui n'appartient qu'à lui et aucun de nous ne peut y prétendre, aucun n'a le droit de se l'approprier. Cette force ne fut donnée qu'à lui. Nous autres ne disposons pour nous exprimer que du langage commun.*

---

1. *Alexis Zorba, Le Christ recrucifié, La Liberté ou la mort.*

Et il faut maintenant que je vous remercie de ce grand amour que vous m'avez témoigné dans votre texte. Depuis que j'ai entendu parler de vous, je sais que nous faisons partie de la même famille spirituelle, une évidence pour ceux qui nous connaissent tous les deux. Il faudra que nous puissions nous rencontrer. Je retourne, cette année, en Europe, par nécessité, hélas ! À partir du 8 août, je serai à Gunsbach où j'aurai à finir un travail sur la musique de Bach. Plus tard, sans doute, dans la deuxième moitié d'octobre, j'irai à Bonn puis à Paris. Il faudra aussi que je me rende en Angleterre. Alors, voyez si une rencontre est possible et comment. Le plus beau serait que vous veniez à Gunsbach. Là, nous pourrions nous entretenir en paix.

Ces deux personnalités si différentes sont attirées l'une vers l'autre.

Dimanche, mai 1955. – Enfin de bonnes nouvelles d'Erica ! Ce qu'on a pris pour une tumeur n'est qu'un kyste bénin. Après quelques semaines de repos, elle sera en mesure de revenir à Lambaréné. Schweitzer est donc de très bonne humeur, et il compte bien faire du culte de cette matinée dominicale un moment de recueillement mais aussi une récréation. Il y a justement foule et déjà les enfants se bousculent au premier rang. Le pasteur s'adresse familièrement à ses fidèles :

« Hier, un vieux Pahouin m'a fait un palabre en affirmant que son Dieu, N'Zamé, était plus fort que le mien. C'est possible, je ne discute pas. Il prétendait aussi que la religion de ses ancêtres était plus riche que la mienne parce que la sienne avait deux dieux : N'Zamé Essi (le dieu d'en bas) et N'Zamé Edzo (le dieu d'en haut). C'est peut-être vrai. Mais ce qui est embêtant c'est que, lorsqu'il y a plusieurs dieux, on ne sait jamais quel est le meilleur ou le plus malin. »

Les vieux villageois hilares laissent couler leur jus de chique à travers leurs chicots.

Le pasteur continue :

« Vous connaissez l'histoire de la rencontre des deux dieux pahouins, sans doute ? Non ? Vous ne la connaissez pas ? Je vous la raconte :

« Le dieu d'en bas et le dieu d'en haut discutaient. N'Zamé Essi disait : "Les hommes sont très difficiles à gouverner. Je me demande bien pourquoi j'ai créé des êtres pareils ! Ils désobéissent à tous mes commandements !"

« N'Zamé Edzo répondait : "Tu crois que là-haut je suis plus heureux que toi ? Regarde le soleil avec ses éclipses, et ses promenades quotidiennes, et la lune, et la pluie, et le tonnerre, et les étoiles qui veulent échapper à ma domination ! Va, mon frère, tu es encore mieux loti que moi. À propos, peux-tu me fournir un millier de travailleurs bien forts ? Mais il faudrait que ce ne soient ni des hommes ni des femmes, afin qu'il ne puisse y avoir entre eux et les planètes aucune relation sexuelle, là-haut chez moi. Tu me comprends ?

« – Oui, bien sûr. À la pleine lune, sois ici ; un de mes enfants viendra te remettre les travailleurs. Seulement, tu ne dois venir les chercher ni pendant la journée, ni pendant la nuit. Sois exact ; ils seront là." »

Schweitzer s'arrête et demande aux enfants du premier rang :

« Alors ? qui est le plus malin des deux dieux ? Et pourquoi le dieu d'en bas, dont les descendants s'appellent les hommes, n'arrive-t-il pas à empêcher la venue sur la terre du tonnerre et de la foudre ? Si vous avez la réponse, vous me la donnerez dimanche. En attendant, passons aux choses sérieuses et prions. »

Avant de repartir pour l'Europe, et comme s'il appréhendait un voyage sans retour, Albert a voulu aller saluer sa forêt. Il est parti, au petit jour, avec un guide, et ils ont marché, droit devant eux, en s'éloignant du fleuve.

Sous l'écran de la voûte forestière ne pousse qu'un sous-bois clair d'arbustes et de touffes de larges feuilles habituées à vivre en lumière atténuée. Par endroits, quand la chute d'un arbre a ouvert un trou dans la canopée, le soleil pénètre jusqu'au sol, et les arbustes repartent à la conquête de la lumière. On peut comparer cette atmosphère à celle d'une serre. Aux troncs les plus lisses s'accrochent les plantes épiphytes.

Albert lève la tête et regarde la voûte végétale, sa « centrale énergétique » qui transforme l'énergie solaire en feuilles, en racines, en fûts. Ces géants de plus de cinquante mètres de haut comptent parmi les plus splendides créatures existantes. Les lignes pures de leurs troncs, leurs frondaisons étendues en parasol ou découpées en festons constituent un fantastique kaléidoscope. La plupart de ces arbres portent périodiquement des fruits et des fleurs, mais ces dernières sont sans couleur ni odeur.

Et partout, à chaque pas, par terre, dans les branches, des protubérances, des constructions exubérantes : les châteaux forts des termites aveugles qui travaillent inlassablement jusqu'à dix mètres de profondeur.

Là, grimpant furtivement dans son trou, un pangolin attardé, gorgé de termites, agitant son armure d'écailles.

Schweitzer écoute. Le râle termine son concert nocturne par un étrange refrain rythmé. La mélodie mélancolique du trogon multicolore lui répond. Dans les dortoirs, à quarante mètres au-dessus du sol, les singes arboricoles s'appellent. Le pic se met au travail. Le touraco géant lance son *Cô cô croû-ouou !*, le cri le plus puissant et le plus caractéristique de la forêt équatoriale. Le braiement du calao en vol, son sifflement et son soufflement rappellent celui d'un vent.

La forêt s'éveille. Schweitzer l'écoute. Peut-être pour la dernière fois, pense-t-il. Il sait, en tout cas, que cette année 1955 verra l'achèvement de sa léproserie, avec ou sans lui. Cela n'a pas été sans mal. Pour toute main-d'œuvre il n'a disposé que d'une soixantaine de lépreux à peu près valides. Lui-même, souffrant des genoux, a eu beaucoup de mal à atteindre le chantier sur les hauteurs de la concession. Mais cette réalisation est l'une de ses fiertés : 250 lépreux seront logés dans des conditions convenables et pourront avoir là une vie quasi normale. Ce village doit porter un nom. La mort de Greta Lagerfeld a immédiatement imposé le nom de sa bienfaitrice. Mais pour tous, ce village restera le « Village de Lumière ».

CHAPITRE XXVI

En guerre contre la guerre

Juin 1955. – Albert Schweitzer se trouve à bord du SS *Foucauld*. La radio annonce que la santé du docteur donne des inquiétudes. Albert, furieux, fait immédiatement câbler qu'il se porte comme un charme.

> *C'était aussi sa faute si sa santé inspirait quelques inquiétudes, car il refusait souvent de répondre favorablement aux demandes d'interviews, prétextant qu'il était fatigué. Si la demande se faisait insistante, Schweitzer prétendait alors qu'il était alité; si elle persistait, il se disait mourant*[1]...

Août 1955. – Albert a retrouvé Erica, et ses douleurs se sont envolées. La photographe américaine continue son reportage sur le grand homme, qui apparaît rayonnant. Qui a osé dire que cet octogénaire était en mauvaise santé ? Il est étonnant de vigueur, d'intelligence, d'humour. Dans toutes les réunions, les réceptions, les conférences, on boit ses paroles. Il est l'homme d'une époque, d'une société d'après guerre qui se cherche et se donne bonne conscience en « béatifiant » la personnalité incontournable, la star qu'il faut avoir vue, reçue, honorée.

Albert et Erica parcourent encore une partie de l'Europe. C'est une récréation que le vieil homme entreprend avec cette jeunesse, un voyage initiatique de l'amour sans jamais toucher au port. La passion qu'il ressent n'entame en rien son puritanisme luthérien. L'amour d'Albert

1. Marco Koskas, *op. cit.*

restera purement platonique. Mais comme il ne faut jurer de rien, nous partageons l'avis de Pierre Lassus :

> *On pourra imaginer des romances tardives avec Erica Anderson qui avait l'âge de sa fille, comme on avait pu imaginer des romances précoces avec sa tante Mathilde ou avec Cosima Wagner qui avaient l'âge de sa mère, l'essentiel étant, dans tous les cas, de présupposer que ces relations demeurent du domaine de l'amour courtois.*

11 août 1955. – Nikos Kazantzaki frappe à la porte du « saint François contemporain », à Gunsbach. Schweitzer lui-même vient lui ouvrir. Souriant sous ses épaisses moustaches, il tend ses mains. Il y a beaucoup d'émotion dans l'accolade de ces deux hommes dont la pensée se rejoint.

Jusqu'à la nuit, ils échangent des idées, rapprochent leurs œuvres, parlent du Christ, d'Homère, de l'Afrique, des lépreux.

« Il faut que je vous montre quelque chose pour apaiser ma vanité », dit Schweitzer.

Il prend sur la table une lettre qu'il a déjà lue plusieurs fois :

« C'est une lettre que j'ai reçue pour mon quatre-vingtième anniversaire. »

Il lit :

« *La commémoration du quatre-vingtième anniversaire de mon grand et cher ami Albert Schweitzer est une date marquante pour les hommes de bonne volonté du monde entier. À cette occasion, on pourrait passer en revue les multiples aspects d'une personnalité si riche et si féconde, qui nous a appris à tous la vertu du dévouement. En tant que musicien, je n'oublie pas ce que nous devons au génial organiste, à l'éminent musicologue, à l'esprit clairvoyant, qui a su commenter, de façon magistrale, l'univers poétique du maître des maîtres, Jean-Sébastien Bach. Cependant, je désire surtout mettre en relief l'effort persévérant que le docteur Schweitzer a dû réaliser sur lui-même, pour parvenir à ce degré de profonde humanité et de suprême sérénité qui impose le respect et l'admiration aux personnes de toutes les races et de toutes les classes.* »

Il lève les yeux vers son ami et ajoute :

« Savez-vous de qui est signée cette lettre ? Pablo Casals. »

Il conclut :

« C'est de ces honneurs-là dont il faut se méfier, si l'on n'a pas la dose de modestie de Jean-Sébastien Bach. Car ce qui caractérisait Jean-Sébastien Bach, ce n'était pas son génie musical, mais sa modestie. Ne nous y trompons pas ! Il avait mauvais caractère ; il était susceptible et défendait farouchement son indépendance. D'une fierté altière, même blessante vis-à-vis des gens qui le considéraient comme un subordonné, mais d'une simplicité et d'une modestie étonnantes. Non pas une modestie hypocrite qu'affectent parfois les hommes célèbres, mais une modestie saine et robuste que soutenait le sentiment de sa valeur. Il se sentait assez grand pour se permettre d'être modeste. Quand on lui demandait comment il était arrivé à cette perfection dans l'art, il répondait : "J'ai dû m'appliquer ; quiconque s'appliquera de la même façon arrivera au même résultat." »

Vers 18 heures, les deux amis sortent et se dirigent vers l'église du village. Ils s'assoient tous deux à l'orgue. Schweitzer se tait, baisse la tête, concentré. Ses cheveux en broussaille tombent sur ses yeux fermés. Ses mains deviennent oiseaux. Il joue.

20 août 1955. – En Algérie, les rebelles ont lancé l'insurrection : dans le Nord-Constantinois, quelques milliers d'hommes en uniforme ont attaqué à la bombe les postes de commandement, les commissariats, les mairies et les gares. Pendant ce temps, les paysans ont attaqué les maisons des Européens et massacré les occupants. Les musulmans francophiles sont particulièrement visés. Les Européens d'Algérie exigent une répression sévère.

Au même moment, une conférence pour l'utilisation pacifique de l'énergie atomique se tient à Genève, et un congrès pour l'interdiction des bombes A et H se réunit à Hiroshima.

Albert Schweitzer fait entendre sa voix :

« Les savants qui considèrent comme faible le danger créé par les explosions expérimentales s'intéressent surtout à la radioactivité de l'air et s'efforcent de nous faire croire que le rayonnement d'origine atmosphérique n'a pas encore atteint une intensité dangereuse. Mais les résultats auxquels ils sont arrivés par leurs artifices de calcul ne sont pas aussi dignes de confiance qu'ils voudraient nous le faire croire. À mesure que les années passent, en effet, on s'est vu obligé de réduire de plus en plus la limite de tolérance pour ce rayonnement. En 1934, on avait admis comme limite cent unités de rayonnement par an. De nos jours le chiffre de cinq unités est officiellement considéré comme tolérable. Des savants pensent qu'il est douteux qu'il y ait une dose de rayonnement inoffensive. Nous pouvons, pensent-ils, parler seulement d'une dose que nous considérons comme tolérable. Sans cesse, on parle du "maximum autorisé de rayonnement".

« Qui donne donc cette autorisation ? Qui donc en a le droit ? Pour juger du péril radioactif, il ne faut pas se borner à considérer l'effet du rayonnement qui agit de l'extérieur, il faut aussi tenir compte de celui produit par les particules radioactives qui s'accumulent sans cesse à l'intérieur de notre corps. Quelle est l'origine de cette dernière radioactivité ? Les particules radioactives en suspension dans l'air à la suite des explosions expérimentales n'y restent pas, mais descendent, dans le courant des années, à la surface du sol sous forme de poussière, de pluie, de neige radioactives, et s'y déposent. Par les feuilles, par les racines elles pénètrent dans les plantes et s'y accumulent. Des plantes, elles passent dans notre corps, que nous buvions le lait des vaches ou que nous mangions la chair des animaux qui s'en sont nourris. Il peut même arriver qu'à la suite d'une pluie radioactive nous buvions de l'eau radioactive. »

Dans leur périple européen, Albert et Erica joignent l'utile à l'agréable. Ils passent souvent pour père et fille, et cela les ravit. Dans chaque capitale, Albert a ses obligations, ses discours à prononcer, ses lauriers à recevoir, ses invitations auxquelles Erica échappe le plus souvent possible. Elle tient pourtant à fixer sur la pellicule le portrait du grand homme lorsque la reine d'Angleterre lui remet le *British Order of Merit*, et lorsque le président de l'Allemagne fédérale le décore de l'ordre « Pour le Mérite ». Quand sort le timbre de Monaco à l'effigie du docteur, Erica malicieusement, ou par fierté naturelle, surcharge les enveloppes des lettres adressées à ses amis et connaissances.

La galerie de la France d'outre-mer, à Paris, organise une exposition à laquelle Albert ne peut se soustraire : « Albert Schweitzer et son œuvre vus par sept artistes ». Il y a des sculptures d'Évariste Jonchère et de Georges de Boulogne, des peintures de Paul Bret, des fusains d'Anne-Marie Mercier, des gouaches de Guy Barthélémy, une médaille de Guy Revol et, bien sûr, des photos d'Erica Anderson. Elle assiste au vernissage de l'expo, mais laisse à Albert le soin d'affronter seul les autres manifestations officielles qui l'ennuient.

L'Association des Amis français d'Albert Schweitzer, créée en 1952, a rassemblé les hommages des admirateurs du docteur. Parmi les brillantes personnalités qui participent à cet ouvrage : médecins, théologiens, philosophes, musiciens, académiciens, le témoignage du biologiste Jean Rostand frappe par sa logique et sa simplicité :

Jamais plus qu'aujourd'hui ne s'est fait sentir le besoin de fonder une morale nouvelle, et qui eût assez d'ampleur et d'autorité pour s'imposer à la conscience de tous les humains [...]. *À ce renouvellement si nécessaire de l'éthique, le docteur Schweitzer aura contribué plus que personne en proposant le respect de la vie pour règle première de nos activités. Certes, nous avons déjà entendu des déclarations morales qui apparemment se rapprochaient des siennes, et nombreux sont les sages, les penseurs, les sociologues, les écrivains – depuis saint Paul jusqu'à Jaurès en passant par Victor Hugo – qui ont vanté en termes généreux et splendides, la charité, la fraternité, l'amour du prochain. Des psychologues comme Freud ont démontré le rôle primordial de l'amour dans l'évolution affective de l'individu et de la collectivité. Mais tout cela, qui nous préparait à recevoir le message du docteur Schweitzer, ne saurait en amoindrir la vertu novatrice. L'émouvante originalité de l'homme de Lambaréné est d'avoir su recréer et préciser son idéal en lui donnant l'incarnation d'une existence exemplaire. Aussi, mieux encore que dans ses livres ou dans ses discours, lirons-nous sa doctrine dans la courbe de sa vie, dans les épisodes de l'héroïque destin qu'il s'est assigné*[1].

---

1. *Hommage à Albert Schweitzer*, Diffusion Le Guide, 1955.

CHAPITRE XXVII

L'appel à l'humanité

10 décembre 1955. – Alors que l'on attribue le prix Nobel de la paix au haut-commissariat des Nations unies pour les réfugiés, Albert Schweitzer rembarque à Bordeaux pour retrouver ses « réfugiés » à lui, venus des quatre coins de la forêt gabonaise. Il repart avec son épouse dont la santé reste précaire, mais qui n'accepte plus de vivre loin de son mari. Elle était avec lui à ses débuts, et elle sera à ses côtés en Afrique, tant que ce diable d'homme restera ancré sur le sol de sa forêt comme ces arbres géants haubanés par d'innombrables lianes.

24 février 1956. – Le père Castagnède, l'ami de Garaison, écrit fidèlement depuis quarante ans, et Schweitzer répond :

Cher Père,

Ce soir j'ai reçu vos deux cartes. Que vous êtes bon de me donner signe de vie, de me laisser jeter un regard dans votre pensée et votre cœur. Ma vie n'est pas facile. Les services et le travail à faire pour l'hôpital sont un fardeau qui me pèse plus lourdement d'année en année. Je dois me résigner à ce que ma vie devienne plus difficile. Parfois je me demande si je pourrai tenir le coup, mais quand je vois les gens que nous guérissons ou que nous soulageons, je suis de nouveau réconcilié avec ma destinée. Ma croix, c'est la fatigue. Il faut que je la porte. Garaison, c'étaient les dernières vacances (relatives) de ma vie. Ce fut presque une guérison pour moi. Dites bien des choses de ma part à toutes mes connaissances là-haut, sans oublier le père des aliénés, mon compatriote[1].

Albert Schweitzer.

1. Il s'agit du docteur Uberschlag, directeur de l'hôpital psychiatrique de Lannemezan.

À 81 ans, Schweitzer est encore un bâtisseur. Ses projets s'accumulent : il faut rehausser la route d'Adouma, construire un petit pont pour faciliter l'arrivée au village.

En l'absence du patron, deux initiatives ont été prises : la finition du bloc opératoire en dur, qui reçoit son approbation, sinon son enthousiasme, et le début de la construction du nouveau bâtiment de médecine générale, qui déclenche sa colère :

« Reprenez les plans ! Regardez ce qui a été tracé ! Orientation nord-sud pour éviter les rayons obliques du soleil ! Double aération au niveau du plafond et du toit ! Vous n'avez tenu aucun compte de ça ! Nous aurons le soleil sur le lit des malades dans l'après-midi ; et au-dessus de leurs têtes, un toit-plafond radiateur ! Bravo ! »

Une voix timide tente d'argumenter :

« De toute façon, nous n'éviterons pas la chaleur.

– Si ! tranche vivement Schweitzer. Si en Afrique, dans une maison, il fait chaud, il faut mettre l'architecte au cachot ! »

Après un pénible silence, Mathilde Kottmann prend la parole :

« Docteur… je vous trouve très injuste. Comme d'habitude, Emma vous a remplacé de son mieux. Elle a fait plus : elle a voulu que votre village des lépreux soit terminé. Elle y est arrivée, seule avec son équipe. Or, sa santé est très fragile depuis plusieurs mois. Avec un grand courage elle a réussi à finir le dernier bâtiment, juste avant votre retour, pour vous faire une surprise. Nous l'avons suppliée de rentrer en France pour se reposer ; elle n'a pas voulu. Et c'est comme ça que vous la remerciez ? »

Le Grand Docteur baisse la tête, comme un enfant recevant la semonce. Il finit par bredouiller :

« Excusez-moi… tous. Je ne suis qu'un vieil égoïste. Faites venir Emma : je l'expédie en France dès demain. »

Emma est partie… et revenue : le temps de mourir dans son pays et de revenir pour être enterrée où elle a si longtemps vécu.

4 juin 1956. – Costumes blancs, malades noirs, autour d'une tombe ouverte, sous les palmiers, bourdonnements lugubres des insectes et des hommes : Mlle Emma Haussknecht, l'une des plus anciennes collaboratrices du docteur, s'en va et ne sera jamais remplacée.

Albert Schweitzer, profondément affligé, ne peut prononcer que quelques paroles banales :

« Trente années au service des malades. Merci, Emma. Tu as le triste privilège d'inaugurer notre cimetière où nous te rejoindrons. »

23 juin 1956. – Le Parlement et l'Assemblée nationale français, sur proposition de Gaston Defferre, ministre de la France d'outre-mer, votent la première loi qui ouvre la voie à l'autonomie interne des anciennes colonies françaises. Dans chaque territoire est créé un Conseil de gouvernement dont la présidence reste toujours assurée par le gouverneur ou le haut-commissaire, mais dont la vice-présidence revient à une personnalité politique élue par les Africains eux-mêmes, si possible la plus représentative de l'ensemble de la population. Cette loi-cadre, qui ne fait que tracer les limites à l'intérieur desquelles le gouvernement est invité à promouvoir les réformes souhaitables, est accueillie diversement.

Juillet 1956. – Le producteur de cinéma américain Jerome Hill et Erica Anderson réalisent à Lambaréné un film documentaire sur la vie à l'hôpital qui devient très vite une hagiographie du Grand Docteur, agrémentée d'images symboliques telles que ces hirondelles de Gunsbach posées sur les fils télégraphiques comme des notes de musique sur une partition, et se préparant à partir pour l'Afrique avec le commentaire pompeux de Schweitzer lui-même :

> *Voyez les hirondelles qui, déjà, se rassemblent pour préparer leur voyage vers le sud. Dans quelques semaines, je les suivrai. Alors nous vivrons de nouveau ensemble sous la Croix du Sud et sous les palmiers, mais le temps viendra où je ne les verrai plus se rassembler pour le départ et je ne les retrouverai plus dans le lointain Sud, car j'aurai entrepris le long voyage vers un autre monde*[1].

Partout, Albert Schweitzer devient un mythe, et les excès d'idéalisation risquent d'obscurcir l'image de l'humaniste et de provoquer un choc en retour que ses détracteurs ne manqueront pas d'orchestrer.

26 juillet 1956. – Le président égyptien Nasser annonce la nationalisation du canal de Suez, ce qui provoque une très vive colère en France et en Grande-Bretagne. Le Premier ministre britannique Anthony Eden et son homologue français Guy Mollet menacent l'Égypte de recourir à

1. *Cahiers Albert Schweitzer* n° 46.

la force des armes. Les flottes française et britannique de Méditerranée font route vers l'Égypte. Les États-Unis redoutent une intervention des Soviétiques si l'Égypte est attaquée par les Occidentaux.

21 août 1956. – Sur la place Bem de Budapest, 100 000 personnes assistent à la lecture de poèmes sur la liberté. L'atmosphère est tendue. Finalement, la statue de Staline est mise à bas par les manifestants. Le soulèvement hongrois commence. Les soldats se solidarisent avec les manifestants ; les armes, des chars même, sont livrés aux insurgés. Alors les blindés soviétiques entrent dans Budapest ; une véritable guerre civile s'installe. Les appels au calme ne sont plus entendus. L'Europe s'enflamme de nouveau, après dix ans de paix.

Jusqu'à présent, Schweitzer s'est adressé aux consciences individuelles, mais il étudie le dossier d'une autre guerre de plus en plus inéluctable. Il interroge les philosophes, les hommes politiques, les savants. Il est horrifié par l'avenir. Il est temps pour lui de prendre la décision d'une protestation publique officielle. Il doit faire entendre sa voix ; le prix Nobel de la paix oblige. La mort de son ami Albert Einstein le place en première ligne. Le secrétaire général de l'ONU, Dag Hammarskjöld, le persuade qu'il doit user de son prestige mondial pour alerter les opinions et les responsables politiques.

Désormais, les soucis du docteur dépassent les rives de l'Ogooué. Il confie de plus en plus les responsabilités de l'hôpital à ses collaborateurs.

La forêt ne résonne plus, à présent, des bruits de la faune, mais des progrès techniques qui font apparaître les camions grumiers et les Caterpillar. La tronçonneuse remplace la hache. L'expansion du marché du bois autorise l'ouverture de la « deuxième zone » d'exploitation. Le caractère indigène de l'okoumé, arbre roi, procure au Gabon une richesse notable. Les chantiers embauchent et s'enfoncent au cœur du pays.

Janvier 1957. – Les événements de Hongrie n'oblitèrent pas les événements d'Algérie.

Après le détournement d'avion et la capture d'Ahmed Ben Bella et des membres de l'état-major du FLN, la France s'est mise en position délicate vis-à-vis de l'opinion internationale. Les attentats, les grèves se multiplient en Algérie. La pacification confiée au général Massu se transforme parfois en répression. La lutte contre le terrorisme justifie le recours à tous les moyens. Des journaux français comme *L'Humanité* et *Témoignage chrétien* dénoncent l'utilisation de la torture. Les Nations unies risquent de condamner la politique algérienne de la IVe République. Le président Eisenhower ne fera aucun cadeau à la France.

Albert Schweitzer accepte d'intervenir à titre personnel. Un émissaire discret devrait remettre un message à Norman Cousins qui le transmettrait au président américain. Ce message dit en substance :

> *Veuillez me pardonner de venir vous parler des graves conséquences que cela pourrait avoir pour le gouvernement français, si aux Nations unies il subissait une défaite, n'ayant pas eu le soutien de l'Amérique. Sa situation serait tellement compromise qu'il ne paraît guère possible qu'il reste au pouvoir. Cela pourrait même entraîner un danger pour les institutions du pays, et des répercussions graves sur l'Europe en formation.* [...] *C'est l'angoisse qui me dicte ces lignes. Veuillez me pardonner d'oser vous les faire parvenir*[1].

Mais l'émissaire indélicat livre le message à la presse. Schweitzer, se sentant discrédité, écrit à Eisenhower pour rétablir les faits :

> *Je souffre qu'on puisse penser que j'ai voulu influencer en quoi que ce soit l'opinion publique américaine.*

Cette trahison a tellement choqué Schweitzer qu'il sombre dans une sorte de dépression, pendant plusieurs semaines. Mais sa croisade ne peut être interrompue par un simple accident de parcours. Sa longue expérience lui a appris à écarter les embûches dérisoires pour ne se consacrer qu'à l'essentiel ; l'essentiel, en ce moment, c'est l'avenir de l'humanité qui se joue avec le nucléaire.

> *Obtenir l'arrêt des expérimentations n'implique pas dans un premier temps une remise en question difficile des systèmes. Comme tous les peuples sont concernés, l'affaire dépasse la défense des seuls intérêts militaires des nations qui possèdent l'arme nucléaire... Et si l'arrêt est décidé, ce sera une base pour aller plus loin, pour parvenir à des mesures plus larges en faveur de la paix*[2].

25 mars 1957. – Schweitzer envoie une première version de son rapport à Radio Oslo et une copie à Norman Cousins, à New York.

---

1. Norman Cousins, in *Albert Schweitzer's mission*, W. W. Norton & Company, 1985.
2. Norman Cousins, *ibid.*

23 avril 1957. – Tout est prêt. Le texte a été revu maintes fois. Radio Oslo et quelque cent cinquante autres stations reliées dans le monde entier diffusent pour des millions d'auditeurs le message émouvant du Prix Nobel de la paix 1953 :

> *Je joins ma voix à ceux qui ont récemment estimé de leur devoir d'agir, par la parole et par l'écrit, pour avertir du danger. Mon âge, et la sympathie que je me suis assurée en préconisant l'idée du respect de la vie, me permettent d'espérer que mon appel pourra contribuer à ouvrir la voie à l'examen approfondi de la question, examen si instamment nécessaire.*

Le docteur en médecine analyse sobrement, objectivement, les données physiques et les effets biologiques nuisibles de ces explosions atomiques qui, même si elles ne sont qu'expérimentales, constituent un danger pour l'espèce humaine, un danger qu'il ne faut pas sous-estimer. Il explique l'inertie de l'opinion publique, la difficulté à mobiliser les consciences :

> *Aussi longtemps que les journées s'écoulent et qu'on y voit le soleil continuer à se lever et à se coucher, la constatation de ce cycle invariable de la nature tend à effacer la pensée d'une fin possible. Mais on oublie que le soleil poursuivra sa course dans le ciel et la lune de même, alors que l'évolution de l'humanité pourra aboutir à une situation telle que le soleil et la lune éclaireront une terre d'où toute vie aura disparu.*

Cet appel dramatique exige des conclusions morales :

> *Il ne peut être question d'une autre solution que d'arrêter, ne serait-ce que parce que nous ne pouvons prendre la responsabilité des conséquences possibles pour notre descendance. Elle est menacée par le plus grand et le plus terrible danger.*
>
> *Qu'on trouve dans la nature des éléments radioactifs créés par nous est un événement qui jusque-là était inconcevable dans l'histoire de la Terre et de l'espèce humaine. Ne pas considérer l'importance de cet événement et ses conséquences serait une folie pour laquelle l'humanité aurait à payer un prix terrible. La folie est l'absence de pensée.* [...]
>
> *Une fois que se manifestera dans les pays concernés et parmi toutes les nations une opinion publique consciente des dangers qu'implique la continuation des essais, et guidée par la raison qu'impose une telle information, alors les hommes d'État pourront parvenir à un accord sur l'arrêt des expériences. Une opinion publique de ce genre ne nécessite ni plébiscites ni formation de comités pour s'exprimer. Elle exerce une action par sa seule présence. La fin des expériences de bombes atomiques sera l'aube de l'espoir en la paix. L'humanité y aspire.*

Quels échos à cet appel ? Ils se rencontrent nombreux, énormes, dans la sphère des médias aux États-Unis. Pour la première fois, la propagande apaisante de la Commission de l'énergie atomique est contredite avec une argumentation scientifique. Les plus grands journaux publient le texte intégral de l'appel en première page. Les milieux intellectuels, scientifiques, religieux, s'inquiètent. Une commission du Congrès lance une enquête sur les dangers de la pollution radioactive consécutive aux explosions expérimentales.

Dans le reste du monde, les réactions sont diverses et parfois contradictoires. L'URSS a inauguré, il y a dix jours, à Dubna, près de Moscou, le plus grand accélérateur de particules du monde.

Schweitzer sait bien que rien n'est acquis ; ce serait trop simple. Il va encore falloir se battre, continuer la guerre contre la guerre. Mais il est décidé maintenant à aller jusqu'au bout de ses possibilités. Il travaille à un texte intitulé *Paix ou guerre atomique*, qu'attend son éditeur Albin Michel.

Conscient que sa dernière lettre au président des États-Unis d'Amérique, publiée à son insu, a peut-être indisposé Eisenhower à son égard, Schweitzer se permet de lui adresser, toujours par l'intermédiaire de Norman Cousins, une lettre plus familière accompagnée de quatre petits tubes de médicaments :

Lambaréné, le 17 mai 1957

À Monsieur le Président Eisenhower
Washington.

Cher Président,

J'ai eu de la peine en découvrant dans les journaux une photo où l'on vous voit à l'intérieur d'une automobile, passablement enrhumé, serrant un mouchoir dans votre main. Permettez à l'ancien docteur que je suis de vous transmettre par l'intermédiaire de Norman Cousins un remède tout simple qui, si vous l'utilisez à temps, préviendra vos rhumes. C'est sous forme de poudre un acide lacté, comme tel inoffensif et à prendre de la même manière qu'on prise du tabac. Dès les premiers éternuements ou dès que votre nez commence à couler ou au contraire à se boucher, mettez quelques pincées de cette poudre dans vos narines, chaque demi-heure, au moins une douzaine de fois et même plus souvent. Cette poudre désinfectera vos muqueuses nasales et empêchera ainsi votre rhume de se développer en grippe. Pour recueillir sans vous salir un peu de la poudre dans votre main, il vous suffira de pousser le couvercle finement percé en O jusqu'à ce que son orifice se superpose à celui, de même dimension, du tube. La poudre en sortira lorsque de votre doigt vous taperez légèrement dessus. Après quoi, vous refermerez le couvercle. C'est vraiment un moyen simple et efficace de combattre les refroidissements. Je l'ai déjà testé sur moi-même et sur mes patients.

Vous pardonnerez, Monsieur le Président, la téméraire liberté que j'ai prise de me mêler ainsi de votre santé.

Croyez en mes sentiments de profond respect.

Votre dévoué Albert Schweitzer.

Notons, en passant, que cette lettre pleine de sollicitude est écrite trois semaines après l'appel d'Oslo.

21 mai 1957. – Hélène a donné à l'Afrique tout ce qui lui restait de santé. Elle a résisté aux suppliques de ceux qui voulaient la voir quitter ce climat délétère, mais son état de faiblesse actuel l'oblige à accepter son rapatriement. Elle ira à Zurich dans une clinique, et Albert la rejoindra dans quelque temps.

1er juin 1957. – Hélène Schweitzer s'éteint, comme une lampe qui a usé sa dernière goutte d'huile. Albert ne la rejoint pas à Zurich, c'est elle qui repart pour Lambaréné, où elle est enterrée dans le petit cimetière, à côté de Mlle Emma Haussknecht.

L'appel d'Oslo a provoqué dans le monde une sorte d'électrochoc. Stevenson, ainsi que Harold Stassen, conseiller en désarmement auprès du président Eisenhower, informent Schweitzer sur les démarches qu'ils comptent entreprendre pour arriver à un accord avec l'URSS afin de mettre ensemble fin aux essais.

Norman Cousins fonde le National Committee for a Sane Nuclear Policy (SANE).

Sur une initiative de l'Autriche, on envisage d'organiser à Vienne, sous la présidence d'Albert Schweitzer, une conférence internationale sur les périls de l'énergie atomique.

Le Japon a exprimé ses inquiétudes. La position de la Grande-Bretagne est ambiguë : elle est prête à rejoindre la cohorte des pacifistes, mais tient à terminer ses essais d'explosions de bombes à hydrogène en cours.

Les négociations sont bloquées par les lobbys de l'atome et se heurtent à l'obstruction des États-Unis et de la Grande-Bretagne, qui veulent gagner du temps et persuader les États d'Europe de l'Ouest d'autoriser sur leur territoire le stationnement d'armes nucléaires.

L'URSS accuse les Occidentaux de préparer une guerre et demande l'arrêt immédiat des expériences nucléaires, alors que les journaux soviétiques annoncent la réussite des essais de la première fusée intercontinentale.

Au fond de la forêt équatoriale, inlassablement, le vieux docteur rassemble ses arguments pour alerter le monde contre les dangers d'une guerre atomique.

> *Comment se déroulerait une guerre atomique, si elle éclatait aujourd'hui ?*
>
> *On peut dire que la boule de feu qui se forme au moment de l'explosion atomique peut avoir plusieurs kilomètres de diamètre. La chaleur est estimée à cent millions de degrés. Combien de personnes, dans une ville atteinte, seraient anéanties dans un instant par le souffle de l'explosion, par les débris lancés dans l'air, par le feu et par le premier rayonnement radioactif ? La contamination radioactive résultant de l'explosion couvrirait une surface de 45 000 kilomètres carrés. Devant une commission parlementaire, un général américain aurait dit : « Si 110 bombes H sont lâchées à dix minutes d'intervalle sur les États-Unis, environ 70 millions d'hommes seront tués et des millions de kilomètres carrés deviendront inhabitables pour une génération au moins. » Des États comme l'Angleterre, la France ou l'Allemagne de l'Ouest seront donc pratiquement anéantis par quinze ou vingt bombes H. L'efficacité des mesures de protection est illustrée par une parole du président Eisenhower qui aurait dit : « Dans ce cas, il ne reste que la prière. »* [...]
>
> *La guerre atomique ne connaît pas de vainqueurs, mais uniquement des vaincus. Chaque belligérant subit par les bombes de l'adversaire les mêmes dégâts qu'il lui inflige par les siens. Il en résulte un anéantissement continu auquel aucun armistice ni aucun traité de paix ne peuvent mettre fin. Lorsqu'il s'agit d'armes atomiques, aucun peuple ne peut lancer à l'autre le défi : Laissons décider le sort des armes. Il peut seulement dire : Allons-nous nous suicider tous les deux par une extermination réciproque ?* [...]
>
> *Les nuages de poussière radioactive produits par une guerre atomique entre l'Est et l'Ouest rendraient problématique l'existence humaine sur la terre. La guerre atomique est donc une chose horrible et insensée au-delà de toute imagination. À aucune condition elle ne doit devenir réalité.*
>
> *Le danger de guerre devient encore plus grand si nous considérons que très probablement le conflit ne commencera pas par une déclaration de guerre d'une des puissances atomiques, mais qu'il sera déclenché par le hasard d'un événement fortuit. D'un côté comme de l'autre, on se voit dans la nécessité de s'attendre tous les jours et à*

toute heure à l'agression. Dans l'espace d'un instant, il faut pouvoir déclencher une riposte vigoureuse pour la déjouer dans la mesure du possible. La rapidité avec laquelle il faut interpréter les signes apparaissant sur l'écran du radar, implique la possibilité d'une erreur fatale qui peut déclencher la guerre atomique. En l'espace de quelques secondes, il faudra décider si les points apparus sur l'écran sont réellement des fusées et prendre les mesures nécessaires. Celles-ci consisteront à lancer des fusées défensives destinées à faire exploser les fusées ennemies avant qu'elles n'atteignent leur but. Un cerveau humain ne peut pas se charger de cette tâche. Il faut la confier à un cerveau électronique couplé avec le radar. Lorsque ce cerveau a vérifié qu'il s'agit réellement de fusées, il calcule, en quelques fractions de seconde, leur distance et leur trajectoire, et déclenche le départ des fusées défensives. Toutes ces opérations se font automatiquement. Voilà où le progrès nous a menés! Notre sort dépendra d'un cerveau électronique et de ses défaillances possibles. Il ne peut prendre que des décisions automatiques. Il n'a pas le don d'un cerveau humain d'étendre ses réflexions dans toutes les directions, et à tous les domaines. Sa décision est très rapide, mais elle n'est ni pesée aussi sûrement, ni aussi digne de confiance qu'une décision humaine. Les possibilités ne manquent donc pas qu'un jour, à la suite d'un accident tout à fait stupide, nous glissions sans le vouloir dans la guerre atomique.

Cette vision apocalyptique, ces propos alarmistes, relèvent peut-être du pessimisme judicieux de Schweitzer, estimant qu'en prévoyant le pire on ne peut avoir que de bonnes surprises. Mais ces bonnes surprises se font attendre. Les négociations qui doivent aboutir à la renonciation aux armes atomiques piétinent. Les procédés diplomatiques ont fait place à des remarques orales ou écrites inutiles et irréfléchies, inamicales et blessantes, officielles ou non officielles qui n'améliorent pas le climat politique. Voilà des mois que des notes et des discours sont échangés entre l'Est et l'Ouest, sans que ni la date d'une réunion ni le début d'un programme de travail n'aient été fixés.

Schweitzer poursuit :

Nous avons, en ce moment, le choix entre deux risques : ou bien nous continuons la course insensée aux armements nucléaires qui aboutira inévitablement à une guerre atomique, ou bien nous renonçons aux armes nucléaires et nous aurons l'espoir que l'Angleterre, les États-Unis, l'Union soviétique et les pays qui font partie de leurs systèmes politiques arriveront à une tolérance réciproque et une coexistence pacifique. Pour le premier risque, l'avenir est une impasse. L'autre présente une issue. Soyons assez audacieux pour nous y engager.

29 juillet 1957. – Les États-Unis, la Grande-Bretagne, la France et l'Allemagne fédérale font à Berlin une déclaration sur la réunification de l'Allemagne et la sécurité européenne.

De son côté, Albert Schweitzer écrit :

> *Toutes les questions concernant le désarmement, la paix et la création d'un état de choses aussi juste et stable que possible – par exemple celle de la réunification de l'Allemagne – pourraient alors être abordées et discutées dans un climat bien plus propice qu'auparavant. Se basant sur la renonciation des grandes puissances aux armes atomiques, les Nations unies devront prendre les mesures nécessaires pour imposer à tous les peuples l'engagement de s'abstenir d'en fabriquer et d'en faire usage. Il faut, pour un long avenir encore, être averti du danger que certains peuples pourraient être tentés de fabriquer des armes atomiques*[1].

---

1. On constate, un demi-siècle plus tard, à quel point cet avertissement était clairvoyant.

CHAPITRE XXVIII

Handicap dans la course aux armements

31 juillet 1957. – Albert Schweitzer revient en Europe. Sa prise de position l'oblige à sortir de sa forêt.

Dans sa maison de Gunsbach, il prépare le texte d'un nouvel appel à l'humanité. Il travaille en étroite collaboration avec le directeur de l'Institut de physique théorique de l'université de Mayence, le professeur Karl Bechert, qui répond à ses questions sur les effets organiques des rayons, sur ce que certains appellent la « bombe à hydrogène propre » et sur l'influence que les essais atomiques peuvent avoir sur le climat. La correspondance avec Karl Bechert et d'autres hommes de science montre avec quel sérieux Schweitzer travaille ces questions. Il ne veut pas être pris en défaut sur le plan scientifique. Il tente de démolir les arguments des puissances qui prétendent garantir la paix par l'intimidation de l'adversaire. La course à l'espace est aussi une forme d'intimidation. En effet…

4 octobre 1957. – … un satellite orbital envoyé dans l'espace par les Soviétiques crée une immense surprise dans le monde entier. C'est la première fois que l'homme réussit à faire échapper un objet à l'attraction terrestre. Le *Spoutnik*, dont le nom est maintenant sur toutes les lèvres, met 95 minutes pour accomplir une révolution complète autour du globe, à la vitesse de 24 500 kilomètres à l'heure. Les Soviétiques considèrent cette réussite comme une contribution colossale aux trésors de la science et de la culture de l'humanité. L'opinion américaine s'alarme des bruits qui circulent selon lesquels *Spoutnik* serait porteur d'armes secrètes et d'une caméra infrarouge permettant de photographier tout le territoire des États-Unis.

24 novembre 1957. – Albert Schweitzer est nommé docteur *honoris causa* (théologie) de l'université de Tübingen. Dans ses discours, il ne perd jamais l'occasion d'insister sur le danger que court l'humanité en continuant cette course aux armements :

> *En renonçant aux armes atomiques, notre génération fera le premier pas sur le chemin conduisant au but lointain de la suppression de la guerre. Si elle ne renonce pas à ces armes, elle persévérera sur le chemin conduisant à la guerre et à la misère. Les hommes qui vont se rencontrer au sommet doivent être pleinement conscients de cette alternative, s'ils veulent mener les négociations avec toute l'objectivité, tout le sérieux qu'exige impérieusement la situation.*
>
> *Il faut absolument que les négociations au sommet aboutissent. L'opinion publique n'accepterait pas que la renonciation aux armes atomiques, dont dépend l'avenir de l'humanité, cette fois-ci encore ne soit pas obtenue*[1].

1. Albert Schweitzer, *Paix ou guerre atomique*.

CHAPITRE XXIX

Le combat des soldats de la paix

10 décembre 1957. – Treizième départ pour Lambaréné.

À mi-chemin, le 19 décembre, la radio du bord annonce une nouvelle qui est un coup dur pour Schweitzer : le Conseil de l'OTAN, réuni à Paris, décide de doter les nations atlantiques d'armes nucléaires et de fusées.

Schweitzer a donc prêché dans le désert. Qu'importe ! Il prêchera encore.

La veille de Noël, il retrouve sa forêt et sa solitude, alors qu'à Londres, le mouvement Pugwash tente de rassembler des scientifiques de l'Est et de l'Ouest pour débattre des dangers du nucléaire.

Le soir de la Saint-Sylvestre, à la lueur de sa lampe à pétrole, le docteur écrit à son ami Bertrand Russel, l'un des fondateurs de ce mouvement :

> *Lambaréné, 31 décembre 1957*
>
> *Cher Mr Russel,*
>
> *En cette dernière soirée de 1957, je viens vous trouver en pensée, pour vous dire combien je sais apprécier ce que vous avez entrepris cette année dans le but de frayer un chemin à l'idée de la paix. Je me suis bien informé de tout ce que vous avez mis en œuvre. J'attache une grande importance au fait qu'avec le concours de vos amis des USA vous ayez réussi à organiser une rencontre de personnalités des peuples de l'Est et de l'Ouest pour des entretiens sur la situation du monde actuel. Votre lettre ouverte à Eisenhower a exprimé des pensées qui circulent parmi ceux qui s'occupent des questions de notre avenir. Laissez-moi vous féliciter d'user ainsi de votre autorité.*
>
> *J'étais en Europe en septembre, octobre et novembre. Mais je n'ai pu songer à venir en Angleterre. Le travail à faire durant ces semaines et aussi la fatigue ne le permettaient pas.*

Je n'oublie pas qu'en 1955, lors de mon séjour à Londres, vous aviez pris la peine de venir me saluer dans le restaurant de mon ami Mettler. J'en ai été profondément touché.

Pour 1958, je vous adresse mes meilleurs vœux, pour vous-même et pour tout ce que vous entreprenez pour faire triompher la cause de la paix.

Avec mes bonnes pensées, votre dévoué

Albert Schweitzer.

13 janvier 1958. – Une pétition en faveur de l'arrêt des expériences nucléaires est adressée à l'ONU par mille savants.

Le même jour, Boulganine propose au Danemark et à la Norvège l'établissement d'une zone « désatomisée » en Europe du Nord.

Schweitzer reprend espoir. Pour peu de temps : dix jours plus tard, le directeur de l'Institut britannique de recherches nucléaires de Harwell et le président du Centre américain pour l'énergie atomique annoncent qu'ils ont réussi dans leurs installations une fusion nucléaire contrôlée. Les énergies libérées sont très importantes, comme lors d'une réaction en chaîne obtenue par la bombe H.

Schweitzer se perd dans ces méandres politiques.

14 mars 1958. – L'URSS refuse de nouveau sa participation à la commission du désarmement de l'ONU. Mais quinze jours plus tard, Boulganine cède sa place à Khrouchtchev, qui décide d'arrêter les expériences nucléaires.

29 mars 1958. – Schweitzer se demande si les grands de ce monde sont conscients de la situation. Il laisse éclater sa colère en écrivant à Robert Jungk :

Dans la situation où nous sommes, ce qui importe, ce n'est pas de discourir par symboles, mais d'ouvrir la gueule et de remplir le monde de nos cris contre cette saloperie des expérimentations nucléaires !

8 avril 1958. – Contre l'armement atomique de la Bunderswehr, trois mille jeunes effectuent à Berlin-Ouest une « marche du silence ». Un mouvement contre « la mort atomique » se forme. En Angleterre, quatre mille marcheurs se retrouvent devant l'usine atomique d'Aldermaston. Devant le siège de l'ONU, mille jeunes scandent : « *Ban the bomb!* » Des manifestations s'organisent dans toute l'Europe.

Schweitzer estime que le moment est venu de porter le coup de grâce à la guerre atomique. Son nouvel appel à l'humanité est prêt. Il a l'intention de prononcer non pas un discours, mais trois, les 28, 29 et 30 avril prochains sur les ondes de la radio norvégienne, reliée à 90 stations de par le monde. Le titre de ces trois appels : « Paix ou guerre atomique ».

Mais autant, lors de son premier appel en 1957, il a trouvé l'aide du président du Comité Nobel, Gunnar Jahn, et du directeur de Radio Oslo, Kaare Fostervoll, autant aujourd'hui ces deux personnalités se montrent hésitantes et craignent des implications politiques. Schweitzer s'explique :

« Dans le premier appel, il s'agit de réfuter scientifiquement les allégations des membres de la commission de l'énergie atomique des États-Unis, les tolérances du docteur Taylor et les prophéties ahurissantes de Teller, le "père de la bombe sale" qui annonce avec lyrisme que bientôt toutes les bombes H seront propres ! On ne peut pas laisser dire cela !

« La pétition à l'ONU des mille scientifiques a plutôt énervé les spécialistes, parce que ces mouvements ébranlent leur propagande lénifiante. C'est aux biologistes, aux médecins et aux physiciens que revient l'autorité de faire entendre la vérité sur ces questions.

« La renonciation aux explosions expérimentales n'est pas l'interdiction de l'usage des armes atomiques. C'est une première étape. Il faut écouter ceux qui ont quelque chose à dire. Que pensez-vous du biologiste français Jean Rostand ? C'est un homme remarquable, un humaniste et un savant reconnu. Eh bien, Jean Rostand m'a écrit. Savez-vous ce qu'il pense des essais nucléaires ? Il pense que c'est un crime contre l'avenir. Il dit que "c'est aux femmes qu'il appartient en premier de se préoccuper de ce péché contre l'avenir, à elles d'élever la voix".

« Dans mon deuxième appel, j'analyserai clairement les dangers de la guerre atomique. Je dirai que la guerre atomique ne connaît pas de vainqueurs, mais uniquement des vaincus. Chaque belligérant subit par les bombes et les projectiles atomiques de l'adversaire les mêmes dégâts qu'il lui inflige par les siens. Il en résulte un anéantissement continu ; aucun armistice ni aucun traité de paix ne peuvent y mettre fin.

« "On ne déclenche pas une guerre sans raisons", me dira-t-on. Si, messieurs ! Les États, comme les hommes, ont leur fierté, leurs susceptibilités, leurs humeurs. Une guerre extrême peut sortir d'un incident malencontreux, par un événement fortuit, par une maladresse diplomatique. Risquerons-nous l'humanité sur un caprice ?

« Dans mon troisième appel, je plaiderai pour une négociation au sommet. Plus de délégués, plus de plénipotentiaires qui n'ont aucun pouvoir, donc aucune responsabilité. Finissons de "gagner du temps". Les trois puissances atomiques, et elles seules, décideront, dans la pleine conscience de leurs responsabilités envers leurs propres peuples et envers l'humanité entière, si elles sont prêtes à renoncer aux armes atomiques ou non. Et la décision de renoncer doit précéder les négociations sur les modalités d'un accord durable, et non l'inverse.

– Docteur, ne faites-vous point là une entorse à votre principe d'absolue neutralité entre les deux blocs ?

– Je ne crois que ce que je vois. Je fais de grandes réserves vis-à-vis du système communiste en tant que tel, mais en l'occurrence il me semble que l'URSS a fait preuve de davantage de raison que les puissances du monde libre. Le Soviet suprême a décidé, de son seul chef, le 31 mars dernier, un moratoire de deux ou trois ans, pour l'expérimentation de ses bombes. Les États-Unis et la Grande-Bretagne s'obstinent dans une politique à courte vue. Et, dans cette affaire, croyez-vous que nous soyons les mieux placés, nous Européens ? L'Europe sera le champ de bataille entre les États-Unis et l'URSS si une guerre se déclenche. »

Cette lutte dans laquelle s'est engagé Schweitzer occupe à présent tout son esprit. Il travaille le nucléaire comme il a jadis travaillé la médecine quand il voulait obtenir ses diplômes le plus vite possible. Il lit pratiquement tout ce qui paraît sur le sujet : livres, articles. Il consacre deux ou trois heures de travail par jour à cette question. Il sacrifie l'achèvement de plusieurs manuscrits de philosophie et de théologie. Ce leitmotiv de la paix et de la guerre l'oblige à entretenir une correspondance avec ceux qu'il appelle ses « collègues » ou ses « camarades de combat ». Parmi eux, Theodor Heuss, président de la République fédérale allemande, Martin Niemöller, président de l'Église évangélique de Hessen, Linus Pauling, Prix Nobel de chimie, des médecins comme Fritz Katz, Bodo Manstein. Ses contacts s'étendent en Israël, en Afrique du Sud. Il correspond avec Frédéric Joliot-Curie :

> *J'ai eu honte le 23 avril 1957 d'avoir à ma disposition Radio Oslo, tandis que vous, le grand savant, vous deviez lutter pour pouvoir parler à la radio française !* [...]
>
> *Oui, depuis un an, le danger s'est encore aggravé ! L'opinion publique est aujourd'hui mieux avertie et cependant elle ne réagit pas*

contre le danger. Depuis des mois, je vis cette évolution dans la lutte pour la vérité au jour le jour que mes amis mènent en Amérique du Nord. La vilaine propagande à laquelle se livrent Libby et Teller a profondément impressionné l'opinion publique. Selon mon sentiment, le danger est donc grand. Les nations européennes ont l'intention d'accepter les armes nucléaires que l'OTAN leur propose, sans en référer aux parlements. Elles veulent mettre les peuples devant le fait accompli. C'est là le danger contre lequel il faut se dresser sans perdre de temps. En juillet, ce sera trop tard. Il faut que les peuples d'Europe se rendent compte du danger vers lequel ils glissent et qu'ils réagissent aussitôt.

Tout ce que vous m'écrivez m'intéresse. Si vous me faites parvenir de vos publications à Lambaréné, je vous en serais reconnaissant. Comment faire avancer le problème de la transformation directe de l'énergie solaire en énergie chimique ? En vieil ami de Max Planck et d'Einstein, je m'intéresse avec mes modestes facultés à tout ce qui se fait dans le domaine scientifique. Mon hôpital malheureusement devient toujours plus grand et me donne de grands soucis. Heureusement que j'ai de bons médecins et de bonnes infirmières. Mais je suis obligé de rester à Lambaréné pour une longue série de mois[1]*...*

Autre nouvelle perturbante pour Schweitzer : Erica lui écrit qu'elle va se marier. Comment le vieux soupirant stoïque encaisse-t-il le choc ? En tout cas, si son cœur frémit, sa main ne tremble pas : il répond, après un temps de réflexion, qu'il est très heureux de la savoir casée et l'invite à Lambaréné, avec ou sans son époux ; il lui offre même les billets.

« Peut-être feras-tu un album sur les derniers jours d'Albert Schweitzer », écrit-il pour l'attendrir ou la bourreler de remords.

De son côté, Rhéna, la fille d'Albert, annonce deux nouvelles : elle termine ses études de laborantine à Zurich, et elle divorce. Elle est donc toute prête à rejoindre son père au Gabon. Schweitzer n'est guère enthousiaste. Il redoute un peu la personnalité de Rhéna, trop semblable à la sienne. Alors, il élude, il atermoie.

5 mai 1958. – Le gouvernement américain repousse la proposition polonaise de création d'une zone dénucléarisée en Europe centrale.

Schweitzer s'emporte :

« Je ne comprends pas l'attitude d'Eisenhower. S'il s'obstine, l'URSS va rompre son moratoire, et la France se sentira libre d'expérimenter sa bombe au Sahara. Je suis découragé, désespéré par l'inconscience des

1. Lettre reproduite dans *Humanisme et mystique*, textes choisis présentés par Jean-Paul Sorg.

hommes que l'on dit responsables. Il faut absolument que je lance ce message à Radio Oslo ! »

Mais le président du Comité Nobel et le directeur de Radio Oslo ne sont pas convaincus que ces appels répétés seront bien reçus partout dans le monde. Schweitzer croit que l'on met en doute son impartialité :

« Je m'engage à m'abstenir de dénoncer la politique de l'une ou l'autre des grandes puissances, à ne m'élever que contre une folie destructrice générale. Je m'engage à philosopher sur les conditions possibles de la paix par une culture du respect de la vie. »

Radio Oslo demeure indécise. Le Prix Nobel de la paix n'est plus en mesure d'œuvrer pour la paix.

Schweitzer est un solitaire. Dans ses combats, il a toujours agi seul. Même pour défendre la cause de la paix, il refuse de s'associer à des actions collectives initiées par d'autres que lui. Il a refusé plusieurs participations. Il n'a même pas voulu figurer comme plaignant civil dans le procès que son ami Pauling a monté contre les puissances atomiques qu'il veut faire comparaître devant la Cour internationale de justice de La Haye. Il se méfie de tout ce qui est politique et circonstanciel.

La France tourne en rond. Les gouvernements se font et se défont à la manière d'un opéra-bouffe. L'Algérie est pratiquement coupée de Paris. Le soulèvement prend des allures inquiétantes.

13 mai 1958. – Les Français d'Algérie prennent d'assaut le gouvernement général d'Alger et établissent le pouvoir local du Comité de salut public.

Le surlendemain, au balcon, le général Salan crie : « Vive de Gaulle ! »

Il semble, en effet, que le rappel de l'homme de Londres soit la seule solution. Lui seul peut trouver un consensus. Mais il hésite encore.

28 mai 1958. – En France, 100 000 manifestants défilent de la place de la Nation à la place de la République sous la bannière du Comité d'action et de défense républicaine. En tête du cortège se trouvent Jacques Duclos, Pierre Mendès France et François Mitterrand.

Il faudra une véritable « noria » d'hommes politiques entre Paris et Colombey pour arriver à décider le général. Il finit par déclarer : « Je me tiens prêt à assumer les pouvoirs de la République. »

Alger, 4 juin 1958, 19 heures. – Au balcon du siège du gouvernement général tendu de tricolore, de Gaulle lève ses bras en V vers le ciel et s'écrie :

« Je vous ai compris ! »

La foule exulte. Il enchaîne :

« Dans toute l'Algérie, il n'y a que des Français à part entière, avec les mêmes droits et les mêmes devoirs. Dans un seul et même collège, nous allons le montrer pas plus tard que dans trois mois. »

Alger hurle sa joie. Pourtant, de Gaulle n'a rien dit de définitif. Les mots « Algérie française » et « intégration » n'ont pas été prononcés. Partout dans les territoires français, on attend d'autres paroles : « décolonisation », « indépendance ».

L'indépendance, oui, pense Schweitzer, mais d'abord leur donner la possibilité de se gérer eux-mêmes, de former des agriculteurs, des artisans capables d'élever le niveau de vie. La colonisation leur a-t-elle donné cela ? Non. Elle les a maintenus au rang de serviteurs, de fournisseurs de matières premières. L'Afrique n'est pas prête à acquérir son indépendance parce que nous ne l'avons pas aidée, nous ne l'avons qu'exploitée. Notre dette est incommensurable.

21 juillet 1958. – Albert Schweitzer est nommé docteur *honoris causa* (médecine) de l'université de Tübingen.

10 août 1958. – Albert Schweitzer est nommé docteur *honoris causa* (littérature) du Pacific Lutheran College, dans l'État de Washington.

14 août 1958. – Carl Jacob Burckhardt est ce diplomate suisse, secrétaire de la Croix-Rouge et haut-commissaire de la Société des Nations, qui a tenté en vain de sauver la paix le 1er septembre 1939 lorsque l'armée allemande a envahi la Pologne. Il vient d'écrire à Albert Schweitzer pour l'assurer de sa confiance et de son soutien dans sa lutte contre l'arme atomique. Schweitzer lui répond :

Cher Monsieur Burckhardt,

Mille fois merci pour votre si aimable et longue lettre. Bien qu'ayant atteint le grand âge, je demeure plein de soucis et d'inquiétudes. Mon hôpital ne cesse de grandir. De plus, il a fallu que je m'engage dans le combat contre les armes atomiques. Je le devais à mon ami Einstein. Ce qui m'a bouleversé chez lui c'est de voir sa peur devant le péril atomique qui menace le monde entier et sa souffrance de rester incompris. Il est mort dans le désespoir. C'est alors que je me suis décidé, avec d'autres, à continuer ses efforts pour éclairer l'humanité sur les dangers où elle se trouve. Je crois pouvoir intervenir publiquement parce que je possède des connaissances en physique et surtout parce qu'en tant que médecin j'ai une certaine compétence pour juger des effets de la pollution radioactive dans l'atmosphère. J'ai contribué ainsi à clouer le bec à ce Teller et à le discréditer dans ses activités officielles, lui qui s'est mis au service d'une propagande qui, selon le vœu de Dulles, tente de tranquilliser l'opinion publique. C'est ainsi qu'à mon âge je rame dans une barque qui tangue sur une mer démontée, au lieu d'être assis au pied de mon figuier, comme le voudrait la Bible.

Cette année, hélas, je ne pourrai pas me rendre en Europe. Mon hôpital ne saurait se passer de moi ! Je suis le moins libre des hommes, mais il faut bien que je m'accommode de ce destin.

Au revoir, tout de même, bien cordialement.

Votre dévoué Albert Schweitzer.

20 août 1958. – Le général de Gaulle entreprend une grande tournée en Afrique. Après 21 000 kilomètres effectués à travers l'ancien Empire français, il débarque sur le sol congolais. La foule de Brazzaville attend les nouvelles paroles de celui qui, il y a quatorze ans et huit mois, est venu ici même jeter les bases de la décolonisation.

Aujourd'hui, le général prononce une phrase qui aura de nombreuses conséquences :

« À l'intérieur de cette communauté, si quelque territoire, au fur et à mesure des jours, se sent, au bout d'un certain temps, en mesure d'exercer toutes les charges, tous les devoirs de l'indépendance, eh bien, il lui appartiendra d'en décider par son Assemblée élue et, si c'est nécessaire, par le référendum de ses habitants. Je garantis d'avance que, dans ce cas, la métropole ne s'y opposera pas. »

La radio de la mission a fonctionné, et tout le monde à Lambaréné, sauf peut-être Schweitzer, a entendu ces promesses. Si elles ont été immédiatement livrées au Grand Docteur, quelles ont été ses réactions ? Nous ne pouvons que les subodorer.

Les éditions Albin Michel publient le dossier d'Albert Schweitzer *Paix ou guerre atomique*, un petit fascicule de soixante pages qui connaît un grand succès. Schweitzer découpe son texte en trois parties : la renonciation aux expériences nucléaires, le danger de la guerre atomique, et les négociations au sommet.

À propos des dangers de la guerre atomique, il développe un chapitre qui, un demi-siècle plus tard, c'est-à-dire de nos jours, apparaît comme prémonitoire :

> *N'oublions pas que notre situation va en empirant. La cause en est que les États-Unis ont pris la décision de remettre des armes atomiques à d'autres nations. Ils les confient à celles dont ils espèrent qu'elles n'en feront pas un usage irréfléchi ou arbitraire. Rien n'empêche les autres puissances atomiques d'en faire de même. Mais qui nous donne la garantie que parmi les peuples devenus les heureux détenteurs de ces dangereuses armes, il n'y en ait pas un jour qui en useront à leur guise, sans se soucier des conséquences ? Qui pourra les empêcher ? Qui pourra les obliger à renoncer à l'usage de leur arsenal atomique lorsque les autres peuples, revenus à la raison, auront décidé de renoncer aux armes nucléaires ? La digue qui s'opposait à la guerre atomique a reçu une brèche. À nous de veiller à ce qu'elle ne s'élargisse.*
>
> [...]
>
> *Le manifeste des 9 235 savants de tous les pays, remis le 12 janvier 1958 aux Nations unies, contient l'affirmation suivante :*
>
> *« Aussi longtemps que l'armement atomique est détenu exclusivement par les trois grandes puissances, un accord sur son contrôle est possible. Si les essais sont poursuivis et si la possession des armes est étendue à d'autres gouvernements, le risque que la guerre atomique puisse être déclarée par l'acte d'un dictateur irresponsable devient beaucoup plus grand*[1]. »

Barbara Sixt mérite bien le titre d'infirmière polyvalente : elle a d'abord été chargée de distribuer les médicaments dans la grande pharmacie, non loin du bureau de Schweitzer qui, tout en travaillant, surveille son domaine ; puis elle a travaillé à la « case Bouka », la maison des malades opérés. Sur la brèche du matin au soir, cette jeune Allemande a été surprise en voyant certains infirmiers africains abandonner le travail, pendant plusieurs jours, sans prévenir. Elle s'en est ouverte au patron :

« Je ne comprends pas, dit-elle, ils travaillent très bien, et puis brusquement... *pfut!* on ne les voit plus. Ce sont des paresseux. »

Schweitzer sourit :

« Non. Ce sont des hommes libres. Un hôpital exige peut-être de travailler selon des pratiques occidentales, mais nous, nous ne pouvons pas ignorer les réalités africaines. Un hôpital totalement occidentalisé, un hôpital-clinique, ne peut exister dans cette région ; il ne peut y avoir

1. Nous en sommes toujours là en 2009.

qu'un village-hôpital ou rien. C'est ce que ne comprennent pas ceux qui nous critiquent. On ne peut comprendre que si l'on vit ici, si l'on est confronté aux réalités, comme toi aujourd'hui. On ne soigne pas au milieu de la forêt vierge comme à Zurich, à Berlin ou à Paris. Ce ne sont pas les Africains qui doivent s'adapter à nos méthodes, mais nous qui devons vivre comme eux, si nous voulons exister ici et les aider vraiment. Sais-tu ce qui arriverait si nous étions dans un grand hôpital européen ? Je prendrais ta demande en considération, l'infirmier fautif recevrait une semonce, et toi, je te changerais de service. Ici, il ne peut pas y avoir de semonce parce que l'infirmier ne comprendrait pas, mais je peux te changer de service. Aimes-tu les enfants ?

– Beaucoup.

– Les bébés ?

– Oui.

– J'en ai un pour toi. Un peu spécial, il est vrai ; c'est un bébé gorille qui a perdu sa mère. Un indigène nous l'a apporté. C'est un prématuré. Il est – ou plutôt elle est (c'est une femelle) – très fragile. Donne-lui le nom que tu voudras et occupe-toi d'elle. Tu ne dois pas la quitter au début. Fais-la dormir dans ta chambre, et promène-la avec toi. Demande au couturier de te fabriquer un tablier avec une grande poche sur le devant pour mettre le bébé ; elle a besoin d'affection maternelle. »

L'infirmière est interloquée :

« Mais... docteur... avec cet animal sur le ventre, je ne pourrai plus entrer dans la salle des opérés, par mesure d'hygiène...

– Eh bien, je te dispense de la case Bouka pendant quelques semaines. Tu es "sage-femme". Heu... encore un détail. Ce bébé gorille est trop faible pour téter. Nourris-le à la sonde et au lait en poudre. Mais il vaudrait mieux du lait maternel. Parmi les mères qui allaitent leurs nourrissons, au village, essaye de mendier quelques rations. Si elles hésitent, dis-leur que c'est moi qui le demande. Allez ! bonne chance... maman[1] ! »

25 septembre 1958. – Le référendum organisé en France porte à la fois sur la Constitution de la Ve République et sur ses rapports avec l'Assemblée d'outre-mer.

Les populations africaines et malgaches sont appelées à se prononcer sur l'appartenance de leur pays à la Communauté franco-africaine. Les

1. Voir Jo et Walter Munz, *Cœur de gazelle et peau d'hippopotame.*

pays qui voteront « oui » deviendront des républiques autonomes au sein de la communauté, les autres prendront leur indépendance. Les luttes sont chaudes, mais à la fin de la consultation, les résultats donnent un « oui » massif dans tous les États, sauf en Guinée. Ce pays se trouve donc exclu de la communauté.

Albert Schweitzer accueille ces événements avec scepticisme. Sans doute ne leur accorde-t-il qu'une importance secondaire, au regard du danger que court l'ensemble de la planète.

Apparemment, la vie à l'hôpital Schweitzer s'écoule, immuable. Comme l'écrit son successeur Walter Munz, « il y a le docteur Schweitzer, patron et collègue, comme nous le connaissons la journée durant, occupé à son travail pour l'hôpital, puis le soir quand il se met au piano ou pour la lecture de la Bible, et il y a le Schweitzer "nocturne" retiré dans sa chambre et travaillant pour lui, jusque tard dans la nuit ». Il lit énormément d'ouvrages scientifiques, techniques, politiques. Il vit dans la hantise d'une fin possible de l'humanité ; mais il ne perd pas espoir de faire entendre raison aux hommes. Prétention ! pourrait-on dire. Pourquoi ? Si un Prix Nobel de la paix, si l'homme qui, toute sa vie, a parlé du respect de la vie, n'est pas le porte-parole de l'humanité, qui le sera ?

Les jeunes infirmières européennes diplômées changent souvent à la salle d'opération, mais la vieille garde des aides-infirmiers africains est toujours là : Samuel, Pierre, Michel et Étienne. Ces garçons sont très précieux, non seulement parce qu'ils sont très habiles, mais aussi parce qu'ils parlent plusieurs dialectes et permettent de garder le contact avec n'importe quel opéré, quelle que soit son ethnie.

On opère trois jours par semaine, de 8 heures du matin à très tard dans l'après-midi. Pour la stérilisation du linge et du matériel opératoire, il faut tremper le tout dans une cuve d'eau bouillante posée sur un feu de bois qui ne s'éteint pas de toute la journée. Les gants sont passés à la vapeur en autoclave. Malgré ces conditions précaires, on ne note pas de complications post-transfusionnelles ou d'infections postopératoires.

3 octobre 1958. – Schweitzer écrit à son ami Pablo Casals.

Je suis à ma table, dans la grande salle de consultation. Mais avant de me mettre au travail, je veux t'écrire pour te dire combien m'a touché ton projet de jouer devant l'assemblée plénière des Nations unies, le 24 octobre prochain, d'y tenir en même temps un discours contre la course aux armements atomiques et de demander que ce jour, dans le monde entier, les orchestres interprètent l'Hymne à la joie de la Neuvième de Beethoven. Tu as raison de mener le combat contre les politiques d'armement jusque sur le terrain de l'art. Les gens seront impressionnés de voir un maître comme toi se saisir de cette occasion. Ce sera pour notre cause de la paix un puissant et noble moyen de propagande. Mais attention à la censure qui voudrait te faire renoncer aux meilleurs passages de ton discours. Sois rusé, comme un David contre des Goliath…

Tu ne peux pas savoir quel encouragement c'est pour moi que tu nous rejoignes ainsi dans cette campagne pour la paix. Je suis tenu, quant à moi, à la tâche toute prosaïque de préparer le terrain. Nous avons déjà remporté un succès, quand les États-Unis et l'Angleterre renoncèrent à poursuivre leurs expérimentations nucléaires. Cela s'est fait plus vite que je m'y attendais. Le président Eisenhower aussi, de par son honnêteté, en est venu à une telle résolution. Il s'agit maintenant de faire un pas de plus et de viser la suppression des armes nucléaires. Pour y arriver, il est nécessaire de susciter une opinion publique dans le monde entier. L'action des armes atomiques est illimitée dans l'espace et dans le temps, à tel point que des expérimentations réalisées en temps de paix constituent par leurs retombées radioactives un danger terrible même pour des populations éloignées et même encore pour les générations à venir.

Aucun gouvernement ne peut nier que ces armes vont contre le droit des gens et que ce droit ne peut être publiquement écarté. Ce que nous vivons ces jours-ci ne pourra que renforcer l'idée que les armes atomiques doivent être bannies. Nous nous trouvons dans une situation folle où une querelle pour une petite île près de la côte chinoise pourrait dégénérer d'une heure à l'autre en guerre atomique[1]*. Une inimaginable folie serait en passe de devenir réalité. Nous connaîtrons d'autres situations conflictuelles à l'avenir, avec les mêmes dangers extrêmes, si nous ne réussissons pas à nous débarrasser de ces maudites armes.*

31 octobre 1958. – Au palais des Nations unies à Genève, les experts des grandes puissances sont réunis pour réfléchir sur les moyens de parvenir à une renonciation commune aux expérimentations nucléaires qui représentent la ruine des nations, la pollution de l'atmosphère, du sol et de l'eau. Les experts n'ont pu se soustraire à cette réflexion, même sans grande conviction d'accord.

Deux décisions sont prises. D'abord la création de 180 stations de contrôle réparties sur toute la planète à partir desquelles les savants

1. La Chine populaire bombarde l'île de Quemoy, sous contrôle de Formose, qui reçoit le soutien de la VIe flotte américaine.

pourront constater des explosions expérimentales où qu'elles se produisent. Ensuite, la décision de ne plus procéder à des essais au-dessus du sol ; les expérimentations souterraines pour tester des armes plus petites restent autorisées.

Albert Schweitzer ne considère pas cela comme une victoire, mais comme un coup de frein à l'inéluctable désastre que l'homme organise. Il sait que ces accords sont fragiles et sans doute mensongers. Il sait que les nations poursuivront leurs essais souterrains. Il sait que la course à l'armement est lancée et ne s'arrêtera pas.

1er décembre 1958. – Le prix Nobel de la paix est remis à Oslo au père dominicain belge Dominique Pire, qui a créé les « villages d'Europe », centres d'accueil pour les réfugiés.

2 janvier 1959. – Pour la deuxième fois, les savants soviétiques ont pu faire quitter à un objet fabriqué par la main de l'homme l'attraction terrestre. Lancé par une fusée, *Lunik* s'est approché de 7 500 kilomètres de la lune et a pu transmettre des données scientifiques avant d'entamer une révolution elliptique autour du soleil. Cet exploit traduit l'avance que possèdent les Soviétiques sur les Américains dans la course à l'espace.

25 janvier 1959. – Schweitzer écrit à sa nièce Suzanne Oswald :

> *Lorsque tu as appris que les USA et l'Angleterre avaient enfin accepté de conclure avec la Russie soviétique un traité permanent pour la cessation des expériences nucléaires, tu as peut-être pensé à moi et aux autres conjurés. J'agis conformément à mon être intime. « Extraordinaire compréhension du sens de l'histoire » avait écrit l'inspecteur Albrecht sur mon diplôme du baccalauréat. C'est en raison de la claire compréhension que j'ai des problèmes avec lesquels notre époque se débat que je juge et que j'agis, et que je veux faire obstacle à tous ceux qui tiennent entre leurs mains les leviers de commande des destinées de l'humanité, sans mesurer la gravité de l'heure. Ne t'imagine pas que je veuille te convertir. C'est en toute amitié que je te raconte tout cela, pour que tu saches ce qui occupe mes pensées et dirige mon action.*

Invité par l'université de Princeton à faire une série de conférences, Schweitzer se voit contraint, le 27 janvier 1959, de décliner l'invitation :

J'aimerais tant pouvoir accepter les propositions qui me sont faites de donner partout des conférences sur les conditions d'une nouvelle civilisation, ce thème m'occupe depuis de nombreuses années. Mais pour l'essentiel je ne dois m'exprimer que par la plume et entrer ainsi en dialogue avec les hommes. Ce que je fais consciencieusement et avec zèle, jour après jour, et le plus souvent jusque tard dans la nuit! Par la correspondance, je suis en contact avec ceux qui se battent pour une nouvelle civilisation, qui serait plus authentique, et je m'engage à leurs côtés. À travers les lettres que j'écris et aussi le texte de mes discours, je participe comme un militant au combat contre la poursuite des explosions nucléaires expérimentales et à celui pour la suppression des armes atomiques. J'essaye de faire connaître et rendre convaincant l'argument principal, à savoir que ces armes sont contraires au droit fondamental des gens. Ce n'est que lorsque l'opinion publique internationale se sera approprié cet argument élémentaire et irréfutable, qu'elle aura suffisamment de force pour obtenir un désarmement et préserver ainsi l'humanité d'un terrible effondrement. Jusque-là nous marcherons au bord de l'abîme, à la merci d'un acte de folie, ce que les dirigeants politiques de l'heure paraissent considérer et priser, c'est incompréhensible, comme une situation exaltante.

Le destin m'a réservé cette manière-là de combattre, modeste, non officielle. Cela me convient, car à ce niveau je sais que je peux participer et parvenir à quelques résultats. Ce qui m'émeut encore profondément, c'est de constater que l'idée de respect pour la vie commence à se frayer un chemin dans les consciences et qu'elle pourra aider à préparer la reconstruction d'une civilisation véritablement humaniste.

Si l'hôpital a toujours des problèmes de surpopulation, de ravitaillement, de matériel, celui du personnel soignant semble à présent réglé. Les demandes de médecins et d'infirmières affluent du monde entier. La seule année 1959 comptera huit médecins : Joke Bouma (hollandais), Francis Catchpool (anglais), Richard Friedmann (israëlien), Reinhardt Lindner (autrichien), Hermann Mai (allemand), Fergus Pope (américain), Isao Takahashi (japonais), Margrieth Van der Kreek (hollandaise). Il est vrai que ce sont, à présent, six cents personnes qui vivent dans ce village et que les malades de l'extérieur sont toujours de plus en plus nombreux, attirés par le nom du Grand Docteur qui, pourtant, n'exerce plus d'activité médicale. Il s'est également déchargé de la gestion proprement dite de l'hôpital sur Mathilde Kottmann. Les douleurs articulaires de Schweitzer l'empêchent aussi de jouer de l'orgue en virtuose et sa vue baisse de plus en plus. Cependant, ses journées semblent toujours trop courtes. Que fait-il donc? Il s'occupe des « affaires du monde »! Il surveille ces messieurs, toujours prêts à faire joujou avec le destin de l'humanité. Schweitzer s'est-il persuadé lui-même qu'il est investi d'une mission? Sans doute. S'il n'accomplit pas cette tâche, qui le fera ? Qui, en 1959, dispose d'un tel poids moral, d'une telle célébrité universelle ? Qui incarne mieux que lui la raison et le respect de la vie ? S'il n'est pas une voix officielle, il est la « voix la plus autorisée ». Personne ne trouve incongrues ses interventions. Il sait parfaitement jusqu'où il peut aller, soutenu par l'opinion publique. Il en use, et parfois même se retient pour ne pas en abuser. Les critiques nombreuses, les calomnies n'entament ni sa notoriété ni sa détermination. Les hommes veulent la guerre ; il sera jusqu'au bout le gardien de la paix !

Ce matin, c'est l'anniversaire d'une infirmière. Elle est autorisée à faire la grasse matinée, car sa tâche matinale est assurée par une collègue.

En réalité, des préparatifs furtifs se font sur la véranda, devant la chambre de l'intéressée. Blancs et Noirs se rassemblent en silence, puis se mettent à chanter un chant tiré du livre des Cantiques. Schweitzer s'avance alors et frappe à la porte de la récipiendaire. Celle-ci ouvre, feint l'étonnement et accepte félicitations et menus cadeaux. Puis, on entraîne l'élue dans la salle à manger où sa place a été particulièrement bien décorée. Au milieu de la table trône un kouglof, qui fait office de gâteau d'anniversaire. Tout le personnel prend place à table joyeusement. C'est alors qu'entre un jeune garçon tenant une poêle dans laquelle grésillent deux œufs sur le plat qu'il glisse dans l'assiette de la reine de la fête. Celle-ci doit offrir l'un de ces œufs à l'un des convives. Suspense.

Telle est la coutume, qui remonte sans doute aux années de guerre, à l'époque des restrictions.

L'un des soucis permanents du docteur a toujours été le ravitaillement alimentaire. Pour couvrir les besoins de la communauté, il faut, chaque semaine, entre quatre et six tonnes de bananes plantain destinées aux malades et aux accompagnants dont la nourriture de base est le manioc et la banane. L'approvisionnement est un problème, car l'hôpital ne dispose d'aucun camion. Schweitzer a certes conclu un accord avec un transporteur gabonais qui sillonne les pistes défoncées pour faire le ramassage dans les villages qu'il peut atteindre. Mais il y a toujours des contretemps : les éléphants ont ravagé les plantations, les régimes n'ont pas encore été coupés. Schweitzer qui ne peut exiger le monopole est souvent déçu. Le vieux camion arrive souvent à moitié vide… quand il arrive, car son grand âge ne lui permet pas de faire une longue route sans incident. Les pannes sont prévues dans le transport, et les pièces de rechange peuvent se faire attendre pendant des semaines. Alors, l'hôpital vit sur ses réserves de riz.

En janvier 1959 arrive Siegfried Neukirch, un jeune Allemand globe-trotter qui a roulé sa bosse, à bicyclette, du Canada en Argentine. Le patron lui attribue la tâche de « prospecteur de bananes ». Avec sa vieille bécane embarquée à Buenos Aires, il va de village en village, négociant d'autant plus facilement avec les chefs qu'il est l'envoyé du Grand Docteur.

20 février 1959. – Depuis quatre jours, les émeutes de Brazzaville ont fait de nombreuses victimes. Dans un an et demi, la plupart des pays africains accéderont à l'indépendance. Mais avant ce mois d'août 1960, bien des choses peuvent encore se passer dans ces pays qui viennent de rompre les amarres et se trouvent à la dérive.

Sept cents kilomètres de forêt dense séparent la capitale du Congo de Lambaréné. Il semble que le village-hôpital soit une sorte d'îlot flottant sur un océan de verdure, inaccessible, un morceau de paradis et d'enfer détaché de la terre des hommes. Il y a bien l'aéroport, si modeste soit-il, et la route, qui relient Lambaréné à Libreville, mais Schweitzer ne veut toujours pas connaître l'avion et l'Ogooué est encore la voie la plus sûre, surtout pendant la saison des pluies. Reste la radio, que le patron interdit toujours à l'hôpital.

On parle beaucoup du père Teilhard de Chardin depuis qu'il est mort. Ses œuvres littéraires se vendent aux États-Unis par milliers d'exemplaires et sont traduites dans une quinzaine de langues. Elles provoquent cependant quelques remous et inquiètent même le Saint-Office. Son étude des étapes du développement de l'homme propose une évolution qui tente de concilier les exigences de la science et celles de la foi catholique.

Curieusement, Teilhard de Chardin et Albert Schweitzer, ces deux hommes qui auraient eu tant de choses à se dire, ne se sont jamais rencontrés pour échanger leurs points de vue. Il est vrai que ces deux « penseurs de terrain » se trouvaient très éloignés l'un de l'autre, Teilhard dans son Asie et Schweitzer dans son Afrique. C'est dommage ! Nous aurions eu un beau feu d'artifice intellectuel, car, dans les essais nucléaires, Teilhard avait vu surtout l'exploit scientifique. À tous les aspects mortifères il préférait voir les aspects positifs de la science secouant le carcan idéologique et les préjugés de l'Église.

Pour Teilhard, si l'humanité prend conscience du mouvement qui l'entraîne vers Oméga, si elle parvient à le traduire en gestes de coopération durables, si elle réussit à l'élever à la dignité d'un projet mondial, cohérent et mobilisateur, l'évolution ne s'enlisera pas. Car elle est fondamentalement un acte de foi en l'avenir[1].

La mystique de Teilhard de Chardin assure une fonction, accorde un sens à la souffrance qui peut être source d'énergie.

Schweitzer repousse ces arguments :

Dès le temps où je fréquentais le lycée, je m'étais rendu compte qu'aucune explication du mal qui règne en ce monde ne pourrait jamais me satisfaire, et qu'on aboutissait toujours à des arguties de sophistes, ne visant à rien d'autre qu'à permettre aux hommes d'éprouver moins vivement la souffrance de ce qui les entoure. Jamais nous ne comprendrons pourquoi la pureté de la volonté divine a besoin de ce qui est impur pour créer le parfait et pourquoi elle se sert du mal pour réaliser le bien[2].

La conception du monde et de la vie de Teilhard de Chardin et de Schweitzer sont-elles diamétralement opposées ?

Pour Schweitzer la « possibilité d'une évolution de notre monde naturel vers le royaume de Dieu » ne saurait être envisagée : « lorsqu'elle vise à la genèse et à la conservation d'une certaine forme de vie, la nature fait preuve d'un finalisme admirable. Mais elle ne semble aucunement se préoccuper de faire converger ces finalismes particuliers vers un finalisme universel. Elle est une force merveilleusement créatrice et absurdement destructrice à la fois. Devant elle, nous sommes en face d'une énigme. [...]

En dernier ressort, seul compte l'acte, l'acte quotidien, pour peu qu'il soit un acte de charité, de miséricorde. Le lieu du dialogue entre nos deux penseurs ne peut être que le lieu éthique. Et l'éthique du respect de la vie, définie par Schweitzer, n'est-elle pas aussi, à l'heure présente, une éthique du respect de la vie dans son évolution ? Évoquant la dilapidation des ressources de la planète et, plus particulièrement, la disparition de toutes les forêts tropicales, Albert Jacquard rappelle qu'elle entraîne celle de milliers d'espèces végétales et animales. Tout le travail de l'évolution, répondant par des inventions biologiques d'une infinie variété aux pressions de l'environnement, est anéanti. Et l'homme, axe et flèche de l'évolution, menacé de l'être à son tour. Schweitzer viendrait-il au secours de Teilhard[3] *?*

---

1. Karel Bosko, *Schweitzer et Teilhard de Chardin.*
2. Albert Schweitzer, *Ma vie et ma pensée.*
3. Karel Bosko, *op. cit.*

8 juin 1959. – Un vent glacial souffle sur les rapports franco-américains : le gouvernement français refuse catégoriquement la construction sur son sol de rampes de lancement de fusées et interdit le stockage d'armes nucléaires par les unités américaines stationnées en différents points du territoire français.

Cette nouvelle réjouit plutôt Schweitzer. De Gaulle a senti le danger, et ne tient pas à ce que la France devienne un champ de bataille.

Albert Schweitzer est dans l'obligation de faire un nouveau séjour en Europe pour contrôler les affaires de l'hôpital avec la fidèle et indispensable Emmy Martin. Il en profitera pour faire sa moisson d'une partie des titres *honoris causa* qui pleuvent sur lui comme la grêle : universités de Tübingen, de Munster, de Washington, de Princeton, du Cap, de Cambridge, sans compter ceux de Berlin, de Barcelone, de Brunswick qui sont annoncés. Il part donc le 31 juillet, et arrive au moment où, à Genève, les ministres des Affaires étrangères des Grands décident de créer une commission paritaire Est-Ouest sur le désarmement. D'ailleurs, le président américain Eisenhower est annoncé en Europe. Il rencontrera Charles de Gaulle, Harold Macmillan, et le chancelier Konrad Adenauer pour obtenir le soutien de la France, de l'Angleterre et de la RFA, à la conférence au sommet proposée par Khrouchtchev.

1er août 1959. – La conférence mondiale antiatomique se tient à Hiroshima.

Schweitzer découpe et conserve les coupures de journaux, de magazines, de revues. Mille petits riens lui laissent croire que les choses avancent lentement.

> *Un grand événement d'ordre spirituel est pour moi la constatation que l'idée du respect de la vie commence à faire son chemin à travers le monde. Qu'elle se soit étendue si rapidement et si largement provient du fait de ce qu'elle a été enseignée dans les écoles. C'est une institutrice qui a commencé. L'idée du respect de la vie a prévalu, sans rencontrer d'obstacles, dans beaucoup de régions du monde. Le président de la Turquie a imposé aux universités et aux écoles d'enseigner le respect de la vie. En Corée également les écoles procèdent de cette manière. Le premier État a été le Japon.*

En regardant obstinément vers l'avenir, n'en oublie-t-il pas le présent ? Point. Le respect de la vie est à l'ordre du jour en permanence à l'hôpital. Schweitzer pense et agit en avocat de toute créature humaine, animale, végétale, et il trace lui-même les limites à ce respect de la vie :

> *Dans mon action je ne dois jamais aller au-delà de l'indispensable, même pour des faits en apparence insignifiants. Le paysan qui vient de faucher des milliers de fleurs pour les donner en nourriture à son bétail doit se garder d'en décapiter une par plaisir stupide sur le chemin du retour, car, ce faisant, il commet un crime contre la vie sans agir sous l'emprise de la nécessité.*

Le nombre de malades à Lambaréné est en progression constante, avec l'afflux de personnes venues de plus en plus loin. En une seule journée, deux chirurgiens ont opéré dix-sept hernies.

> *Nous avons entrepris de construire une vraie route pour poids lourds. Elle a 500 mètres de long et relie l'hôpital à la route principale qui va de Libreville à Lambaréné et mène à Brazzaville. Elle nous permet d'amener directement à l'hôpital les malades qui viennent par cette route. Auparavant il fallait les prendre sur les véhicules utilitaires avec des civières et les transporter par un étroit sentier, le long du fleuve.*

Rhéna a su faire accepter sa présence à l'hôpital. Mais comme Schweitzer ne veut, à aucun prix, être suspecté de favoritisme, elle fera ses classes… aux fourneaux, comme toutes les infirmières. Rhéna ronge son frein ; elle sait que son heure viendra. Un matin, en effet, elle est appelée par son père :

« Les caisses de médicaments du dernier arrivage n'ont pas encore été ouvertes. Je te charge de ça. Et aussi de les classer, bien sûr… en écartant les produits périmés.

– L'industrie pharmaceutique envoie des produits périmés ?

– C'est arrivé. Par erreur, ou parce que les avantages fiscaux sont les mêmes pour elles.

– N'es-tu pas un peu injuste ?

– Si. Mais je te demande quand même d'avoir l'œil et de faire un tri sérieux.

– Je reste tout de même aux cuisines ?

– Non. Tu passes au labo.

– Merci.

– De rien. Tu as fait tes preuves : ta nourriture est correcte. »

Albert Schweitzer pense-t-il à sa succession ? Il n'en a jamais parlé à ses collaborateurs les plus intimes. Ce n'est pourtant un secret pour personne, qu'il a cédé la propriété de l'hôpital à son comité strasbourgeois, avant la dernière guerre. Mais qui peut savoir ce qui arrivera lorsque Schweitzer n'y sera plus ? Qui peut dire ce qui se passera lorsque le Gabon sera indépendant, c'est-à-dire dans quelques mois ? Si le transfert de la souveraineté se fait sans heurt, l'hôpital passera sous le contrôle du ministère de la Santé gabonais. Dans ce cas, ni le comité strasbourgeois, ni Rhéna, ni qui que ce soit, ne pourra prétendre à l'héritage ; l'hôpital appartiendra à l'État gabonais et sera dirigé par des Gabonais. En fait, de quoi Schweitzer est-il propriéraire ? Les terres lui ont été attribuées, et tout ce qu'il a créé il ne l'a pas fait pour son profit. Il sait qu'après lui tout changera et peut-être même n'existera plus. Si l'hôpital est encore là dix ans après sa mort, l'œuvre aura joué son rôle.

CHAPITRE XXX

Comment on prépare la guerre pour conserver la paix

Beaucoup de travail à Gunsbach. Schweitzer doit, en outre, recevoir le prix Sonning au Danemark, et le prix de la fondation Lemaire en Belgique. En permanence sur la brèche, vigilant, mobilisé, toujours en armes pour défendre la paix ! Non vraiment, ces séjours en France ne sont pas de véritables périodes de récupération. Trop de voyages, trop de visites. Même Gunsbach n'est plus un refuge. Il n'a plus le temps de monter, à petits pas, jusqu'à son cher Kantzrain où il aimait se rendre si souvent pour méditer en regardant sa chère vallée !

Le recrutement du personnel pour Lambaréné se fait souvent à Gunsbach pendant les périodes « européennes » du docteur.

Ce soir, les murs de la petite église alsacienne renvoient les sons soufflés par l'orgue dont Schweitzer est si fier, car l'instrument a été fabriqué selon ses propres plans. Sur le banc, à côté de lui, attentif, un jeune étudiant en médecine regarde les mains fatiguées du vieil homme se poser sur le clavier.

À la pause, au moment qui lui semble le plus favorable, le jeune homme ose dire :

« Pendant mon prochain semestre d'été, j'aimerais bien venir passer deux ou trois mois à Lambaréné. Je pourrais peut-être rendre quelques services et…

– Non. Ne fais pas ça. Le temps serait trop court et les frais de voyage mal amortis. Tu n'aurais pas le temps de t'adapter, et l'aide que tu pourrais apporter serait dérisoire. Toi-même tu ne tirerais aucun gain spirituel d'une expérience aussi brève. Ne viens pas maintenant. Termine d'abord tes études, passe tes examens, et obtiens tes diplômes, que ce soit en rampant ou debout. Après, tu pourras venir.

– Dois-je auparavant suivre des cours de médecine tropicale ?

– Si tu veux. Mais, la pratique, on l'apprend en pratiquant. D'ailleurs, au début, tu ne seras pas médecin.

– Qu'est-ce que je ferai ?

– Tu transporteras de la terre, tu laveras des cailloux. On te confiera des tâches à caractère plus ou moins médical : aiguiser les ciseaux et les couteaux pour la salle d'opération, classer les livres à la bibliothèque, dresser des tableaux statistiques des malades. Puis, tu feras les piqûres. Les Gabonais sont persuadés qu'il n'y a pas de remède plus efficace que la piqûre. Plus un traitement est douloureux et un remède amer, plus grandes sont les possibilités de guérison. Les injections te prendront toute la journée, et parfois la nuit. Tu feras quelques urgences. Et un jour, tu auras peut-être ta consultation. Et maintenant, ajoute-t-il en dégourdissant ses doigts, écoute Vivaldi… si mes crampes me le permettent[1]. »

La course entre les deux superpuissances se poursuit dans l'espace. Le 7 août 1959, un nouveau satellite américain a été lancé avec succès de la base de cap Canaveral. *Explorer VI* étudie la ceinture de radiation, les micrométéorites, ainsi que le comportement des ondes radio. Il transmet des images de la couverture nuageuse terrestre. Mais…

Le 13 septembre, la première fusée atterrit sur la lune, et cette fusée est soviétique. Une nouvelle page de l'histoire spatiale est tournée. La date du premier alunissage a été soigneusement choisie en fonction de la visite de Nikita Khrouchtchev aux États-Unis, qui débute le 15 septembre. La fusée contenait un dispositif permettant de déposer sur le sol lunaire un blason aux armoiries soviétiques. Cette performance montre la supériorité technologique soviétique dans le domaine des fusées spatiales, et est donc la preuve que l'arsenal militaire des fusées intercontinentales soviétiques représente un danger pour les pays occidentaux, et qu'il faut rééquilibrer d'urgence les capacités d'intervention respectives de l'Est et de l'Ouest.

Le 25 septembre commencent les conversations entre Eisenhower et Khrouchtchev à Camp David. Mais la réconciliation attendue n'a

1. D'après le témoignage de Hans-Udo Jüttner dans *Cœur de gazelle et peau d'hippopotame*.

pas lieu. Il est seulement prévu une conférence au sommet où tous les points litigieux seront traités.

Albert Schweitzer suit toutes ces tergiversations, ces feintes diplomatiques qui sont une façon d'éluder le problème du désarmement définitif. Alors, inlassablement, l'homme de la forêt martèle ses doutes, ses craintes, ses appels à la raison, à l'évidence :

« Les négociations pour le désarmement des trois puissances seront centrées sur le problème des garanties que l'Est et l'Ouest doivent s'accorder pour assurer la suppression effective, totale et définitive des armes atomiques. Elles auront aussi à prévoir la possibilité d'exercer des contrôles. Elles devront se concéder des droits réciproques, pour permettre à des commissions internationales de faire des enquêtes sur leurs territoires. Il est aussi question d'accorder aux avions d'une police internationale le droit de survoler un territoire étranger aux fins d'inspection.

« Jusqu'à quel degré un État peut-il permettre, sans déchoir, une pareille surveillance de son sol et de son espace aérien ? De pénibles incidents pouvant se produire au cours des inspections sont aussi à redouter. De quelle nature, de quelle étendue doit être le pouvoir accordé à un contrôle international ? En dernière analyse, l'Est et l'Ouest en sont réduits à supposer l'un chez l'autre un minimum d'honnêteté qui rend dans une certaine mesure le partenaire digne de confiance.

« Ces mêmes principes s'appliquent également à un autre problème. La suppression des armes atomiques affectera la puissance militaire soviétique moins que celle des États-Unis. La première conservera la puissance que lui donnent ses nombreuses divisions terrestres équipées d'armes classiques de qualité excellente. Grâce à elles, elle pourrait submerger les États européens de l'OTAN, sans qu'une autre puissance puisse venir à leur secours. En face de ce danger, l'Union soviétique devrait accepter une réduction de son armée et s'engager à ne rien entreprendre contre l'Allemagne. Comment l'observance de ces engagements pourrait-elle être surveillée et garantie de façon vraiment efficace ? Dans ce domaine aussi nous devons constater qu'un accord de désarmement, même doté d'une garantie internationale, ne pourra pas résoudre toutes les questions, et que les partenaires en seront réduits à s'accorder une confiance mutuelle. Malheureusement, nous vivons à une époque où chaque peuple juge les autres moins que jamais dignes de confiance. La méfiance a son origine dans toutes les malhonnêtetés, injustices et actes inhumains que depuis la Première Guerre mondiale les peuples ont subis ensemble et soufferts les uns de la part des autres.

Comment, dans ces conditions, la confiance réciproque pourrait-elle exister ? Et pourtant, un renouveau de confiance est indispensable. »

Séjour de trois semaines à Paris du Grand Docteur.

Le 6 novembre 1959, il prononce une allocution à la réunion organisée par l'Association françaises des Amis d'Albert Schweitzer. Autre allocution, le surlendemain, dans le cadre de « l'université à l'usine », sous la présidence du recteur Sarrailh et de Jean Rostand.

12 novembre 1959. – La commission politique de l'ONU demande à la France de ne pas procéder à des essais nucléaires au Sahara.

Le 13 novembre 1959, le prix Albert Schweitzer, institué par la Confédération générale des aveugles, des sourds et des grands infirmes de France, est attribué.

CHAPITRE XXXI

Le dernier départ

9 décembre 1959. – Quatorzième départ d'Albert Schweitzer pour Lambaréné.

14 décembre 1959. – Le président Eisenhower entreprend un voyage en Europe, en Afrique et en Asie où il tentera d'expliquer la politique extérieure de son pays. La conférence au sommet avec Khrouchtchev se déroulera certainement au cours du premier trimestre 1960, probablement à Genève.

25 décembre 1959. – Six États africains demandent à la France leur indépendance totale et immédiate : c'est l'échec de la Communauté.

Partout où il se fait entendre, on aime demander à Schweitzer de développer ses arguments contre la guerre atomique. On sait que ses arguments sont d'ordre scientifique, juridique, moral et théologique. Il insiste sur le fait qu'il n'y aura pas de paix durable sans un certain nombre de garanties. Pour lui, ces garanties sont au nombre de quatre : la confiance mutuelle, le changement de mentalité, la primauté de l'esprit et de la raison, et la mobilisation de l'opinion publique. Mais ces garanties ne sont-elles pas utopiques ? Les événements lui répondent :

13 février 1960. – À 17 heures, une explosion expérimentale a lieu dans le désert du Tanezrouft, au sud-ouest de Reggane. Cette bombe A, d'une puissance triple de celle des premières bombes américaines, est la première expérience militaire française.

« Hourra pour la France ! câble de Gaulle. Depuis ce matin, elle est plus forte et plus fière ! »

Schweitzer, lui, ne l'est pas. Sa fierté ne réside pas dans le fait que son pays soit la quatrième puissance atomique.

Après son appel radiophonique au cours du terrible hiver 1954, l'abbé Pierre n'a pas cessé de grandir dans l'estime et l'admiration des Français. Son franc-parler, ses coups de gueule, ont fait de lui le défenseur des pauvres et des sans-logis. L'organisation humanitaire qu'il vient de créer, Emmaüs, recueille l'adhésion populaire.

Un tel homme ne peut laisser indifférente la sensibilité d'Albert Schweitzer, qui lui a écrit une première fois en 1954 pour lui offrir son amitié, en le priant de considérer sa missive comme l'hommage d'un aîné envers un cadet.

En ce moment, tout comme Schweitzer dix ans plus tôt, l'abbé Pierre est pris sous le projecteur médiatique. L'idolâtrie des foules et de la presse place cet homme humble en porte à faux. Albert Schweitzer, qui connaît les contrecoups d'une popularité excessive, le met en garde : tout dérapage vers une notoriété mondiale fait du « héros » la cible de toutes les attaques. Le Grand Docteur est bien placé pour le savoir.

« Venez vous cacher ici quelque temps ! »

4 au 11 mars 1960. – L'abbé Pierre, tant attendu à Lambaréné, est là avec sa soutane blanche, son béret noir à la chasseur alpin et son chapelet.

Ils se sont étreints comme deux frères, et ils ont entamé le séjour sans paroles inutiles. L'abbé a tout de suite pris sa place dans le village. Les deux hommes sont heureux d'être ensemble. Très naturellement, l'abbé est devenu aide-compagnon charpentier au village des lépreux. Le soir, après le repas, il suit avec recueillement la méditation biblique de Schweitzer et le petit concert qui est donné en l'honneur du prêtre-ouvrier. Le dimanche, Schweitzer cède volontiers sa place à l'abbé et écoute ses prédications.

« Pourquoi les gens vous reprochent-ils de ne pas moderniser votre hôpital ? demande l'abbé Pierre.

– Parce qu'ils n'y comprennent rien, parce qu'ils ne connaissent pas l'Afrique et parce que je n'ai pas construit un hôpital ! Si je construisais un hôpital comme on en trouve à Paris, je serais doublement cruel. Une première fois en enfermant le patient qui arrive de son village dans une chambre. Et une seconde fois en le renvoyant dans la brousse, alors qu'il s'est habitué à l'eau courante et à l'électricité. Qu'on modernise d'abord les villages, et je moderniserai mon village où l'on soigne, mais jamais je ne ferai ici un hôpital ! »

Pourtant, depuis quelque temps, on peut noter une amélioration importante dans la vie quotidienne. L'hôpital vient de recevoir un magnifique cadeau de la société Daimler-Benz de Stuttgart : un camion Mercedes cinq tonnes qui va résoudre le problème du transport des bananes destinées à nourrir la population de l'hôpital. Aussitôt Siegfried Neukirch abandonne son vieux vélo, et de « prospecteur de bananes » devient « prospecteur-transporteur », avec deux assistants routiers, Banza et Bakwa. Que d'efforts en moins ! Que de temps gagné ! De plus, ce camion sert à rapatrier certains malades guéri dans leurs villages, à condition de ne pas en abuser : le camion n'est pas un taxi-brousse et les « excursionnistes » sont priés de s'abstenir. Le Mercedes transporte aussi les fûts d'huile de moteur, d'essence, de kérosène, les matériaux de construction : ciment, sable, pierres – tout ce qui se trouve loin de l'hôpital. Bien entendu, l'utilisation quotidienne de ce camion exige un entretien permanent de la piste qui relie l'hôpital à la route principale. Cet entretien, déjà très difficile en temps normal, devient quasi impossible en saison des pluies. Les véhicules s'engluent dans une boue épaisse comme du chewing-gum, et il faut parfois attendre des heures que le soleil durcisse la piste. Mais le ravitaillement en bananes est maintenant une affaire réglée.

15 mars 1960. – Ouverture à Genève de la conférence pour le désarmement. Dix pays sont représentés. Le délégué britannique propose un désarmement global en trois étapes. L'URSS préfère un désarmement en quatre ans. De plus, elle propose de conclure un traité pour l'arrêt des essais atomiques, y compris les essais souterrains. L'explosion de la première bombe française a bouleversé les plans des experts.

Paris, 5 mai 1960. – La conférence au sommet des quatre Grands a capoté. Le chef du praesidium, Nikita Khrouchtchev, vient d'annoncer que la défense antiaérienne soviétique a abattu le 1er mai, au-dessus du territoire soviétique, un avion américain de reconnaissance de type U2. Il y a longtemps que les États-Unis envoient leurs avions espions au-dessus de l'URSS pour accomplir des missions stratégiques. Dès le début de la conférence, Khrouchtchev a demandé aux États-Unis de reconnaître explicitement l'incident comme un acte d'agression, et de présenter des excuses. N'obtenant pas satisfaction, il a abandonné la conférence et est rentré en Union soviétique. On attend avec impatience à l'Ouest la suite que Moscou donnera à l'affaire.

En forêt équatoriale, c'est la saison des pluies. C'est presque tous les jours le même spectacle : les matinées et les après-midi sont beaux et chauds, sur fond de ciel bleu, et vers 17 heures les nuages arrivent, se boursouflent, prennent des teintes gris-noir. L'air s'agite, les palmiers frissonnent comme s'ils avaient peur. L'Ogooué se couvre de rides, puis de vagues de plus en plus grosses, et une écume blanche se forme. C'est à ce moment-là que le ciel ouvre ses vannes. Des éclairs flagellent la terre, tronçonnent les arbres, enflamment les paillotes. En quelques minutes, les pistes sont transformées en torrents. Puis la tempête s'apaise. La terre qui meurt de soif avale goulûment jusqu'à la dernière goutte. Le lendemain matin, le soleil resplendit de nouveau… et ça recommence.

Le camion roule prudemment. Les roues des véhicules laissent à cette saison des cratères dans le sol. Les villageois les comblent de leur mieux avec de la caillasse et de la latérite, mais la pluie du soir ouvre de nouvelles crevasses. Le Mercedes, hier, s'est enfoncé dans la boue jusqu'à mi-roues et il a fallu attendre que le soleil durcisse le sol pour continuer.

Siegfried conduit le patron au village voisin. Soudain, Schweitzer lève la main :

« Halte !

– Qu'est-ce qu'il y a ?

– Les sangounagentas !

– Quoi ?

– Les fourmis les plus féroces. Viens voir ! »

Les deux hommes, baissés, regardent longuement la colonne d'insectes organisés comme une légion romaine. Ce large flot noir peut s'écouler pendant des heures.

« Elles n'existaient pas autrefois en Afrique, dit Schweitzer. Elles y ont été introduites exprès d'Amérique, dans l'espoir qu'elles détruiraient les malfaisantes fourmis guerrières. Mais loin de les détruire, elles se sont répandues à côté, et sont devenues un fléau pire que celui qu'elles devaient combattre. Heureusement, on connaît la recette pour les chasser. Comme elles ont besoin d'ombre et d'humidité, il suffit de desherber, d'abattre des arbres, et d'exposer ta parcelle au soleil pour les faire partir.

– Je crois qu'il faut partir aussi, patron, sinon le soir va arriver et nous prendrons la saucée, dit Siegfried.

– Nous ne passerons pas sur ces fourmis.

– Pardon ?

– Nous n'écraserons pas ces fourmis. Tu as une planche dans le camion ?

– Oui, bien sûr.

– Va la chercher. Nous allons la poser à plat sur la colonne pour la protéger et nous passerons sur la planche très lentement. Je te guiderai. »

Et Schweitzer, l'homme qui s'occupe de l'avenir du monde, consacre une demi-heure au sauvetage de quelques fourmis[1].

Par une lettre du 12 juin 1960, le professeur Jean Savant, chancelier de l'académie d'histoire de Paris, fait savoir à Albert Schweitzer qu'il a été nommé membre de l'académie d'histoire. Schweitzer répond presque aussitôt :

> *28 juin 1960*
>
> *Monsieur le Chancelier,*
>
> *Je vous remercie de votre lettre du 12 juin qui m'apprend que vous m'avez fait le grand honneur de me nommer membre de l'académie d'histoire. Je suis profondément touché de votre amabilité de me considérer comme historien. En effet, j'ai essayé de faire du travail d'historien dans différents domaines. Je me suis occupé de la question du Jésus historique et j'ai publié une histoire de toutes les vies de Jésus. J'ai fait travail d'historien aussi dans mon livre* Les Grands Penseurs de l'Inde. *J'essaie d'y exposer l'évolution de la pensée indienne. Ce livre a été traduit en anglais et dans quatre dialectes de l'Inde. Mon étude sur la mystique de saint Paul paraîtra prochainement chez Albin Michel. Ce n'est pas un livre pour le grand public, mais Albin Michel s'entête à vouloir publier ce gros volume. J'ai aussi écrit sur l'évolution de notre civilisation dans mon étude* Kultur und Ethik, *dans laquelle j'essaie de démontrer que cette évolution consistait dans l'élimination successive de l'humanisme qui l'animait depuis sa création à l'époque de la Renaissance. Je vous fais grâce d'un travail sur l'histoire de la construction d'orgues depuis 1850.*

1. Raconté dans *Cœur de Gazelle et peau d'hippopotame.*

Je suis touché de ce que vous m'ayez fait l'honneur de me créer membre de votre académie.

Je ne sais pas encore la date de mon prochain séjour en France. Dès mon arrivée, je vous ferai savoir à quelle date je pense venir à Paris.

Veuillez me croire votre très dévoué et très reconnaissant

Albert Schweitzer.

Schweitzer reçoit une abondante correspondance à laquelle il s'attache à répondre, de plus en plus péniblement, tenant son porte-plume entre l'index et le médius pour éviter la crampe de l'écrivain. Il répond aux plus éminentes personnalités, aux savants, aux hommes politiques, comme au simple lecteur d'une de ses œuvres. S'il n'a plus le temps de se livrer aux enquêtes historiques qui ont occupé sa jeunesse, il a à cœur d'apporter des précisions à ceux qui risquent de se fourvoyer en interprétant ses écrits. Il veut être compris, sinon accepté.

Ce soir, il se penche sur la lettre d'un lecteur qui a lu son *Histoire des recherches sur la vie de Jésus* un demi-siècle après sa parution, et a cru déceler dans l'argumentation de l'auteur un doute sur l'existence même de Jésus.

Schweitzer ne peut laisser planer un tel malentendu. Il écrit :

Cher Monsieur,

Je puis vous tranquilliser. Ce n'est pas moi qui ai prétendu que l'existence de Jésus était un mythe. Au contraire : c'est moi qui ai combattu cette opinion. Elle a été formulée en Allemagne et en Amérique par certains historiens, vers 1900. Dans mon ouvrage Geschichte der Leben-Jesu-Forschung, *je démontre que nous avons une source authentique : l'Évangile de saint Matthieu. Depuis cette réfutation, aucun essai de doute sur l'existence de Jésus n'a trouvé crédit.*

À la hâte dans la nuit, après une dure journée.

Votre dévoué

Albert Schweitzer.

17 août 1960. – Ce matin, le Gabon accède à l'indépendance dans le cadre de la Communauté française. Il doit se doter d'institutions inspirées par la Constitution française et en rapport avec la nouvelle situation.

Deux formations politiques sont en compétition : le bloc démocratique gabonais, dont le chef est Léon Mba, et l'Union démocratique et sociale de Jean-Marie Aubame. La lutte s'annonce sévère. Il n'est pas question que le Gabon change de nom, comme souhaitent le faire certains autres pays africains pour marquer le changement. Le nom du Gabon appartient à l'histoire : les navigateurs portugais venus sur la côte vers 1472 furent frappés par la forme de l'estuaire, qui avait l'allure d'un manteau de marin que l'on nomme *cabao* en portugais, et « caban » en français. Ils donnèrent ce nom de Cabao à l'estuaire, puis à toute la côte. Cabao devint Gabao, puis Gabon, et le pays fut appelé Gabonie par les marins[1].

Alors que l'indépendance a laissé espérer la liberté et la prospérité, certains pays africains connaissent déjà la guerre civile, le chaos et la famine. Des luttes furieuses dressent les ethnies et les personnalités les unes contre les autres.

Au milieu de la tourmente, le Gabon passe ce cap de l'indépendance dans une apparente quiétude. C'est parce que le pays a la chance d'avoir placé tout de suite à sa tête un homme sage et clairvoyant, le président Léon Mba. Député français, il a participé aux travaux de l'Assemblée nationale sur les questions coloniales. Il connaît les vertus et les fautes de l'administration « à la française ». Il a compris qu'il fallait saisir ce que proposait de Gaulle. Dans son discours inaugural, à Libreville, il a déclaré :

« Notre pays compte désormais deux sortes de citoyens. Nous les Noirs, nous sommes les Gabonais d'origine, et les étrangers qui travaillent avec nous sont des Gabonais d'adoption. Ensemble, nous voulons réussir et contribuer à la prospérité générale. Ne croyez pas qu'avec l'indépendance tous nos problèmes se trouvent résolus. C'est maintenant que nous sommes placés devant le défi d'assurer, par le travail et les initiatives, notre propre subsistance, en étant tous solidaires. Que chacun, en tant que citoyen gabonais, retourne joyeusement dans son village pour y planter, pêcher, construire et apprendre. Que chacun tienne sa place. Union ! Travail ! Justice ! Vive la République gabonaise ! »

La France tient à être présente dans ce moment solennel. Le général de Gaulle est représenté par un prestigieux ministre chargé des affaires culturelles, André Malraux. Il a traversé en huit jours une partie du continent africain pour assister aux fêtes de l'indépendance que célèbrent les nouvelles nations. En arrivant à Libreville, le 17 août, il

1. Source : Elikia M'Bokolo, *Le Roi Denis*.

présente ses vœux à Léon Mba et assure le Gabon du soutien de la France. Mais avant de repartir, il tient à faire un crochet par Lambaréné pour saluer également Albert Schweitzer.

Dans ses notes de voyages, l'auteur de *La Condition humaine* ne décrit pas l'hôpital Schweitzer, mais rapporte quelques propos du maître des lieux qu'il voit avec son « sourire de vieux musicien sous ses moustaches d'étoupe blanche » ou « sa façon de regarder, en inclinant la tête, un insecte posé sur sa chaussure ».

Malraux, toujours lyrique dans ses propos, salue avec exaltation l'œuvre humanitaire qu'il découvre, mais Schweitzer coupe ironiquement son enthousiasme :

« Ne vous y trompez pas, monsieur Malraux. D'aucuns y ont vu aussi une entreprise au service de mes intérêts personnels, et ne se gênent pas pour le dire. Nous savons que les hommes ont tendance à croire que leurs voisins sont dominés par l'intérêt. Je crois, voyez-vous, qu'il s'agit d'un sentiment très profond, très opiniâtre, très ancien. Ça me paraît important, parce que nos fidèles n'échappent à la solitude que s'ils croient au désintéressement.

– Rien de plus désintéressé qu'un hôpital.

– Nos malades sont persuadés que la médecine est un bon métier, que les médecins et les infirmières ont de bonnes places.

– Sauf la vôtre ?

– Écoutez-moi bien… Excepté le petit groupe qui m'aide, ils pensent que je suis fichtrement malin pour cacher si longtemps mon intérêt. Ils m'en croient un peu sorcier et me respectent pour cela. Et ce n'est pas particulier aux Noirs. Pensez à nos paysans. Ce sentiment-là est aussi profond que celui du surnaturel[1]. »

Avec l'indépendance, l'hôpital Schweitzer va-t-il « tenir sa place » comme le souhaite Léon Mba ? Le Grand Docteur n'en doute pas ; il n'est pas inquiet. Le docteur Walter Munz, qui venait d'arriver à l'hôpital au moment de l'indépendance, se souvient de ce tournant :

> *Le docteur avait de l'estime pour le président Léon Mba, il le connaissait personnellement. Loyal, respectueux des lois nouvelles, et s'abstenant par principe de toute position politique, il se considérait comme un hôte du pays et il avait bien assez à faire dans son hôpital À nous, ses collaborateurs, il demandait d'adopter la même attitude.*

1. Voir l'article de J.-P. Sorg « Schweitzer dans le *Miroir des limbes* d'André Malraux », in *Cahiers Albert Schweitzer* n° 143.

Lorsqu'en 1964 il me confia la direction médicale de l'hôpital, il me signifia on ne peut plus clairement la conduite à tenir : « Si jamais ils en viennent à parler politique avec toi, fais comme si tu ne comprenais rien à leur langage, rien du tout. »

Albert Schweitzer n'est pas inquiet, mais ne serait-il pas prudent de sa part d'envisager sa succession de façon claire ? Nommera-t-il un successeur, un légataire ? En fait, il n'est propriétaire de rien, sinon de son piano à pédalier d'orgue que, par précaution, il fait rapatrier à Gunsbach.

Si l'indépendance n'a aucune répercussion sur l'existence de l'hôpital, elle donne le signal de la curée contre le Grand Docteur. Cet homme porté au pinacle depuis tant d'années devient la cible de ceux qui cherchent le bouc émissaire du colonialisme[1].

Et pourtant le nom de Lambaréné résonne de plus en plus fort, partout dans le monde. À l'hôpital, c'est un déferlement permanent de visiteurs, gabonais ou étrangers. À certaines fêtes comme Pâques ou la Pentecôte, deux infirmières doivent se transformer en guides touristiques pour recevoir les étudiants, les journalistes, les promotions d'ingénieurs pétroliers, les marins, les soldats du contingent, les curieux, qui veulent voir ce lieu étrange et surtout son patriarche si encensé, si décrié.

Alors qu'inlassablement les pacifistes réclament la paix et le désarmement dans le monde, les événements semble vouloir y faire obstacle :

9 octobre 1960. – Le jury du prix Nobel de la paix, qui vient de se réunir à Oslo, a décerné son prix à Albert Luthuli, au moment même où ce leader noir est assigné à résidence par le gouvernement de l'Afrique du Sud qui le considère comme un agitateur. Désormais, Luthuli ne peut ni recevoir des visiteurs, ni publier ses œuvres, ni prononcer de discours. Cet homme, président du Congrès national africain, a donné il est vrai une orientation hostile à la politique de l'apartheid qui se renforce en Afrique du Sud. Pour ces raisons, il a été arrêté plusieurs fois et accusé de trahison. Sous la pression de nombreux pays du monde, on lui permettra d'aller chercher son prix à Oslo en 1961, mais en Afrique du Sud son discours de réception ne sera même pas cité.

1. Pour ne pas entraver le déroulement chronologique de la vie d'Albert Schweitzer, nous préférons traiter ce sujet en fin d'ouvrage (voir postface).

10 octobre 1960. – L'URSS et ses alliés de l'Europe de l'Est dénoncent les dangers d'un armement atomique de la Bundeswehr, alors que les États-Unis accusent l'URSS de livrer des armes offensives à Cuba.

20 octobre 1960. – Khrouchtchev annonce que l'URSS possède des sous-marins atomiques munis de fusées.

Le Zaïre, ex-Congo belge, est en proie à un conflit de tribus. Les Nations unies doivent mener une action très délicate pour respecter le principe de non-ingérence dans les affaires intérieures des États membres. L'Afrique centrale s'enflamme.

C'est à ce moment-là que sort l'édition française de l'œuvre d'Albert Schweitzer *Ma vie et ma pensée*. L'épilogue se veut résolument optimiste :

> *S'il se trouve des hommes capables de s'insurger contre l'esprit d'insouciance et de se montrer assez sincères et profonds pour faire rayonner les idéaux du progrès éthique, on verra naître une influence spirituelle capable de créer un nouvel état d'esprit dans l'humanité. Parce que j'ai confiance en la puissance de la Vérité et de l'Esprit, je crois à l'avenir de l'humanité. L'affirmation éthique de la vie et du monde contient en soi une volonté optimiste et un espoir qui ne peuvent se perdre. C'est pourquoi elle ne craint pas de voir la sombre réalité telle qu'elle est.*

Alors que s'accumulent sur le monde les nuages noirs d'un possible conflit planétaire et que les critiques s'abattent sur Albert Schweitzer, parangon d'un colonialisme qui ne veut pas capituler, les honneurs pleuvent, en même temps, sur l'homme de la forêt : le 12 novembre, il est nommé docteur *honoris causa* (paix) de l'université Humboldt de Berlin. Le 29, docteur *honoris causa* de la Schola popularis botanicae de Tiana (Barcelone).

Décembre 1960. – Le prix Nobel de la paix 1960 n'est pas décerné.

En Algérie, de Gaulle doit faire face à la violence.

Le Sud-Vietnam crée son Front de libération nationale.

Israël dément travailler à la fabrication de l'arme nucléaire.

Et l'année se termine par un feu d'artifice : la France expérimente sa troisième bombe atomique au Sahara.

Au fond de sa forêt, Schweitzer aboie en vain :

> *Il n'y a pas de temps à perdre. Il n'est pas admissible que le danger qui nous menace soit encore augmenté par de nouvelles explosions. Il augmentera de lui-même, hélas, au cours des années à venir. Prenons-y garde. Une grande partie des particules radioactives lancées dans l'atmosphère et la stratosphère par les expériences passées restent encore en suspension au-dessus de nos têtes. Un certain nombre d'années, une quinzaine, estime-t-on, se passera, jusqu'à ce qu'elles soient parvenues au sol en totalité.*

15 janvier 1961. – Linus Pauling lance l'*Appeal to stop the spread of nuclear weapons.* En le signant, Schweitzer sort de sa protestation individuelle et s'engage dans une action collective.

21 mars 1961. – Sous la pression internationale, la conférence sur l'interdiction des expériences nucléaires reprend à Genève.

L'Afrique est toujours en effervescence. Au Congo, Lumumba a été assassiné, mais la conférence des leaders des diverses sécessions congolaises n'a guère été positive.

Le Gabon a beau être calme, la guérilla chez son voisin angolais fragilise l'installation d'un régime stable et paisible.

En Algérie, la France s'enlise, et la création de l'OAS ne fait qu'aggraver la situation. Le général Challe prend la parole :

« Je suis à Alger avec les généraux Zeller et Jouhaud, et en liaison avec le général Salan, pour tenir notre serment, le serment de l'armée, de garder l'Algérie, pour que nos morts ne soient pas morts pour rien. Un gouvernement d'abandon nous apprenait successivement l'Algérie française, l'Algérie dans la France, l'Algérie algérienne, l'Algérie indépendante associée à la France. Il s'apprête, aujourd'hui, à livrer définitivement l'Algérie à l'organisation extérieure de la rébellion. [...] Sachant tout cela, voudriez-vous renier vos promesses, abandonner nos frères musulmans et européens, abandonner nos cadres, nos soldats, nos supplétifs musulmans à la vengeance des rebelles ? [...] Voudriez-vous que Mers el-Kébir et Alger soient demain des bases soviétiques ? Voulez-vous, une fois de plus, amener votre drapeau, alors que vous auriez tout perdu, même l'honneur ? »

Quelques heures plus tard, le général de Gaulle riposte :

« Un pouvoir insurrectionnel s'est établi en Algérie par un pronunciamiento militaire. Les coupables de l'usurpation ont exploité la passion des cadres de certaines unités spécialisées, l'adhésion enflammée d'une partie de la population de souche européenne qu'égarent les craintes et les mythes, l'impuissance des responsables submergés par la conjuration militaire. Ce pouvoir a une apparence : un quarteron de généraux en retraite. Il a une réalité : un groupe d'officiers partisans, ambitieux et fanatiques. [...] Leur entreprise conduit tout droit à un désastre national. [...] Voici l'État bafoué, la nation défiée, notre puissance ébranlée, notre prestige international abaissé, notre place et notre rôle en Afrique compromis. Et par qui ? Hélas ! hélas ! hélas ! Par des hommes dont c'était le devoir, l'honneur, la raison d'être, de servir et d'obéir. »

Cependant, le cosmonaute soviétique Iouri Gagarine a fait le tour de la planète sur une orbite elliptique de 300 kilomètres d'altitude, et marque une nouvelle étape de la conquête spatiale. Toute la terre a pu entendre le bip-bip de sa fusée *Vostok*.

Les relations entre les États-Unis et l'URSS se tendent encore plus avec les événements de Cuba : une force d'exilés cubains, entraînés aux États-Unis, vient de débarquer à Cuba, dans la baie des Cochons, pour tenter de renverser le régime castriste. Mais l'invasion s'est soldée par un échec cuisant. L'URSS fustige l'action inspirée par Kennedy et le menace d'une intervention directe à Cuba. Il sera difficile à Kennedy et à Khrouchtchev de réchauffer l'atmosphère d'une conférence internationale.

15 mai 1961. – Aujourd'hui débarque le jeune médecin suisse Walter Munz qui, en plusieurs séjours, donnera à l'hôpital plus de dix ans de sa vie, en tant que chirurgien, puis médecin-chef et donc premier successeur de Schweitzer.

Dans ses souvenirs, il raconte que, peu de temps après son arrivée, Moutombi, un des cuisiniers de l'hôpital, lui amène sa femme qui souffre du bas-ventre. D'abord soignée par médicaments et tombée dans un état critique, le docteur Munz doit se résoudre à l'opérer. Bien entendu, il demande l'autorisation à l'intéressée.

« Mon docteur, c'est toi qui connais la chose. Tu n'as qu'à faire comme tu penses. »

Le docteur opère donc Migoungui, qui se remet très bien de l'opération, et qui, au moment de quitter l'hôpital, se renseigne comme tous les postopérés sur la durée des abstinences qu'il lui faut observer :

« Mon docteur, maintenant tu dois me dire les défenses. »

Le docteur conseille à Migoungui et à Moutombi de ne pas avoir de relations sexuelles pendant trois mois. Au bout de cinq mois, Moutombi vient voir le docteur et lui demande :

« Combien de temps encore il faut attendre pour…

– Le délai est passé, vous pouvez faire, sans souci. »

Plusieurs mois après, Moutombi revient et interroge le docteur :

« Docteur, combien de mois encore il faut attendre avec Migoungui…

– Mais je t'ai dit que le délai était largement dépassé. Vous pouvez y aller. Pourquoi attendez-vous ?

– J'ai trop peur pour Migoungui. Jamais osé encore. »

Alors, le docteur convoque Migoungui, lui rapporte les angoisses et la sollicitude de son mari. Et l'épouse s'écrie :

« Comment ! Moutombi ! Menteur ! Lui l'a fait depuis longtemps, docteur ! »

C'est à ce moment-là que paraît la version française du *Secret historique de la vie de Jésus* d'Albert Schweitzer. En commentant les descriptions de la paranoïa mégalomane ou de la démence précoce, Schweitzer en éloigne Jésus ; par contre, les images de certains leaders politiques actuels, noirs, jaunes et blancs (en commençant par Khrouchtchev tapant sur la table de l'ONU avec sa chaussure), jouant avec l'avenir du monde, lui apparaissent plus approchantes. Jésus annonçant le royaume de Dieu promettait aux hommes un futur meilleur ; les partisans du nucléaire préparent la fin de l'humanité.

Schweitzer relit ses *Conversations sur le Nouveau Testament* :

> *Quand les disciples montraient à Jésus les splendeurs du Temple, il leur prédit sa destruction. Ils demandèrent : « Quand est-ce que cela va se passer ? » Alors il leur parla longuement de tout ce qui devait arriver, de toute la peine et de toutes les séductions qui attendaient le monde. Mais à la fin, leur dit-il, comme un éclair qui luit depuis son début jusqu'à sa fin, le Fils de l'homme allait apparaître sur les nuées ; et tout allait s'accomplir devant leurs yeux. « Oui, vous dis-je, cette génération ne passera point que tout cela n'arrive. » Mais quand cela arrivera-t-il ? Dans les jours à venir ou seulement dans quelques années ? Il ne le sait pas lui-même. « Pour ce qui est du jour et de l'heure, nul n'en sait rien, pas même les anges du ciel, mais le Père seul. »*

15 août 1961. – Depuis ce matin, tout habitant de Berlin-Est ne peut aller à l'ouest sans une autorisation expresse de l'Administration. Des éléments bétonnés commencent à remplacer les clôtures barbelées : la construction du mur de Berlin a commencé.

Au village-hôpital de Lambaréné, le rideau de fer n'existe pas, même si les malades se regroupent par ethnies et si les relations ne sont pas toujours très amicales. Quant au fonctionnement du personnel soignant, il repose sur la confiance et la disponibilité de chaque membre de cette micro-société vivant en autarcie.

Le docteur Rolf Müller, arrivé l'an dernier au moment de l'indépendance, assure la direction médicale. Chaque soir, il consulte le Grand Docteur dans sa chambre : il lui fait un résumé des événements de la journée et lui soumet un plan de travail pour le lendemain. Après quoi, il en discute et règle les détails avec ses confrères. Il n'y a pas, à proprement parler, de « réunion au sommet ». Schweitzer s'intéresse de moins en moins aux problèmes strictement techniques et matériels et de plus en plus aux rapports humains au sein de l'hôpital. Ce qui le préoccupe, c'est l'état des malades, le moral de ses collaborateurs. Les conversations avec lui ne se limitent pas aux questions de médecine ou de chirurgie. À la table commune, on peut discuter d'art, d'histoire, de philosophie, de tout sauf de politique. Parfois, le patron, bougon, de mauvaise humeur ou préoccupé par un sujet personnel, ne décloue pas les dents. La soirée n'en est pas moins agréable. D'autant qu'il peut soudain sortir de sa torpeur apparente, et raconter une anecdote amusante.

Les visiteurs, qui viennent de plus en plus nombreux, critiquent l'archaïsme de certaines structures et de certaines méthodes. Schweitzer semble ne pas entendre ces critiques, mais ses collaborateurs en sont irrités, parce que les visiteurs ne peuvent avoir qu'un aperçu global, et surtout ne connaissent pas le contexte africain qui dicte presque toutes les décisions. Ils voient des immondices devant les cases et des animaux errants ; ils ne voient pas la salle de radio ultramoderne. Ils voient Schweitzer en train de fabriquer des pommades à l'ancienne comme un apothicaire du XVIIIe siècle, car tel est son plaisir, ils voient le matériel artisanal qui servait naguère pour soigner les fractures, les systèmes de fixation, les attelles, les gouttières bricolées ; mais ils ne voient pas les médicaments les plus récents envoyés par les laboratoires, et ils ne voient pas non plus le matériel chirurgical sans cesse renouvelé. Ils ne voient pas… Qu'importe !

« Laissez couler les gouttes de pluie sur le plumage de l'oie ! » dit Schweitzer.

Tempête sur l'Afrique !

La veille de l'ouverture de la session de l'Assemblée générale des Nations unies, on apprend la disparition en Afrique de l'avion transportant Dag Hammarskjöld, secrétaire général de l'organisation. Après avoir quitté Léopoldville, il devait rencontrer Moïse Tschombé, chef du Katanga. Les conditions de l'accident demeurent mystérieuses.

Les Casques bleus contrôlent Élisabethville. « La sécession est terminée », dit l'ONU. Mais les troubles continuent.

2 septembre 1961. – Les Soviétiques reprennent leurs expériences nucléaires sur terre et sous terre.

15 septembre 1961. – Les États-Unis reprennent leurs expériences nucléaires souterraines.

La course à l'armement est relancée. Comme si elles n'attendaient que ce moment, toutes les puissances nucléaires entreprennent des séries d'explosions pour tester des armes nouvelles. La radioactivité de l'atmosphère, de la croûte terrestre et de l'eau augmente de façon inquiétante. La peur d'une guerre atomique déclenchée par un quelconque incident gagne le monde et n'épargne que les peuples qui n'en sont pas conscients.

30 octobre 1961. – L'URSS fait exploser une bombe atomique de 50 mégatonnes.

À Lambaréné, le vieil homme de 86 ans lutte toujours. Il croit encore avoir des arguments pour lancer sur Radio Oslo un autre appel au monde, et proposer les conditions d'un accord de désarmement. Il alerte le Comité d'Oslo du prix Nobel, bat le rappel de tous les lauréats du prix encore vivants, et il cosigne un appel aux grandes puissances pour qu'elles arrêtent immédiatement tous les essais d'explosion nucléaire et qu'elles engagent des discussions en vue d'un désarmement multilatéral. Il fait partie des « dix personnalités mondiales » qui s'adressent à John Kennedy pour l'exhorter à ne pas suivre l'exemple de l'URSS.

En vain.

Cet engrenage angoisse Schweitzer, qui écrit à son ami Gunnar Jahn :

> *Quel temps vivons-nous ! La reprise des explosions expérimentales sur une grande échelle ! Vraiment, nous ne nous attendions pas à cela. Je n'aurais pas cru que Khrouchtchev se laisserait entraîner à une chose pareille... Je me dis parfois que j'ai réalisé tout ce qu'il m'était donné de faire pour le désarmement et la cause de la paix. Combien d'heures ai-je passé presque chaque nuit à me fatiguer les yeux sur des journaux et des articles de revues, pour me tenir informé sur les évolutions scientifiques et politiques du phénomène de l'armement nucléaire ! Que de notes ai-je prises ! Je souffre jusqu'au fond de moi-même de la situation où se trouve aujourd'hui le monde, du fait que nous sommes sous la menace pourtant réelle d'une ultime guerre atomique. Les personnes qui nous gouvernent n'ont pas en elles l'énergie et la clairvoyance nécessaires pour négocier de concert, avec toute la gravité qui s'impose, un accord non même de paix politique, mais simplement de renonciation aux armes nucléaires.*

5 novembre 1961. – Certains chercheurs laissent entendre qu'Albert Schweitzer est devenu, ce jour, membre de l'Église unitarienne universaliste des États-Unis, en adhérant à la *Church of the Larger Fellowship*, dirigée par son ami Marshall.

On sait ce que l'hôpital Schweitzer doit aux unitariens américains, et aux quakers, lorsque, pendant la Seconde Guerre mondiale, l'institution de Schweitzer s'est trouvée dans une situation financière désespérée.

Mais si Schweitzer a pris position dans ce domaine, ce n'est pas seulement par reconnaissance. Il a manifesté plusieurs fois son attachement à la « liberté religieuse ». À la même époque, on lui a suggéré qu'un réveil spirituel était du ressort des Églises. Il a immédiatement répondu que les Églises avaient eu deux mille ans pour mettre en pratique l'éthique de Jésus, celle de la fraternité et de la paix, et qu'elles avaient échoué lamentablement. « Il y a peu d'espoir, ajoutait-il, à mettre dans les Églises traditionnelles. Je n'ai plus confiance dans les Églises, excepté pour le mince impact atteint dans des secteurs très limités par quelques petites Églises. Ce sont les quakers, qui forment l'historique Église de paix, les unitariens qui forment l'Église historique des martyrs, des gens qui ont essayé de pratiquer ce que Jésus prêchait[1]. »

---

1. Extrait d'une conversation avec son ami Marshall.

13 novembre 1961. – L'état d'urgence est proclamé au Cameroun.

Zaïre, Angola, Cameroun... le danger cerne le Gabon, qui veut rester un pays pacifique. Il n'empêche que dans les nouveaux milieux intellectuels noirs on met en cause, de plus en plus souvent, la présence des Blancs. On pose même la question : «A-t-on encore besoin des Schweitzer ?»

À Libreville, peut-être pas, mais à Lambaréné... ! L'intéressé, lui, n'entend rien ; il suit sa voie, il écoute sa voix, son éthique.

Décembre 1961. – Le prix Nobel de la paix est remis au leader noir sud-africain Albert John Luthuli, et attribué, à titre posthume, à Dag Hammarskjöld.

16 janvier 1962.

Ondra Lysohorsky
Bratislava. Tchécoslovaquie.

Très cher Albert Schweitzer,

Alors que j'étais étudiant à Prague, vous m'aviez remis un exemplaire de votre Jean-Sébastien Bach, *en me serrant chaleureusement la main. Ce livre, j'ai réussi à le conserver dans ma bibliothèque à travers toutes les tourmentes de la Deuxième Guerre mondiale. La dédicace qui vous y avez écrite date du 7 décembre 1928. Ce jour-là, je ne pouvais pas me douter de la longue série d'épreuves qui m'attendaient. Combien de fois, pour faire face aux situations les plus difficiles, me suis-je rappelé votre force et ce que vous avez su montrer à travers toute votre existence : que le bien consiste à préserver la vie, tandis que le mal revient à blesser, à détruire ou à inhiber la vie.*

Permettez-moi, cher maître, de vous envoyer par le même courrier mon livre de poèmes en allemand. J'avais cette dette envers vous et j'aurais voulu vous l'adresser dès sa sortie, car vous avez contribué sans le savoir à son atmosphère morale. Recevez-le donc en remerciement sincère pour tout ce que vous m'avez donné.

Schweitzer répond aussitôt :

Lambaréné, 18 février 1962

Cher Ondra Lysohorsky,

Quelle joie de recevoir un témoignage de gratitude qui remonte à 1928 ! Je suis toujours très ému quand j'apprends que j'ai pu apporter à des hommes une nourriture spirituelle.

Lorsque j'étais étudiant à Strasbourg, j'en vins à me poser le problème de la civilisation et de l'éthique. Du même coup, j'apercevais l'absence d'humanité dont notre civilisation se rendait coupable au sein de notre histoire contemporaine. Je réfléchissais sur les formes essentielles de l'esprit d'humanité, comme esprit de vérité, et sur le peu d'énergie que la morale traditionnelle pouvait insuffler à la civilisation. Il m'apparut que l'éthique qui s'en tenait aux seuls rapports entre les hommes restait fragmentaire, donc imparfaite, alors que d'une éthique élémentaire, correspondant à notre sensibilité naturelle et embrassant nos rapports à toutes les créatures, se dégageait une énergie vive beaucoup plus grande pour agir sur la civilisation et réaliser un idéal de pleine humanité.

L'idée de respect de la vie, que j'exposais alors comme une idée nouvelle, est aujourd'hui enseignée dans les écoles de pays fort lointains. Récemment, j'ai appris que c'est le cas en Corée. J'aurais donc été comme un semeur. Cette pensée me rend la vie, qui fut tellement surchargée de travail, plus légère.

On ne m'a pas encore envoyé vos poèmes. Je les trouverai sur ma table en Alsace, quand je reviendrai en Europe. Je m'en réjouis d'avance.

Mille mercis encore pour votre aimable lettre.

Cordialement, votre dévoué

Schweitzer.

Albert Schweitzer correspond, Albert Schweitzer philosophe, poétise, apporte les dernières corrections à ses livres *La Mystique de l'apôtre Paul* et *Histoire de mon pélican*.

Les chercheurs qui décortiquent l'œuvre littéraire gigantesque d'Albert Schweitzer s'étonnent de ne pas trouver d'études, d'essais, d'articles, de simples réflexions sur les traditions gabonaises, sur les rites, les croyances des populations de la région dans laquelle il a vécu plus d'un demi-siècle. Rien ou presque rien sur les manifestations artistiques, les danses, la musique vocale et instrumentale, la littérature orale guerrière, rien sur l'extraordinaire épopée du Mvet, rien sur les masques étonnants, les figures de reliquaires.

Parmi les pensionnaires de l'hôpital, il y eut bien entendu quelques artistes et notamment des sculpteurs travaillant la pierre ou le bois. Victor Revassa, bien que lépreux et pratiquement sans doigts, fabriquait des harpes remarquables. Gabriel Maganga sculptait sur ébène et ivoire. Mais jamais Schweitzer n'a cherché à « exploiter » le talent de ces hommes, ni n'a tenté de leur faire quitter leur statut d'artisan. Le sculpteur, le musicien, le danseur font partie de la communauté. Jamais Schweitzer n'a pris à l'hôpital un pensionnaire parce qu'il avait des dons, ni ne l'a obligé à rester, pour les mêmes raisons. Il est là pour soigner et non pour « dépister » des talents ; de ce fait, il en a forcément laissé passer.

Apparemment, il n'a pas connu l'existence de Zéphyrin Lendogno, remarquable sculpteur de Lambaréné, repéré par un prêtre catholique, le père Morel. Celui-ci lance Zéphyrin dans une aventure extraordinaire : il lui demande, ni plus ni moins, de sculpter tous les poteaux de la future église de N'Kembo, à Libreville. La réalisation de cette œuvre grandiose est le résultat d'une collaboration dont le principe mérite que l'on s'y arrête : le père Morel raconte à Zéphyrin, qui est illettré, une scène biblique, avec force détails. Puis Zéphyrin, imprégné de l'histoire, prend son ciseau, sa pointe de défense d'éléphant qui lui sert de maillet, et interprète la scène à sa manière. Chaque pilier de l'église, sculpté sur les quatre faces, représente six à huit mois de travail. Le bas d'un des piliers – un chef-d'œuvre – représente un amas d'ossements, de lambeaux de viscères. Peu à peu, en remontant, les ossements se couvrent de chair, les membres retrouvent leur place pour en arriver à l'Homme ressuscité ; et tout en haut, la scène de l'Apocalypse où saint Jean dit avoir vu une foule de toutes les races. Ce sont les bienheureux dans le ciel de la Jérusalem céleste. Sur ce pilier, on trouve les masques les plus caractéristiques du Gabon.

Ce syncrétisme dans la sculpture se retrouve dans la musique et les chants de la messe fang de l'église de N'Kembo. Les balafons et les tamtams remplacent l'orgue[1].

L'arrivée des Fang vers la côte occidentale de l'Afrique, à hauteur du Gabon, eut lieu à peu près en même temps que finissait la traite des esclaves, c'est-à-dire vers 1840. Quant à savoir d'où viennent les Fang, cela reste imprécis. Ce qui est certain, c'est qu'une force irrésistible a poussé ces tribus du centre de l'Afrique vers la côte. Les vieillards interrogés ont toujours indiqué le nord-est du Gabon comme direction suivie par leurs migrations.

Ils affirment venir de très loin... Certains prétendent avoir marché cent lunes, d'autres onze saisons sèches. Ils ont probablement traversé la République centrafricaine, le sud du Cameroun et sont venus se fixer dans le nord du Gabon, sur les rives du fleuve Ogooué. Ce sont donc des Bantous. Ils croient en un dieu unique, l'Être suprême, le Grand Architecte de l'Univers, le Maître de toute chose. Mais si Dieu est glorifié, il est cependant l'entité dont on parle moins, car il est l'évidence même. Aucun culte spécial ne semble lui être destiné. Les peuples du

1. Cf. l'album-disque *Messe fang*, enregistré en 1970 par Robert Arnaut chez Vogue.

Gabon s'adressent aux ancêtres, intermédiaires privilégiés entre Dieu et les hommes. Dans chaque langue, il y a un terme spécial pour désigner Dieu. Il s'appelle :

– Nzambi chez le Loango ;
– N'Zambe chez le Fang ;
– Nyambi chez le Bapunu et l'Eshira ;
– N'zambyè chez le Batéké ;
– Ndjambé chez le Mitsogho ;
– Anambyé chez le Mpongwé et le Galoa.

Ce monothéisme, perdu dans un foisonnement de croyances diverses, a été mal compris, repoussé, parfois avec mépris, et réprimé par des hommes blancs dont le dévouement à la « mission » exigeait une rigueur qui fut sans doute à la source d'un refus de la religion chrétienne par le croyant africain. Ce dernier ne comprenait pas pourquoi, pour célébrer Dieu, il fallait ôter toutes les manifestations spontanées, pourquoi la gaieté devait être exclue, pourquoi le tam-tam et le balafon ne pouvaient pas être entendus par l'Être suprême. Les croyants africains en concluaient que le christianisme était une religion surtout réservée aux Blancs.

C'est peut-être l'une des critiques justifiées adressées à Albert Schweitzer. Cet humaniste investi de la mission de soulager la souffrance n'a pas pris le temps de pénétrer dans le panthéon africain dans lequel il vivait. Pourquoi ne s'intéressa-t-il pas plus à la pharmacopée si riche de la forêt ? Pourquoi voulut-il ignorer les rites du Bwiti, du Ndjembe, du Mwiri, du Byeri ? Pourquoi méconnut-il toutes les cérémonies initiatiques, les exorcismes, les conjurations, les réjouissances publiques et secrètes auxquelles il aurait pu facilement accéder, lui, le grand frère ?

Au moment même où deux hommes, le vénérable abbé André Raponda-Walker et l'ethnobotaniste Roger Sillans, se lançaient dans une longue et fructueuse étude sur les rites et croyances du Gabon, Schweitzer écrivait une plaquette en hommage à son pélican. Pourquoi Albert Schweitzer, historien et grand musicien, n'a-t-il jamais organisé, à l'hôpital ou ailleurs, une de ces nuits extraordinaires qui font pénétrer dans le monde épique et merveilleux du Mvet ?

> *Au sens propre, le mot Mvet désigne habituellement trois choses différentes qui sont cependant liées entre elles comme les membres d'une même famille :*
>
> *• Le Mvet désigne tout d'abord un instrument de musique à cordes.*

• Il désigne ensuite une épopée, un chant épique déclamé avec accompagnement musical de l'instrument nommé Mvet.

• Il désigne enfin un genre littéraire bien défini. C'est un drame antique, associant la littérature épique, la musique et la chorégraphie traditionnelles.

Au sens figuré, on appelle Mvet un récit imaginaire, incroyable ou surnaturel. L'épopée du Mvet est récitée, dansée et chantée. Cette évocation peut durer une nuit, parfois plus. Un poète, deux instrumentistes joueurs de Mvet, deux percussionnistes et sept choristes (voix de femmes) constituent, avec la participation de toute l'assistance, le cadre privilégié de la récitation épique du poète oral. Les diverses étapes de l'initiation au Mvet sont : la révélation des généalogies et de la filiation des initiés appartenant à la même tradition, l'initiation à l'histoire et à la géographie pour situer les guerres et les exploits guerriers dans leur cadre chronologique et géographique. La maîtrise du Mvet est couronnée par une connaissance excellente de la psychologie et des lois de la nature. Les poètes chanteurs et danseurs sont reçus maîtres au bout d'un cycle complet d'initiation. Le Mvet est bien plus qu'une curiosité folklorique, bien plus qu'un chant, bien plus qu'un instrument de musique. Le Mvet se situe aux frontières de l'histoire et du mythe originel propre à toute l'humanité. Le Mvet est une encyclopédie véritable avec sa physique, sa psychologie, sa cosmogonie, et son organisation sociale. C'est la tradition la plus ancestrale qui prépare parfaitement les peuples africains à vouloir conquérir et mieux accueillir les progrès de la science et de la technologie ultramoderne. Le Mvet, profondément enraciné dans le passé, est donc un art essentiellement tourné vers l'avenir, c'est-à-dire vers le progrès et la modernité. En ce sens, le Mvet fonctionne tour à tour comme la prophétie et comme la science-fiction[1].

Adané, à une vingtaine de kilomètres de Lambaréné, aligne ses cases sur la route latéritique ocre presque toujours voilée par le nuage de poussière provoqué par les camions et les taxis-brousse.

Mais derrière l'arbre gigantesque au sommet en parasol veille l'homme de la tradition fang, le vieux qui a transformé sa case en sanctuaire. Il est là, le prêtre-poète, assis sur son tabouret de chef, tenant devant lui comme une épée sacrée l'instrument mythique composé d'un long manche d'un mètre cinquante sur lequel se trouvent quatre cordes tendues par un chevalet. La table d'harmonie est obtenue par trois calebasses.

Autour du poète sont rangés deux autres joueurs de Mvet, un joueur de clochettes, un joueur de tronc de bananier et sept femmes choristes. Toute la population est là, car son poète joue de plus en plus rarement.

1. *L'Épopée du Mvet*, S. M. Eno Belinga (album-disque RFI).

Il se déplace avec difficulté, mais agiles sont ses mains et intacte sa mémoire. Pendant des heures, sans interruption, sans omettre un détail, il va dérouler le long poème oral, le mythe originel d'un peuple.

Le silence se fait, profond, absolu. Même les insectes nocturnes se sont tus.

Et les premières notes du Mvet retentissent. Le vieil homme devient héros : il parle, ou plutôt il prononce des paroles-rythme, riches en beautés tonales. La musicalité de la langue se mêle au timbre de l'instrument délicat. Pour ceux qui le comprennent, le poème fourmille de constructions grammaticales étonnantes, de locutions inattendues, d'exclamations, d'ornements littéraires et musicaux. À lui seul, le vieux est un spectacle complet étourdissant : toute l'histoire d'un peuple se déroule.

Pourquoi Schweitzer s'est-il privé de cela? Pourquoi n'a-t-il pas toléré à l'hôpital ce symbole de la tradition, alors qu'il tenait tellement à la conserver dans la vie quotidienne de son établissement?

Essayons d'imaginer la réponse logique de Schweitzer :

« Si nous acceptons le Mvet des Fang, nous devons tolérer le Bwiti des Mitsogho, les cultes de toutes les autres tribus! Nous sommes envahis par les séances d'initiation, de protection, nous laissons entrer tous les n'gangas, les féticheurs, les sorciers! Les guérisseurs arrivent avec leurs drogues, chacun fait ce qu'il veut, et s'il reste un peu de temps, peut-être pourrons-nous essayer de soigner ou d'opérer quelques malades à la sauvette! C'est cela que vous voulez? Non, n'est-ce pas? Nous sommes un hôpital occidental, avec des médecins occidentaux, et les malades africains doivent se conformer à nos règles! Alors pas d'exception! Pas une seule cérémonie, de quelque ethnie que ce soit! »

Argument irréfutable, sans doute, mais d'aucuns ont préféré croire que Schweitzer n'avait jamais vu dans ces manifestations traditionnelles qu'un folklore susceptible de porter ombrage au culte chrétien.

De toute façon, si Albert Schweitzer avait voulu s'intéresser à la tradition gabonaise, il l'aurait fait au début de son séjour. Après la Seconde Guerre mondiale, les événements internationaux, sa prise de position contre le nucléaire, l'éloignent de ce qui ne représente rien par rapport à l'enjeu universel qui se joue.

29 janvier 1962. – À la conférence de Genève, la question de l'arrêt des expériences nucléaires est suspendue, à l'issue de la 353e séance.

14 mars 1962. – La France refuse de participer à la nouvelle conférence sur le désarmement, qui lui paraît vouée à l'échec. En effet, le ministre des Affaires étrangères soviétiques Andreï Gromyko présente comme objectif un accord général et complet de désarmement ; les pays occidentaux visent, de leur côté, un accord semblable, mais les négociations achoppent sur le problème du contrôle et de la procédure.

Par contre, un cessez-le-feu en Algérie vient d'être signé à Évian. Mais hélas, huit jours après, l'apocalypse succède à l'horreur : ce soir, rue d'Isly, à Alger, on dénombre 46 morts et 200 blessés. Une guerre franco-française commence. Les soldats ont tiré sur la foule. Armée régulière, fellaghas, OAS... on ne sait plus qui l'on a devant soi. Provocation, panique, bain de sang... ! L'OAS a franchi les frontières de l'Algérie et arrive en métropole. Les premiers attentats à Paris touchent l'appartement de Jean-Paul Sartre. La France tremble.

Albert Schweitzer écrit à son petit-cousin :

> *Pourquoi ces gens t'en veulent-ils ?*

Jean-Paul Sartre répond :

> *Tu sais, ils m'en veulent à peine. Ils ont tenté sans succès de terroriser la population. C'est la phase n° 2 de la contre-révolution.*

Il ajoute :

> *Tu as une très grande expérience de ces pays sous-développés qui sont au premier rang de nos préoccupations, et j'aimerais souvent t'interroger. Je suis très heureux que tu aies mis ta grande autorité au service de la lutte pour la paix. Chaque fois que je vois ton nom parmi ceux qui luttent contre la guerre atomique, je sens bien que je suis proche de toi. J'aimerais aller te voir à Lambaréné ; ce serait le mieux. Et je pense que ce sera bientôt. Dès qu'il sera possible, je me permettrai de t'écrire pour te demander si tu veux bien me recevoir.*

Lors des marches pacifistes de Pâques, Schweitzer joint sa voix à celles des personnalités du monde de la science et de l'esprit qui demandent à toutes les puissances nationales de renoncer aux expérimentations d'armes nucléaires[1]. Schweitzer est, à présent, une personnalité engagée. Lorsqu'il écrit à un grand de ce monde, il n'y met aucune forme officielle ; ce sont des lettres manuscrites toutes simples, qui s'adressent à la conscience d'un homme.

---

1. Ont signé, entre autres : Linus Pauling, Bertrand Russel, Karl Bechert, Robert Jungk, Helmut Gollwitzer, Erich Kästner, Günther Anders.

Lambaréné, Gabon (Afrique équatoriale), 20 avril 1962

Monsieur le Président Kennedy,

Auriez-vous l'amabilité de pardonner au vieil homme que je suis la liberté qu'il prend de s'adresser à vous au sujet de ces essais nucléaires que les États-Unis ont l'intention de poursuivre, de concert avec la Grande-Bretagne, au cas où l'Union soviétique ne se rendrait pas à votre exigence d'accepter que soit instituée une Commission internationale de contrôle s'assurant qu'aucun essai ne sera réalisé. Je prends dans cette affaire le courage de vous écrire comme quelqu'un qui depuis longtemps se préoccupe de la question des armes atomiques et du problème de la paix.

Je crois pouvoir vous assurer qu'étant données les découvertes scientifiques les plus récentes, chaque essai nucléaire réalisé par les Soviétiques ne manquerait pas d'être détecté par les instruments de mesure hautement perfectionnés que votre pays détient pour sa protection.

En tant que personne entièrement neutre, je me permettrais de faire remarquer que je ne peux pas être tout à fait convaincu que soit juridiquement fondée la prétention d'un État d'imposer à un autre État la présence sur son sol d'une Commission internationale de contrôle. Ce droit ne peut exister qu'après conclusion par les États d'un accord de désarmement. Alors seulement serait créée la situation qui mettrait un terme à la guerre froide, en donnant à chaque État le droit de savoir à travers des mesures de contrôle réciproque, garanties internationalement, si le partenaire remplit ses devoirs de désarmement, conformément aux accords. Le même contrôle international veillera également à ce qu'aucun nouvel essai nucléaire ne soit réalisé.

C'est un besoin urgent de notre monde : la conclusion la plus rapide possible d'un accord de désarmement entre les puissances nucléaires, sous un contrôle international efficace. Les possibilités de négocier un tel accord ne devraient pas être mises en question par des exigences non absolument nécessaires portant sur les modalités d'un contrôle international de l'arrêt des essais. C'est seulement quand les États s'entendront pour ne pas continuer ces essais (la question du contrôle venant en second lieu) que les négociations sur le désarmement et la paix pourront être entamées avec des chances de succès. Si cela ne se fait pas maintenant, le monde entier se trouvera dans une situation désespérante et dangereuse.

Veuillez, je vous prie, réfléchir à ceci : prendrez-vous la responsabilité de poser des conditions non absolument nécessaires pour l'arrêt des essais atomiques – ou bien cette terrible responsabilité qui est la vôtre vous amènera-t-elle à favoriser le moment à partir duquel les perspectives d'une négociation sur le désarmement et la paix pourront s'ouvrir, les expérimentations nucléaires appartenant alors au passé ?

Votre profondément dévoué

Albert Schweitzer.

Une telle lettre adressée au plus haut personnage de la plus grande puissance militaire et économique mondiale a quelque chose de charmant par sa naïveté. Le plus simplement du monde, Schweitzer donne ses avis scientifiques, techniques, juridiques, comme si le Président manquait de conseillers et d'experts. Sa sympathique leçon de morale sera-t-elle suffisante pour ébranler le jugement et changer la décision de l'homme qui a la main sur le bouton qui peut faire exploser la planète ?

La réponse de Kennedy est chaleureuse, respectueuse mais ferme :

Maison-Blanche, Washington, 6 juin 1962

Cher Docteur Schweitzer,

C'est avec grand intérêt et sympathie que j'ai lu votre lettre sur le problème des expérimentations nucléaires. Je peux vous assurer que durant tout mon mandat aucune décision ne m'a autant affecté et rempli de crainte que celle de reprendre les essais atomiques. Ce fut une décision tragique et je ne l'ai prise finalement que parce qu'il m'avait semblé que vis-à-vis des générations futures et eu égard à l'avenir de l'humanité l'alternative aurait été plus dangereuse encore pour la paix mondiale.

Si j'avais pu avoir la moindre certitude que l'Union soviétique ne recommencerait pas ses essais, je n'aurais jamais donné l'ordre de reprendre les nôtres. Mais il n'est pas possible de croire que notre renonciation aurait retenu les Soviétiques de se lancer dans une nouvelle série d'essais, si celle-ci était déjà planifiée par eux.

Dans le passé, les dirigeants soviétiques ont déjà montré leur mépris de l'opinion publique internationale, et leur témoigner maintenant de l'indulgence ne les fera pas changer d'attitude à l'avenir. Au cas où il aurait été possible à l'Union soviétique de démarrer une nouvelle série de tests, sans que nous ayons pu procéder aux nôtres entre-temps, il en serait résulté, il faut le craindre, un déséquilibre grave entre les puissances, avec des conséquences funestes sur un espoir de paix et de liberté.

Depuis le début de mon mandat de président, j'ai cherché à établir avec l'Union soviétique un accord qui aurait banni toute expérimentation nucléaire. Mais, comme vous le savez, l'Union soviétique n'a montré jusqu'ici que peu d'intérêt pour une telle mesure. Jusqu'au jour où elle sera prête à consentir à de tels interdits, vraiment significatifs, je ne vois pas d'autre choix, comme personne responsable de l'avenir de mon pays et de mon peuple, que de prendre les dispositions nécessaires à la sécurité des États-Unis.

Vous soulevez la question de l'urgence de mettre en place les dispositifs d'un contrôle international. Mais pour l'instant il est seulement possible à des systèmes nationaux de détecter la présence de secousses sismiques, mais non de les identifier avec certitude, ce qui veut dire que vous ne pourrez pas distinguer entre un phénomène naturel de tremblement de terre et une explosion provoquée. Jusqu'à ce qu'on réussisse à perfectionner les méthodes de détection, il n'y a pas d'autre alternative que de procéder à des contrôles limités sur place. Il est manifeste que de telles inspections concerneraient les États-Unis et la Grande-Bretagne aussi bien que l'Union soviétique.

En tant que père de deux enfants, je n'ai pas besoin de vous dire que je partage entièrement votre inquiétude concernant la pollution radioactive. Je ne peux que vous dire qu'il m'a fallu mettre ce danger en balance d'un autre qui est celui de laisser l'Union soviétique poursuivre sans limites ses essais, donc d'accroître la puissance de son armement nucléaire jusqu'au point où le monde communiste pourrait se permettre d'agresser impunément les démocraties.

Je crois qu'il existe parmi les dirigeants de l'Union soviétique des personnes qui se sentent honnêtement obligées de contribuer à la paix. Notre politique renforce leur position dans la confrontation qu'ils peuvent avoir avec leurs collègues extrémistes. Mais leur position serait dangereusement affaiblie dès lors que libre cours serait laissé à leur pays d'atteindre la suprématie par l'armement atomique.

Rien n'est plus cher à mon cœur que l'espoir de parvenir à un désarmement général et complet, sous un contrôle international fiable. Vous êtes une des personnes de notre siècle qui exercent une éminente influence morale et j'espère sincèrement que vous saurez peser efficacement sur les mouvements qui travaillent à obtenir un désarmement durable. Je suis heureux de joindre à ma lettre un plan sur les conditions fondamentales qu'il faudra remplir pour parvenir à un tel accord. Je vous adresse également une analyse de nos propositions pour assurer le contrôle des armes et un processus de désarmement, Les Moyens de détecter et d'identifier les explosions souterraines. *De plus, vous trouverez un exemplaire de mon discours du 2 mars, dans lequel j'expose les raisons qui m'ont conduit à reprendre les expérimentations d'armes atomiques.*

Votre très dévoué Kennedy.

Schweitzer a écrit au secrétaire du Parti communiste de l'URSS, Nikita Khrouchtchev, une lettre à peu près semblable à celle qu'il a adressée à John Kennedy. Mais cette lettre n'a pas été conservée et on ignore si le Kremlin y a répondu.

Entre-temps, sans se décourager, il s'adresse à celui qui, l'un des premiers, a dénoncé les dangers de l'arme atomique.

18 mai 1962

Cher Bertrand Russel,

Le monde a besoin de penseurs inflexibles qui fassent prendre conscience de son possible anéantissement, par suite d'une guerre atomique. Einstein fut un précurseur. Il savait qu'après lui d'autres continueront à résister. Comme l'un des penseurs les plus importants parmi les inflexibles, vous avez réussi, cher ami, à amorcer le combat. Vous avez eu l'énergie d'insuffler aux populations le courage de s'engager sur le chemin que vous avez frayé. Grâce à vous, le combat contre l'armement atomique est plus avancé en Angleterre que partout ailleurs. Vous pouvez être certain que cela ravive l'espoir de tous ceux qui dans d'autres pays s'opposent à ce genre d'armement.

C'est alors que se présente à l'hôpital de Lambaréné une journaliste du magazine *Jeune Afrique* désirant écrire un article sur le « Gabon indépendant ». Elle obtient sans difficulté l'autorisation de visiter le village-hôpital, en fait le tour pendant vingt-quatre heures, interroge qui bon lui semble, repart, et en septembre 1962, l'article de *Jeune Afrique* explose comme une bombe. Prenant le contre-pied de tout ce qui a été dit d'élogieux sur le « saint de Lambaréné », la journaliste attaque au lance-flammes, met en coupe réglée l'institution, éreinte le fondateur, dénigre, utilise les mots les plus durs dans une critique qui devrait étendre pour le compte tout homme qui n'aurait pas une « peau d'hippopotame et un cœur de gazelle »[1].

15 août 1962. – Une nouvelle fois, l'URSS surprend le monde en prenant une longueur d'avance dans la course à l'espace. Coup sur coup, en moins de quarante-huit heures, deux cabines spatiales habitées sont lancées et parcourent plus de deux millions de kilomètres. Le major Adrian Nikolaiev et le lieutenant-colonel Popovitch atterrissent normalement au Kazakhstan. Le monde entier salue cette performance. Même John F. Kennedy adresse ses félicitations à l'URSS.

Sourires et congratulations diplomatiques… sans lendemain.

Deux semaines plus tard, le président Kennedy adresse une sévère mise en garde à Fidel Castro, indiquant que les États-Unis mettront tout en œuvre pour s'opposer à des actions militaires cubaines dans la zone d'intérêts de l'Occident.

L'URSS annonce qu'une intervention directe des États-Unis contre Cuba déclencherait un conflit mondial. La situation empire lorsque Fidel Castro autorise les Soviétiques à construire une base navale à Cuba.

Les États-Unis déclarent que « toute action de Cuba contre les États-Unis devra être empêchée avec les moyens appropriés ».

Le monde tremble. Jamais une troisième guerre mondiale n'a été aussi proche.

1. Nous renvoyons cet épisode à la postface de cet ouvrage : « Au tribunal de la Postérité ».

Lambaréné, fin septembre 1962. – Le vieil homme ébouriffé, perclus, ahanant, est toujours là, assis dans la brouette, surveillant les terrassiers. À 87 ans et demi, sa frénésie de bâtir ne l'a pas abandonné. Il s'est mis en tête de construire un pont à travers les marais, en direction d'Adouma, le village voisin. Ce pont reliant l'hôpital à la grande route de Lambaréné-Libreville doit être terminé avant la fin de la saison sèche. Or, les vieux disent que la petite saison des pluies commencera dès la semaine prochaine ; pour les prévisions météo, les vieux ont rarement tort. Il faut donc se presser. Schweitzer est sur le chantier du matin au soir. Il dirige les équipes, contrôle le matériel, les dosages, il encourage, il aboie. Épuisé, il éponge sa sueur, souffle comme un phoque, se relève et repart à l'assaut du béton.

Tout cela serait fort bien si, pendant ce temps, dans la salle à manger, ne l'attendait un personnage très important qu'il a fait venir spécialement des États-Unis : Edouard Niels-Berger, organiste titulaire à l'orchestre philharmonique de New York, est un artiste mondialement connu. Il a accepté de collaborer à l'édition américaine du dernier volume de l'œuvre intégrale de Jean-Sébastien Bach auquel Schweitzer a tant travaillé. Niels-Berger a accepté, à condition que les deux musicologues concentrent leur travail en trois semaines, le calendrier des concerts de l'artiste ne lui permettant pas plus de liberté

« Trois semaines ? Ça ira très bien ! a dit Schweitzer. Si vous venez à Lambaréné, nous serons dans un cadre idéal et nous travaillerons très vite. »

C'était sans compter sur ce sacré pont… et la fin de la saison sèche !

Walter Munz, médecin en service à Lambaréné et témoin quotidien raconte la suite :

Un après-midi, Niels-Berger, voyant par la fenêtre le docteur en train de manœuvrer sur le chantier, s'exclama :

« Mais comment ce vieillard peut-il pousser des brouettes pleines de terre pendant des heures et diriger un travail idiot de concassage de pierres, au lieu d'écrire et de jouer de la musique ? »

Finalement, c'est pendant les dernières nuits qui précédèrent le départ de Niels-Berger que le travail « artistique » put être abordé et puis heureusement conclu, au piano et à la table. Les discussions nocturnes entre les deux musiciens furent souvent vives, mais Schweitzer gardait son humour. Quand il lui arrivait de céder sur l'un ou l'autre point, il ajoutait :

« Bien, Edouard, nous allons faire comme tu as dit, mais pas parce que tu as raison, seulement parce que tu es un si chic type ! »

16 octobre 1962. – Le gouvernement des États-Unis, ayant détecté la présence de fusées russes à Cuba, décrète le blocus de l'île. Tous les navires à destination de Cuba seront contrôlés par la marine de guerre américaine.

L'URSS et Cuba réagissent en saisissant de l'affaire le Conseil de sécurité de l'ONU, et en annonçant la mobilisation des forces de l'URSS et de Cuba. L'ONU, quelque peu dépassée par la gravité des événements, propose un compromis réalisé par 45 États.

Le pape Jean XXIII adresse une proclamation pour que la paix soit sauvegardée.

Au nom des Nations unies, U Thant écrit à Khrouchtchev :

> *Je tiens à porter à l'attention de Votre Excellence ma profonde inquiétude du fait que les navires soviétiques déjà en route vers Cuba pourraient tenter de forcer le blocus partiel imposé par les États-Unis, et susciter un affrontement en mer entre les navires soviétiques et des navires de la marine des États-Unis. Je souhaite ardemment qu'il soit possible à Votre Excellence de donner instruction aux navires soviétiques de se tenir en dehors de la zone d'interception pendant une période limitée.*

La situation se décrispe lorsque Khrouchtchev accepte que les navires soviétiques se déroutent. L'affrontement fatal est évité de justesse.

Les États-Unis exigent le démontage des bases de fusées soviétiques à Cuba. Et, après un courrier secret entre Kennedy et Khrouchtchev, ce dernier accepte que les fusées soient démontées, à condition que les États-Unis s'engagent à ne pas tenter d'invasion contre Cuba.

L'accord est conclu. Le monde peut de nouveau respirer.

Pour Albert Schweitzer, toujours pessimiste dans ce domaine, la paix est à la merci d'incidents de ce genre qui se reproduiront fatalement s'il n'y a pas de désarmement. Il écrit de nouveau au président Kenney le 23 novembre :

> *Monsieur le Président des États-Unis,*
>
> *Vous avez eu la bonté de répondre à ma lettre sur les essais d'armes atomiques en haute atmosphère. Je n'osais espérer une réponse aussi circonstanciée. Je vous remercie de tout cœur.*
>
> *Et voici que je vous écris une nouvelle lettre. Pardonnez-moi. J'ai été profondément effrayé de lire dans la presse que vous avez déclaré qu'en cas de guerre au sujet de Berlin vous seriez prêt à employer les armes atomiques.*
>
> *Dans la terrible situation où l'existence de ces armes nous met, notre dernier mince espoir d'éviter une guerre atomique réside dans*

l'idée que l'Ouest comme l'Est se résolvent à n'avoir recours à l'arme nucléaire que si l'autre l'utilise le premier. Mais cet accord tacite, vous l'avez négligé en déclarant que dans l'affaire de Cuba, si les hostilités devaient se déclencher, vous prendriez l'initiative de vous servir de l'arme atomique.

Voulez-vous vraiment prendre sur vous cette terrible responsabilité de décider que votre pays soit le premier à utiliser cette arme et à étouffer ainsi le dernier espoir que nous avions de pouvoir éviter une telle extrémité ?

Rien qu'une guerre conventionnelle serait déjà un malheur immense pour Berlin. Les habitants de cette ville fuiraient vers l'ouest jusqu'au Rhin et au-delà, dans l'espoir de sauver leur vie. Mais en cas de guerre atomique, même cette possibilité leur serait enlevée. Que gagneriez-vous donc à être la cause d'une guerre et d'une guerre atomique en plus ? [...]

Lors des deux dernières guerres mondiales, nous avons sombré dans l'inhumanité, et voilà que nous envisageons lors d'une prochaine, qui sera atomique, de sombrer plus bas encore. Il ne faut pas que des choses aussi épouvantables se commettent. Aussi devons-nous cesser de vivre au jour le jour dans une sorte de cécité spirituelle. Il faut que vienne le temps où de nouveau nous désirerons de toutes nos forces faire preuve d'humanité, les individus comme les peuples, et où nous saurons renoncer volontairement à ce pouvoir de destruction effroyable que les progrès du savoir et de la technique ont concentré entre nos mains ; nous ouvrirons alors le chemin d'une politique positive de maintien de la paix.

Voilà ce que je me risque à vous dire, à vous qui dans l'histoire de notre temps portez la responsabilité la plus lourde jamais échue à un homme. Ce n'est pas par sentiment de devoir et parce que j'ai pour vous la plus haute considération que je me risque à traiter de ces sujets ; je le fais également en souvenir de l'amitié qui me liait à Einstein, avec qui j'avais commencé ce combat contre l'arme atomique, et que je dois continuer.

Soyez persuadé que si, au lieu d'une politique des rapports de force, vous choisissez une politique de la paix, vous bénéficierez de l'assentiment non seulement de votre propre peuple, mais de celui du monde entier. La grande misère dans le monde d'aujourd'hui vient de cette absence d'esprit de paix qui pousse les peuples ensemble vers leur perte.

Personne ne sait et ne saura que je vous ai écrit cette lettre.

Votre profondément dévoué

Albert Schweitzer.

Percy est un jeune architecte autrichien, venu à Lambaréné pour une courte période, mais qui a tout de suite trouvé sa place, grâce à ses multiples compétences techniques, surtout. Il est capable de réparer n'importe quelle machine avec un matériel restreint. Il faudrait inventer un terme pour qualifier ce génie du bricolage, précieux dans une communauté comme celle de l'hôpital. Il a même commencé les plans d'une future salle d'opération ultramoderne. Toujours absorbé par un travail quelconque, appelé sans cesse au secours par les uns ou les autres, il a cependant eu le temps de remarquer la jeune Vreni Mark-Burkhalter, une Suissesse employée à l'hôpital. Depuis sa jeunesse, ses camarades et elle économisaient leur argent de poche pour le verser dans une boîte étiquetée « Lambaréné ». Elles tricotaient aussi des bandages de coton, en songeant que peut-être un jour elles iraient là-bas, en Afrique. Et un jour de mars 1962, Vreni fut frappée par la foudre, quand elle reçut la lettre lui annonçant que le Grand Docteur l'attendait.

Il est difficile de dire quelle est la fonction exacte de Vreni. Elle est partout où l'on a besoin d'elle. Percy a souvent apprécié sa collaboration ; c'est ainsi qu'est né un sentiment réciproque qui est autre chose que de l'amitié.

Vreni tient son journal et nous lui empruntons quelques notes qui reflètent la vie quotidienne de l'hôpital, à son époque :

> *Le travail me plaît chaque jour davantage. Le soir, remarquez, je suis si fatiguée physiquement que je tombe sur mon lit comme un sac, mais très contente de tout ce que j'ai fait durant la journée. En ce moment, il s'agit de ranger les provisions qui sont entreposées dans la réserve. Il y a là beaucoup de saletés. Des fourmis et des cancrelats. Cette réserve est une petite maison à part, couverte de tôle ondulée et entourée de grillage et de planches. La plus grande partie des provisions se trouve entassée dans des caisses, au sous-sol. La semaine prochaine, il faudra que je nettoie tout.*
>
> *Samedi dernier, il y eut une fête d'adieu, costumée et en l'honneur de Rhéna. Chacune d'entre nous a confectionné elle-même son habit. Les machines à coudre sont ici manuelles. Pour ma part, j'ai taillé dans une étoffe brune un costume à la mode de chez nous. Le docteur Schweitzer était présent à la fête, avec Mlles Mathilde Kottmann, Ali Silver et Maria Lagendjik.*
>
> *Pour la cuisine nous avons reçu à nouveau une quantité appréciable de viande, ce qui facilite les menus. Deux antilopes sont « rentrées » et, dimanche, de bon matin, avant l'heure du petit déjeuner, un chasseur nous a apporté un phacochère. Nous aurons donc du rôti de porc. Tous vont se régaler. Le congélateur est plein.*

10 décembre 1962. – L'accord américano-soviétique sur l'utilisation pacifique de l'espace dégèle le climat politique international.

À l'approche de Noël, le courrier arrivant à Lambaréné triple ou quadruple. Malgré toutes les critiques acerbes que l'on peut déverser sur Schweitzer et son institution, les admirateurs du Grand Docteur, les fidèles amis de l'œuvre, sont là, plus que jamais. Les dons affluent régulièrement, l'hôpital n'a plus de souci de ce côté-là. Pour le reste…

Le patron a des amis partout, et les demandes de soignants pour accomplir des périodes à Lambaréné figurent sur une longue liste d'attente. En ce moment, le pool médical est assez représentatif : L. Christensen (danois), Richard Friedmann (israëlien), Hermann Mai (allemand), Joël Mattison (américain), Rolf Müller (suisse), Walter Munz (suisse), Isao Takahashi (japonais).

Dès les premiers jours de décembre, les lettres de Noël et même les vœux de nouvel an arrivent en masse sur le bureau de l'hôpital.

Lambaréné, 10 décembre 1962

À Gerald Götting, Berlin.

Cher ami !

Voilà qu'il va bientôt être minuit… Magnifiques, ces figurines de Noël que vous m'avez fait parvenir ! Un précieux travail de découpage, selon un art authentique ancré dans la tradition. Je ne sais comment vous remercier pour ce très beau cadeau de Noël. En retour, je ne peux vous envoyer que mes cordiales salutations, un « Joyeux Noël ! ». Ces derniers jours, j'ai dû fournir un énorme travail, tant la plume à la main que d'autre manière. Les constructions me prennent beaucoup de temps. Je fais ajouter un bâtiment de dix chambres à « Sans-souci » mais en gardant tout à fait le même style.

Et par ailleurs, la correspondance qui ne cesse de croître. Même avec l'aide de Mathilde et d'Ali je n'arrive pas à y faire face. Même si je m'y mettais chaque soir jusqu'à minuit et toute la journée du dimanche. Cependant, je reçois tant de lettres si aimables de la part de personnes qui croient en l'éthique du respect de la vie. Je me rends compte à peine que c'est à moi qu'il a été donné de faire franchir à l'éthique ce pas décisif. Saint François d'Assise avait déjà fait ce pas, mais il s'est exprimé d'une manière toute poétique. On l'a apprécié poétiquement et c'est sous ce mode poétique qu'il appartient à l'histoire de l'humanité. Tandis qu'il me revient de dire ces choses avec des mots ordinaires en y montrant un impératif de la pensée. Mais pourquoi est-ce à moi qu'incombe cette tâche philosophique ? […]

12 décembre 1962. – Le président Kennedy propose l'installation d'une ligne téléphonique directe entre la Maison-Blanche et le Kremlin.

Journal de Vreni :

Lambaréné, 15 décembre 1962

À Noël nous aurons très chaud : 36° à l'ombre! Mais je me sens bien, tout en transpirant comme un ours. Un soir sur deux, nous répétons pour le concert de Noël. Ce sera sûrement une belle fête, mais quel travail! Nous avons presque fini les petits gâteaux, reste à passer aux « Bretzeli ». Il y a quelques jours, j'étais invitée, avec Percy, à la Mission protestante. Nous avons pris la pirogue pour descendre le fleuve jusqu'à Andende où se trouve l'église. Ah! ce silence, ce calme, en pirogue, sans le bruit du moteur! Si vous saviez comme j'aime cette Afrique, de jour en jour davantage. Percy a l'intention de repartir en mars, mais il reviendra probablement, car il a fait des plans pour la nouvelle salle d'opération.

Hier soir, musique. J'avais à jouer en solo un extrait du concerto italien de Bach. Après la fin du deuxième mouvement, il y eut un moment de silence absolu. Et tout à coup, le Grand Docteur dit : « Chère enfant, tu as joué merveilleusement, merci, merci. » Un tel compliment de la part de ce grand homme! Je suis vraiment une enfant gâtée. Il m'a promis que les prochains jours nous nous attaquerons aux difficultés des trilles et ornements chez Bach. Dès les premiers jours, je me suis sentie heureuse ici et je chante presque tout le temps quand je travaille. Les plus petites choses me réjouissent. J'ai remarqué ici que la vie est faite de mille petites choses auxquelles on ne s'arrête pas alors que ça vaudrait la peine de s'y arrêter. Par exemple, je n'avais jamais fait vraiment attention aux fourmis, à leur organisation, quand elles avancent en colonnes.

22 décembre 1962. – Noël approche et Schweitzer est toujours sur son chantier. Il ne peut pas lâcher la charpente! Il trouve juste le temps d'écrire à l'abbé Pierre. Depuis l'hiver tragique, Schweitzer s'est reconnu dans l'abbé Pierre lorsque celui-ci a écrit : « Aimer c'est "quand tu souffres, j'ai mal et tout en moi se lève pour ta délivrance, et ma délivrance, de ta blessure". » Il lui a écrit comme un frère aîné écrit à son cadet, en l'encourageant, en le mettant en garde, en lui annonçant toutes les difficultés qu'il va rencontrer sur le chemin de l'humanisme. En cette veille de Noël 1962, c'est encore à lui qu'il pense :

Cher Abbé Pierre,

Merci de cœur de votre bonne lettre. J'aime avoir une adresse d'où vous parviendra un signe de vie de moi à vous, dans n'importe quel coin du monde où vous vous trouverez. Alors vous êtes à Lima? Mon oncle avait une grande affaire à Lima. Par mon oncle, j'ai appris à connaître la misère de Lima, qui est la misère de l'Amérique du Sud.

Et voici que vous combattez cette misère et que vous réveillez la jeune génération. Quant à moi, je suis toujours à mon poste de l'hôpital et du monde, dans ma lutte contre les armes atomiques. Je tiens encore assez bien debout. C'est entendu, on vous télégraphiera si je tombe malade. Venez vous reposer ici quand vous voudrez. Et si les moyens de faire le voyage vous font défaut, faites-le-moi savoir, j'arriverai à les ramasser.

Mon idée du respect de la vie commence à faire son chemin dans le monde. Elle aide à humaniser les hommes et les peuples. Du moins je l'espère.

De cœur, votre dévoué

Albert Schweitzer.

24 décembre 1962. – Cuba libère 1 113 opposants détenus depuis avril 1961 en échange de la livraison de 53 millions de dollars de denrées alimentaires américaines.

Journal de Vreni :

Lambaréné, 16 janvier 1963

Ce fut une belle fête encore, l'anniversaire du docteur, le 14 janvier. Des écoliers de la Mission protestante sont venus chanter, de même les enfants du village des lépreux. Quelle joie de les entendre! La chaise fabriquée par Percy a été très appréciée et mon coussin posé dessus n'était pas mal non plus. J'avais également fait faire une corbeille que j'avais remplie de toutes sortes de fruits de la région. Le soir, nous avons donné un petit concert. Siegfried et moi, nous avons joué des morceaux de Händel, puis notre chœur a chanté en canon. Pour finir, le docteur Munz et moi avons encore joué une sonate de Bach.

Question santé, je vais très bien. Parfois, je ne me sens plus de joie et je ne sais pas par quoi commencer tellement j'ai d'énergie. Sur ce, je vous dis Ibangani! ce qui signifie « au revoir » en galoa.

La route qui relie maintenant Lambaréné à Libreville représente un gain de temps considérable et un moyen de transport plus sûr, mais elle n'a pas que des aspects positifs. Les accidents de la circulation, nombreux, amènent à l'hôpital une nouvelle clientèle à qui les techniques nouvelles de transfusion donnent de plus grandes chances d'être sauvée. Pourtant, il n'est pas facile d'obtenir le sang nécessaire, car les Africains ne consentent à donner leur sang que pour les membres de leur famille ou de leur tribu. Schweitzer a donc fait appel aux grands élèves des missions protestantes et catholiques ainsi qu'aux gendarmes qui se proposent en donateurs, en échange de soins gratuits.

Dans le laboratoire, où il fait très chaud, l'un des soucis majeurs est la conservation de l'équipement. La poussière et l'humidité sont les terribles ennemis des microscopes et autres instruments de précision. De plus, les heures d'électricité fournies par le groupe électrogène sont comptées pour le fonctionnement de ces appareils modernes, cadeaux de généreux donateurs, mais posant quelques problèmes en forêt équatoriale.

Joseph, originaire de Franceville, est devenu très vite un très bon parasitologue. Son habileté, ses initiatives en font le pilier de l'équipe. Ndolo aussi a acquis une réelle compétence qui lui vaut la confiance du Grand Docteur.

La table de travail de Schweitzer n'est séparée du laboratoire que par un grillage. Penché sur ses papiers, le porte-plume entre l'index et le médius, il écrit ses lettres, il passe ses commandes, il répond aux grands de ce monde, aux demandes de séjour des médecins et des infirmières. La paperasse s'entasse autour de lui. Mathilde ou Ali mettront de l'ordre. L'essentiel est de préserver, sur la table, la place de Carmen, la chatte, et de son fils Barnabas, ainsi que le « garde-à-manger » des fourmis. Elles arrivent en colonne, montent le long du pied de la table, et viennent manger, à l'angle du bureau, les miettes et l'eau sucrée préparées par le docteur. Pour les protéger des chats, il a posé, à l'envers, un de ces petits paniers grillagés qui servent à stériliser les objets en verre. Sous cette cage protectrice, les fourmis organisent leur travail, sous le regard insidieux de Carmen qui, de temps en temps, cherche à soulever la petite cage avec sa patte.

« Arrête, Carmen ! Je ne veux pas que tu manges les fourmis ! Elles ne t'ont rien fait ! Tu as eu ton repas, toi ! Alors, dors ! »

Dehors, se livrant à son travail permanent de voirie, la troupe disparate des poules, des chèvres, des moutons, des chiens, des antilopes, des chimpanzés, d'un gorille manchot et d'un pélican perché sur l'angle du toit, immobile comme une gargouille.

La vie de l'hôpital est réduite aux choses essentielles : le travail, l'amour d'autrui, et la nature qui dresse son décor sublime.

Le soir, au réfectoire, tous ces hommes et ces femmes occupés dans la journée à des tâches diverses se retrouvent et forment une véritable communauté autour du patriarche qui peut être, selon son humeur ou selon ses soucis, un simple témoin silencieux, presque absent, ou au contraire un animateur insoupçonné, un raconteur d'histoires, un organisateur de distractions.

Le repas est toujours précédé de la courte prière du docteur :

« Bénissons l'Éternel, car il est bon et sa miséricorde dure éternellement. »

Ces mots sont prononcés humblement, gravement.

Ce soir, le patron a envie de parler. Après le repas, on débarrasse la table, Schweitzer va au piano qui a remplacé celui qui est parti à Gunsbach, et improvise un prélude, une mélodie.

> *Le livre des cantiques en main, nous chantions en chœur. Bien qu'il eût ce même livre ouvert devant lui, il ne regardait jamais la partition, mais restait, tout en jouant, la tête penchée et les yeux fermés. Ses pieds remuaient par instants comme s'ils appuyaient en cadence sur un pédalier d'orgue ; on aurait dit que l'organiste avait oublié qu'il ne jouait qu'au piano ! Le chant terminé, il revenait à la table et nous lisait un extrait de la Bible, en allemand ou en français. Les explications qu'il donnait ensuite nous paraissaient originales et lumineuses. Il finissait en récitant le Notre Père. Puis, il ne tardait pas à se lever et à dire : « Voilà ! » ou « Au travail ! » Après quoi, il regagnait sa chambre où, nous le savions, il travaillait jusqu'à minuit et plus.*
>
> *Différents étaient les samedis soir. Nous restions dans la salle à manger pour écouter de la musique. Soit que quelques-uns d'entre nous donnaient un petit concert, soit que nous avions la chance d'entendre, et ce n'était pas rare, un musicien professionnel qui se trouvait parmi les visiteurs. Mais le plus souvent nous devions tout de même nous contenter de quelques disques : Bach, Wagner, Chopin, Mozart, Mendelssohn et d'autres. Tous écoutaient attentivement. Schweitzer absolument concentré, la tête penchée. De temps en temps, il nous donnait un mot d'explication sur la musique que nous venions d'entendre, sur le compositeur et l'interprétation*[1].

Journal de Vreni :

> *Lambaréné, 26 février 1963*
>
> *Lundi on m'a accordé un congé pour que je puisse écrire les lettres qui annoncent mes fiançailles avec Percy. À nous deux, nous en avons envoyé une cinquantaine. J'imagine la surprise de plusieurs de mes parents et amis, quand ils apprendront cette nouvelle en ouvrant la première lettre qu'ils auront reçue de Lambaréné. Mais Percy et moi, nous avons été vraiment fiancés sous l'autorité du docteur et pasteur Schweitzer.*
>
> *Mlle Ali m'a fait cadeau d'une belle étoffe de soie beige, dans laquelle on pourra tailler ma robe de fiancée. Elles m'ont pris les mesures dans la lingerie et peut-être que, dès demain, les couturières se mettront à l'ouvrage. Certaines filles prennent déjà des airs mystérieux.*

1. Joël Mattison in *Cœur de gazelle, peau d'hippopotame.*

Quand j'entre dans la chambre, elles cachent vite quelque chose. En me faisant cadeau de l'étoffe, Mlle Ali m'avait dit : « Va chez le grand-père et demande-lui si ça convient pour des fiançailles. » Le docteur a palpé l'étoffe et a dit : « Très bonne qualité, mon enfant, allez, faites-le, cet habit. »

Le travail de la lingerie est aussi un spectacle pour l'observateur.

Tôt le matin, avant même le petit déjeuner, la lingère, Margrit Stark-Berhnard, rassemble le linge de deux ou trois maisons et les boys transportent les paquets sur la véranda, devant la lingerie. On divise le linge en petits tas et les lavandières viennent les chercher. La plupart de ces femmes sont des malades guéries ou des accompagnantes. Elles portent les paquets de linge sur la tête et, en passant devant Margrit, reçoivent un morceau de savon et un battoir. Puis, lentement, tout en bavardant et en riant, elles descendent au fleuve, et là, elles plongent le linge, elles frottent, savonnent, battent, rincent, toujours en chantant et en riant. Elles remontent ensuite, leur lourd paquet sur la tête, et vont suspendre le beau linge blanc au soleil. Il sera sec avant le soir.

Pendant ce temps, l'équipe des repasseuses, à l'ombre des manguiers, est alignée devant de longues tables couvertes de molleton. Les piles de linges odorants s'entassent devant elles. Alors, avec les lourds fer à repasser chauffés au charbon de bois, ces femmes défroissent, lissent, aplatissent, plient consciencieusement, impeccablement, sans roussir le linge ni faire de trous.

Parfois, une mangue trop mûre tombe de l'arbre au milieu des repasseuses et éclate sur une blouse fraîchement repassée. Ce sont alors des cris, des piaillements, des cascades de rires.

Moins drôle est la chute d'un petit serpent vert qui sème la panique et suscite des commentaires pour toute la soirée.

À côté, sur la véranda, le tailleur tire ses coutures sur une machine à coudre sans pédale faisant un bruit de crécelle. D'une main, il actionne la roue, et de l'autre dirige le morceau d'étoffe sous l'aiguille.

De temps en temps sort de la forêt un chasseur avec sur ses épaules une antilope ou la queue d'un crocodille. La lingère – c'est Margrit qui assume les deux rôles – prend la balance, la suspend à une branche, pèse l'animal et inscrit le poids sur un papier que le chasseur apporte à Mlle Ali pour se faire payer.

Non loin de là, deux lépreux aux pieds mutilés sont assis près de deux énormes marmites. Ils sont chargés de l'entretien du feu. Les marmites sont remplies d'eau du fleuve qui doit bouillir pour devenir potable. En général, la marmite chauffe toute la journée. Vers le soir, l'un des lépreux crie : « Mademoiselle ! Ça bouille ! » Margrit laisse encore bouillir quelques minutes pour être sûre d'avoir un liquide stérilisé. On procède ensuite au filtrage et on stocke l'eau potable dans des récipients propres. La moindre goutte est précieuse. C'est ici que l'on mesure l'importance d'un tel trésor : l'eau.

19 mars 1963. – L'Algérie dénonce les essais nucléaires au Sahara. Albert Schweitzer, le soir, à la lueur de sa lampe-tempête, écrit à plusieurs personnalités politiques importantes françaises pour protester.

31 mars 1963. – Journal de Vreni :

> *Le Grand Docteur a prononcé un très beau discours à nos fiançailles. À table, nous avons eu l'honneur d'être placés vis-à-vis de lui. On avait mis les grandes nappes de Noël, posé des feuilles dessus en guise de décoration et sorti le couvert des jours de fête. Tous ont été tellement gentils ! Le soir, on a joué de la musique. Nous deux, étions complètement épuisés à la fin, et, quand le dernier visiteur est parti, nous n'avons pu que nous serrer la main en silence. J'avais eu toute la journée 39° de fièvre !*

18 avril 1963. – Il y a exactement cinquante ans, le vapeur *Alembé* remontait le fleuve Ogooué, faisant découvrir à Albert Schweitzer et à Hélène, son épouse, les beautés de la forêt équatoriale, jusqu'à Andende où tout allait commencer.

Aujourd'hui, le village-hôpital Schweitzer a fait du nom de Lambaréné un synonyme d'espoir et de vie.

Cinquante ans !

Sur le seuil de sa terrasse, le Grand Docteur contemple l'œuvre accomplie. Certes, le pilote a eu le soutien d'un équipage remarquable ; certes il a été aidé matériellement ; certes il a eu beaucoup de chance. Mais il a fallu tenir le cap cinquante ans. Cinquante ans au poste de commande et à la manœuvre ! Cinquante ans de remous, de tempêtes, de naufrages évités, de lutte contre les éléments visibles et invisibles, deux guerres mondiales, l'indépendance, les menaces planétaires (son cauchemar)... et l'homme est là, toujours debout sur sa passerelle ! Cinquante ans de navigation dans cet océan forestier !

Pouvait-il refuser ce jubilé que lui ont préparé ses proches ? Pouvait-il refuser de voir ses amis qui sont venus de très loin pour lui exprimer leur estime, leur admiration, leur affection ? Pouvait-il court-circuiter les journalistes, les photographes, toujours à l'affût, et qui attendaient l'événément depuis longtemps ? Pouvait-il refuser les honneurs auxquels pourtant il ne croit plus ?

Des rumeurs ont circulé selon lesquelles le président Léon Mba viendrait de Libreville, et aussi des délégations de médecins du Congo, de Rhodésie. On a répété que Lambaréné préparait une sorte de fête populaire. Mais, hier soir, Dieu merci ! on a annoncé que cela serait beaucoup moins tapageur, beaucoup plus simple et beaucoup plus beau. Une fête intime en quelque sorte. Malgré tout, Schweitzer redoute cette journée.

Bien avant le petit déjeuner, les photographes papillonnent autour de la maison, comme des insectes autour de la lampe-tempête. Et dès que Schweitzer apparaît, le mitraillage commence. Première interview, très heureusement écourtée par les chants des enfants des lépreux.

À 11 heures, une pinasse emporte le patron et ses deux principales collaboratrices, Mathilde Kottmann et Ali Silver. Un cortège de pirogues suit et se dirige vers la Mission de Lambaréné.

La foule des Blancs et des Noirs attend impatiemment, joyeusement. Tous les marchands de bois sont sortis de la forêt vierge. Les missionnaires en tenue et les enfants des écoles chantent le répertoire régional.

Sur le perron du bureau de poste, les discours officiels se succèdent. Un nouveau timbre « Albert Schweitzer » a été émis pour ce jubilé. Le sage de Lambaréné est obligé de prendre la parole :

« ... Combien de fois je me suis posé la question : Qu'est-ce que tu aurais fait si tu n'avais pas été là ? Mais toujours le résultat de mes réflexions est : J'ai été un chançard d'aller à Lambaréné. Parce qu'à Lambaréné j'ai trouvé ce que j'ai cherché : de l'affection, la confiance, et de la générosité. Et j'ai vécu avec vous, gens du Gabon, les deux guerres.

« Je suis heureux d'avoir pu faire du travail utile. De nombreuses amitiés se sont nouées entre moi et les gens du Gabon. Et me voici encore parmi vous. Je sais que c'est un grand honneur, que c'est un grand bienfait pour moi de pouvoir rester là où j'ai fondé mon œuvre et de pouvoir être encore utile à quelque chose. Je vous avoue : ici je me sens chez moi, avec vous. Si j'avais été autre part, je ne sais pas si cette sympathie se serait créée entre les habitants et moi. Mais le fait est que la sympathie s'est créée entre nous, et que je vous appartiens jusqu'à mon dernier souffle. Merci pour toute la sympathie que vous m'avez témoignée. »

L'hôtel de la ville offre ensuite un buffet, mais Albert désire retourner à son hôpital pour se reposer un peu.

L'après-midi : festivités diverses.

Le repas du soir a été particulièrement étudié par Vreni et ses compagnons cuisiniers. Le docteur aura tout ce qu'il préfère : soupe à l'oignon et compote de pommes de Cythère.

> [Le soir, après le repas] *Nous nous sommes retrouvés tous en famille et la fête continua en musique : petit concert de chambre, accompagné de différents chants. On lut aussi en commun le message de Gunsbach et les télégrammes de félicitations, qu'on se passa de main à main. Ce fut vraiment une belle et douce fête, qui nous a procuré à tous une grande joie. Depuis, la vie a repris son calme. Les visites officielles et les délégations nous sont restées épargnées*[1].

Schweitzer recueille les honneurs comme il essuie les critiques : sans broncher. Les uns et les autres ne semblent pas l'atteindre profondément. Il a tracé sa route, et, en Alsacien obstiné, il la suit, relevant chaque jour un nouveau défi. Mais tous ces remous le fatiguent de plus en plus. Parfois, on le sent las ; le labeur d'un demi-siècle pèse sur son dos, sur ses membres ; le combat quotidien a usé non pas son esprit, mais toutes ses articulations qui le font terriblement souffrir. Cette existence, de plus en plus lourde à tirer, est fort heureusement allégée par quelques journées de bonheur total : l'abbé Pierre est revenu ! Les deux amis ne se quittent pas, du 22 au 26 avril. Peut-être savent-ils qu'ils se voient pour la dernière fois, en ce monde.

Vreni Mark-Burkhalter, celle qui s'intitule elle-même « l'employée de maison », note dans son journal :

> *Quand je suis arrivée ici, à l'automne dernier, il y avait vingt-huit ou trente personnes à servir. Maintenant il n'est pas rare que nous soyons près d'une cinquantaine. L'abbé Pierre était chez nous pendant quatre jours. Chaque soir il nous parlait de ses expériences. Le docteur et lui s'entendaient à merveille. J'ai également fait la connaisance d'une autre personnalité, le jeune Churchill (le petit fils du grand homme). Quel événement ! À midi, j'ai servi du ragoût de caïman et à la fin du repas le Grand Docteur lui a demandé s'il savait ce qu'il venait de manger.*
>
> *C'est le début de la saison sèche et l'Ogooué recule chaque jour un peu plus. De grands bancs de sable émergent. Là où ces derniers temps nous avions de l'eau vont pousser des gros choux, rouges et verts, des carottes et autres légumes qu'il est possible de cultiver par temps de pluie. J'ai un plaisir tout particulier à mettre en terre les quelque 200*

1. Lettre d'Ali Silver à Mme Woytt, sœur d'Albert Schweitzer (21 avril 1963).

plants de tomate que j'avais semés. Nous allons bientôt pouvoir varier agréablement nos menus. J'avais également cultivé des petits orangers et des pamplemoussiers, que je transplante maintenent dans de grands bacs en tôle pour les exposer au vent et au soleil. On conserve ces fruits dans la cave comme chez nous les pommes. Une grande partie de ces fruits sera enduite de vaseline, ce qui prolongera leur durée. Nous allons maintenant manger chaque jour, jusqu'en octobre, un pamplemousse au dessert. Les citrons sont également si abondants que j'en fais du sirop[1].

Mai 1963. – Les membres de l'OTAN, frileux et hésitants durant cette « guerre froide », envisagent la création d'une force nucléaire interalliée. Encore une entrave à la marche des pacifistes désarçonnés par le système de douche écossaise des deux grandes puissances mondiales, alternant les propositions encourageantes et les avertissements, les menaces. Le « téléphone rouge » est installé entre la Maison-Blanche et le Kremlin ; quel incident dans le monde le fera sonner ? le Vietnam, Berlin, la course à l'espace ou simplement la peur de l'autre ?

Malgré l'élection du nouveau pape, Paul VI, spécialiste des relations diplomatiques, l'Église et les gouvernements communistes ont du mal à établir le dialogue.

Seule l'Afrique semble vouloir chercher son unité.

Du 22 au 26 mai, à l'invitation de l'empereur d'Éthiopie, trente chefs d'États africains se sont réunis à Addis-Abeba, et la charte suivante a été adoptée :

Nous, chefs d'État et gouvernements africains, fermement résolus à sauvegarder et à consolider l'indépendance et la souveraineté durement conquises ainsi que l'intégrité territoriale de nos États, et à combattre le néocolonialisme sous toutes ses formes,

Voués au progrès général de l'Afrique,

Persuadés que la Charte des Nations unies et la Déclaration universelle des droits de l'homme, aux principes desquelles nous réaffirmons notre adhésion, offrent une base solide pour une coopération pacifique et fructueuse entre nos États.

Désireux de voir tous les États africains s'unir désormais, pour assurer le bien-être de leurs peuples,

Résolus à réaffirmer les liens entre nos États en créant des institutions communes et en les renforçant,

Sommes convenus de créer : l'Organisation de l'unité africaine (OUA).

---

1. Jo et Walter Munz, *Cœur de gazelle et peau d'hippopotame.*

Dans le même élan, les pays africains créent un Comité de décolonisation. Un vent d'épuration totale souffle sur le continent africain qui ne souffre plus la moindre hégémonie, malgré sa jeune émancipation et ses besoins énormes. Tout ce qui rappelle la colonisation est écarté. Même la coopération est suspecte.

La France repousse la suprématie de l'OTAN, mais ne renonce pas à ses propres recherches. Le 30 mai, Le Centre d'études nucléaires de Cadarache est inauguré.

Dans ce maelström politique où le sort de l'humanité tourbillonne dangereusement, Schweitzer essaie de ne pas perdre pied. Il évite de prendre parti, mais ses engagements pour la paix ne lui valent pas que des éloges. Ses relations amicales, comme celles qu'il entretient depuis fort longtemps avec le président de la RFA, Theodor Heuss, risquent d'être ébranlées. Ses positions critiques, son opposition à la remilitarisation de la RFA peuvent faire douter de sa totale objectivité. Le 15 juin, il écrit à Gunnar Jahn, le président du Comité Nobel de la paix, pour lui demander naïvement :

> *Est-ce que Kaare Fostervoll est toujours directeur de Radio Oslo ? Je ne voudrais pas lui causer des ennuis avec mes demandes de parler encore une fois sur les ondes de sa radio. Une si belle amitié est née entre lui et moi. Je ne comprends toujours pas pourquoi il ne veut plus me laisser parler. Vous me dites que l'on pourrait m'accuser d'être un communiste. Tout ce qu'on peut dire ou écrire contre moi roule sur mon plumage comme l'eau sur une oie. Je ne me défends jamais et je demande instamment à mes amis de ne pas prendre ma défense.*

Dans ce climat d'affrontements indirects des deux grandes puissances mondiales, de « charges d'intimidation » dirait-on en éthologie, quel poids peut avoir la personnalité d'Albert Schweitzer ? Il sait bien que l'avis d'un Nobel de la paix ne pèse pas lourd. Mais il sait aussi, lui, le charpentier, qu'à force de frapper sur un clou, il finit toujours par entrer, même s'il est tordu.

Au fil des mois, il semble que l'agressivité des deux grands blocs soit moins virulente, que les signes de rapprochement se précisent, que la diplomatie reprenne le dessus, bref que la guerre froide tiédisse un peu. Ce n'est pas seulement une impression, car l'évolution de la politique conduit lentement aux accords de Moscou.

5 août 1963. – Dix-huit ans exactement après l'explosion de la première bombe atomique à Hiroshima, le ministre des Affaires étrangères soviétique, Andreï Gromyko, le secrétaire d'État américain Dean Rusk, et le ministre des Affaires étrangères britanniques Alexander Douglas-Home, viennent de signer au grand palais du Kremlin un accord interdisant les essais nucléaires dans l'atmosphère, dans les mers et dans l'espace. Le danger d'une guerre atomique généralisée s'éloigne. Le secrétaire des Nations unies, U Thant, qui participait à la signature, a émis le vœu que plusieurs autres pays se joignent à cet accord. Il ne manquait qu'une seule puissance atomique à cette réunion, la France, qui estime que sa souveraineté nationale serait mise en danger par sa signature. La France veut encore procéder à quelques essais.

S'il n'est pas possible de mesurer exactement l'influence que Schweitzer a eue sur l'évolution politique de cette période, on peut néanmoins faire un constat :

> *Si l'on considère l'influence de Schweitzer sur les opinions publiques et si l'on admet que celles-ci ont tout de même plié la volonté politique des hommes d'État, alors, pas de doute, ses interventions, publiques ou privées, ont joué un rôle qui doit être souligné. Selon certains connaisseurs de la vie politique américaine, ce rôle a été important. Pauling a parlé d'une « influence significative » des deux messages de Schweitzer sur Kennedy, et Cousins, le journaliste, a rapporté que lors d'une réception que l'administration américaine et le Congrès donnèrent à Washington, suite à la signature des accords de Moscou, plusieurs orateurs ont cité Schweitzer. Chacun reconnut que son appel à l'humanité a eu le grand mérite de sensibiliser pour la première fois l'opinion publique mondiale au danger des expérimentations nucléaires.*
>
> *Ainsi, à l'âge de 88 ans, la grâce a-t-elle encore été donnée à Schweitzer de voir couronné d'un succès au moins partiel son engagement pour un monde sans armes atomiques*[1].

À cela Schweitzer répond :

> *L'accord de Moscou est une aurore. Mais le soleil ne se lèvera pour nous que lorsque sera mis fin à toutes les expérimentations nucléaires, y compris les souterraines.*
>
> *25 août 1963*
>
> *Monsieur le Président des États-Unis, John Kennedy,*
>
> *Laissez-moi vous féliciter et vous remercier d'avoir eu le courage et la largeur de vue nécessaires pour engager une politique orientée vers la paix mondiale. Un rayon de soleil est enfin visible à travers cette*

1. Christian Jenssen, *Le Courrier de Gunsbach* n° 6.

obscurité où l'humanité cherche son chemin, et ce rayon nous donne l'espoir que les ténèbres reculeront devant la lumière.

Le traité conclu entre l'Est et l'Ouest interdisant les essais nucléaires dans l'atmosphère et sous l'eau est un des grands événements de l'histoire mondiale. Nous avons le droit d'espérer maintenant que la guerre nucléaire entre l'Est et l'Ouest pourra être évitée.

Entendant parler de l'accord de Moscou, j'ai pensé à mon ami Einstein à qui me liait très fort l'engagement dans le combat contre les armes nucléaires. Il est mort à Princeton désespéré, alors que grâce à votre largeur de vue et à votre courage, il m'est donné d'observer que le monde a fait un premier pas sur le chemin de la paix.

Avec ma profonde reconnaissance, votre dévoué

Albert Schweitzer.

La même lettre, ou presque, a été adressée à Nikita Khrouchtchev.

Oui, l'aurore se lève pour Albert Schweitzer, puisque Erica lui annonce qu'elle divorce et qu'elle a l'intention de revenir à Lambaréné.

Depuis le film sur Schweitzer, elle n'avait plus rien tourné. Elle n'arrivait pas à changer de sujet, et vivotait, en vendant des photos du docteur. Son identité d'artiste s'était construite et détruite dans la rencontre avec cet homme. Une sorte de fatalité la liait à lui. Avait-elle compris ainsi le sort contraire qui s'acharnait sur ses projets cinématographiques ? En tout cas, elle était revenue à Lambaréné pour filmer une seconde fois son sujet unique. Ce fut une fois de trop. Dieu sait pourquoi, elle associa Rhéna à cette entreprise, sinon parce qu'elle avait perdu confiance en son talent propre, mais deux regards aussi différents que le sien et celui de Rhéna ne pouvaient se poser ensemble sur Schweitzer. Le film qu'elles en tirèrent fut proprement inintelligible[1].

Le vieil homme explore encore tous les matins son domaine. Il porte un pantalon très large, flottant, avec de larges poches toujours bourrées de grains de riz, de miettes de toutes choses qu'il distribue en passant aux animaux. Ses cheveux en pétard retombent sur son front. Ses sourcils broussailleux abritent des yeux malicieux toujours prêts à souligner l'humour de ses propos. Le plus souvent, il s'efforce de dédramatiser les événements sérieux, trouve les mots pour alléger la tristesse et la douleur. Sa voix haut perchée n'est pas toujours en accord avec ses propos profonds.

S'il est prêt à affronter les réalités, il en est une qu'il repousse depuis longtemps : c'est celle de sa succession. Avec une sorte de lucidité

1. Marco Koskas, *op. cit.*

masochiste, il estime que si l'hôpital existe encore dix ans après lui, cela valait la peine d'avoir fait ce qu'il a fait. Il ne peut pas, il ne veut pas confier le commandement du navire à n'importe qui. Pour l'instant, le gouvernement gabonais n'a pas manifesté la volonté de prendre la gestion de l'hôpital. Le président Léon Mba est un homme trop subtil et trop respectueux pour provoquer un tel cataclysme en ce moment. Mais lorsque Schweitzer ne sera plus là…

Les Américains qui, par deux fois au moins, ont sauvé l'hôpital, voudraient bien en prendre au moins le contrôle administratif, estimant que la gestion de Schweitzer est un peu désuète. À plusieurs reprises, des allusions à sa succession ont été faites, ce qui a révulsé Schweitzer :

« Ils ne peuvent pas attendre que je disparaisse ? »

Une autre voix s'est jointe à celles des donneurs de conseils. Le père Dominique Pire, Prix Nobel de la paix 1958, s'est cru autorisé à se mêler de choses qui ne le regardent pas. Lors de sa visite à Lambaréné, la réception a été cordiale et sans chaleur. Certaines de ses remarques n'ont pas plu à Schweitzer. Le père Pire semble prendre son Nobel un peu trop au sérieux. Il a trouvé le village mal entretenu, les habitants sales. Il a à peine salué l'équipe médicale, et négligé complétement les aides-infirmiers. À plusieurs reprises il a réclamé de l'eau, en faisant préciser qu'elle était bien filtrée, bref, tout ce qui fait monter la moutarde au nez de Schweitzer. Et quand le patron n'est pas de bonne humeur, il n'est guère bavard.

Le soir, à la salle à manger, le dominicain cherche à engager une joute intellectuelle. Il parle brillamment, développe ses théories, pose des questions pertinentes auxquelles Schweitzer répond laconiquement, par simples grognements ou d'un sourire. Les convives, le nez dans leur assiette, retiennent leur fou rire. Ils attendent l'orage. Alors l'illustre dominicain sort son va-tout et propose carrément à Schweitzer de s'occuper de sa succession en précisant qu'il est prêt à en discuter les modalités :

« Je crois, dit-il, qu'il est bon que tout soit en ordre pour que tout puisse continuer après votre mort. »

Une chape de plomb tombe sur la salle à manger. Schweitzer n'a pas bronché. Sans lever la tête il répond, en mâchant ses mots :

« J'ai de très bons amis qui sauront comment agir le moment venu. Je vous remercie. »

Après avoir longuement réfléchi, envisagé plusieurs solutions, le fondateur de l'hôpital pense qu'après lui la direction doit revenir tout naturellement à sa fille, Rhéna. La principale intéressée n'en est même pas informée ; Schweitzer n'est pas encore prêt.

Il est 8 heures. Le village s'agite.

« Je veux la voir ! a dit Schweitzer. Il paraît qu'elle est très belle. »

C'est vers la maternité qu'il se dirige.

Les futures et les nouvelles mamans viennent chercher leur ration de vitamines. Une sage-femme est déjà en auscultation prénatale.

« Où est-elle ? demande Schweitzer.

– Dans la pièce à côté. »

Il entre dans la salle d'accouchement, et la voit tout de suite ; on ne voit qu'elle. C'est un don de la Croix-Rouge d'Allemagne de l'Est, une vraie table d'obstétrique. Quelle joie ! Le vieux médecin regarde avec affection la vieille table qui va pouvoir enfin se reposer ; la pauvre table en bois recouverte d'un simple drap blanc. Combien d'enfants ont été mis au monde sur cette table, parfois à la lueur d'une lampe-tempête ou d'une lampe électrique alimentée par une batterie d'auto ?

Schweitzer vit d'une façon mystique dans le respect de la vie et les traces de Jésus. Sa vie est celle d'un moine théologien, philosophe et médecin. Il sait que le respect de la vie a ses limites, maintes anecdotes le prouvent, mais aucune, peut-être, comme celle qui fut rapportée au colloque de Strasbourg en 2005 par le docteur Walter Munz, et que nous lui empruntons :

> *Un jour de 1963, une femme européenne vint me confier qu'elle craignait d'être enceinte, après un contact unique et nullement désiré par elle, avec un homme de passage. Le soupçon fut confirmé par mon examen, et la jeune femme désespérée me pria de l'aider en pratiquant une interruption de grossesse. Nous nous en sommes entretenus sérieusement et à plusieurs reprises. J'arrivai à la conviction qu'une interruption dans son cas était le moindre mal, si je considérais l'ensemble actuel de la vie de cette femme. Je lui dis que je voulais absolument demander l'avis d'Albert Schweitzer. Alors nous avons mené, le vieux et le jeune médecin, une discussion entre quatre yeux. Le docteur me demanda quelle était mon opinion. Il m'écouta, réfléchit et me dit : « Alors tu dois le faire. » Le soir même je fis le curetage, avec l'aide de notre sage-femme et de l'infirmière anesthésiste*[1].

19 septembre 1963. – À l'ONU, Andreï Gromyko propose une conférence sur le désarmement, et Kennedy une coopération pacifique dans le domaine scientifique.

1. Walter Munz, *Actes du Colloque de Strasbourg 2005*.

Lambaréné, 20 septembre. – La Jeep ignore les ornières, et transforme les occupants en Yo-Yo. Les gerbes de boue éclaboussent les femmes qui, en bordure de piste, portent leurs charges de bassines ou de fagots. Les enfants des villages agitent les bras en criant : « Docteur ! docteur ! »

Le docteur passe, en effet, de toute la vitesse de ce véhicule de guerre qui lui rend tant de services, depuis que les Américains lui en ont fait cadeau.

Il est lancé à la recherche d'un enfant de 7 ans, Pierre, qui a disparu de l'hôpital et qui souffre d'une dangereuse méningite tuberculeuse. C'est Marianne, l'infirmière de la pédiatrie, qui a donné l'alerte. On a interrogé les aides-infirmiers, les accompagnants, mais personne n'a pu donner le moindre renseignement. Il est probable que les parents de Pierre l'ont enlevé pour l'apporter au sorcier, qui combattra le mal en lui donnant les remèdes traditionnels qui chassent l'esprit.

La Jeep traverse d'un trait les villages alignés le long de la piste, s'engouffre dans les voûtes de verdure, ressort dans les clairières marécageuses, évite les ké-ké[1]. Où va-t-elle ? Le docteur, Marianne et le chauffeur le savent-ils ? Droit devant ! À Gravier, peut-être, où le chef de village peut les renseigner. Mais le chef ne sait rien, sinon que l'enfant n'est pas là. Peut-être plus loin, à Moussamoukougou, le village du père ! Le chef connaît bien la famille.

« Alors monte avec nous ! » ordonne Schweitzer.

Le chef de village monte à l'arrière, et la Jeep démarre dans les gerbes de boue.

À Moussamoukougou, le chef part se renseigner. Et dans une hutte en ruine, à côté de la petite rivière, il trouve ce qu'il cherche : squelettique, déshydraté, couché sur le sol sous des tissus sales, Pierre est là, misérable, les yeux écarquillés par une silencieuse agonie. Son père, à côté de lui, dort.

Schweitzer, du bout du pied, secoue le dormeur :

« Debout ! debout ! »

L'autre se réveille en sursaut.

« Qu'est-ce que tu as fait, abruti ? Pourquoi as-tu enlevé Pierre ?

– Le n'ganga va lui donner remède... »

Schweitzer balaie tout ça d'un geste brusque :

1. Mot populaire pour désigner tout morceau de bois (tronc, branche, souche, racine) pouvant entraver la marche.

« Rien ! Aucun remède traditionnel ne peut le guérir ! Tu ne peux le sauver qu'en le laissant à l'hôpital ! Tu as compris, bourrique ? À l'hô-pital ! Sinon ton fils est mort ce soir ! Tu veux le voir mourir ?

– Non.

– Alors, en vitesse ! Emballe-le et viens avec nous ! »

L'homme hésite un instant.

« Allez ! Chaque minute compte ! »

L'homme enveloppe l'enfant dans une couverture et se dirige vers la Jeep.

Dans la voiture, qui ne touche plus terre, personne ne parle.

À l'hôpital, Marianne couche délicatement le petit corps et le rafraîchit.

« Pourrons-nous le sauver, docteur ? demande-t-elle.

– Je ne sais pas. Il va perdre connaissance deux ou trois jours. S'il se réveille, il est sauvé. Viens, Mariane, je vais t'indiquer ce qu'il faut faire[1]. »

Visite de Raoul Follereau dont la fondation travaille activement pour les lépreux. Il tient absolument à connaître le « Village de Lumière » de Lambaréné.

Au milieu des plantations d'orangers, de citronniers et de palmiers à huile, le sentier devient assez pénible pour le vieux docteur Schweitzer qui marche à pas raccourcis. Il tient absolument à présenter à Raoul Follereau l'homme clef de ce village : Alain Douvigou, l'infirmier-chef - régisseur - animateur - homme à tout faire. Dès son arrivée à l'hôpital, il y a quelques années, ce garçon a montré des qualités exceptionnelles pour s'occuper des malades, quelle que soit leur tribu d'origine. Ses soins délicats, ses paroles lénifiantes, ses initiatives heureuses ont fait de lui de pivot de ce village tellement spécial où se déroule un spectacle permanent insoutenable : les mains, les pieds ne sont plus que des moignons, les visages sont en partie rongés. Mais tous ces gens, ici, apprennent à vivre quand même, presque normalement, avec l'impression qu'ils ne sont pas totalement rejetés ou oubliés. Des infirmiers, sans relâche, lavent, désinfectent, saupoudrent, tamponnent, enveloppent… Un simple sourire suffit à les payer de cette tâche ingrate. Parfois, quand survient un espoir de guérison, le moral des moribonds renaît. Et l'on peut assister alors à des scènes étonnantes. Non seulement les lépreux se livrent à des travaux artisanaux (charpentier, peintre), mais

1. D'après un récit de Marianne Stocker dans *Cœur de gazelle et peau d'hippopotame*.

certains malades, sans doigts, tenant leur outil coincé entre les moignons, sont d'une habileté stupéfiante. En servant la communauté, ils sortent de leur torpeur et de leur désespoir. Les petits enfants lépreux vont à l'école de Lambaréné et y sont conduits, chaque matin, par des piroguiers, eux-mêmes lépreux.

Raoul Follereau apprécie cette organisation typiquement africaine et sait bien, lui, que si ce village n'est pas un modèle de confort à l'européenne, il correspond à la vie de brousse de cette population qui ainsi ne se sent pas coupée de sa communauté.

Visite beaucoup moins agréable (mais Schweitzer ne s'en apercevra que plus tard) : celle d'un certain Gerald McKnight, un Anglais, qui a l'intention de consacrer un livre au village-hôpital et à son fondateur. L'écrivain ne reste que quarante-huit heures, mais il semble avoir tout vu et tout compris. Son livre *Verdict on Schweitzer* est un brûlot. Rien ne trouve grâce à ses yeux. Tout est à jeter.

Dans un autre livre impitoyable pour Albert Schweitzer, on relève une déclaration de l'évêque de Pointe-Noire[1], qui aurait dit à propos du docteur : « En musique, le docteur Schweitzer est plus fort que moi. En théologie, nous devons nous valoir. Quant à la médecine, je le bats largement. »

Mgr Fauret s'insurge et écrit à Schweitzer :

> *Je n'ai jamais pu dire une chose pareille pour la bonne raison que je ne l'ai jamais pensée et qu'au surplus ce serait de ma part bien ingrat.*

Et Schweitzer lui répond par retour :

> *Je ne sais qui sont ces auteurs et je ne ferai aucun effort pour le savoir. Mais je leur suis reconnaissant de l'occasion qu'ils m'ont donnée d'avoir de vos nouvelles. Quant à vous tracasser de ce que l'on dit de moi et de ce que l'on vous prête, vous avez bien tort. Faites comme moi, faites-vous une peau d'hippopotame et laissez glisser. Si quelqu'un vient vous demander votre opinion sur moi, dites simplement : « Connais pas ! »*

Schweitzer encaisse tous les coups. Mais, il a beau répéter que « les critiques roulent sur son dos comme les gouttes d'eau sur le plumage d'une oie », il a beau dire à ses collaborateurs « Ne nous attardons pas à

1. Mgr J.-B. Fauret, qui était le supérieur de la mission catholique de Lambaréné.

critiquer, mais essayons de mieux faire », certains de ces coups font mal et laissent des traces. Pourquoi tant de fiel ? pourquoi tant de haine ? Peut-être pour contrebalancer l'encensement excessif dont Schweitzer est aussi la « victime ». Nous renvoyons, encore une fois, à la postface de ce livre.

Albert Schweitzer est bien décidé à écrire une nouvelle fois au président Kennedy pour l'encourager dans la voie du désarmement total. Ses occupations à l'hôpital l'ont empêché, pendant plusieurs semaines, d'écrire cette lettre, mais il doit absolument la rédiger avant la fin novembre.

22 novembre 1963. – À Dallas, alors qu'il traverse le centre-ville en voiture découverte, trois coups de feu sont tirés sur le président Kennedy. Grièvement blessés, Kennedy et Connally, le gouverneur du Texas, sont transportés au Parkland Memorial Hospital de Dallas. Kennedy meurt trente minutes après l'attentat sans avoir repris connaissance.

John F. Kennedy avait réussi, en un peu moins de trois ans, à marquer sa présidence de décisions politiques importantes.

« Dieu sait les conséquences que pourra avoir la disparition de cet homme ! »

20 juillet 1964. – Le problème de la paix semble insoluble. Toutes les bonnes intentions proférées sur le désarmement n'arrivent pas à convaincre totalement Schweitzer. Il écrit à Helmut Thielicke :

> *En 1955, à côté d'Einstein à qui m'unissaient des liens d'amitié, j'avais pris position contre l'armement atomique. Il est désolant qu'on ne puisse pas amener les hommes à se sentir davantage concernés par ce problème. Ils ne veulent pas reconnaître l'absolue nécessité de renoncer aux armes nucléaires. Ils en sont toujours à rechercher des solutions intéressées qui en tant que telles ne peuvent aboutir. Je crois qu'il nous faut d'abord devenir des hommes plus profondément humains, pour lesquels le combat et l'armement nucléaires seront exclus. Telle était aussi la conviction d'Einstein. J'ai lu et relu avec grand intérêt vos développements sur le problème de la guerre et de la paix. Vous vous êtes efforcé d'aborder les vraies solutions et vous avez examiné les situations dans tous les détails. C'est là une tâche grandiose et nécessaire. Et vous n'avez pas seulement indiqué du doigt le chemin à prendre, vous avez essayé d'en fixer le tracé. Pour ma part, je tente plutôt de faire appel à la réflexion sur notre être propre et d'amener ainsi les hommes à se*

tenir sur le chemin de la paix. Mais quant à savoir exactement par où passe ce chemin, je n'ai pas encore d'idées suffisamment claires là-dessus. Comme j'aurais aimé discuter avec vous de ces grandes questions !

31 août 1964. – Annonce d'une conférence internationale sur l'utilisation pacifique de l'énergie nucléaire.

« Qu'en pensez-vous, docteur ? demande, à table, un des médecins. Peut-on avoir confiance ? »

Schweitzer s'essuie la bouche, réfléchit un instant, puis :

« Il faudrait d'abord savoir où en sont exactement les négociations qui doivent aboutir à la renonciation aux armes atomiques. Le succès d'une conférence dépend de sa préparation diplomatique. Et la meilleure diplomatie est le réalisme. Le réalisme serait que les diplomates abandonnent les procédés non diplomatiques dont ils usent actuellement les uns envers les autres. Beaucoup de remarques inutiles, irréfléchies, inamicales, vaines et blessantes ont été échangées au cours des dernières années et n'ont pas amélioré le climat politique. [...] Nous vivons à une époque où chaque peuple juge les autres moins que jamais dignes de confiance. La méfiance a ses origines dans toutes les malhonnêtetés, injustices et actes inhumains que, depuis la Première Guerre mondiale, les peuples ont subis ensemble et soufferts les uns de la part des autres. Comment, dans ces conditions, la confiance réciproque pourrait-elle exister ? »

Il se lève, se dirige vers le tourne-disque, choisit longuement dans la pile, place le disque sur la platine et pose l'aiguille d'acier sur le microsillon. C'est le violon magique d'Enesco.

Toute l'équipe reste à table pour écouter pieusement la *Chaconne pour violon seul* de Jean-Sébastien Bach. Les plaintes sourdes de certaines notes en chromatisme montant ou descendant font participer à la douleur du compositeur, à la douleur de l'interprète, à notre propre douleur.

À la fin, après un long silence, Schweitzer conclut :

« Tant que l'homme pourra fournir de tels sanglots, il sera digne de confiance. Qui d'entre vous connaissait Enesco ? Personne ? C'était un ami. Il nous a quittés il n'y a pas tout à fait dix ans. Une perte irréparable pour le monde du violon, et pour Bach.

– Bach appréciait donc le violon ?

– Il était violoniste avant d'être claveciniste et organiste. Pour Bach, le style du violon représente le style universel. Quand il compose, il compose pour un instrument idéal qui aurait la puissance de son de l'orgue et la souplesse de phrasé du violon. "Ce qui émeut dans la musique de Bach, disait Debussy, c'est sa courbe." Cette souplesse ou intensité de l'expression, c'est à l'archet que Bach en demande l'interprétation. C'est pour le violon qu'il a composé d'abord ses concertos pour clavecin. C'est pour le violon qu'il a écrit l'adagio du *Concerto en* mi. Bach a confié un rôle capital au violon. Quant à Enesco... il est sans doute, avec Ysaye, le plus musicien des poètes violonistes de tous les temps. Ce sont eux qui m'ont fait découvrir l'importance du violon dans l'œuvre de Bach, cette musique du ciel[1] ! »

Il se tait. Puis semble sortir de son rêve :

« Que disions-nous ?

– Nous parlions de la confiance entre les hommes.

– À quel propos ?

– Le désarmement. »

Il lève les bras au ciel et les laisse retomber, impuissant. Il préfère aller se coucher.

14 octobre 1964. – Le prix Nobel de la paix est attribué à Martin Luther King.

Ce soir, à la salle à manger, on parle beacoup de ce pasteur baptiste noir qui recommande la non-violence mais s'agite pour l'intégration des Noirs dans la société américaine. Il s'élève contre la guerre au Vietnam.

« C'est un type remarquable qui fait beaucoup pour le pacifisme et l'antiracisme, observe un médecin.

– Gare au Ku Klux Klan ! ironise quelqu'un.

– Les Noirs remplissent les prisons aux États-Unis, et la chaise électrique est le plus souvent à leur disposition.

– À propos, docteur, demande un médecin suisse, que pensez-vous de la loi sur la peine de mort ? On parle souvent de son abrogation en France. Va-t-on supprimer votre bonne vieille guillotine ? »

Spontanément, Schweitzer répond :

« Je suis contre la peine de mort. Nous n'avons pas le droit d'ôter la vie à un homme. Nous avons seulement le droit de lui ôter sa liberté s'il représente un danger pour la communauté humaine. »

La consultation des malades « extérieurs » est toujours à 10 heures car le début de la matinée est consacré aux malades hospitalisés. La plupart

1. D'après un article de Robert Soëtens dans *Cahiers Albert Schweitzer* n° 48.

des patients viennent des villages voisins et même de régions très lointaines. Ils arrivent à pied, en camion, en pirogue. Ils sont originaires de Libreville, de Port-Gentil, d'Oyem, de Ndende, de Franceville, de Ychibanga. On apprend que tel malade a fait trois semaines de pirogue pour arriver à l'hôpital. Quelques Blancs prennent l'avion, car les petits avions particuliers commencent à être très utilisés dans les chantiers.

L'organisation de l'hôpital n'a guère changé depuis cinquante ans. Les malades se regroupent toujours selon leur ethnie pour faciliter la tâche des infirmiers-interprètes capables de traduire cinq ou six langues vernaculaires. À chaque patient est remis un ticket : un disque en carton traversé par une ficelle en raphia pour le porter autour du cou. Sur ce disque est inscrit un numéro auquel correspond, sur le registre de l'infirmier, son nom, son prénom, sa maladie et les remèdes qu'il a reçus. Si le patient revient, même longtemps après, on peut rapidement l'identifier et suivre l'évolution de sa maladie.

Quand les interprètes ont ramassé tous les tickets et ont sorti des fichiers les cartes correspondantes, la consultation peut commencer. L'entrée en matière est presque toujours la même :

« Alors ! Qu'est-ce que tu as ?

– Docteur, le ver me pique là-dedans.

– Comment ça a commencé ?

– Il s'est mis dans la jambe, puis il est monté dans la tête. Puis il a rongé le cœur. Et maintenant il est dans le ventre, là.

– Est-ce que tu tousses ? »

La réponse est longue et confuse : le malade raconte force détails, souvent pendant plusieurs minutes. Finalement l'interprète traduit :

« Oui, il tousse. »

Alors, on passe à l'auscultation. Le malade s'allonge sur une table, derrière des rideaux blancs. Le médecin l'examine, puis lui fait une fiche pour aller au labo afin de se soumettre à une prise de sang, un examen d'urine ou de selles. Quand il revient avec les résultats, un diagnostic est établi et un traitement ordonné. Le malade va alors se placer dans la file d'attente, devant le comptoir de la pharmacie, et reçoit ses médicaments. L'interprète insiste lourdement sur la posologie :

« Tu prends un comprimé ! Pas deux ! Un seul ! Tu le prends quand le soleil se lève. Un autre comprimé quand le soleil est là-haut, tout droit ; et un autre comprimé quand le soleil se couche. Tu as compris ? Trois comprimés, tous les jours. Pas toute la boîte ! Maintenant… cette poudre… une pincée, comme ça, tous les matins, dans un verre d'eau. De l'eau jusque-là ! D'accord ? Bon. Cette pommade, pour frictionner ton bras, tous les matins. Pour frictionner seulement; pas manger! Poison! D'accord? Alors, je répète : les comprimés, trois par jour; la poudre tous les matins dans un verre d'eau; et la pommade, tous les matins sur le bras. Voilà! Et tu dois revenir nous voir dans quinze jours. Quinze! Je t'attends. Au revoir. »

Et le patient s'en va, rassuré. Il guérira, c'est sûr, puisqu'il a été soigné chez le Grand Docteur.

17 janvier 1964. – L'abbé Pierre vient d'être très gravement malade; on a même craint pour sa vie. Son ami Schweitzer lui écrit :

Cher ami,

J'ai beaucoup pensé à toi lors du grand malheur. J'ai véritablement vécu avec toi. Et voici : Dieu estime que tu dois encore rester sur terre et faire ton travail. Et Dieu veut que tous tes amis puissent encore jouir de toi.

Mon ami Cesbron veut m'imposer un enregistrement de ma conversation avec toi. Tu n'as pas marché, c'est bien, car moi je ne veux pas d'enregistrement de nos conversations. Tout cela est artificiel. Si nous nous entretenons librement, c'est naturel. Mais si nous nous entretenons pour que notre conversation soit publiée par une machine, je ne marche pas. Je trouve beaucoup plus intéressant que chacun parle pour lui. Le monde alors pourra constater que nous avons le même humanisme et le même idéalisme et la même piété.

Je sais que par mon refus je peinerai des amis. Mais je ne puis faire autrement. Je ne sais pas être moderne.

Quand j'ai su que tu étais sauvé, j'étais profondément reconnaissant à Dieu qu'il laisse parmi nous mon frère spirituel.

Si tu peux, viens à Lambaréné et repose-toi chez nous et laisse-nous jouir de toi.

Pour me rendre plus intéressant, des amis me collent une maladie. Quant à moi, je n'ai pas le souvenir d'une vraie maladie. Ma grande et vraie souffrance est que la crampe des écrivains empire de jour en jour. Il me faut faire un effort pour écrire quelque peu lisiblement. Je suis gêné par cet effort et fatigué. Et je sais que cet état ne fera qu'empirer. Mais je reste courageux. Il m'est impossible d'apprendre à dicter des lettres. Je te promets que quand je serai sérieusement malade, on t'enverra un télégramme.

De cœur, ton dévoué Albert Schweitzer.

18 février 1964. – Ce matin, des officiers gabonais, sans doute encouragés par les Américains et appuyés par des éléments de l'armée, ont investi le palais présidentiel et ont destitué le président Léon Mba. Immédiatement alerté, le général de Gaulle a pensé que ce coup d'État pouvait déstabiliser le pays et nuire aux intérêts de la France. Les parachutistes français ont aussitôt été envoyés au Gabon pour rétablir la situation militaire et replacer Léon Mba à la tête du pays. Cette journée marquera les relations franco-gabonaises.

Quand le calme revient à Libreville, on en est à la septième opération chirurgicale de la journée à l'hôpital Schweitzer. C'est une journée normale : sept opérations, trois fois par semaine, une moyenne de 750 opérations par an : accidents, hernies étranglées, interventions abdominales, gynécologiques, urologiques, ophtalmologiques. L'équipe médicale, composée en ce moment de trois médecins suisses, un allemand, un danois, un israëlien, un tchèque et un japonais, est loin de se douter qu'à 250 kilomètres de son champ opératoire et de sa salle de pansement, le sort du pays vient de se jouer.

Les infirmières, les aides-infirmiers, les brancardiers s'affairent, passent du bloc opératoire à la case Bouka, la maison des opérés.

Les jours sans opération, on procède à la stérilisation du linge opératoire et des instruments. Devant la grande pharmacie, sous un toit de tôle, à l'abri du soleil et de la pluie, un grand four en pierre tient en ébullition permanente deux énormes bassines d'eau avec une solution de soude. Le feu ne doit donc pas s'éteindre de 8 heures à 18 heures. Toutefois, pour stériliser les instruments des premières opérations de la journée, on utilise un appareil autoclave qu'il faut mettre en route la veille, en espérant qu'il n'y aura pas de problèmes. Les flacons pour les transfusions sanguines sont placés dans un stérilisateur à air chaud. Pour les urgences, la nuit par exemple, deux trousses d'instruments stérilisés sont toujours en réserve.

C'est à cette période que se situe l'épisode des chauves-souris.

C'est sans doute au nord du Gabon, dans les montagnes de Bélinga, que se trouve le plus grand rassemblement de mammifères connu dans l'Ancien Monde. Les parois d'une immense grotte sont tapissées entièrement d'une fourrure grouillante. Le soir, l'exode de ces animaux volants se fait à conduite forcée par un passage de cinq ou six mètres de haut, et dure plus de trois heures. Le matin, des nuages de chauves-souris tournoient longtemps au-dessus de la grotte pour attendre leur tour d'atterrissage, comme un aéroport international. Ces chauves-souris amènent quotidiennement dans la grotte en moyenne trois tonnes de guano. Dans ce guano vivent des milliards d'invertébrés ; le sol de la caverne ondule sous la poussée des acariens; des vers de terre géants d'un mètre de long formant une chevelure blanchâtre, des serpents se nourrissant des chauves-souris, des oiseaux troglophiles, tout un monde gravite autour de cette masse vivante qui toutefois reste dans la région des monts Bélinga.

Plus au sud, sur le fleuve Ivindo, à hauteur de Makokou, c'est un autre spectacle. On trouve les chauves-souris les plus grosses d'Afrique : 90 centimètres d'envergure et une tête de cheval; l'extrêmité de la partie nasale est ornée de papilles charnues qui accentuent l'aspect monstrueux de l'animal[1]. La particularité de ces chauves-souris a trait à leur vie sexuelle. En période nuptiale, les mâles se réunissent au bord de la rivière et entonnent des chœurs puissants. Chaque chanteur est accroché à un arbre et s'époumonne de son mieux. Les femelles arrivent alors et choisissent le chanteur le plus séduisant. Le malheur est que certains mâles, qui déploient sans doute plus de séduction ou plus de talent, ont toujours plus de succès que d'autres et assurent tous les accouplements.

Hypsignatus monstruosus ou espèce voisine, toujours est-il qu'en ce mois de mars 1964, les chauves-souris s'abattent en grand nombre sur la région de Lambaréné. Leurs vols sont si denses qu'ils obscurcissent le ciel à la tombée de la nuit. Ce qui, en temps normal, n'était qu'une bizarrerie amusante, commence à devenir très gênant. Et puis, on apprend qu'un enfant et plusieurs animaux domestiques ont été mordus par ces vampires. Les chiens se comportent bizarrement; les plus paisibles courent, hurlent et mordent bêtes et gens. La panique s'installe, surtout parmi le personnel blanc. Le docteur Müller alerte le patron :

« C'est la rage, docteur!

– La rage?

– Oui. Les chauves-souris ont apporté la rage. Il faut faire abattre tous les animaux atteints.

– Jamais.

– Nous n'avons pas le choix. D'ailleurs, la décision revient à la direction de la Région sanitaire. Le médecin-chef de l'hôpital administratif doit être prévenu. »

C'est la mort dans l'âme que Schweitzer, Rhéna et le docteur Müller traversent le fleuve pour faire leur déclaration. Le médecin-chef est au courant bien sûr, et sa décision est prise : il faut abattre tous les animaux

---

1. *Hypsignatus monstruosus.*

errants et tous les animaux mordus qui présentent les symptômes de la rage. Il n'est pas question de prendre le moindre risque.

Schweitzer s'y oppose d'abord fermement, puis plus faiblement, et finit par entendre raison.

« Jamais je ne pourrai faire une chose pareille ! dit-il. Faites venir les gendarmes ; qu'ils se chargent de ça. Je ne veux pas savoir. »

C'est une semaine de deuil, une semaine tragique pour l'hôpital Schweitzer.

21 avril 1964. – L'URSS, les États-Unis et la Grande-Bretagne s'engagent à réduire la production de matières utilisées dans la fabrication des armes nucléaires.

Au moment où s'amorce sérieusement le dégel de la guerre froide, une nouvelle tombe brutalement sur l'Ouest et sur l'Est : le chef du gouvernement soviétique, premier secrétaire du Comité central du Parti communiste, Nikita Khrouchtchev, est démis de toutes ses fonctions. Il est accusé de « subjectivisme », de délire, de forfanterie, de culte de la personnalité et de décisions contraires au bon sens. En fait, on lui reproche ses décisions vis-à-vis d'une politique étrangère trop souple. Les nouveaux hommes forts du régime sont MM. Kossyguine et Brejnev.

Pendant un certain temps, Kennedy a justifié la politique de coexistence de Khrouchtchev, et ménagé l'amour-propre communiste. Mais Kennedy a été assassiné, et son successeur, Johnson, n'a pas hésité à faire bombarder le Nord-Vietnam, forçant Khrouchtchev à la guerre atomique ou à la capitulation. Khrouchtchev a cédé et a lâché ouvertement la Chine et le Nord-Vietnam. Les répercussions ne se font pas attendre :

16 octobre 1964. – Explosion de la première bombe atomique chinoise.

Le même jour, le Parlement français vote l'équipement de l'armée en bombes thermonucléaires et en armes atomiques tactiques.

La paix s'éloigne de nouveau.

Schweitzer semble découragé. Dans sa lettre adressée au professeur de médecine Ludwig, président de la Croix-Rouge en RDA, il ne fait même plus allusion aux événements politiques et préfère parler de ses préoccupations personnelles :

21 octobre

Cher docteur Ludwig,

Je ne sais comment vous remercier, vous et vos amis, pour tout ce que vous faites en faveur de l'hôpital.

Ici, tout va bien, si ce n'est que l'hôpital ne cesse de grandir, ce qui m'oblige chaque année à entreprendre de nouvelles constructions. Comme le terrain au bord de la forêt ne coûte rien pour ainsi dire, j'ai toujours construit les bâtiments à rez-de-chaussée donc sans étages et sans escaliers. L'art du bâtiment doit répondre à des exigences spécifiques sous l'équateur. Il faut orienter les bâtiments dans le sens est-ouest, en accord avec la course du soleil. Ainsi le soleil se tient-il constamment dans la direction du toit. Il ne tapera jamais sur les deux côtés qui resteront toute la journée à l'ombre. Mais la règle première est de ne jamais construire en carré ; il faut construire en ligne, une chambre derrière l'autre. Ainsi chaque chambre sera-t-elle dans un constant courant d'air naturel. Elle restera fraîche, même pendant la saison la plus chaude. J'ai appris ces règles auprès des vieux bâtisseurs noirs. Naturellement, les architectes européens qui bâtissent ici des hôpitaux ne respectent pas ces règles. Ils construisent sur six étages et en carré. On suffoque de chaleur dans leurs hôpitaux.

Bien cordialement, votre dévoué

Albert Schweitzer.

14 janvier 1965. – L'anniversaire d'Albert Schweitzer a l'inconvénient de tomber quelques jours après les fêtes de fin d'année. Le personnel européen est un peu vaseux et l'intéressé lui-même fatigué. On le ménage de plus en plus, sans en avoir l'air, car il n'aime pas que l'on s'aperçoive de ses faiblesses. Les discours de fin de repas, qui étaient autrefois un de ses exercices favoris, toujours brillants et pleins d'anecdotes amusantes, se résument à présent à l'essentiel et sont prononcés laborieusement. Le discours d'aujourd'hui en est la preuve :

« Chers collaborateurs,

« Que la joie de mon anniversaire nous soit ici commune, car ce qui importe dans ma vie, c'est mon hôpital. Vous voici donc tous ici, vous qui travaillez sur place à l'hôpital, et puis, vous les amis et les proches qui faites en sorte que l'hôpital continue d'exister. Et comme nous sommes ainsi réunis à table, mes pensées se dirigent vers les commencements de l'œuvre.

« Je revois dans mes souvenirs ceux qui les premiers sont venus travailler avec moi, avec des moyens limités et dans des circonstances difficiles. Aucun d'entre eux n'est plus en vie. Mais je les garde dans ma mémoire, eux qui ont eu le courage d'entreprendre avec moi la fondation de quelque chose de nouveau. Et je pense ensuite aux vivants qui sont là, et à tous ceux qui dans les générations passées ont travaillé avec moi pour que prenne forme et se développe cet hôpital. Car je m'étais lancé dans une sorte d'aventure, je le sentais et cela me remplissait aussi de crainte. Ce que je sentais et ce que je craignais s'est bien réalisé, et pourtant l'aventure continue encore et je ne peux pas expliquer moi-même comment nous avons ensemble trouvé le chemin qui nous a conduits là où nous sommes. Nous avons trouvé ensemble la manière juste et la plus simple de construire et aussi de diriger cet hôpital, en y instituant un état d'esprit qui continue à nous animer.

« Parmi tous les collaborateurs que je revois en pensée, il y en a deux sur lesquels je veux m'arrêter un instant ; ce sont deux ouvriers noirs, qui venaient de la mission catholique. Ils ont vu en moi un novice et ils m'ont dit : "Tu ne devrais pas construire l'hôpital en hauteur, mais à même le sol." Je n'ai pas tout de suite compris ce qu'ils voulaient dire, mais peu à peu le sens de leur remarque m'est apparu. Ils avaient une idée claire de ce qu'un hôpital devait être pour eux, les Noirs, non pas un bâtiment de six étages, mais plutôt une construction basse, facile d'accès et où l'on pourrait faire sa popote devant. Je n'avais pas bien saisi cette nécessité au départ, mais heureusement que je les ai écoutés et que j'ai suivi leurs conseils. Il y a bien longtemps qu'ils ne sont plus de ce monde et qu'ils reposent au cimetière, mais je pense souvent à eux et je ne les oublierai jamais. Personne d'autre n'aurait pu me donner ce qu'eux m'ont donné et ce qu'ils ont réalisé pour moi.

« Et je vous remercie maintenant tous, car une œuvre a été accomplie ici dans une mesure à laquelle je ne m'attendais pas. Ma joie en ce jour de fête, c'est de pouvoir évoquer tout ceux qui ont travaillé avec moi dans le passé et de me retrouver au milieu de tous ceux qui travaillent avec moi actuellement. L'hôpital est réussi et nous avons trouvé le bon chemin. Cette gratitude qu'il m'est donné d'exprimer est le plus beau moment de mon jour d'anniversaire. »

Le vieil homme reste debout, immobile, droit et dur comme le chêne rouvre de sa vallée de Munster dont l'écorce est restée blanche très longtemps, puis s'est mise à grisonner et à se crevasser quand il a atteint le bout de son siècle.

Albert Schweitzer est fatigué, épuisé, consumé par la besogne intellectuelle et physique. Il a usé son esprit et son corps en étant musicien, écrivain, philosophe, médecin, théologien, jardinier, architecte. Il a emmené Bach, Wagner, Goethe, Leibnitz, Einstein, l'abbé Pierre au fond de sa forêt. Il s'est égosillé en lançant ses appels à la paix, au respect de la vie et à la raison. Il a marché avec son bâton de pèlerin, pendant soixante ans, sous les ovations et les injures sans faiblir, sans vieillir. Et le voilà, au seuil de ses 90 ans, ce grand arbre de Lambaréné, avec son écorce blanche et son aubier rongé par la vie. Il est là, debout, se tenant à la table, étayé par ses souvenirs, et devant ses amis, ses collaborateurs qui n'osent même pas lui demander de s'asseoir.

Il ne se laissera pas étreindre par l'émotion :

« Excusez-moi, dit-il, j'ai encore quelques lettres à rédiger. »

Et il quitte la table – pour aller écrire à qui ? À son ami l'abbé Pierre.

> *Cher ami,*
>
> *J'ai lu votre article intitulé « Venger Dieu en aimant » et je vous ai bien compris. Le livre* L'Évangile de la Miséricorde *a été une grande surprise pour moi. Il est si intéressant par le fait qu'il contient les idées sur la miséricorde d'un grand nombre de personnes. Jamais je n'ai vu un livre de ce genre.*
>
> *Je ne vous écris que ces pauvres lignes. Je souffre de la crampe des écrivains. Parfois, je suis incapable d'écrire.*
>
> *De cœur, votre dévoué*
>
> *Albert Schweitzer.*

Il ne sait plus s'il doit tutoyer ou non son vieil ami.

Avril 1965. – Le docteur Walter Munz a conservé de nombreux souvenirs de cette période[1] :

> *Un soir de printemps 1965, le docteur me raconta le rêve qui l'avait ce matin tiré de son sommeil; il était en train de planter beaucoup de jeunes arbres, quand il trébucha sur l'un d'eux qui était encore couché. Au réveil, sa jambe lui faisait mal. Ce rêve lui paraissait avoir un sens. Pour moi, j'étais impressionné : même en rêve le vieux Schweitzer continuait à travailler, à planter ! À préparer l'avenir ? Mais pourquoi avait-il trébuché ?*

16 mai 1965. – Sin Kiang : explosion de la deuxième bombe atomique chinoise.

1. Jo et Walter Munz, *Cœur de Gazelle et peau d'hippopotame.*

3 juin 1965. – Les Américains réalisent leur plus longue mission spatiale. Le major Edward White est sorti de la capsule et a flotté dans l'espace pendant vingt minutes.

Août 1965. – La guerre au Vietnam s'intensifie. Le Viet-cong a isolé la base américaine de Da-Nang. 125 000 GI's sont envoyés en opération.

Dans les ghettos noirs de Los Angeles, les émeutes prennent des proportions inquiétantes. Les jeunes sans travail sont désespérés : « On ne peut survivre à tant de coups, à tant d'humiliation, à tant de désespoir, à tant de promesses non tenues, sans que quelque chose ne cède », écrit un journaliste.

L'Inde et le Pakistan entrent en conflit.

Partout l'incompréhension, l'hostilité, le sang, la misère.

Albert Schweitzer, dont les apparitions sont de plus en plus espacées et brèves, murmure comme un leitmotiv : « Je suis une vie qui veut vivre, parmi la vie qui veut vivre. »

Le 28 août, il dîne sans un mot, à la salle à manger, et tout le personnel, les invités, respectent ce silence comme une méditation. Après le repas, avant de se retirer, il prononce quelques mots qui ressemblent à un adieu.

Le lendemain, il demande à faire un tour du village et, très pâle, dans la Jeep, immobile, muet, il regarde les gens, les animaux, l'ouvrage de sa vie. Puis il disparaît dans sa chambre, se couche et attend cette mort qu'il fréquente depuis si longtemps, cette mort qu'il ne redoute pas ! Il en a même parfois plaisanté lorsqu'il se croyait encore éloigné d'elle. Un jour, une admiratrice italienne lui avait écrit :

> *Je pense que le bon Dieu vous a choisi pour effectuer votre mission pendant votre séjour sur la terre. Après, vous serez appelé à vous asseoir à la table des apôtres.*

Et il lui avait répondu :

> *Je suis très intimidé à l'idée de devoir me rendre à la table des apôtres, car d'après mes connaissances théologiques, je suis certain qu'ils tiennent à rester entre eux. Je ferai donc mon possible pour trouver ma place à une table plus modeste, et je crois que vous m'approuverez.*

Pour l'heure, les hommes, les femmes, les enfants, vieillards, lépreux, sommeilleux, malades mentaux… tournent de plus en plus près de la petite chambre. Sur la terrasse, sous les manguiers, plus de bruit, plus d'appels, plus de cris dans la nuit ; seulement les stridulations des grillons et le cri d'angoisse du daman. Presque sous la fenêtre, un chant léger de femme monte comme un sanglot, une mélopée poignante en galoa, remerciant le Grand Docteur d'être venu ici, dans la forêt.

Il sort une dernière fois. Il marche à petits pas glissés, évite tout ce qui exige un effort physique, s'économise au maximum, comme s'il laissait couler, goutte à goutte, son reste de vie.

Il se couche le jeudi 2 septembre pour ne plus se relever. Dort-il ? Est-il déjà plongé dans le coma ? La cloche de 17 h 30 qui annonce la fin du travail lui fait entrouvrir les yeux. Il regarde au-dessus de lui, étonné d'être encore là. Toute l'équipe médicale va se relayer à son chevet pendant encore quarante-huit heures.

4 septembre 1965, 23 h 30. – Soudain… la forêt équatoriale se tait. Plus un feulement de prédateur, plus un hurlement de singe, plus un appel de touraco. Rien. Le silence, insupportable.

Dans les clairières, les villageois fang, akélés, galoas, eshira, lèvent la tête : le moment redouté est arrivé. On l'attendait sans y croire ; certains hommes sont immortels. Dans les hallucinations de l'iboga, il apparaîtra désormais pour faire ses recommandations, donner ses ordres, prendre la main, rabrouer, avec de l'amour plein ses moustaches. Car il est allé rejoindre Bwiti. Il est avec les ancêtres. Le Grand Docteur est entré dans la légende.

Il a manifesté le désir d'avoir des obsèques discrètes et rapides pour éviter la publicité. Il a fait fabriquer lui-même le cercueil dans lequel il repose. Il est dans sa chemise blanche avec son nœud papillon noir, son vieux chapeau posé sur ses pieds.

5 septembre 1965, 5 h 30. – La cloche de l'hôpital sonne le glas et annonce au monde entier la mort du Grand Docteur. À 15 heures, on le conduit au petit cimetière à côté de son épouse Hélène, et de sa fidèle collaboratrice Emma Haussknecht[1].

C'est la fin d'une vie, l'entrée triomphale d'un simple mortel dans le royaume dont il a si souvent parlé.

---

1. D'autres proches viendront le rejoindre : ses collaboratrices Ali Silver, Mathilde Kottmann, Maria Lagendijk, Erica Anderson et le pasteur André Vigne.

POSTFACE

Au tribunal de la Postérité

Jamais, sans doute, une salle d'audience ne connut un public aussi disparate : paysans africains, piroguiers lépreux, forestiers, médecins, musiciens, prêtres, intellectuels, hommes politiques. Au premier rang, assis côte à côte, Einstein, Kennedy, Khrouchtchev, Joliot-Curie, Pablo Casals, Romain Rolland, Jean Rostand, l'abbé Pierre et Jean-Paul Sartre, appelés à titre de témoins. Il n'y a pas de jury. La cour est sans âge, sans toque et sans épitoge à rangs d'hermine.

LE PRÉSIDENT, *ouvrant la séance.*

Faites entrer l'accusé !

Albert Schweitzer apparaît, tel qu'en lui-même : chemise blanche, nœud papillon noir, cheveux en bataille et moustache au vent. Il a un regard insistant vers la salle. Einstein lui lance un clin d'œil complice.

LE PRÉSIDENT

Le tribunal de la Postérité juge aujourd'hui Albert Schweitzer, né à Kaysersberg le 14 janvier 1875 et mort à Lambaréné le 4 septembre 1965. Le nom d'Albert Schweitzer est entré dans l'histoire. Son œuvre littéraire est considérable. Son talent de musicien et de musicologue unanimement reconnu. Sa position contre l'utilisation des armes nucléaires et pour le désarmement l'a placé au premier plan de l'actualité de son époque. Son éthique du respect de la vie le désigne comme l'un des pionniers du mouvement écologique. Bref, l'homme qui est devant nous devrait être surmonté d'une auréole.

Et pourtant, il a été critiqué, accusé, vilipendé. Il a croulé sous l'opprobre après avoir été enseveli sous les honneurs. Reconnu, salué comme philosophe, théologien et musicien, c'est surtout le médecin qui a été attaqué.

Au début des années 1960, après l'indépendance des pays africains, un mouvement désireux de balayer un passé sans gloire chercha le bouc émissaire du colonialisme. Albert Schweitzer répondait au portrait-robot. Et aussitôt, ce fut la curée. L'homme idolâtré, sublimé, vissé sur son piédestal, fut aussitôt déboulonné, piétiné, souillé. Le saint devenait démon.

Un demi-siècle après sa mort, il comparaît au tribunal de la Postérité.

Monsieur le Procureur, c'est à vous !

L'homme intemporel qui se lève est surmonté d'une perruque blanche. Ses accusations ont traversé les siècles. Il est l'image de la justice et de l'injustice. Contre Schweitzer, il a accumulé les charges les plus sévères.

LE PROCUREUR

J'appelle le premier témoin ! Mme Jane Rouch, journaliste, qui, une des premières, a eu le courage de dénoncer le scandale de Lambaréné.

Madame, pouvez-vous répéter au tribunal ce que vous avez écrit à propos de cet hôpital qualifié de modèle des hôpitaux africains ?

LE PREMIER TÉMOIN

C'était un bidonville, une plaie, un cloaque. Les visiteurs, même les plus favorables au docteur Schweitzer, admettent que son hôpital est le plus arriéré du monde. L'Africain lui-même ne peut plus être hébergé dans des conditions aussi dépouillées.

LE PROCUREUR

Un autre journaliste, du *Monde*, est allé trois fois de suite à Lambaréné, et a écrit : « La première fois j'ai été étonné, la deuxième fois j'ai été intéressé, la troisième fois je fus écœuré. »

L'AVOCAT

Qu'est-ce qui pouvait justifier de tels jugements ?

LE PROCUREUR

Il suffisait d'ouvrir les yeux. Les malades vivaient dans des cabanes. Ils étaient nourris uniquement de bananes et de taros, rarement de poisson, jamais de viande. À peine convalescents, ils devaient travailler pour payer leur séjour. Tout le monde travaillait : femmes, enfants. L'accusé était d'une sévérité extrême : il rudoyait, il frappait les travailleurs. Que dire de positif concernant cet Eldorado ? Lisez le livre de Gerald McKnight. Tout y est dit : la vie quotidienne, la qualité des soins, l'hygiène. Savez-vous qu'en 1965, il n'y avait ni électricité ni eau potable à l'hôpital ? Une seule tinette pour le personnel blanc ; quarante personnes. Rien pour les quatre cents malades. Tout allait dans le fleuve. Sur le plan médical, le strict nécessaire. Tout modernisme était proscrit. Le Grand Docteur voulait ignorer les progrès techniques.

L'Avocat

Faux !

Le Procureur

Il a refusé un bloc opératoire moderne offert par le prince de Monaco.

L'Avocat

Il préférait une table d'opération et un Scialytique, plus adaptés.

Le Procureur

Il refusait l'électricité.

L'Avocat

Il y avait un groupe électrogène…

Le Procureur

Seulement pour la salle d'opération.

L'Avocat

… et un microscope électronique offert par le Japon.

Le Procureur

Qui ne servait à rien : il n'y avait pas d'électricité au laboratoire. En 1965, l'accusé écrivait encore au porte-plume, en faisant des pleins et des déliés. Il n'y avait pas de machine à écrire parce que le cliquetis le gênait. L'accusé n'a jamais pris l'avion.

L'Avocat

Il n'est pas le seul.

Un « ancien soignant » de l'hôpital est appelé à la barre.

Le Président

Docteur, vous avez été médecin à l'hôpital Albert Schweitzer ?

Le deuxième Témoin

Chirurgien.

Le Président

Chirurgien, soit. Selon vous, cet hôpital était-il équipé et dirigé de façon archaïque, démodée ?

Le deuxième Témoin

C'est l'impression que pouvaient avoir les visiteurs qui ne connaissaient pas les conditions de travail africaines.

Le Président

Est-il exact qu'à la pharmacie on trouvait sur les étagères toutes sortes de substances nécessaires à certaines préparations ?

Le deuxième Témoin

Le docteur aimait, en effet, préparer lui-même certaines pommades. Mais nos réserves contenaient les médicaments les plus performants de l'industrie pharmaceutique.

Le Président

Des témoins affirment qu'Albert Schweitzer refusait ces médicaments. On l'a vu jeter des caisses nouvellement arrivées dans le fleuve.

Le deuxième Témoin

Faux ! Archifaux ! Les laboratoires, très généreux, envoyaient parfois des médicaments à la limite de la péremption. Albert Schweitzer ne voulait prendre aucun risque. Il faisait faire un tri et jetait les produits périmés. Dire le contraire est une calomnie !

Le Procureur

Alors, disons que l'action sanitaire adaptée aux problèmes du moment et du terrain n'a pas été la préoccupation essentielle d'Albert Schweitzer.

Le deuxième Témoin

C'est peut-être vrai.

Le Procureur

Il n'a jamais participé à la recherche.

Le deuxième Témoin

Je ne crois pas.

Le Procureur

Il n'a jamais publié d'articles médicaux.

Le deuxième Témoin

Rarement.

Le Procureur

Donc, ce n'était pas un praticien !

Le deuxième Témoin

Il était mieux que cela ; c'était l'âme de Lambaréné.

Le Président

J'appelle à la barre M. Percy Mark !

Le témoin anglo-autrichien s'avance[1].

Le Président

Vous étiez résident à Lambaréné à quelle date ?

Percy

À partir de l'automne 1962. J'arrivais du Nigeria où j'avais travaillé dans un cabinet d'architectes.

Le Président

Et à l'hôpital Schweitzer, que faisiez-vous ?

Percy

Je participais à la conduite des travaux de construction et d'entretien. J'étais très bricoleur : je réparais les clôtures, les serrures, les

1. Voir récit dans *Cœur de gazelle et peau d'hippopotame.*

réfrigérateurs, je faisais une quantité de travaux ; j'allais même déloger Branca, le chimpanzé, qui se réfugiait sur les toits.

LE PRÉSIDENT

Dans ce village, la règle, semble-t-il, était « économie et simplicité » ?

PERCY

Oui. Rien ne se perdait. Les emballages étaient recyclés, on démontait les caisses, on gardait les planches, on redressait les clous. Les chèvres et les poules s'occupaient de la voirie en se nourrissant des déchets. Les excréments des animaux servaient à fumer le potager...

LE PRÉSIDENT

Tout un système écologique.

PERCY

Absolument. Nous pratiquions l'agriculture biologique parce que nous n'avions pas le choix. Nous ne mangions que des légumes et des fruits de saison.

LE PRÉSIDENT

Et la pression de la modernité n'avait pas grand effet sur le docteur Schweitzer ?

PERCY

Non. La nature était son modèle.

LE PRÉSIDENT

Il a quand même subi de sérieuses critiques ; on l'a traité d'« homme du passé », d'« entêté », de « réactionnaire »...

PERCY

Ça ne changeait rien à sa conduite. Un jour, je l'ai entendu répondre à un journaliste qui lui parlait de modernité : « Quand je ne serai plus là, vous ferez ce que vous voudrez, mais en attendant on applique ici les principes du respect de la vie. Telle est ma philosophie, et je vous demande, tant que vous êtes mes hôtes, de vous y conformer. »

LE PRÉSIDENT

Pensez-vous, monsieur Percy Mark, que le docteur Schweitzer était un homme rétrograde ?

Percy

Je pense, au contraire, qu'il était singulièrement en avance sur l'évolution de la modernité. Loin d'être un « réactionnaire », il a été un des premiers à résister à la logique du commerce mondial, et, en fait, aux nouvelles formes de colonisation qui ont envahi la planète. De plus en plus de personnes admettent aujourd'hui la gravité des périls qui nous menacent et que lui avait soupçonnés.

Le procureur se dresse :

Le Procureur

Il faudrait parler de ses méthodes médicales surprenantes, Monsieur le Président.

Aucune vision sociale ni préventive de la médecine. Des méthodes désuètes auxquelles il n'a jamais voulu renoncer, malgré les fonds considérables qui alimentaient l'hôpital.

Ce chantre du respect de la vie qui n'écrasait pas une fourmi, ne croyait pas à l'évolution de l'homme noir. Jamais il n'a donné sa chance à un médecin africain ou à un aide-infirmier. Pierre, « l'irremplaçable Pierre » selon le docteur Nessmann, ce garçon étonnant qui donnait parfois des indications aux médecins hésitants, et qui avait souvent raison, ne méritait-il pas d'être encouragé? Joseph, l'extraordinaire Joseph, illettré interprète-infirmier-laborantin et parfois chirurgien, resta dans l'ombre toute sa vie. Les Noirs, toujours aux postes subalternes! Curieuse philosophie du développement!

Parmi les critiques adressées à Albert Schweitzer, n'oublions pas celles de son propre petit-cousin, ici présent dans cette salle : le philosophe Jean-Paul Sartre, qui n'hésite pas à traiter son grand-oncle de « vieux grigou, esclavagiste, raciste, fabriquant sa propre gloire dans un cadre d'opérette avec des médecins exilés et incompétents »!

L'avocat sursaute :

L'Avocat

C'est monstrueux! Ce serait faire injure à ces hommes et à ces femmes que de vouloir les défendre. Il suffit de recueillir leurs souvenirs :

Ce jour, par exemple, où l'on amène à la doctoresse Greet Van der Kreek, une femme mourante dont l'abdomen est gonflé du sang accumulé par l'hémorragie produite par une grossesse extra-utérine.

À l'époque, on ne disposait pas de sang immédiatement utilisable, or l'état de la malade impose une intervention immédiate. Alors, Greet enjoint à l'infirmier de stériliser une petite cuillère et un entonnoir pour pouvoir recueillir le sang et le retransfuser aussitôt. Contre toute logique médicale, la patiente est sauvée. Il fallait oser ! Ah, M. Sartre, quel dommage que vous n'ayez jamais pris la peine de rencontrer ces gens-là, juste une fois, entre deux existentialistes. Vous auriez pu connaître aussi le docteur Nessmann, le premier à avoir rejoint Schweitzer en 1925, tellement « minable » que, rentré en Europe et « exilé » en Dordogne cette fois, il ne trouva rien de mieux à faire, sous l'Occupation, que de monter un maquis, d'être arrêté, torturé et tué par la Gestapo ! Ah, Sartre, quel dommage qu'entre deux gin-fizz, vous n'ayez pas, à l'époque, trouvé le temps de lui donner un coup de main. Il est vrai que vous aviez fort à faire pour obtenir de la Kommandantur l'autorisation de faire représenter vos pièces de théâtre dans Paris occupé[1].

LE PROCUREUR

Nous ne faisons pas le procès de Jean-Paul Sartre !

L'AVOCAT

Juste un instant. Peut-on savoir combien de temps M. Jean-Paul Sartre a passé à Lambaréné ?

LE PROCUREUR

Il n'y est jamais allé.

L'AVOCAT

Du moins, a-t-il vécu en Afrique ?

LE PROCUREUR

Non.

L'AVOCAT

Il a donc fait des études de médecine.

LE PROCUREUR

Je ne crois pas.

L'AVOCAT

Mais il connaissait très bien son grand-oncle.

1. Pierre Lassus, *op. cit.*

Le Procureur

Il l'a rencontré une ou deux fois, quelques minutes.

L'Avocat

Où cela ?

Le Procureur

À Paris.

L'Avocat

Et M. Sartre se permet de porter un pareil jugement ? Il démolit en quelques mots fiellieux quarante ans d'une vie laborieuse en forêt équatoriale, quarante ans de dévouement, quarante ans d'abnégation, en sirotant tranquillement son apéritif à la terrasse du *Café de Flore* ?

M. Jean-Paul Sartre se permet de mettre en doute la compétence de dizaines de médecins qui ont soigné et guéri des milliers de malades !

Cela est inqualifiable !

Le Président

Le passage de ce témoignage sera retiré du procès-verbal.

L'Avocat

Je demande même qu'on l'oublie ! Pour la dignité et la mémoire de celui qui l'a proféré !

(Il s'adresse maintenant à la salle :)

Ces visions d'apocalypse de l'hôpital Schweitzer que l'on vous présente sont celles des années 1960. Albert Schweitzer payait la facture de la colonisation ! Tout fut bon alors pour terrasser celui que l'on avait déifié, tout était bon pour mettre au pilori l'inventeur de la cause humanitaire.

Le Procureur bondit à son tour :

Le Procureur

Pardon ! On ne peut laisser dire cela, Monsieur le Président ! Albert Schweitzer n'est pas l'inventeur de l'humanitaire. Schweitzer a soigné des lépreux dans son hôpital, mais il n'a pas combattu la lèpre ou la maladie du sommeil en général. Il a fait acte d'humanisme et non acte humanitaire, à l'inverse du docteur Jamot, du docteur Muraz ou d'autres médecins coloniaux qui ont, eux, pratiqué l'humanitaire, c'est-à-dire « empêché le plus d'hommes possible de mourir ». Schweitzer a pratiqué une médecine individuelle, statique dans son hôpital, et non une médecine de masse, mobile, dynamique, comme les médecins des services des grandes endémies ! Schweitzer a fait son devoir professionnel, en bon médecin et en bon missionnaire, c'est tout.

Bien avant lui, des médecins militaires ont été présents partout, en Afrique, en Asie, et ont payé de leur vie cette présence.

LE PRÉSIDENT

Personne ne le conteste. Et nous leur rendons hommage. Poursuivez, maître.

L'AVOCAT

J'appelle l'abbé Pierre !

(*Le prêtre s'avance à la barre.*)

Lorsque vous avez demandé au docteur pourquoi on critiquait tant l'organisation de son hôpital, que vous a-t-il répondu ?

L'ABBÉ PIERRE

Il m'a dit qu'il n'avait jamais voulu faire un hôpital urbain, mais un village où l'on soigne. Que les gens qui critiquaient ne connaissaient rien à la vie traditionnelle africaine. Et que s'il avait donné à ses pensionnaires les conditions de vie d'un hôpital moderne de ville, il aurait été deux fois cruel. D'abord en les enfermant dans une chambre et en leur imposant des habitudes qu'ils assimilent difficilement ; et ensuite, en les renvoyant chez eux, en brousse, après leur avoir fait connaître autre chose.

L'AVOCAT

Lorsque vous étiez à Lambaréné, s'occupait-il beaucoup des questions médicales ?

L'ABBÉ PIERRE

Non. Il avait délégué ses pouvoirs au docteur Munz. Mais il supervisait.

LE PROCUREUR, *ironique.*

En refusant systématiquement tout ce qui allait vers le progrès.

L'AVOCAT

Il refusait les choses qui ne lui paraissaient pas adaptées.

Le Procureur

Il disait lui-même : « Je ne sais pas être moderne. » Il interdisait même les postes de radio !

L'Avocat

Pour la tranquillité de la population de l'hôpital.

Le Procureur

Pour garder les pensionnaires dans l'ignorance ! Ces hommes, qu'il aime incontestablement au point de sacrifier sa vie pour les soigner, cherche-t-il à les comprendre ? à pénétrer dans leur culture ? Au milieu de toutes les études auxquelles il s'est livré, nous ne trouvons pas un travail de réflexion sur les coutumes des peuples au milieu desquels il vit. Il n'a pas daigné apprendre une seule langue locale.

L'Avocat

Pourquoi ce reproche revient-il si souvent, comme si Schweitzer était parti en Afrique en tant qu'ethnologue ou sociologue ? Il est parti en tant que médecin, pour soigner des malades et non pour approfondir leur culture.

Le Procureur

S'il avait manifesté quelque intérêt pour ces questions, son œuvre aurait peut-être pu en bénéficier.

L'Avocat

Il avait des priorités !

Le Procureur

Au début, peut-être. Mais après... ? Ne pouvait-il pas associer à son équipe médicale un ou plusieurs spécialistes des sciences humaines pour approfondir ces questions ?

L'Avocat

Schweitzer était un solitaire.

Le Procureur

Vous voulez dire que personne ne devait lui faire de l'ombre. En réalité, dans un pays d'une grande richesse culturelle, Schweitzer voulait ignorer tout cela. Il ne voulait pas s'encombrer l'esprit. Il préférait consacrer un livre à son pélican.

L'Avocat

Il est vrai qu'il n'a jamais accordé un grand intérêt à la religion ou à l'art des populations qui l'entouraient. Il considérait que ces traditions étaient une entrave au progrès. Il soulignait la cruauté, l'absurdité de certaines coutumes, le poids effrayant de la sorcellerie et des superstitions. Il jugeait qu'en libérant les Africains de ce poids, on ferait œuvre humanitaire.

Le Procureur

Il jugeait en vertu de quoi ? de quelle morale ? de quelle culture ? De sa culture occidentale ! la meilleure ! la seule valable !

L'Avocat

Schweitzer a établi avec les Africains des rapports d'homme à homme, en écartant le poids de la tradition d'un côté et les séquelles du colonialisme de l'autre. Il voulait faire de ses patients des êtres responsables. C'est en cela qu'il les respectait. Pour lui, tout être humain doit être traité en tant que tel, quelles que soient sa conception du monde et son appartenance culturelle.

Le Procureur

Il ne lui est jamais venu à l'esprit de mettre sur le même plan les cultures africaines et occidentales, comme il l'a fait avec les religions de l'Orient.

Il n'a jamais quitté sa peau d'Européen. Il n'a jamais admiré les masques étonnants, la sculpture de certaines ethnies, la musique si particulière du Mvet. Il ne semble pas entendre l'admirable polyphonie des chants pygmées. Il n'a jamais cherché à se faire initier.

L'Avocat

Encore une fois, il n'était pas là pour ça !

Le Procureur

Mais il était le mieux placé pour le faire. Il pouvait pénétrer dans ce monde mieux que n'importe quel anthropologue. Pourquoi ne l'a-t-il pas fait ?

L'Avocat

Parce qu'il était médecin ! Parce qu'il avait décidé de sauver d'abord des vies !

Sinon, pourquoi aurait-il passé quarante ans de sa vie en forêt équatoriale ? Pourquoi se serait-il usé à construire, à soigner, à quêter des fonds ? Pour s'enrichir ? Pour son confort ? Pour sa gloire personnelle ?

LE PROCUREUR

La fierté a sa part, et la politique a su prendre le masque de la charité !

L'AVOCAT

Avant d'entreprendre son œuvre humanitaire, Albert Schweitzer était très connu en tant qu'organiste et musicologue. Il était réclamé dans le monde entier pour des concerts qui lui permettaient de vivre largement. Il n'avait pas besoin d'aller clouer des charpentes et de couler du béton en Afrique !

LE PROCUREUR

Personne ne songe à nier la charité de cet homme. Nous récusons seulement les arguments qui lui ont valu le prix Nobel.

L'AVOCAT

Il n'a pas eu le prix Nobel de médecine, mais le Nobel de la paix.

LE PROCUREUR

Pour son œuvre humanitaire et notamment son œuvre médicale. Or, nous observons qu'en matière médicale, son hôpital n'était pas un modèle, loin de là !

L'AVOCAT

En laissant ses patients s'installer à l'hôpital comme dans leur village, il faisait de l'anthropologie médicale.

LE PROCUREUR

Plaisant euphémisme !

L'AVOCAT

Il ne méritait pas le prix Nobel ?

LE PROCUREUR

Si. Pour ses prises de position contre les essais nucléaires et son action pour le désarmement. Nous devons beaucoup au penseur, et au philosophe, pas au médecin.

L'Avocat

Si son œuvre médicale ne reposait pas sur des bases solides, comment se fait-il qu'elle ait duré si longtemps ?

Le Procureur

L'argent ! L'argent qui affluait de partout et surtout d'Amérique ! Sans argent, il n'y aurait eu ni Lambaréné ni Schweitzer !

L'Avocat

Mais pourquoi donnait-on aussi facilement pour cet hôpital ?

Le Procureur

Parce que la publicité était bien faite. Parce que le musicien de talent faisait la quête pour l'obscur médecin. Les unitariens américains avaient besoin d'une star, d'une figure de proue. Ils se sont servi de Schweitzer en le servant. Schweitzer avait un service de communication exceptionnel.

Il a aussi bénéficié d'un autre appui sans faille ; celui des femmes.

L'Avocat

Des femmes ?

Le Procureur

Oui, des femmes ! Si le mythe du « Grand Docteur » s'est propagé, si le « saint de la forêt » est né, si « l'homme du siècle » a pris son visage, c'est grâce aux femmes ! Son état-major d'abord, toutes ces demoiselles en blouse blanche qui se sont dévouées corps et âme pour lui. Et puis, ses admiratrices immensément riches qui donnaient l'exemple. Erica, la photographe inconditionnelle, qui a fait connaître le visage du « saint » dans le monde entier.

L'Avocat

Ses photos sont magnifiques.

Le Procureur

Je vous l'accorde. Je veux bien croire que ces opérations tapageuses aient été faites à l'insu de l'intéressé, qui n'aimait pas cela. Il n'empêche qu'il a été une image diffusée comme celles des stars d'Hollywood.

L'Avocat

Si l'on en croit les détracteurs, l'œuvre médicale de l'hôpital Schweitzer n'aurait été qu'une utopie. Que fait-on alors des milliers de malades soignés, guéris, qui sont passés par là, pendant un demi-siècle ? Si la médecine pratiquée avait été si médiocre, pourquoi la clientèle n'a-t-elle cessé d'augmenter, au cours des années ? Pourquoi les Blancs de la région allaient-ils à l'hôpital Schweitzer ? Pourquoi, si cet homme était un affreux dictateur, les demandes de séjour de médecins et d'infirmières affluaient-elles du monde entier ? Pourquoi certains de ces médecins ont-ils consacré quatre ans, six ans, dix ans de leur vie à cette œuvre ? Par masochisme ? Si le tableau était si sombre... (*il désigne le premier rang*) pourquoi ces illustres personnalités auraient-elles donné leur amitié à Albert Schweitzer ?

(*Son geste embrasse la salle.*) Tous ces gens, grands ou petits, ont-ils été trompés, aveuglés, complices ?

Cet homme aux multiples talents aurait pu faire une brillante carrière de musicien, de professeur, de philosophe. Qu'a-t-il fait ? Il a passé sa vie à tendre la main, à réclamer de l'argent. Pour qui ? pour lui ? Non. Pour investir dans son hôpital, pour guérir de plus en plus de malades. Où cela ? Non pas dans une grande ville d'Europe ou des États-Unis, avec toutes les commodités, mais au plus profond de la forêt africaine. Avait-il besoin d'y rester jusqu'à 90 ans ? Certainement pas. Mais cet homme s'est donné à l'Afrique, il a voulu mourir là-bas ; il est enterré non pas au Panthéon, mais sous une modeste croix. Est-ce cela la « folie des grandeurs » ?

Le Procureur

Il n'en reste pas moins que, tout de suite après la mort d'Albert Schweitzer, ses successeurs se sont souciés de la rénovation de cet hôpital.

L'Avocat

Bien sûr. Schweitzer en était bien conscient. Il savait qu'il construisait du provisoire. Il n'a jamais considéré son œuvre comme achevée. Il a débroussaillé le terrain ; il nous a ouvert la piste. Quand il est mort, le président de la République gabonais, M. Léon Mba, a dit à ses successeurs : « Pour commencer, gardez l'ancien village-hôpital en l'état, comme un monument, en souvenir de l'action de Schweitzer. Nous avons besoin d'un tel témoignage afin que nous et nos enfants nous n'oubliions jamais ce que cet homme a réalisé dans notre pays. Mais ensuite, construisez un nouvel hôpital qui corresponde aux besoins de notre temps, et qui soit ouvert sur l'avenir. Enfin, veillez à ce que l'esprit d'Albert Schweitzer continue de rayonner à Lambaréné. »

Notez aussi, Messieurs, que lorsque se multipliaient toutes ces attaques auxquelles Schweitzer ne répondait jamais, le continent noir, lui, se montrait moins sévère vis-à-vis du Grand Docteur, et les pays africains émettaient des timbres à son effigie.

LE PRÉSIDENT

Peut-on dire qu'Albert Schweitzer a refusé l'indépendance des pays africains ?

L'AVOCAT

Il n'y croyait pas beaucoup. Il n'était pas le seul. Le général de Gaulle non plus. Mais Schweitzer n'a jamais pris parti. Quand l'indépendance est arrivée, il s'est senti un peu perdu, c'est vrai. Il a connu des moments de découragement et même de colère. Il se prenait à regretter d'être venu en Afrique. Le soir où il vit un malade puiser de l'eau impure dans le fleuve, il soupira : « Quel sot je fais d'être devenu médecin auprès de tels sauvages ! » Et son fidèle Joseph qui le suivait partout répondit : « Oui, sur la terre, tu es un grand sot, mais pas dans le ciel. »

LE PRÉSIDENT

Essayons de résumer, Monsieur l'Avocat.

L'AVOCAT

Cet homme a incontestablement accompli un parcours de géant. Il est allé droit devant lui, éclairé par son éthique, pour accomplir la mission qu'il s'était assignée.

Albert Schweitzer a eu le tort de mourir trop tard ! S'il était mort dix ans avant, il aurait disparu en pleine gloire. Les années 1960, en apportant l'indépendance et le début de la décolonisation en Afrique, changèrent radicalement son image. Comme le dit l'un de ses biographes[1] : « Sa longévité l'avait rendu anachronique, d'un anachronisme insupportable. En vivant si vieux, il devint la proie idéale, la victime expiatoire des anciennes puissances coloniales. Il incarnait cette part de leur passé qu'elles voulaient absolument conjurer. Schweitzer payait pour les croisés, Christophe Colomb, Cortés, Lyautey et tous les conquistadores de la chrétienté. »

1. Marco Koskas, *op. cit.*

Au début des années 1960, il était de bon ton de considérer Schweitzer comme un colonialiste, un exploiteur, un négrier. Pour le compte de qui ? Albert Schweitzer a passé quarante ans de sa vie au cœur de la forêt, pour soigner, pour construire un hôpital. Il a ausculté, opéré, tenu la pelle et le marteau. Il a monnayé son talent de musicien et de philosophe pour améliorer la vie des Noirs. Il a fait la « quête » pour poursuivre son œuvre. Où sont les profits personnels ? Où sont les comptes en banque ? Quarante ans en forêt équatoriale ! Pour quoi ? Pour la gloire ? Il faut une totale méconnaissance de la vie en forêt africaine pour oser tenir des propos pareils. Les Blancs qui ont vécu en forêt, rongés par les fièvres, les maladies, crevant de faim, de soif, ont été poussés soit par le profit dans le cas des exploitants forestiers, des factoriers, soit par idéal dans le cas des missionnaires ou des explorateurs qui croyaient servir la civilisation. Rares, rarissimes, sont ceux qui sont venus et qui sont restés dans le seul but de tendre la main.

Certes, Schweitzer n'est pas non plus le saint que l'on a parfois voulu peindre. Parmi les choses qui lui sont reprochées, toutes ne sont pas à rejeter. Son comportement abrupt notamment, son caractère bourru, cassant. Il bouscule un peu ses hommes. Et alors ? Il est, non pas leur père, mais leur grand frère. Il ne veut que leur bien. Le proverbe gabonais dit : « La main de la mère frappe et caresse. » Paternaliste, autoritaire, obstiné, il le fut. Sans cela, aurait-il été Schweitzer ?

Il a lutté, parfois seul contre tous, pour respecter la nature, les animaux et les hommes, pour éviter le gaspillage. Où en sommes-nous aujourd'hui ? Il est étonnant d'ailleurs, que les « écologistes » du monde entier ne parlent pas davantage de Schweitzer et ne brandissent pas son nom comme un emblème.

En son temps, la présidente du Centre international de l'enfance, après sa visite à Lambaréné, dit : « J'ai connu trois grands dans ce monde : Einstein, Gandhi et Schweitzer ; trois fous. » Cela passa pour une critique. Mais bien des célébrités souhaiteraient figurer au panthéon de la Postérité aux côtés d'Einstein et de Gandhi !

L'homme qui est devant vous a connu tous les avantages et tous les inconvénients de la gloire. Toutes les épithètes lui ont été attribuées. Il est navrant de constater que le souvenir d'Albert Schweitzer est en train de s'estomper dans les brumes de l'oubli, à l'heure où, précisément, le monde réclame ce qu'il a prôné. Notre société aspire au respect de la vie dont il a été le chantre. À l'heure où notre planète cherche des solutions de survie, regardons celui qui nous a montré le chemin.

Le Président agite la clochette.

Le Président

La postérité a suffisamment d'éléments pour rendre son verdict.

Tout le monde se lève. Les ombres de Gandhi, de Kennedy, de Sartre et de l'abbé Pierre se fondent dans la foule. Un orgue invisible joue les dernières notes de la Cantate pour saint Jean, *de Bach.*

Einstein fait un dernier clin d'œil à Schweitzer.

DOCUMENTS

Chronologie

1875	14 janvier : naissance à Kaysersberg (Haut-Rhin). Juillet : la famille s'installe à Gunsbach (Haut-Rhin).
1880-1884	Études à l'école communale de Gunsbach.
1884-1885	Études au lycée de Munster.
1885	Études au lycée de Mulhouse pendant huit ans. Cours de piano et d'orgue chez Eugène Münch.
1890	Confirmation à Mulhouse.
1893	18 juin : baccalauréat. Études de théologie et de philosophie à Strasbourg.
1894-1895	Service militaire à Strasbourg.
1895	Décision qu'à l'âge de 30 ans il viendra en aide aux personnes défavorisées.
1898	6 mai : il est reçu à son premier examen de théologie.
1899	2 août : il est docteur en philosophie.
1900	15 juillet : deuxième examen de théologie. 21 juillet : docteur en théologie. 14 novembre : vicaire à l'église Saint-Nicolas de Strasbourg.
1901	1er mars : chargé de cours à la faculté de théologie de Strasbourg.
1905	Début des études de médecine.
1910	Fin des études de médecine.
1912	18 juin : mariage avec Hélène Bresslau.
1913	Février : docteur en médecine. 26 mars : premier départ de Gunsbach. 16 avril : arrivée à Lambaréné avec son épouse.

1915	L'idée du « respect de la vie » lui est révélée.
1916	3 juillet : décès de sa mère.
1917	Retour en Europe. Printemps-été : internement à Garaison puis à Saint-Rémy-de-Provence.
1918	Juillet : retour en Alsace. Septembre : subit une opération à Strasbourg. Octobre : assistant à la clinique de dermatologie.
1919	14 janvier : naissance de sa fille Rhéna.
1919	Conférences et concerts d'orgue en Suède. L'université de Zurich le nomme docteur *honoris causa*.
1920	Conférences et concerts en Suisse, en Suède, en Grande-Bretagne et au Danemark.
1924	Deuxième départ pour Lambaréné.
1925	Décès de son père.
1927	21 janvier : déménagement dans le nouvel hôpital, à 3 kilomètres en amont de l'Ogooué. 21 juillet : retour en Europe.
1928	28 août : prix Goethe de la ville de Francfort.
1929	5 avril : installation dans sa maison de Gunsbach.
1929-1932	Décembre à janvier 1930 : troisième départ pour Lambaréné. Avec Hélène jusqu'à Pâques 1930.
1932	10 janvier : retour en Europe. Centenaire du décès de Goethe à Francfort.
1933	15 mars : quatrième départ pour Lambaréné.
1934	11 janvier : retour en Europe.
1935	Conférences philosophiques en Angleterre et en Écosse. Février : cinquième départ pour Lambaréné. Août : retour en Europe. Conférences en Hollande, à Édimbourg, à Paris.
1936	Printemps à Gunsbach.
1937	29 janvier : sixième départ pour Lambaréné.
1939	10 janvier : retour en Europe. 3 mars : septième retour, précipité, en Afrique.
1940	Août : arrivée d'Hélène à Lambaréné (jusqu'en septembre 1946).
1945	70e anniversaire, fêté à Lambaréné.
1948	1er octobre : retour en Europe.
1949	Voyage aux États-Unis avec Hélène. 8 juillet : conférence à Aspen.

	18 novembre : huitième départ pour Lambaréné.
1951	Mai à décembre en Europe. Membre de l'Académie des sciences morales et politiques.
1952	De décembre 1951 à juillet 1952 : neuvième séjour en Afrique. Novembre : dixième départ pour l'Afrique.
1953	Attribution du prix Nobel de la paix, pour 1952 (*in abstentia*). Construction du village des lépreux.
1954	19 mai : retour en Europe. 4 novembre : reçoit son diplôme du prix Nobel à Oslo.
1955	Du 27 décembre 1954 au 12 juillet 1955 : onzième séjour en Afrique, avec Hélène. 80e anniversaire, à Lambaréné. Retour en Europe. Décembre : douzième départ pour l'Afrique (avec Hélène jusqu'au 23 mai 1957).
1956	81e anniversaire, à Lambaréné.
1957	1er juin : Hélène Schweitzer meurt à Zurich à l'âge de 78 ans. Appel sur les dangers de la radioactivité. 31 juillet : retour en Europe. 10 décembre : treizième départ pour Lambaréné.
1958	28, 29 et 30 avril : enregistrement de trois appels à l'humanité contre l'arme atomique.
1959	Dernier séjour en Europe, du 31 juillet au 31 décembre. Décembre : quatorzième et dernier départ pour l'Afrique.
1965	4 septembre : décès d'Albert Schweitzer à Lambaréné.

Bilan

Après la mort du docteur Schweitzer, son successeur médical, le docteur Walter Munz, a fourni un bilan de l'activité médicale de l'hôpital, dont voici le résumé :

Pour l'année 1966

Nombre de malades soignés	5 188
Européens	150
Interventions chirurgicales	1 443
Obstétrique (naissances à l'hôpital)	414
Mortalité de nouveau-nés	11
Psychiatrie (en chambre particulière)	32
Lépreux en traitement	130
Décès	94 hommes et 46 femmes

Rétrospective

De 1924 à 1966, ont été traités en tout 137 112 malades et pratiquées 18 593 interventions chirurgicales.

Liste des médecins ayant exercé à Lambaréné de 1924 à 1965

Cette liste a été établie par Mmes Sonja Poteau et Christiane Lender, aux archives de Gunsbach.

Nom	*Spécialité*	*Nationalité*	*Dates de séjour*
ADLER Rudolf Paul	Médecin	Suisse	9.1.1960 - 30.1.1961
BARASCH Heinz	Médecin	Allemand	26.9.1935 - 30.1.1937
BONNEMA B.	Médecin	Hollandais	19.12.1931- 6.7.1934
BOUMA Joke	Médecin	Hollandais	5.6.1958 - 26.4.1959
BRACK Arnold	Médecin	Suisse	2.6.1946 - 25.6.1948
BRUNNER Elsie	Médecin		31.7.1935 - 15.3.1936
CATCHPOOL Francis	Médecin	Anglais	22.11.1956 - 1.9.1958 24.4.1959 - 16.11.1959
CHRISTENSEN L.	Médecin	Danois	19.12.1962 - 1967 1971 - 1975 1982
COULON Cyrille	Médecin	Sud-Africain	19.10.1956 - 9.5.1957
FRIEDMANN Richard	Médecin	Israélien	9.10.1956 - 10.5.1962 14.4.1963 - 31.1.1969
GOLDSCHMID Ladislav	Médecin	Hongrois	2.4.1933 - 9.8.1935 1.7.1936 - 7.1938 22.12.1938 - 15.6.1947

Nom	*Spécialité*	*Nationalité*	*Dates de séjour*
GROH Herbert	Chirurgien	Allemand	18.4.1950 - 28.10.1950
HEDIGER Karl	Médecin	Suisse	1927 - 1929
HOLM Stig	Médecin	Hollandais	8.1933 - 19.5.1935
ISRAËL Paul	Médecin	Français	6.6.1948 - 22.12.1949
ISRAËL Jeannette	Médecin	Française	6.6.1948 - 22.12.1949
KOPP René	Médecin	Français	5.3.1946 - 17.5.1948
LANGE Charles (DE)	Médecin	Français	30.7.1952 - 23.7.1956
LAUTERBURG Marc	Médecin	Suisse	1925 - 1928 1929 - 1930
LE FORESTIER	Médecin	Français	13.6.1934
LINDNER Reinhardt	Médecin	Autrichien	5.6.1958 - 9.11.1960
MAI Hermann	Pédiatre	Allemand	Courts séjours de 1956 à 1964
MATTISON Joël	Médecin	Américain	30.12.1961 - 2.3.1963
MEYLANDER R.	Médecin	Français	18.6.1930 - 19.3.1931
MÜLLER Rolf	Médecin	Suisse	10.7.1960 - 2.9.1964
MÜNDLER Ernest	Médecin	Suisse	3.7.1929
MUNZ Walter	Médecin	Suisse	17.5.1961 - 2.8.1963 5.8.1964 - 12.9.1964 11.2.1965 - 17.9.1967 16.2.1968 - 2.8.1969 12.7.1980 - 10.4.1981
NAEGELE J.-P.	Médecin	Français	16.2.1950 - 14.5.1952
NESSMANN Victor	Médecin	Français	1924 - 1926
PERCY Emeric	Chirurgien	Hongrois	22.1.1950 - 26.5.1953
POPE Fergus	Médecin	Américain	Étés 1956, 1957, 1958, 1960, 1963
RITZ Rudolf	Médecin	Suisse	4.6.1963 - 17.2.1965
RUTISHAUSER Amric	Médecin	Suisse	25.7.1937 - 12.10.1938

Nom	*Spécialité*	*Nationalité*	*Dates de séjour*
SEDLACEK Jaroslav	Chirurgien	Tchèque	22.10.1964 - 12.8.1966
SCHMITZ Anna	Médecin	Allemande	23.9.1929 - 28.11.1931
SCHNABEL Lise	Médecin	Suisse	1928 - 17.9.1930
SCHROEDER Margrit	Médecin	Suisse	23.3.1948 - 18.1.1950
SCHWEITZER Albert	Médecin	Français	14 séjours entre 1913 et 1965
SCHWEITZER Guy	Médecin	Français	9.2.1953 - 26.1.1955
STALDER Hans	Médecin	Suisse	1928 - 1929
TAKAHASHI Isao	Ophtalmo-logue	Japonais	24.12.1958 - 26.7.1961 8.10.1961 - 12.7.1965 12.1965 - 25.5.1966
TRENSZ Frédéric	Médecin	Français	1.1.1926 - 18.2.1927
VAN DER ELST Pieter	Médecin	Hollandais	1931 - 1933
VAN DER KREK Margrieth, ép. BARTHÉLÉMY Guy	Chirurgien	Hollandaise	9.3.1955 - 14.7.1958 6.3.1959 - 15.8.1960 13.10.1970 - 6.6.1971
VAN WIJNEN Ary	Médecin	Hollandaise	11.9.1965 - 12.9.1967 28.1.1970 - 63.5.1971 13.11.1971 - 9.3.1973 1983
VAN STOLK Jan Bertram	Médecin	Hollandais	30.8.1955 - 15.4.1957
WILDIKANN Anna	Médecin	Lettonne	18.5.1935 - 10.9.1937
WICLOFF William	Médecin	Américain	19.12.1951 - 28.5.1953
ZELLWEGER Hans	Médecin	Suisse	25.10.1937 - 2.8.1939

Bibliographie

Œuvres d'Albert Schweitzer (en français)

À l'orée de la forêt vierge, Albin Michel, 1958
Conversations sur le Nouveau Testament, Brepols, 1996
Correspondance 1901-1905 avec H. Bresslau, Jérôme Do Bentzinger éditeur, 2005
Histoire de mon pélican, Albin Michel, 1963
Histoires de la forêt vierge, Payot, 1955
J.-S. Bach, le musicien-poète, Éditions Maurice et Pierre Foetisch, 1953
La Mystique de l'apôtre Paul, Albin Michel, 1962
Le Secret historique de la vie de Jésus, Albin Michel, 1961
Les Grands Penseurs de l'Inde, Payot, 1962
Les Jugements psychiatriques sur Jésus, Van Dieren éditeur, 2004
Les Religions mondiales et le christianisme, Van Dieren éditeur, 2000
Ma vie et ma pensée, Albin Michel, 1966
Paix ou guerre atomique, Albin Michel, 1958
Philosophie de la culture
Six essais sur Goethe, ACM éditeur, 1999
Souvenirs de mon enfance, Éditions Aisl, 1926
Vivre – Sermons strasbourgeois, Albin Michel

Œuvres sur Albert Schweitzer (en français)

André Audoynaud, *Le Docteur Schweitzer et son hôpital à Lambaréné*, L'Harmattan, 2005
Gilbert Cesbron, *Il est minuit docteur Schweitzer*, 1966

Collectif, *Hommage à Albert Schweitzer*, Diffusion Le Guide, 1955
Colloque de Strasbourg 2005, *L'Éthique d'Albert Schweitzer, Le Respect de la vie toujours actuel*, Jérôme Do Bentzinger éditeur
Marco Koskas, *Albert Schweitzer ou le démon du bien*, Jean-Claude Lattès, 2006
Pierre Lassus, *Albert Schweitzer*, Albin Michel, 1995
Jo et Walter Munz, *Cœur de gazelle et peau d'hippopotame*, Jérôme Do Bentzinger éditeur, 2006
Walter Munz, « Albert Schweitzer dans la mémoire des Africains », *Études schweitzériennes* n° 5, 1994
Victor Nessmann, « Avec Albert Schweitzer 1924-1926 », *Études schweitzériennes* n° 6, 1994
Sonja Poteau et Gérard Leser, *Albert Schweitzer, homme de Gunsbach et citoyen du monde*, Éditions du Rhin, 1994
Jean-Paul Sorg (sous la direction de), *Humanisme et mystique*, Albin Michel, 1995

Cahiers Albert Schweitzer (revue trimestrielle de l'Association française des Amis d'Albert Schweitzer)
Études schweitzériennes (revue annuelle de l'Association française des Amis d'Albert Schweitzer)
Le Courrier de Gunsbach (revue du Centre international Albert Schweitzer)
Lettres de l'hôpital du Dr Albert Schweitzer à Lambaréné (revue trimestrielle)

Divers

Kerharo, Bouquet, Debray, « Médecine et pharmacopée traditionnelles du Sénégal, du Congo et de Madagascar », *Études médicales*, 1975
Musée des Arts et Traditions, *Culture et techniques du Gabon*, Orstom, 1969
André Brosset, *La Vie dans la forêt équatoriale*, Fernand Nathan, 1976
Guy Le Carpentier et Raphaëlle Walter, *Facettes d'histoires du Gabon*, éditions Champs Élysées
Jacqueline Sorel, *Agendafrique*, Larousse-RFI
René Bureau, *Anthropologie, religions africaines et christianisme*, Karthala, 2002
René Bureau, *Boyaké*, L'Harmattan, 1966
André Raponda-Walker et Roger Sillans, *Rites et croyances des peuples du Gabon*, Présence africaine, 2000

Éric de Rosny, *Ceux qui soignent dans la nuit*, éditions Clé, 1974
Robert Arnaut, *Sur les traces de Stanley et Brazza*, Mercure de France, 1989
Mosmans, *La Radio coloniale* (thèse Radio France)
L'Alsace française (revue)
Les recherches congolaises, années 1937-1939
Gaston Muraz, *Satyres de l'Afrique noire*, Lavauzelle, 2008
Henri Desroche, *Dieux d'hommes. Dictionnaire des messianismes et millénarismes de l'ère chrétienne*, Éditions Monton, 1969
Eno Belinga, *L'Épopée du Mvet* (album-disque RFI)
Robert Arnaut, *Messe fang* (album-disque Vogue)

Index

Table des matières

DEUXIÈME PARTIE

LA LUTTE POUR LA PAIX

POSTFACE

DOCUMENTS

Achevé d'imprimer en mars 2009
En France sur les presses de Normandie Roto Impression s.a.s.
Dépôt légal : avril 2009
N° d'éditeur : 10438
N° d'impression : 091090